临床处方丛书

Department of Surgery
Clinical Prescription Manual

外科
临床处方手册

主　编　卫中庆　汪宝林

主编助理　丁留成

参编人员（以姓氏笔画为序）

丁留成　卫中庆　卫志庆　王　刚

刘　军　许利剑　李　凯　吴　涛

何　斌　何震宇　汪宝林　沈百欣

宋　辉　赵向东　赵庆洪　侯大卫

袁同洲　徐凛峰　赖晓峰　褚朝顺

第5版
Fifth Edition

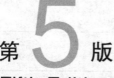江苏凤凰科学技术出版社

图书在版编目(CIP)数据

外科临床处方手册／卫中庆，汪宝林主编. —5 版.
—南京：江苏凤凰科学技术出版社，2018.8
（临床处方丛书）
ISBN 978－7－5537－8985－9

Ⅰ.①外… Ⅱ.①卫…②汪… Ⅲ.①外科－处方－
手册 Ⅳ.①R605－62

中国版本图书馆 CIP 数据核字（2018）第 016431 号

临床处方丛书

外科临床处方手册（第 5 版）

主　　　编	卫中庆　汪宝林	
责 任 编 辑	程春林	
责 任 校 对	郝慧华	
责 任 监 制	曹叶平　周雅婷	

出 版 发 行	江苏凤凰科学技术出版社
出版社地址	南京市湖南路 1 号 A 楼,邮编:210009
出版社网址	http://www.pspress.cn
照　　　排	南京紫藤制版印务中心
印　　　刷	江苏凤凰通达印刷有限公司

开　　　本	890 mm×1240 mm　1/32
印　　　张	17.375
版　　　次	2018 年 8 月第 5 版
印　　　次	2018 年 8 月第 1 次印刷

标 准 书 号	ISBN 978－7－5537－8985－9
定　　　价	49.90 元

图书如有印装质量问题,可随时向我社出版科调换。

（第5版）前 言
F O R E W O R D

　　在多年的临床一线工作中,我们深深体会到临床"三基"(基础理论、基本技能、基本操作)在外科医师执业、教学及科研中的重要性。随着医疗科学技术的不断发展,医疗服务的规范化和标准化显得尤为重要。

　　我国临床一线及基层医生存在处置患者规范化的临床处方能力不足,特别是外科医生重"开刀",轻"围手术期"处理,其医疗文书及医嘱(临床处方)存在诸多不妥,医疗质量欠缺,甚至有因为药物用法问题导致的误治,主要问题是开列医嘱处方中,未注意到患者的身体状况、年龄等因素,特别是对药物的药理特性、配伍、应用原则、剂量、用法及疗程等一系列问题认识不够全面,进而引起严重的不良反应。因此,外科医生应该充分发挥处方的治疗作用,正确选择和合理用药,同时减少药物不良反应,避免医疗差错的发生。

　　刘长健教授曾主编过《外科临床处方手册》,一直得到临床一线医生的喜爱,先后再版3次,充分说明该丛书的实用性、先进性及科学性。医学发展日新月异,新的药物、新的技术层出不穷,深感外科处方手册再版10余年后需要重编。在繁重的临床工作之余,结合国内外最新用药的规范资料,我们组织各外科专科20多位高年资主任于2014年重新编写了这部《外科临床处方手册》,出版后受到各级医师、学生的广泛好评。但该书面市3年多来,编者们深感新技术及一些理论的进展,有必要进一步更新,特别加入排尿障碍等内容。

　　该书有别于已面市的《外科实习手册》《常见病处方手册》《外科临床实用手册》等参考书,更强调实用性。按照外科各专科的多发病,编排条理性,同时使读者能很快找到具体疾病诊治,开出具体的诊疗处方,可以很快对号入座解决临床问题。为了能够全面准确地开出处方,首先应对所诊治疾病有一快速的了解,故每一疾病均从"概述、诊断要点、治疗程序、处方、警示"五方面进行阐述。"处方"是该书的核心,以临床应用的正规提纲列举,标明处方1、处方2等,明确用药的诊疗顺序。"警示"则为该书的第二大特点,注入作者的经验及体会,主要阐述了治疗方面的有关问题,介绍了处方中用药的注意事项,选用和更换药物的原则,治疗过程中可能出现什么样的药物不良反应,出现不良反应后如何处理等。"警示"对诊断方面的一些关键问题也作了相应说明,在警示中注明了用药的注意事项。外科疾病诊疗有其特点,药物只是治疗手段之一,所以手术治疗、辅助治疗及一些特殊治疗等,在"治疗程序"中提纲挈领地作介绍,集中体现了治病的理念,表述了治病的步骤和重点。为了简明高效,对其中部分疾病添加了诊治流程图,这是该书的又一大特点。

作为临床实践的指导性用书,为了体现本书手册性,不可能面面俱到,一一详细表述,希望广大读者可参考其他专业书籍,切不可生搬硬套,需结合患者的实际情况,因人而异使用书中所列处方,减少不必要的医疗差错。

本书在编写过程中,采用了临床常用的缩写,说明如下:

qd:一天 1 次	sos:紧急时
bid:一天 2 次	ih:皮下注射
tid:一天 3 次	iv:静脉推注
qid:一天 4 次	iv gtt:静脉滴注
qod:隔天 1 次	im:肌内注射
q6h:每 6 小时 1 次	po:口服
qn:每晚 1 次	GS:葡萄糖注射液
prn:必要时	NS:生理盐水
st:即刻	GNS:葡萄糖氯化钠注射液

本书可供年轻的外科医生、规培医师及基层医务工作者在临床及时阅读及使用。作为第 4 版的主编,曾有学生给我们这样的评述:将该书在工作时急览,能得一"良方";闲时细品,别有滋味,又能勾起许久以前处理病案的记忆,获治疗成功的喜悦,这都来自爱不释手的《外科临床处方手册》,也平添对作者老师书下"笔如刀行"功力的敬佩。

在本书即将付印出版之际,对参编者的辛勤付出以及出版社的大力支持一并表示感谢。由于编者水平有限,书中不足之处及错误在所难免,恳请广大同道批评指正,并不吝赐教,以期再版时改正。

主编:卫中庆　汪宝林

（第5版） 目 录
C O N T E N T S

1

>>> 第一章 <<<
烧伤整形外科

第一节 急性软组织感染

一、疖

由金黄色葡萄球菌引起的单个毛囊及其所属皮脂腺的急性化脓性感染,单个者称为疖,反复多发者称疖病。

𝓡 诊断要点

1. 好发部位 好发于头面、颈项等毛囊皮脂腺丰富的部位。

2. 早期表现 早期局部表现为红、肿、热、痛的小结,单个脓栓形成是其特征。

3. 全身反应 全身抵抗力减弱时,可引起畏寒、发热、头痛等毒血症状。

4. 并发症 面部疖肿合并颅内感染时,面部肿胀,可伴寒战、高热、头痛。

𝓡 治疗程序

1. 一般治疗 早期红肿阶段选用热敷、红外线、超短波等理疗措施;外用中药金黄散、鱼石脂软膏等促使炎症消退。

2. 药物治疗 如有发热、头痛、全身不适并发急性淋巴结炎、淋巴管炎,可选用青霉素或第一代、第二代头孢抗菌药物治疗,也可选用清热解毒中药制剂。糖尿病者应给予降糖药物或胰岛素控制血糖。

3. 外科治疗 中央出现脓栓或有波动感时去除脓栓或切开引流。

𝓡 处 方

处方1 一般部位的疖和疖病,可口服抗菌药物

　　阿莫西林　0.5 g　po　bid×3 天

或　乙酰螺旋霉素　0.2~0.4 g　po　tid(青霉素过敏者)

处方2 疖病合并有全身毒血症状、血象增高者。可选用抗菌药物静脉滴注

　　NS　　　　100 ml　｜

　　青霉素　480 万 U　｜ iv gtt　bid×3 天(皮试)

或　0.2%诺氟沙星　100 ml　iv gtt　bid

ℛ 警　示

1. 脓栓形成后重视外科处理，不可一味依赖抗菌药物。

2. 面部疖特别是鼻唇及周围"危险三角区"，病菌可经内眦静脉、眼静脉进入颅内海绵窦，引起海绵窦静脉炎，禁忌挤压病灶。

3. 疖病患者应注意有无糖尿病或导致抵抗力降低因素存在。

二、痈

痈是邻近多个毛囊及周围皮脂腺、汗腺的急性化脓性感染。病原菌主要为金黄色葡萄球菌，其次为链球菌。

ℛ 诊断要点

1. **好发人群**　以老年患者居多，部分患者有糖尿病病史。

2. **好发部位**　好发于皮肤较厚的部位，如颈项部、背部。

3. **临床症状**　早期表现为小片皮肤硬结，伴有畏寒、发热、食欲减退等全身症状；继而病变中央破溃、坏死，引流区域淋巴结增大，全身症状加重。

4. **实验室检查**　白细胞计数增高明显；注意有无糖尿病、低蛋白血症等全身性疾病。

ℛ 治疗程序

1. **一般治疗**　清淡饮食，早期应用热敷、红外线、超短波等理疗措施，予50%硫酸镁湿敷，鱼石脂软膏等敷贴。

2. **药物治疗**　早期选用青霉素或复方磺胺甲噁唑（复方新诺明），根据细菌培养和药物敏感试验结果选择抗生素；有糖尿病者予胰岛素和糖尿病饮食控制。

3. **外科治疗**　出现多个脓点破溃时，做"+"或"++"切口引流，脓腔填塞生理盐水或凡士林纱条，或创面负压吸引治疗；较大的肉芽创面行植皮或皮瓣手术修复。

ℛ 处　方

处方 1　一般口服抗菌药物

　　阿莫西林　0.5 g　po　bid

　或　乙酰螺旋霉素　0.2~0.4 g　po　tid（青霉素过敏者）

处方 2　合并有全身毒血症状、血象增高者。可选用抗菌药物静脉滴注

　　NS　　　　100 ml ⎫
　　　　　　　　　　　 ⎬ iv gtt　bid（皮试）
　　青霉素　480 万 U ⎭

　或　0.2%诺氟沙星　100 ml　iv gtt　bid

2

𝓡 警　示

1. 痈的病变范围广,扩散迅速,全身中毒症状明显,临床及早给予抗生素治疗。保守治疗无效时,需积极手术引流。
2. 唇痈容易引起颅内化脓性海绵窦静脉炎,危及生命,一般不宜切开引流。
3. 禁忌挤压病灶,注意保持皮肤清洁,勤洗澡及更换内衣。

三、急性蜂窝织炎

多种病菌引起的皮下组织、筋膜下、肌间隙或深部结缔组织急性弥漫性化脓性感染。溶血性链球菌引起的病变扩散迅速;金黄色葡萄球菌引起的蜂窝织炎易局限为脓肿。

𝓡 诊断要点

1. 病损特征　病变表浅者局部明显红、肿、热、痛,范围迅速扩大,病变中央常因缺血而发生坏死;病变较深者,可有局部水肿和深部压痛,红肿不明显,全身症状明显。
2. 临床症状　由厌氧性链球菌、厌氧杆菌和大肠杆菌引起产气性蜂窝织炎,病变局部有捻发音,且伴随皮肤坏死,全身症状明显。
3. 并发症　口底、颌下和颈部的急性蜂窝织炎,可发生喉头水肿和压迫气管,引起呼吸困难甚至窒息死亡。

𝓡 治疗程序

1. 一般治疗　加强营养,注意休息,局部用热敷、中药外敷或理疗。
2. 药物治疗　抗感染、退热、止痛等对症治疗。
3. 手术治疗　深部的急性蜂窝织炎、产气性蜂窝织炎,应做广泛的多处切开引流,伤口用过氧化氢溶液反复冲洗和湿敷。口底、颌下和颈部的急性蜂窝织炎,应及早切开减压。

𝓡 处　方

处方1　浅层急性蜂窝织炎一般口服抗菌药物

阿莫西林　0.5 g　po　bid

或　乙酰螺旋霉素　0.2~0.4 g　po　tid(青霉素过敏者)

深部的急性蜂窝织炎静脉用抗菌药物

NS　　　　100 ml

青霉素　480 万 U｜iv gtt　bid(皮试)

或　0.2%诺氟沙星　100 ml　iv gtt　bid

处方2　若疼痛明显,可选用以下一种

布洛芬缓释胶囊(芬必得)　0.3 g　po　bid

或　盐酸曲马朵缓释片(奇曼丁)　50~100 mg　po　bid

处方3　伴有高热时

吲哚美辛(消炎痛)　25 mg　po　tid

或　地塞米松　5 mg　iv st

℞ 警　示

1. 临床分为四型,其共同特点是扩散迅速,病变区与正常组织无明显分界,伴有明显全身症状。

2. 发生败血症者,预后不良,应早期给予足量的抗菌药物治疗。抗菌药物的选用原则上应按照致病菌的药敏试验结果,也可依据临床特点作大致判断。

3. 发生于口底、颌下、颈部、前胸者,可引起气管压迫、喉头水肿。

四、丹毒

丹毒是 A 组 β 溶血性链球菌引起的真皮淋巴管的急性炎症,有明显全身反应,容易复发。

℞ 诊断要点

1. 好发部位　好发于下肢和面部。

2. 临床症状　起病急,全身症状明显。局部皮温增高,出现界限清楚片状红疹,迅速蔓延,区域淋巴结肿大。

3. 易于反复　病变复发导致淋巴管阻塞,可发展为"象皮肿"。

℞ 治疗程序

1. 一般治疗　休息、抬高患肢,治疗足癣等原发病灶;局部 50%硫酸镁湿敷。

2. 药物治疗　全身症状明显者静脉滴注青霉素、头孢类抗菌药物。局部及全身症状消失后继续用药 3~5 天,以防复发。

℞ 处　方

抗菌药物使用

NS　　　　100 ml

青霉素　　480 万 U　｜ iv gtt　bid(皮试)

或　0.2%诺氟沙星　100 ml　iv gtt　bid

℞ 警　示

1. 治疗足癣和肢体皮肤伤口,避免接触性传染。

2. 在全身和局部症状消失后仍继续用药3~5 天,以免丹毒复发。

五、急性淋巴管炎和急性淋巴结炎

常见致病菌为 β 溶血性链球菌和金黄色葡萄球菌。引起淋巴管及其周围软组织的急性炎症,称为急性淋巴管炎。如扩散至局部淋巴结可引起急性淋巴结炎。

诊断要点

1. 急性淋巴管炎　分为网状淋巴管炎和管状淋巴管炎。管状淋巴管炎多见于下肢,在伤口近侧出现一条或数条"红线",硬而有压痛。深层者不出现"红线",但肢体肿胀,局部压痛。

2. 急性淋巴结炎　有局部淋巴结肿大、压痛,多伴有全身症状。有时淋巴结可融合成团,继而发展成脓肿、皮肤破溃。

治疗程序

1. 一般治疗　着重治疗原发病灶,发现皮肤"红线"时予呋喃西林、50%硫酸镁湿敷。

2. 药物治疗　全身症状明显者静脉滴注青霉素、头孢类抗菌药物,局部及全身症状消失后继续用药 3~5 天,以防复发。

3. 手术治疗　急性淋巴结炎已形成脓肿的,应做切开引流。

处　方

全身症状明显者静脉用抗菌药物

NS　　　　100 ml
青霉素　　480 万 U ｜ iv gtt　bid(皮试)

或　0.2%诺氟沙星　100 ml　iv gtt　bid

警　示

1. 早期处理原发感染灶,防止感染扩散蔓延。

2. 足疗程、足量使用抗生素,防止脓肿形成。

六、脓　肿

主要由金黄色葡萄球菌引起,病变局限。主要特征是组织内出现的局限性急性化脓性炎症,发生液化性坏死形成脓腔。

诊断要点

1. 浅表脓肿　高出体表,局部红、肿、热、痛,伴有波动感。

2. 深部脓肿　无明显波动感,局部表面水肿、压痛明显,在压痛明显处用粗针穿刺可抽出脓液,也可做超声检查协助诊断。

3. 结核杆菌引起的脓肿　病程长、发展慢,局部无急性炎症表现,称为寒性脓肿。

5

ℛ 治 疗 程 序

1. 一般治疗　注意休息，清淡饮食。
2. 药物治疗　脓肿未成熟时抗感染药物治疗与"疖""痈"相同。
3. 手术治疗　脓肿已有波动或穿刺抽出脓液，手术切开引流。

ℛ 处　　方

处方1　一般口服抗菌药物

　　阿莫西林　0.5 g　po　bid

或　乙酰螺旋霉素　0.2~0.4 g　po　tid（青霉素过敏者）

处方2　合并有全身毒血症状、血象增高者。可选用抗菌药物静脉滴注

　　NS　　　　100 ml ⎫
　　青霉素　480 万 U ⎬ iv gtt　bid（皮试）

或　0.2%诺氟沙星　100 ml　iv gtt　bid

ℛ 警　　示

1. 位于腘窝、腹股沟区的脓肿，应与该处的动脉瘤相鉴别；位于腰部的应与脑脊膜膨出相鉴别。

2. 脓肿经久不愈，周围大量纤维组织增生形成厚壁脓肿，需手术切除。

3. 脓肿向外扩散时可形成溃疡、窦道和瘘管，处理方法依据病情、部位、专科要求的不同而不同。

第二节　急性手（足）部化脓性感染

手部急性化脓性感染易向深部发展，可引起肌腱与腱鞘的缩窄或瘢痕形成，影响手部功能。金黄色葡萄球菌是主要的致病菌。手部感染特点：① 手掌面的皮下感染可穿透真皮在表皮角化层下形成"哑铃状"脓肿，治疗时仅切开表皮难以充分引流；手部淋巴回流均经手背淋巴管输送，手掌面感染时手背肿胀明显。② 手掌面感染时不易扩散，组织内压力高而致剧烈疼痛，出现明显全身症状。③ 手掌面感染可沿腱鞘、滑液囊、肌间隙向深部、近侧蔓延。

一、甲沟炎

甲沟炎是指（趾）甲周围软组织的化脓性感染。发生于手指者常有啃手指的不良习惯，发生于足趾者常由嵌甲继发感染引起。

ℛ 诊 断 要 点

1. 分类　甲沟炎根据发病原因及临床表现不同可分为急性甲沟炎、慢性甲沟炎、化脓性甲沟炎、单纯性甲沟炎、嵌甲性甲沟炎。

2. 临床表现　甲沟炎早期表现为指甲一侧的红、肿、热、痛,脓液可向甲下蔓延,形成甲下脓肿;亦可蔓延至甲根或扩展至另一侧甲沟;炎症可向深层进展形成指头炎。

3. 足趾嵌甲　一侧常有慢性肉芽组织增生,使伤口长期不愈。

ℛ 治疗程序

1. 一般治疗　早期局部理疗、外敷鱼石脂软膏。

2. 药物治疗　主要为口服抗生素抗感染。

3. 手术治疗　已有脓肿者,可在甲沟处做纵行切口引流。甲根、甲床下积脓者,应拔甲。嵌甲导致甲沟炎反复发作应行甲沟成形术。

ℛ 处　方

阿莫西林　0.5 g　po　bid

或　乙酰螺旋霉素　0.2~0.4 g　po　tid(青霉素过敏者)

ℛ 警　示

1. 修剪指(趾)甲不宜过短,指(趾)有微小伤口时可涂聚维酮碘(碘酊或碘伏),以免发生感染。

2. 积脓及时引流,以免发生脓性指头炎或慢性指骨骨髓炎。

3. 不可在病变处行浸润麻醉,以免感染扩散;手术时注意避免甲床损伤。

二、脓性指头炎

主要致病菌为金黄色葡萄球菌,是手指末节指腹部的皮下组织化脓性感染。

ℛ 诊断要点

1. 病史　有手指末节皮肤损伤病史。

2. 局部症状　指端红肿、局部疼痛为其主要症状。手下垂或轻叩指端时,疼痛加剧,难以忍受;随着指腹皮下压力增高,出现血液循环障碍,指端可呈现黄白色,如不及时处理,可形成慢性骨髓炎。

3. 全身症状　多有不同程度的全身感染症状,血常规检查可有白细胞计数升高。

ℛ 治疗程序

1. 一般治疗　早期悬吊前臂,避免下垂加剧疼痛;金黄散糊剂、鱼石脂软膏贴敷患指。

2. 药物治疗　口服抗生素。

3. 手术治疗　如出现跳痛,立即切开引流、减压。

R **处　方**

　　阿莫西林　0.5 g　po　bid

　或　乙酰螺旋霉素　0.2~0.4 g　po　tid(青霉素过敏者)

R **警　示**

　　1. 密切观察病情,出现跳痛,立即减压。患指侧面做纵行切口,远侧不超过甲沟的1/2,近侧不超过指节横纹;不宜做鱼口状切口,以免术后形成瘢痕影响手指感觉。

　　2. 晚期神经末梢受压出现末梢神经麻痹,疼痛反而减轻,但并不代表病情好转。

　　3. 治疗不及时,常可引起指骨缺血性坏死,形成慢性骨髓炎。

三、急性化脓性腱鞘炎和滑囊炎

　　致病菌多为金黄色葡萄球菌。手掌面腱鞘炎多因深部刺伤感染引起,亦可由附近组织感染蔓延而发生。手背腱鞘感染少见。

R **诊断要点**

　　1. 疼痛　患处明显肿痛,沿腱鞘走行压痛明显。

　　2. 典型体征　患指中近节均匀肿胀,各个指关节轻度弯曲,整个腱鞘压痛,被动伸指活动疼痛加剧;常合并滑囊及间隙感染,晚期腱鞘内脓液积聚导致肌腱坏死,患指功能丧失。

　　3. 并发症　小指和拇指的腱鞘与桡侧、尺侧滑液囊相通,腱鞘炎可引起尺侧滑液囊和桡侧滑液囊感染。

R **治疗程序**

　　1. 一般治疗　休息或抬高患肢,发病早期应用红外线、超短波治疗。

　　2. 药物治疗　早期应用口服抗生素,青霉素或复方磺胺甲噁唑。

　　3. 手术治疗　局部肿痛明显时需切开引流:① 肿胀腱鞘近端和远端做纵行切口,插入细塑料管做对口引流。② 桡侧滑囊炎时拇指中节侧面以及大鱼际掌面做1 cm切口;尺侧滑囊炎在小指侧面和小鱼际掌面做切口。

R **处　方**

处方1　病变早期,口服抗生素

　　阿莫西林　0.5 g　po　bid

　或　复方磺胺甲噁唑　1.0 g　po　tid(青霉素过敏者)

处方2　合并有全身毒血症状、中性粒细胞计数增高者

NS	100 ml	
头孢唑林(先锋霉素Ⅳ)	2.0 g	iv gtt　bid(皮试)

或　0.2%诺氟沙星　100 ml　iv gtt　bid

ℛ　警　　示

1. 炎症可蔓延至手掌深部间隙或滑液囊扩散至腕部及前臂。
2. 引流切口避开神经、血管，避免手指掌面正中切口，以免损伤肌腱。
3. 肌腱瘢痕挛缩可影响患指活动。

四、掌深间隙感染

掌深间隙为手掌屈指肌腱和滑液囊深部的疏松组织间隙，外侧和内侧为大小鱼际肌，掌深间隙感染多由腱鞘感染蔓延而引起，致病菌多为金黄色葡萄球菌。

ℛ　诊断要点

1. 全身症状　全身症状明显，肘部或腋窝淋巴结肿大、压痛。
2. 局部症状

（1）掌心正常凹陷消失，手背部水肿明显；中指、环指和小指半屈位，被动伸指疼痛剧烈。

（2）鱼际间隙感染时掌心凹陷仍在，大鱼际及拇指指璞处肿痛，示指、拇指半屈，活动受限不能对掌。

ℛ　治疗程序

1. 一般治疗　同化脓性腱鞘炎。
2. 药物治疗　早期大剂量抗生素静脉滴注。
3. 手术治疗　上述处理如无好转应及时切开引流。

ℛ　处　　方

| NS | 100 ml | |
| 头孢唑林（先锋霉素Ⅳ） | 2.0 g | iv gtt　bid（皮试） |

或　0.2%诺氟沙星　100 ml　iv gtt　bid

第三节　特异性感染

一、破伤风

破伤风杆菌侵入机体在低氧环境中发育为增殖体并产生大量外毒素，其中痉挛毒素作用于中枢神经系统，抑制突触释放抑制性递质，产生一系列临床症状和体征，死亡率高。

ℛ　诊断要点

1. 好发人群　多见于各种创伤、不洁条件下分娩的产妇及新生儿。

9

2. 前驱期表现　乏力,头痛,舌根发硬,吞咽不便及头颈转动不自如等。

3. 典型表现　为肌肉阵发性抽搐及持续性强直收缩,最初出现咀嚼肌紧张、张口困难、苦笑面容。典型体征为颈项强直、角弓反张、呼吸困难,甚至窒息。

4. 肌痉挛　轻微的刺激(强光、风吹、声响及震动等),均可诱发抽搐。发作时神志清楚,表情痛苦,强烈的肌痉挛可使肌肉断裂,甚至发生骨折。膀胱括约肌痉挛可引起尿潴留。持续的呼吸肌和膈肌痉挛,可造成呼吸骤停。

5. 并发症　患者死亡原因多为窒息、心力衰竭或肺部并发症。

ℛ 治疗程序

破伤风死亡率高,为此要采取积极的综合治疗措施,包括清除毒素来源,中和游离毒素,控制和解除痉挛,保持呼吸道通畅和防治并发症等(图1－1)。

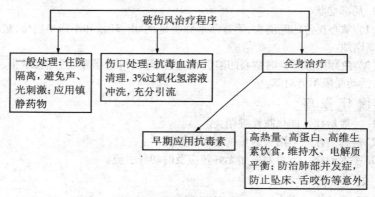

图1－1　破伤风的治疗程序

1. 一般治疗　患者入院后,应住隔离病室,避免光、声等刺激;根据病情可交替使用镇静、解痉药物。

2. 伤口处理　凡能找到伤口、伤口内存留坏死组织、引流不畅者,应在抗毒血清治疗后,进行伤口处理,充分引流,3%过氧化氢溶液冲洗。

3. 药物治疗　目的是中和游离的毒素,只在早期有效,连续应用或加大剂量并无意义。

4. 注意防治并发症　主要并发症在呼吸道,如窒息、肺不张、肺部感染。对抽搐频繁、药物又不易控制的危重患者,应尽早进行气管切开,以便改善通气,必要时可进行人工辅助呼吸。注意防止发作时坠床、骨折、舌咬伤等。

5. 注意营养　注意高热量、高蛋白、高维生素的补充和水与电解质的调整,必要时可采用中心静脉肠外营养。

ℛ 处 方

处方1 抗毒素应用

TAT 1万~6万U im qd

或 破伤风人体免疫球蛋白 3000~6000 U im st

处方2 镇静药物

苯巴比妥钠 0.1~0.2 g im qd

或 地西泮 10~20 mg im qd

病情较重者,可用冬眠1号合剂

5% GS	250 ml	
氯丙嗪	50 mg	iv gtt q8h
异丙嗪	50 mg	
哌替啶	100 mg	

痉挛发作频繁不易控制者

2.5%硫喷妥钠 0.25~0.50 g iv st

处方3 抗菌药物使用

青霉素 80万~100万U im q6h

甲硝唑 0.5 g iv gtt qd

ℛ 警 示

1. 开放性伤口均需进行早期彻底清创。农村要提倡新法接生。

2. 控制和解除痉挛在治疗过程中很重要,在极大程度上可防止窒息和肺部感染的发生,减少死亡病例的发生。

3. 合理使用药物,尽量减少给药次数,以减少刺激。

二、气性坏疽

气性坏疽的发生需要利于气性坏疽杆菌生长繁殖的缺氧环境。芽孢杆菌感染分为芽孢菌性肌坏死和芽孢菌性蜂窝织炎。通常所说的气性坏疽即芽孢菌性肌坏死。

ℛ 诊断要点

1. 病史 有明确外伤史,潜伏期一般为1~4天。

2. 局部表现 ① 局部组织肿胀和胀裂样剧痛,与创伤程度不成比例,不能用一般止痛剂缓解;② 伤口周围皮肤水肿,并出现大小不等的水疱,进而变为紫黑色;③ 伤口内肌肉坏死,呈暗红色或土灰色,无收缩、出血;④ 挤压伤口周围常有捻发音,并有稀薄、恶臭的脓血样分泌物流出。

3. 病情进展 病情变化急剧,早期表情淡漠,有全身中毒表现并有进行性贫血。晚期有血压下降，最后出现黄疸、谵妄和昏迷。

4. 辅助检查　X线摄片示肌肉间隙内可见透亮的气体阴影，细菌涂片发现G^+粗大杆菌。

治疗程序

1. 一般治疗　立即积极治疗，严格隔离，严防交叉感染。

2. 清创引流　切口彻底开放，用大量3%过氧化氢冲洗。肢体广泛坏死者应行截肢术。

3. 药物治疗　大量应用抗生素，青霉素和四环素族抗生素在预防气性坏疽方面有较好的作用，可根据创伤情况在清创前后应用。

4. 高压氧治疗　可在3个大气压的纯氧下进行治疗。

5. 全身支持治疗　予以营养支持等。

处　方

青霉素　80万~100万U　im　q6h

甲硝唑　0.5 g　iv gtt　qd

警　示

1. 大量失血或休克，伤口有大片组织坏死、深层肌肉损毁、异物存留、开放性骨折或伴有主要血管损伤，使用止血带时间过长等情况，容易发生气性坏疽。

2. 在伤后6小时内彻底清创是预防创伤后发生气性坏疽的最可靠方法。即使受伤已超过6小时，在大量抗生素的使用下，清创术仍能起到良好的预防作用。

3. 战伤伤口，在清创后，一般应敞开引流，不做缝合。

三、狂犬病

狂犬病是由狂犬病毒所致的自然疫源性人畜共患急性传染病，病死率几乎为100%。人狂犬病通常由病兽以咬伤的方式传给人体而感染。

诊断要点

1. 狂犬病的临床表现可分为四期

（1）潜伏期：潜伏期最短3天，平均20~90天，没有任何症状。

（2）前驱期：持续2~4天。开始出现全身不适、疲倦、头疼、低热、恶心，继而烦躁不安，对声、光、风等刺激敏感而有喉头紧缩感。

（3）兴奋期：持续1~3天。表现为体温升高（38~40℃）、高度兴奋。恐水为本病的特征，可以引起咽喉肌严重痉挛，典型患者虽极渴而不敢饮。外界刺激如风、光、声也可引起咽肌痉挛。

（4）麻痹期：进入此期的患者多数最终因器官衰竭而死亡。

2. 实验室检查 用荧光抗体染色,可检测唾液中的狂犬病病毒抗原,阳性率和特异性都很高。

ℛ 治疗程序

狂犬病发病后以对症综合治疗为主,没有特效的治疗方法。

1. 一般治疗 单室严格隔离患者,尽量保持患者安静,减少光、风、声的刺激,酌情应用镇静剂。加强监护治疗,维持水、电解质及酸碱平衡等生命支持。

2. 药物治疗 ① 中和狂犬病病毒毒素;② 减轻患者的兴奋性:可给予巴比妥类药或水合氯醛,也可注射较大剂量的地西泮和氯丙嗪;③ 预防破伤风感染。

3. 手术治疗 伤口及时用大量肥皂水或清水冲洗,伤口内可用3%过氧化氢溶液反复冲洗,彻底清创,不做一期缝合。

ℛ 处 方

抗狂犬病免疫血清 10~20 ml(或 20 U/kg) im qd 或 qod(皮试)

破伤风抗毒素(TAT) 1500 U im(皮试)

ℛ 警 示

1. 该病以预防为主,一旦发病,患者几乎都在几天内死于心脏或肺部并发症,极个别可治愈。

2. 医务人员在接触患者时要戴胶皮手套,以免患者唾液中的病毒污染医务人员皮肤破损处。

3. 被病兽或可疑病兽咬伤后,立即去医院彻底清创,伤口要敞开;立即注射人两倍体细胞疫苗,不良反应罕见,效果好。

第四节 体表肿瘤

一、皮肤乳头状瘤

皮肤乳头状瘤系表皮乳头样结构的上皮增生,可向表皮下延伸,易恶变为皮肤癌:如阴茎乳头状瘤极易癌变为乳头状鳞状细胞癌。本病预后良好但可复发。

ℛ 诊断要点

1. 乳头状疣 非真性肿瘤多由病毒所致,表面呈乳头状向外突出,其中轴见毛细血管,基底平整有时可自行脱落。

2. 老年性色素疣 多见于头额部近发迹暴露部位或躯干等部,表现为高出皮面黑色斑块样、表面干燥、光滑或呈粗糙感,基底平整不向表皮下延伸,如局部扩大、出血、破溃则有癌变可能。

℞ 治疗程序

1. 一般治疗　密切观察瘤体的生长速度,如局部扩大、出血破溃则有癌变可能。

2. 手术治疗　手术切除是该病主要的治疗方案。

℞ 处　　方

无具体处方。

二、皮肤癌

多发于身体暴露部位。皮肤癌的发生可能与过度的日光暴晒、放射线、砷剂、焦油衍化物等长期刺激有关。烧伤瘢痕、黏膜白斑、慢性溃疡、经久不愈的瘘管、盘状红斑狼疮、放射性皮炎亦可继发本病。有基底细胞癌与鳞状细胞癌之分。

℞ 诊断要点

1. 基底细胞癌　① 来源于皮肤或附件基底细胞;② 发展缓慢,呈浸润性生长,破溃病灶边缘呈鼠咬状,少有血行或淋巴道转移;③ 如同时伴有色素沉着,称为色素性基底细胞癌,易误诊为恶性黑色素瘤。

2. 鳞状细胞癌　① 往往由角化病、黏膜白斑及其他癌前疾病转化而来;② 生长较快,早期即形成溃疡,向深部浸润明显,底部不平,易出血,常伴感染,有恶臭;③ 可局部浸润及区域淋巴结转移。

℞ 治疗程序

1. 药物治疗　主要是局部外涂、敷贴及注射化疗药物。对在原有瘢痕基础上发生的鳞状细胞癌、皮肤与黏膜交界处的鳞癌、免疫功能低下的患者以及发生区域淋巴结及远处转移者需全身化疗。

2. 刮除术或冷冻治疗　对于基底细胞癌、浅表性鳞癌,皮肤科医生会采用刮除术或冷冻治疗。由于没有病理检查结果,无法了解有无癌组织残留,应慎用此法。

3. 手术和放疗　是主要治疗方案。皮肤基底细胞癌对放射线敏感,可行放疗,也可手术切除。鳞状细胞癌以手术治疗为主,区域淋巴结清扫;放疗亦敏感,但不易根治。

℞ 处　　方

无具体处方。

三、色素痣与黑色素瘤

色素痣是色素细胞构成的良性肿瘤,颜色多呈深褐色或黑色,面颈部、胸背为好发部位。

恶性黑色素瘤均由黑素细胞增生所致，周围绕以红晕。其发病率较基底细胞癌、鳞状细胞癌低，但恶性度高，转移发生早，死亡率高，因此早期诊断、早期治疗很重要。

ℛ 诊断要点

1. 色素痣　按病理学分为三种:① 皮内痣:痣细胞巢位于真皮内,可高出皮面,表面光滑,可存有汗毛,很少恶变。② 交界痣:痣细胞巢位于真、表皮交界处。多位于手和足,局部扁平,色素较深,局部外伤或感染后恶变。③ 混合痣:为皮内痣和交界痣同时存在。

2. 恶性黑色素瘤　为高度恶性肿瘤,发展迅速。初起表现为色素斑,色泽常不均匀,边缘不规则,以后可逐渐扩大,隆起成斑块、结节或肿块,甚至溃破、出血,早期发生转移。根据临床表现,恶性黑色素瘤可分为以下四型:原位黑色素瘤、浅表散播性黑色素瘤、结节性黑色素瘤、肢端雀斑样痣性黑色素瘤。

ℛ 治疗程序

1. 一般治疗　皮内痣可定期观察。

2. 手术治疗

（1）交界痣和混合痣:宜早期完整切除,送病理检查。

（2）恶性黑色素瘤:对早期未转移的结节或斑片损害应手术切除,切除包括皮疹周边范围正常组织 1~3 cm,如果是指(趾)恶黑,截指(趾)术是必要的。已肯定受累的淋巴结应该切除,但预防性淋巴结切除仍有争议。

（3）肢端雀斑样痣性黑色素瘤:可从肢体动脉灌注抗有丝分裂药物。发生血行转移者须采用以达卡巴嗪为基础的联合化疗和放疗。

ℛ 处　　方

无具体处方。

ℛ 警　　示

1. 色素痣主张手术切除,不提倡冷冻、电灼、激光治疗。

2. 恶性黑色素瘤切除不完整或切取活体组织检查,迅速出现卫星结节及转移。

3. 恶性黑色素瘤通过一系列治疗后预后还是不稳定的,此时预防恶性黑色素瘤复发是应该重视的问题。

四、脂肪瘤

脂肪瘤是由成熟脂肪组织构成的良性肿瘤,多无自觉症状。

15

℞ 诊断要点

1. 好发部位 身体富含脂肪的部位均为脂肪瘤好发部位,其中以肩、背、上臂、臀部多见。

2. 分类 有孤立性脂肪瘤及多发性脂肪瘤两类。孤立性脂肪瘤其边界清楚,质地韧,呈分叶状,与周围无粘连,通常无自觉症状或轻度疼痛。多发性脂肪瘤以背部及四肢多见,边界清楚,可与皮肤轻度粘连,压之疼痛。

3. 临床诊断 应与血管脂肪瘤、浸润性脂肪瘤、脂肪肉瘤鉴别。

℞ 治疗程序

手术切除。

℞ 处 方

无具体处方。

℞ 警 示

1. 单个体表脂肪瘤应与转移性肿瘤相鉴别,必要时行病理检查。

2. 腹股沟区、腋窝、锁骨上区的脂肪瘤行手术切除时应防止损伤血管、神经。

五、纤维瘤及瘤样纤维病变

纤维瘤是来源于纤维结缔组织的良性肿瘤,可以发生于体内任何部位,其中以皮肤和皮下组织最为常见。

℞ 诊断要点

1. 黄色纤维瘤 常起自外伤或瘙痒后的小丘疹,肿块硬,边界不清,瘤灶若超过1 cm、生长较快,应疑为纤维肉瘤变。

2. 隆突性纤维肉瘤 肿瘤为低度恶性,好发于躯干,位于真皮层,突出体表,表面光滑,形似瘢痕疙瘩。

3. 带状纤维瘤 腹壁肌肉因外伤或产伤后修复性增生所成,无明显包膜。

℞ 治疗程序

1. 一般治疗 黄色纤维瘤直径在1 cm以内,生长缓慢的可定期随访。

2. 手术治疗

(1) 黄色纤维瘤:如增大应疑有纤维肉瘤变,切除送病理检查。

(2) 隆突样纤维肉瘤:手术彻底切除,范围应包括足够的正常皮肤及足够的深部相应筋膜。

℞ 处 方

无具体处方。

R **警　　示**

1. 短期增大应考虑恶变可能。

2. 隆突样纤维肉瘤行局部切除极易复发,多次复发易恶变,并可出现血液转移。

六、神经纤维瘤

神经纤维瘤分为孤立性神经纤维瘤和神经纤维瘤,一般所说神经纤维瘤指孤立性神经纤维瘤,神经纤维包括神经纤维束内的神经轴及轴外的神经鞘细胞与纤维细胞,所以神经纤维瘤可分为神经鞘瘤与神经纤维瘤。

R **诊 断 要 点**

1. 神经鞘瘤　① 中央型:位于四肢神经干部位,有包膜,呈梭形,压之有麻木感。② 边缘型:位于神经边缘,梭形,活动度可。

2. 神经纤维瘤　常对称多发,皮肤常伴牛奶咖啡样色素斑;可伴明显疼痛。

R **治 疗 程 序**

局部手术切除。

R **处　　方**

无具体处方。

R **警　　示**

1. 手术应沿神经纵行方向切开包膜分离肿瘤,防止损伤神经。

2. 神经纤维瘤伴有血管者,术中注意避免大出血。

七、血管瘤

血管瘤可以发生在身体任何部位,多见于皮肤和皮下组织。可能是胚胎发育过程中,中胚层发育失常导致的血管畸形,也可能是血管内皮细胞异常增殖产生的良性肿瘤。血管瘤还常是某些综合征的表现之一,如 Sturge-Weber 综合征即葡萄酒色素斑和同侧软脑膜血管畸形,Klippel-Trenaunna 三联综合征即葡萄酒色素斑、静脉畸形和肢体长度差异。

R **诊 断 要 点**

1. 毛细血管瘤　为表浅的毛细血管扩张曲折迂回而成。多见于新生儿时(约1/3)或出生后不久(小于1月龄)。表现为皮肤红点或小红斑,逐渐长大,红色加深并隆起。

2. 海绵状血管瘤　由迂曲小静脉和脂肪组织构成,形态和质地均像海绵。多数生长在皮下组织内,也可在肌肉、骨骼或内脏等部位。临床表现为局部轻微隆起,皮肤颜色正常或呈青紫色,肿块质地软而境界清楚。

3. 蔓状血管瘤　多见于四肢,表面及周围有许多树枝状扩张的血管,迂回曲折呈蔓状,局部皮肤呈暗红色或蓝紫色,可扪及血管搏动或听到血管杂音。

ℛ 治疗程序

1. 毛细血管瘤　目前常采用激光照射治疗,外观效果好。瘤体大者易遗留瘢痕。

2. 海绵状血管瘤　应及早施行切除术。小的海绵状血管瘤也可在局部注射血管硬化剂(如5%鱼肝油酸钠或平阳霉素等)。

3. 蔓状血管瘤　争取手术完全切除。瘤体大,与骨、神经组织关系密切。难以手术切除可用弹力绷带包扎治疗,以缓解病情。血管造影下介入手术治疗有一定效果。

ℛ 处　方

无具体处方。

ℛ 警　示

1. 强调早期治疗,以免病变范围扩大,丧失治愈机会。

2. 海绵状血管瘤尤其是蔓状血管瘤常呈恶性生长方式,瘤体边界不清,侵袭多种组织,手术难度较大,术后易复发。

3. 术前充分评估,防止大出血和血管、神经等重要组织损伤。

八、囊性肿瘤及囊肿

囊性肿瘤及囊肿临床常见,种类繁多。

ℛ 诊断要点

1. 皮样囊肿　多见于皮脂腺分布密集部如头面及背部,表面可见皮脂腺开口受阻塞的小黑点,囊内为皮脂与表皮角化物集聚的油脂样"豆渣物",易继发感染。

2. 表皮样囊肿　多为外伤所致表皮进入皮下生长成囊肿,囊肿壁由表皮所组成,囊内为角化鳞屑。

3. 腱鞘或滑液囊肿　非真性肿瘤,是慢性劳损导致。多见于手腕、足背肌腱或关节附近,坚硬感,可加压击破或抽出囊液注入氢化可的松或手术切除治疗,但治疗后易复发。

ℛ 治疗程序

手术切除。腱鞘或滑液囊肿可加压击破或抽出囊液注入氢化可的松或手术切除治疗,但治疗后易复发。

R **处　方**

无具体处方。

R **警　示**

1. 头部皮样囊肿与颅内交通者,术前应充分估计。
2. 腱鞘或滑液囊肿治疗后易复发。
3. 腹股沟区、腋窝部位的囊肿应与血管瘤相鉴别。

第五节　烧伤及咬蜇伤

狭义的烧伤是由热力所引起的组织损伤,广义的烧伤包括热力、电能以及辐射、化学物质等所造成的烧伤。

一、热力烧伤

R **诊断要点**

1. 烧伤深度的判断　普遍应用三度四分法,即分为Ⅰ度、浅Ⅱ度、深Ⅱ度、Ⅲ度。① Ⅰ度:损害表皮浅层,生发层健在,局部红斑,无水疱,烧灼痛明显,3~5天内脱屑痊愈。② 浅Ⅱ度:损害表皮和真皮乳头层,薄壁水疱形成,创面基底潮红,疼痛剧烈,如无感染,创面1~2周内愈合,一般不留瘢痕,有色素改变。③ 深Ⅱ度:损害表皮和真皮深层,有厚壁水疱,创面基底稍苍白或红白相间,痛觉迟钝。残留皮肤附件,形成皮岛覆盖创面,3~4周愈合遗留增生瘢痕。④ Ⅲ度:损害皮肤全层,甚至皮下、肌肉、骨骼,创面苍白、棕黄或焦黄,皮革样改变,无水疱,可见树枝样血管栓塞;感觉消失。必须依靠植皮愈合,残留增生瘢痕影响美观及功能。

2. 烧伤面积的估算　烧伤面积以相对于体表面积的百分率表示。① 按照我国九分法成年人头颈部占体表面积9%;双上肢占18%;躯干及会阴部占27%;双下肢及臀部占46%。成年女性双足及臀部各为6%。小于12岁的儿童体表面积可用下列简易公式计算:头颈部面积为[9+(12-年龄)]%;双下肢面积为[46-(12-年龄)]%。② 手掌法:患者五指并拢手掌面积等于体表面积的1%。此法用于小片烧伤面积的估算或辅助九分法的不足(注:Ⅰ度烧伤不计入烧伤总面积)。

3. 烧伤严重程度的分类　① 轻度烧伤:Ⅱ度烧伤总面积在10%以下。② 中度烧伤:Ⅱ度烧伤总面积在11%~30%之间,或Ⅲ度烧伤面积在10%以下。③ 重度烧伤:总面积在31%~50%,或Ⅲ度烧伤面积在11%~20%,或总烧伤面积不足,但有下列情况之一者:全身情况差发生休克者,有呼吸道烧伤或较重复合伤。④ 特重烧伤：总面积在 51% 以上，或Ⅲ度烧伤面积在 20% 以上，或存在较重的吸入性损伤、复合伤。

ℛ 治 疗 程 序

治疗程序见图 1-2。

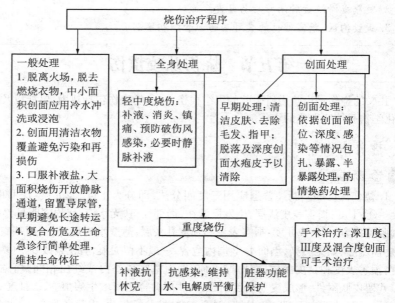

图 1-2　热力烧伤的治疗程序

1. 一般治疗

（1）应急处理：

1）迅速脱离火场，脱去燃烧衣物，避免奔跑呼叫、双手扑打火焰；由高温造成的损伤，应尽快用冷水冲洗或浸泡。水温在 15℃ 以下，一般持续15~30分钟，适用于中小面积烧伤创面。

2）烧伤创面处理，一律不要使用任何有色液体。创面的水疱不要弄破，不要将表皮撕去，用清洁敷料包扎或覆盖，以免污染或再损伤。

3）高度口渴时，口服少量淡盐水或烧伤饮料。大面积烧伤早期尽量避免长途转运，迅速建立静脉通道补液，留置导尿管并观察记录尿量、尿色。安慰和鼓励患者。疼痛剧烈者，应用镇痛、镇静药物，注意避免呼吸抑制。

4）有复合伤时，应对大出血、开放性气胸、骨折等危及生命的急症先行止血、固定等简单处理，维持生命体征。

（2）创面早期处理：

1）剃净毛发、剪短指甲，清洁皮肤，遵循简单清创原则，忌刷洗或擦洗。

2）对已脱落及深度创面上的水疱皮均给予移除。浅Ⅱ度创面水疱需开窗引流。表皮和疱皮的保留，只限于伤后 3~5 天。

3）创面予以包扎、暴露或半暴露。

4）Ⅱ度烧伤面积在 10% 以下的成人和 5% 以下的儿童，不需静脉输液，口服含盐饮料或进普通饮食即可。

（3）创面处理方法：

1）包扎疗法：① 适用部位：适用于除头、面、颈、臀和会阴部以外的各部位；② 适用人群：需要外用抗菌制剂治疗者、不合作的儿童及精神疾病患者、寒冷季节无取暖设备者和需要转运的伤员；③ 敷料选择：浅度创面早期渗出多，包扎敷料应适当加厚，深度创面渗出少，包扎敷料可偏薄。内层可选择功能性敷料。

2）暴露疗法：适用于不适合包扎的部位；深度烧伤或大面积烧伤；污染严重的创面，有铜绿假单胞菌感染或有真菌生长者。暴露疗法促使创面迅速干燥结痂，以保护创面、防止感染，使浅Ⅱ度和部分深Ⅱ度创面达到痂下一期愈合。

3）半暴露疗法：适用于全身浅Ⅱ度创面、深Ⅱ度坏死组织溶脱后较清洁的创面和供皮区等，当创面出现严重感染，尤其是铜绿假单胞菌感染，可采用半暴露疗法。

4）换药：即更换敷料。如创面渗出多，敷料潮湿，或创面有臭味，应立即更换敷料，检查创面情况；如感染严重可改用半暴露或加强创面换药或局部调整用药。

2. 药物治疗

（1）轻度烧伤：抗感染，镇痛，预防破伤风感染。

（2）中度烧伤：口服淡盐水或烧伤饮料，必要时给予静脉补液，抗感染，止痛。预防破伤风感染。

（3）重度和特重烧伤：

1）防治烧伤休克：重度烧伤的早期治疗主要在于预防烧伤休克。

2）抗感染：早期抗感染静脉联合应用第三代头孢菌素和氨基糖苷类抗生素，治疗休克期肠道菌群异位所致的暴发性脓毒症。待细菌学检查报告出来后，再做调整。

3）支持治疗：营养支持，水、电解质紊乱的纠正，脏器功能的维护等综合措施均属重要。营养支持可经肠内或肠外营养，尽可能用肠内营养法。

3. 手术治疗 深Ⅱ度、Ⅲ度和混合度烧伤创面需手术处理；手、面、颈部及关节功能部位的深Ⅱ度需行削痂处理；Ⅲ度创面的焦痂和筋膜行切开减压术及焦痂切除术，大张异种或异体皮覆盖，同时或延迟行自体皮肤移植术。深部肌腱、血管、骨外露部位需皮瓣移植术。创面覆盖物有新鲜异体皮、低温储存异体皮、新鲜异种皮、戊二醛异种皮和人工皮等。

4. 康复治疗

（1）弹力压迫：弹力压迫是增生性瘢痕常用的治疗方法。弹力服应尽早穿着使用，要持续 1 年左右，至少应维持 6 个月以上。

（2）功能锻炼和夹板制动：主要指四肢，特别是手、足、颈部。

℞ 处 方

1. 轻度烧伤

处方 1　TAT　1500 U　im st（皮试）

处方 2　镇痛药物

布洛芬缓释胶囊（芬必得）　0.3 g　po　bid

或　盐酸曲马多缓释片（奇曼丁）　50~100 mg　po　bid

处方 3　抗生素

阿莫西林　0.5 g　po　bid

或　乙酰螺旋霉素　0.2~0.4 g　po　tid（青霉素过敏者）

2. 中度烧伤

NS　　　　　　　　　　100 ml ⎫
头孢唑林（先锋霉素Ⅳ）　2.0 g ⎭ iv gtt　bid（皮试）

或　NS　　　　　　　250 ml ⎫
左氧氟沙星　　0.2 g ⎭ iv gtt　bid（喹诺酮过敏、妊娠及 18 岁以下者禁用）

3. 重度烧伤　抗休克输液量的计算和选择如下：

第一个 24 小时补液总量＝基础需要量＋额外损失量，基础需要量为 2000~3000 ml。儿童基础需要量为 80~120 ml/kg。额外损失量中的晶体液量和胶体液量按下列公式计算：

$$晶体液＝烧伤面积\%×体重\ kg×1.0\ ml$$

$$胶体液＝烧伤面积\%×体重\ kg×0.5\ ml$$

总量的 50%，需在伤后 6~8 小时内输完，另一半在伤后 16 小时内输完。

第二个补液量为 24 小时基础需要量不变，晶体液和胶体液均为第一个 24 小时的 50%。

以上公式仅作为计算补液量的参考，视情况随时调整补液量和速度。观察指标：① 成人每小时尿量不低于 30 ml，以 30~50 ml 为宜。儿童每小时尿量≥1 ml/(kg·h)；② 患者安静，无烦躁不安；③ 无明显口渴；④ 呼吸平稳；⑤ 脉搏有力，脉率在 120 次/分以下。收缩压维持 90 mmHg 以上，脉压在 20 mmHg 以上。

ℛ 警　示

1. 抗休克补液公式仅作为计算补液量的参考,在输液过程中尚需根据患者的精神状态、血压和脉搏、尿量、中心静脉压等情况,随时做补液量与速度的调整。

2. 更换敷料烧伤创面无论深浅,换药时,应遵守以下原则:① 凡与创面紧贴粘牢、较干燥的内层纱布应予保留,不必更换,若无变化,直至创面愈合;若创面分泌物多并有坏死组织,应加强换药。② 换药间隔时间,应根据感染程度和坏死组织溶脱的情况而定,以不引起创面分泌物的蓄积、不干扰组织修复为原则。③ 先将内层敷料用盐水浸湿后再缓慢揭除。揭除内层纱布时,要沿内层纱布与创面平行的相反方向揭除。清除坏死组织时,以不出血为原则。④ 包扎时内层敷料要铺平,松紧适度。肢体应置于功能位或采取对抗瘢痕挛缩位。

二、电烧伤

电烧伤可分为电弧烧伤、电击伤。电弧烧伤同热力烧伤。电击伤有较多特性,伤情取决于接触时间、电流强度、电流性质、电流的径路等。

ℛ 诊断要点

1. 早期症状　早期可出现昏迷、呼吸暂停和脉搏消失。可立即出现末梢神经和脊髓神经损伤症状,也可出现迟发性脊髓神经损伤症状,如四肢麻痹、偏瘫等。

2. 心脏损害表现　电流对心肌纤维和传导系统的作用,可出现心动过速、心肌损害、室内传导阻滞和房性纤维颤动等。严重者引起室性纤维颤动而造成死亡。

3. 进口与出口损伤　电接触伤一般均有进口和出口。进口处的皮肤多呈凝固性坏死,炭化脱落,形成一个口小底大凹陷状创面,深部可有广泛的肌肉、血管和神经,甚至骨骼坏死,出口创面表现为组织干枯、炭化,创面中心凹陷。除出、入口外,在关节屈面还可存在跳跃伤。

4. 其他　电流通过肢体引起肌肉坏死的范围和分界不清,可存在跳跃伤或夹心坏死,形成了电烧伤的主要特点。

ℛ 治疗程序

1. 一般治疗　对呼吸、心搏停止者,立即进行心肺复苏,持续人工呼吸及胸外按压。

2. 药物治疗　基本同Ⅲ度烧伤。积极抗休克、利尿保肾、纠正酸中毒,预防感染。

3. 手术治疗　尽早进行清创术,清除坏死肌肉及失活组织。一次清创不彻底者,可分次进行。清创后应根据创面情况选用自体皮或异体(种)生物敷料覆盖功能部位,组织缺损多者需行皮瓣修复术。

ℛ 处　方

基本同Ⅲ度烧伤。

ℛ 警　示

1. 电烧伤休克复苏早期补液不能仅按体表烧伤面积计算补液量。有心搏骤停或心肌损害者,输液要适当限制,预防心力衰竭发生。最好在心电监护下进行抢救。

2. 预防继发性出血,患者床头应备止血带和止血包,继发性出血者一般在相应血管的高位结扎。

3. 由于损伤较深,坏死组织多,适合厌氧菌繁殖,故应注意预防厌氧菌感染,合理使用抗生素,加强清创处理。

三、化学烧伤

化学烧伤除局部皮肤损害外,还可引起消化道、呼吸道和眼部黏膜损伤,化学毒物还可引起全身中毒。

化学烧伤处理原则:① 迅速脱离有害的化学物质;阻止化学物质继续损害人体。② 立即用大量清水冲洗创面,持续30分钟以上。③ 防治化学物质中毒。④ 全面脏器功能检查和监测。⑤ 合理使用中和剂、解毒剂、对抗剂。

(一)强酸烧伤

引起烧伤的强酸主要有硫酸、盐酸和硝酸。

ℛ 诊断要点

强酸(硫酸、盐酸、硝酸)烧伤使皮肤角质层迅速凝固坏死,形成界限清楚的皮肤烧伤,一般不向深部侵蚀。强酸烧伤后,由于少有水疱形成,早期对深度的判断困难,凡痂皮柔软者烧伤较浅,如局部皮肤为皮革样,则烧伤较深,脱水而明显内陷者多为Ⅲ度烧伤。

ℛ 治疗程序

1. 一般治疗　立即脱离化学物质,早期连续大量清水冲洗。冲洗后可用5%碳酸氢钠溶液或硼酸溶液及氧化镁溶液、肥皂水等中和残留在皮肤表面的氢离子,中和时间不宜过久,一般为20分钟,中和后仍继续清水冲洗。

2. 创面治疗　采用暴露疗法。深度烧伤应尽早切除坏死组织并植皮。

3. 药物治疗　同烧伤处理。

ℛ 处　　方

同"热力烧伤"处方。

ℛ 警　　示

1. 应特别注意强酸烧伤眼部的冲洗,因强酸烧伤可致盲。

2. 急救时尽量避免使用中和剂,不仅延误时间,还可因选择不当或中和反应中产热而加重损害。

（二）氢氟酸烧伤

氢氟酸是一种强腐蚀剂,可溶解脂肪组织向深部侵犯,形成顽固性坏死溃疡。氢离子与游离钙离子结合形成氟化钙,使骨质脱钙发生坏死;由于神经去极化作用,患者疼痛较重。烧伤面积大时,可致低钙血症甚至出现心律失常。

ℛ 治 疗 程 序

1. 一般治疗

（1）大量清水冲洗,至少持续 1 小时。

（2）应用镁或钙与氟离子中和,损伤区域皮下及其四周注射 10% 葡萄糖酸钙 0.5 ml/cm^2,或损伤区域近端动脉内注射 10% 葡萄糖酸钙溶液 10~20 ml;创面可涂氧化镁甘油(1:2)软膏,或用饱和氯化钙或 25%硫酸镁溶液浸泡。

2. 药物治疗　葡萄糖酸钙、普鲁卡因局部注射。

ℛ 处　　方

见治疗程序。

（三）碱烧伤

ℛ 诊 断 要 点

强碱(氢氧化钠、氢氧化钾)与组织蛋白形成碱-变形蛋白复合物,向深部组织渗透;碱离子皂化脂肪组织,同时产热,加深烧伤程度。早期肿胀明显,疼痛较剧。创面呈黏滑或皂状焦痂,色潮红,一般均较深,通常在深Ⅱ°以上。创面坏死组织脱落后,创面凹陷,往往经久不愈。

ℛ 治 疗 程 序

1. 一般治疗　大量清水冲洗,冲洗时间需持续 30 分钟以上。石蕊试纸接触冲洗后皮肤转为紫色,才可认为冲洗满意。

2. 药物治疗　一般不使用中和剂,pH 大于 7 时,可用 0.5%~5.0%醋酸、2%硼酸、氯化铵等弱酸中和。

3. 手术治疗　深度碱烧伤宜早期切痂与植皮。

ℛ 处　　方

同"热力烧伤"处方。

（四）磷烧伤

磷在工农业中应用广泛,如染料、火药、农药和制药等。在化学烧伤中,磷烧伤的发生率仅次于酸、碱烧伤,位居第三位。

ℛ 诊断要点

1. **局部表现** 磷烧伤一般较深,有时可达骨骼。在创面暴露情况下,Ⅱ度烧伤创面呈棕褐色,Ⅲ度烧伤创面成黑色,在黑暗环境中能见到蓝绿色的荧光。

2. **全身表现** 早期可出现头痛、头晕和全身乏力,一般在3~5天后消失,有时可持续更久。肝区压痛、黄疸和肝大,3~4天后恢复正常。

3. **呼吸系统表现** 含磷化合物或烟雾吸入后,患者呼吸增快而短促,严重者可发生窒息。

4. **泌尿系统表现** 多数为少尿,尿中可见血红蛋白及各种管型。严重者可发生急性肾功能不全。

5. **精神和神经系统表现** 少数患者出现精神变化,有些患者发生多发性神经炎。

6. **实验室检查** 血钙降低、血磷升高,钙、磷比例倒置时,死亡率增高。

ℛ 治疗程序

1. **急救治疗** 应立即扑灭火焰,脱去污染衣服,用大量清水冲洗创面及周围正常皮肤;并用浸透冷水或高锰酸钾溶液的手帕或口罩掩护口鼻,防止吸入性肺部损伤;口腔与鼻腔沾染时,亦可用高锰酸钾溶液漱口或清洗;患者转运前,创面用苏打水或清水浸透的敷料覆盖,不可暴露于空气中。

2. **创面治疗** 清创前先将创面浸于流水中;清创可用1%~2%硫酸铜溶液。在暗室中将磷闪光物质清除。磷颗粒清除后,再用大量等渗盐水或清水冲洗,然后用5%碳酸氢钠湿敷以中和磷酸。清创后包扎,禁用油质药物或油纱,以免磷溶解在油质中被吸收。为减少磷及含磷的化合物吸收,防止向深部组织侵害,应早期切痂。

3. **全身治疗** 目前无有效解毒剂,主要原则为促进磷的排出和保护重要脏器功能。

ℛ 处 方

见治疗程序。

ℛ 警 示

1. 必须控制硫酸铜的浓度,以创面不产生白烟为度。如浓度过高,可导致铜中毒。

2. 忌用任何油质敷料,因磷易溶于油脂,而更易被吸收。

3. 磷烧伤后应特别注意全身中毒问题,不论创面大小,磷烧伤后均应注意保护内脏功能。

四、动物咬（蜇）伤

遭动物的牙、爪、刺等袭击后，可造成感染（一般化脓性感染、特殊感染）、狂犬病、黄热病等传染病传播。此外，某些毒素从动物体内经伤口侵入人体，可引起患者中毒甚至死亡。

（一）兽咬伤

兽咬伤有伤口或伤痕，并有致病微生物污染，因此可能继发感染，咬伤所继发的感染常见病菌是金黄色葡萄球菌、溶血性链球菌、大肠杆菌、破伤风杆菌等。最严重的是狂犬病病毒感染。

ℛ 治疗程序

1. 一般治疗 立即处理伤口，清除异物与坏死组织。先用生理盐水反复冲洗，消毒周围皮肤。较深的伤口需用过氧化氢溶液冲洗，开放引流扩大伤口，不予缝合。

2. 药物治疗 预防破伤风感染，接种狂犬病疫苗。给予青霉素、甲硝唑等抗生素抗感染治疗。

ℛ 处 方

见药物治疗。

ℛ 警 示

肯定或高度怀疑被病犬、病猫咬伤或抓伤的患者，应接种狂犬病疫苗。伤后予狂犬病免疫球蛋白（RIG 20 U/kg）伤口周围浸润注射。

（二）蛇咬伤

蛇分无毒蛇和毒蛇两类。无毒蛇咬伤后皮肤留下细小的齿痕，无全身性反应。毒蛇咬伤后蛇毒注入体内，蛇毒按照毒性可分为神经毒和血液毒，可引起严重的中毒反应。

ℛ 诊断要点

1. 局部伤处疼痛、肿胀，邻近淋巴结也有肿痛，继而引起全身中毒，可引起心律失常，烦躁不安或谵妄，最后可导致呼吸循环衰竭。

2. 部分患者因广泛的毛细血管渗漏引起肺水肿、低血压、心律失常；皮肤出现血疱、瘀斑，甚至局部坏死；血尿和少尿，出现肾功能不全以及多器官衰竭；最后可导致心、肾、脑等功能的衰竭。

3. 实验室检查见血小板、纤维蛋白原减少、凝血时间延长；血肌酐、非蛋白氮增高、肌酸激酶增加，肌红蛋白尿等异常改变。

ℛ 治 疗 程 序

1. 一般治疗

（1）急救措施：蛇咬伤后避免烦躁、奔跑；在现场立即用条带绑紧咬伤处近侧肢体，将伤处浸入凉水中。逆行推挤使部分毒液排出。也可吮吸伤口（吮吸者无口腔病变）。

（2）一般治疗：用 0.05%高锰酸钾溶液或 3%过氧化氢溶液冲洗伤口，拔出残留的毒蛇牙及污物；切开真皮或三棱针扎刺肿胀皮肤，再抽吸促进毒素排出；胰蛋白酶 2000 U 加入 20 ml 0.05%普利卡因伤口周围皮肤封闭，有直接解蛇毒的作用，以减少毒素吸收。

2. 药物治疗

（1）解蛇毒中成药：蛇药是治疗毒蛇咬伤有效的中成药，有南通蛇药片、上海蛇药、广州蛇药等，可以口服或局部敷贴。

（2）单价抗毒血清：对已知的蛇类咬伤有较好的效果。用前须做过敏试验，结果阳性应用脱敏注射法。

（3）抗菌药：防治合并感染可用抗菌药。

（4）其他：对各种器官功能不全或休克者，必须采取相应的治疗措施。此外，治疗过程中禁用中枢神经抑制剂、肌肉松弛剂、肾上腺素和抗凝剂。

ℛ 处 方

南通蛇药片　10 片　po　st

南通蛇药片　4 片　白酒适量　伤口外敷　tid

（三）蜂蜇伤

蜜蜂和黄（胡）蜂的尾部有毒腺和刺，蜂毒可引起全身和局部症状。

ℛ 诊 断 要 点

1. 蜜蜂蜇伤　少量蜜蜂蜇伤后仅引起伤处的红肿疼痛；被蜂群蜇伤，则全身症状严重，可发生昏迷、尿少、呼吸困难、血压降低等危重症状。

2. 黄（胡）蜂蜇伤　黄（胡）蜂蜂毒毒性较剧烈，蜇伤处红肿疼痛较重，常有明显全身反应。伤处一般不留蜂刺。

ℛ 治 疗 程 序

1. 蜜蜂蜇伤后　局部以弱碱性溶液洗敷，尽量拔出螫刺。再用南通蛇药片的糊剂涂敷，并口服蛇药片。

2. 黄（胡）蜂蜇伤后　先用食醋纱条敷贴，继用 3%依米丁（吐根碱）局部封闭；南通蛇药片的糊剂敷贴和片剂口服。有全身性危重症状时采取相应急救措施。

℞　处　　方

NS	5 ml
3%依米丁	1 ml

局部注射　st

南通蛇药片　10 片　po　st

南通蛇药片　4 片　白酒适量　伤口外敷　tid

（四）蜈蚣蜇伤

℞　诊 断 要 点

蜈蚣头部第一对钳足有毒腺开口,伤口局部红肿,引流区域淋巴结炎、淋巴管炎,可有较重中毒症状致命。

℞　治 疗 程 序

1. 外科治疗　伤口应用碱性溶液洗涤,伤口周围以 0.25% 普鲁卡因封闭。

2. 药物治疗　口服及局部敷用南通蛇药片;有淋巴结炎、淋巴管炎时,加用抗生素。

℞　处　　方

同"蛇咬伤"处方。

（五）蝎蜇伤

℞　诊 断 要 点

蝎毒是神经毒素,可以引起局部与全身反应。蜇伤局部红、肿、热、痛,皮肤可出现水疱,甚至局部组织坏死;可有肺水肿、消化道出血等全身表现。

℞　治 疗 程 序

1. 一般治疗　以弱碱性或高锰酸钾溶液清洗;以 3% 依米丁 1 ml 溶于注射用水做伤口局部处理。

2. 药物治疗　口服及局部应用蛇药片。全身症状严重时,地塞米松静脉注射,肌内注射抗蝎毒血清。局部组织坏死感染时应用抗生素。

3. 外科治疗　切开伤口取出钩刺。

℞　处　　方

同"蛇咬伤"处方。

（李　磊　宋　辉）

>>> 第二章 <<<
神经外科

第一节　颅脑外伤

一、头皮损伤

头皮在外力作用下造成的损伤,包括头皮擦伤、头皮挫伤、头皮血肿、头皮裂伤及头皮撕脱伤。头皮擦、挫伤及小的头皮血肿一般无须特殊处理,大的头皮血肿可予加压包扎或待液化后穿刺抽吸。

由于碰撞或钝、锐器的损伤造成头皮部分或全层断裂称为头皮裂伤。严重者暴力将大片头皮自帽状腱膜下撕脱,有时连颞肌、骨膜一并撕脱称头皮撕脱伤。

ℛ 诊断要点

1. 头部外伤史　常因锐器的刺伤或切割伤、钝器打击或头部碰撞在外物上。头皮撕脱伤大部分为留有发辫的妇女不慎将头发卷入转动的机轮所致。

2. 临床症状　头皮平整或不规则伤口,流血往往较多。头皮撕脱的范围与受到牵扯的发根面积有关,严重时可达整个帽状腱膜覆盖区,前至上眼睑和鼻根,后至发际,两侧累及耳廓甚至面颊部,患者大量失血,可致休克。

ℛ 治疗程序

1. 手术治疗　清创缝合,术后常需加压包扎。头皮撕脱者应注意撕脱头皮的保存,行皮瓣复位再植、清创后自体植皮或晚期创面植皮。

2. 药物治疗　预防和治疗感染,失血多者补液支持。

ℛ 处　方

处方1　阿莫西林　0.5 g　po　q6h

TAT　1500 U　im　st(皮试)

处方2　NS　　　　　　　　100 ml ⎫
五水头孢唑啉钠　1.0 g ⎭ iv gtt　q12h(皮试)

平衡液　　　500 ml ⎫
维生素C　　　2 g ⎭ iv gtt　qd

警　示

1. 头皮血液循环十分丰富,只要及时彻底清创,感染并不多见,除较大面积头皮撕裂伤及头皮撕脱伤外,一般不需静脉应用抗生素。

2. 头皮单纯裂伤不伴有颅骨和脑损伤,即使伤后逾时 24 小时,只要没有明显感染征象,仍可进行彻底清创一期缝合。一般不放皮下引流条。由于头皮抗感染能力强,在合理应用抗生素的前提下,一期缝合时限可适当延长至伤后 48 小时甚至 72 小时。

3. 头皮复杂裂伤常伴有颅骨骨折或脑损伤,常有毛发、布屑或泥沙等异物嵌入,易致感染。检查伤口时慎勿移除嵌入颅内的异物,以免引起突发出血。对复杂头皮裂伤及撕脱伤进行清创时应做好输血准备。若头皮缺损可采用转移皮瓣并植皮。

二、颅骨骨折

外力直接作用于头部,使受力部位颅骨变形超过其弹性限度时,可产生骨折。颅骨骨折根据部位可分为颅盖骨折和颅底骨折;根据骨折形态可分为线性骨折、凹陷性骨折、粉碎性骨折;根据创伤类型可分为开放性骨折、闭合性骨折。

(一)颅盖骨折

颅盖骨折即穹隆部骨折,以顶骨、额骨为多,枕骨和颞骨次之。颅盖骨折有三个主要形态即线性骨折、粉碎性骨折和凹陷性骨折。

诊断要点

1. 头皮损伤　如果头皮完整,则为闭合性骨折;如果头皮裂伤,则考虑开放性骨折。粉碎性、凹陷性骨折部分患者可触及局部颅骨陷入。

2. X 线片　可见线状骨折;粉碎性骨折可见放射状或不规则骨折线,部分颅骨碎片可重叠、移位,骨缝不规则;凹陷性骨折可见骨折片,切线位可见颅骨陷入及陷入深度。

3. 头颅 CT 骨窗位片　可见颅骨连续性中断,并可测出碎骨片陷入深度。三维 CT 重建可了解骨折全貌。

治疗程序

1. 一般治疗　单纯闭合性颅盖部线性骨折、闭合性粉碎性骨折骨折片无移位及凹陷者、非功能区轻度凹陷性骨折者无需特殊处理;开放性骨折需清创。

2. 药物治疗　闭合性骨折无需抗感染治疗,可酌情给予镇痛药。开放性骨折积极抗感染治疗,预防破伤风感染。

3. 手术治疗　开放性线性骨折可行清创缝合术。粉碎性骨折术中清除游离碎骨片。术中若硬脑膜撕裂需行硬脑膜修补术以封闭硬膜腔。凹陷性骨折手术适应证为:① 骨折陷入大于 1 cm 或凹陷深度等于或大于周围颅骨厚度;② 骨折位于重要功能区而导致神经功能缺损;③ 严重骨折畸形影响容貌如前额部凹陷性骨折;④ 合并需要手术的颅内血肿;⑤ 复杂类型和开放性骨折;应手术整复或摘除陷入骨片。

℞ 处　方

处方1　闭合性颅骨骨折镇痛选用

　　　复方对乙酰氨基酚片　0.5 g　po　tid

或　吲哚美辛　0.5 g　po　tid

处方2　(1) 开放性颅骨骨折选用

　　　　TAT　1500 U　im　st（皮试）

　　　　NS　　　　　　　　100 ml

　　　　五水头孢唑啉钠　1 g　｜ iv gtt　q12h（皮试）

　　　(2) 伤口污染严重伴脑膜撕裂者选用

　　　　NS　　　　　　　100 ml

　　　　头孢曲松钠　2 g　｜ iv gtt　qd（皮试）

℞ 警　示

　　1. 颅盖线性骨折,凡有骨折线通过上矢状窦、横窦及脑膜血管沟时,有发生硬膜外血肿可能,皆应密切观察,及时做可行的辅助检查。

　　2. 粉碎性、凹陷性骨折,提示致伤暴力较大,常合并颅脑损伤如脑挫裂伤、颅内血肿,必须密切监测病情及生命体征,动态复查 CT 了解颅内变化。

　　3. 清除粉碎性、凹陷性骨折片时,应在临近正常颅骨上钻孔以免碎骨片刺入脑内。术中探查硬脑膜损伤及脑损伤,尽可能缝闭或修补硬脑膜。骨折片若无法复位则应去除,1~2 个月后行颅骨修补术。

（二）颅底骨折

　　颅底骨折多由颅盖部骨折线延伸至颅底所致,少数可由头颅挤压伤造成。以线性骨折为主,可以仅限于某一颅窝,也可横行穿过两侧颅底或纵行贯穿前、中、后颅窝。骨折线经常累及鼻旁窦、岩骨或乳突气房,易造成颅内外沟通,故又称内开放性骨折。

℞ 诊断要点

　　颅底骨折主要依靠临床表现诊断,X 线平片不易显示颅底骨折,对诊断无帮助。CT 扫描可利用窗宽和窗位的调节清楚显示骨折的部位。采用颅底重建技术,对颅底骨折的诊断有重要价值。

　　1. 颅前窝骨折　球结膜下出血及迟发性眼睑皮下淤血,俗称熊猫眼;鼻腔内流血或流液,可合并嗅神经及视神经损伤。

2. 颅中窝骨折 以耳道流血为主,部分合并鼻腔流血或流液,可合并面神经、听神经损伤。

3. 颅后窝骨折 乳突区皮下迟发性瘀斑("Battle 征")及咽后壁黏膜淤血水肿,部分合并后组脑神经损伤。

ℛ 治疗程序

1. 一般治疗

(1)单纯性颅底骨折:不合并脑脊液漏者一般无需特殊处理,卧床休息及镇痛等对症治疗。

(2)合并脑脊液漏:如神志清楚,可头高位卧床 2 周,多能自行愈合,如不愈合则考虑手术治疗。

(3)重症患者:保持呼吸道通畅,注意观察生命体征及神志、瞳孔变化。

2. 药物治疗 有耳鼻流血、脑脊液漏等情况需预防感染,应用破伤风抗毒素、止血、镇静等药物。

3. 手术治疗

(1)视神经受压者应尽早行视神经管减压术。

(2)经保守治疗 4 周以上脑脊液鼻漏、耳漏不愈者,可行漏口修补术。

(3)若并发海绵窦动静脉瘘或假性动脉瘤时,为时较久、症状有所加重者应及早手术。

(4)粉碎性骨折可行颅底硬脑膜修补及颅底重建手术。

ℛ 处 方

处方 1 TAT 1500 U im st(皮试)

NS 100 ml
五水头孢唑啉钠 1 g ｜ iv gtt q12h(皮试)

处方 2 创伤大、脑脊液漏及出血严重者

TAT 1500 U im st(皮试)

NS 100 ml
头孢曲松钠 2 g ｜ iv gtt qd(皮试)

替硝唑 0.4 g iv gtt q12h

氨甲环酸 0.5 g iv gtt bid

苯巴比妥钠 0.1 g im bid

ℛ 警 示

1. 颅底骨折为内开放性骨折,非大出血者不要堵塞鼻腔、耳道以免发生逆行性颅内感染。

2. 严重鼻出血者需保持呼吸道通畅,及时气管插管或气管切开,可行鼻腔

填塞或相应动脉栓塞、结扎并快速补充失血量。

3. 颅后窝骨折需针对枕骨大孔区及高位颈椎的骨折或脱位急性处理,若有呼吸紊乱或颈髓受压时应及早气管切开、颅骨牵引及辅助呼吸,甚至实施颅后窝及椎板减压术。

三、脑震荡

脑震荡是由轻度脑损伤引起的临床综合症候群,其一过性脑功能抑制表现可能与脑干网状结构受损有关。

ℛ 诊 断 要 点

1. 脑外伤后立即出现短暂意识障碍,一般不超过 30 分钟。
2. 常伴有明显逆行性遗忘,即不能回忆受伤前后的经过。
3. 头昏头痛、恶心、呕吐、耳鸣、失眠等症状或伴烦躁、忧郁等精神反应。
4. CT、MRI 等检查未见确切异常颅内改变。

ℛ 治 疗 程 序

1. 一般治疗　常无需特殊治疗,心理安慰,减少外界刺激。
2. 药物治疗　对症治疗,促进脑功能恢复。

ℛ 处　　方

处方1　脑震宁颗粒　10 g　po　tid

胞磷胆碱(思考林胶囊)　0.2 g　po　tid

谷维素　10 mg　po　tid

处方2　吡拉西坦注射液　100 ml　iv gtt　qd 或 bid

5% GS　250 ml

三磷酸胞苷二钠　80 mg ｝ iv gtt　qd

布洛芬(芬必得)　0.5 g　po　bid

ℛ 警　　示

1. 经充分休息及药物辅助治疗,多数患者在 2 周内恢复正常,预后良好。
2. 部分患者存在长期头昏、头痛、失眠、烦躁、注意力不集中、记忆力下降等症状,除考虑是否有精神因素之外,还应排除有无迟发性损害,切勿用"脑震荡后遗症"一言以蔽之,增加患者精神负担。
3. 治疗期间必须密切观察患者精神状态、意识状况、临床症状及生命体征,避免使用影响观察的吗啡类药物,并根据情况及时进行必要检查。

四、脑挫裂伤

脑挫裂伤是脑挫伤和脑裂伤的统称,轻者发生于脑表面,呈点状或小片状出血称脑挫伤;重者伴有软脑膜、血管及脑组织撕裂称脑裂伤,临床上两者难以明确区分,故称脑挫裂伤,是原发性脑损伤一种类型。

𝓡 诊 断 要 点

1. 意识障碍 伤后多立即昏迷,持续时间和昏迷程度与脑挫裂伤程度和范围有关。多数昏迷时间超过 30 分钟。

2. 头痛、呕吐 头痛症状只有在患者清醒之后才能陈述,对于昏迷患者应注意呕吐可能误吸。

3. 生命体征改变 一般早期都有血压下降、脉搏细弱及呼吸浅快,若继发脑水肿或颅内血肿则血压升高、脉率变慢、呼吸深慢,下丘脑损伤则持续高热或体温不升。

4. 脑膜刺激征 由蛛网膜下腔出血引起。表现为闭目畏光,蜷曲而卧,颈抵抗。早期可有低热和恶心、呕吐。

5. 影像学检查 CT 扫描能清楚显示脑挫裂伤部位、程度及继发出血、水肿情况。MRI 一般不用于急性颅脑损伤诊断。

6. 腰椎穿刺 有助于了解脑脊液中含血情况,测定颅内压及引流血性脑脊液。但明显颅高压患者为腰椎穿刺禁忌证。

𝓡 治 疗 程 序

1. 非手术治疗

(1) 保持呼吸道通畅,必要时行气管切开。

(2) 重者应进入神经外科 ICU 进行全面监测。

(3) 防治脑水肿,头部稍抬高卧床,严格控制出入量,监测颅内压脱水利尿及肾上腺皮质激素药物应用。

(4) 亚低温疗法,体温控制在 32~35℃,维持 2~14 天。

(5) 营养脑神经及对症药物治疗,加强护理,防治卧床并发症。

2. 手术治疗 当有继发性损害引起颅内高压甚至脑疝形成时,可行颅内血肿和坏死脑组织清除术、去骨瓣减压术。

𝓡 处 方

20%甘露醇	125~250 ml	iv gtt	q8h 或 q6h
呋塞米	20 mg	iv gtt	q8h 或 q6h(两者交替使用)

NS　　　　　　100 ml
地塞米松　　　10~20 mg ｝ iv gtt qd 或 bid

人血白蛋白　10 g iv gtt bid

NS　　　　　　100 ml
神经节苷脂　　100 mg ｝ iv gtt qd

$$\left.\begin{array}{ll} \text{NS} & 250\ ml \\ \text{纳洛酮} & 4\ mg \end{array}\right| \quad \text{iv gtt} \quad \text{qd 或 bid}$$

氨甲环酸　0.5 g　iv gtt　qd 或 bid

苯巴比妥钠　0.1 g　im　q12h 或 q8h

ℛ 警　示

1. 脑挫裂伤的治疗当以非手术治疗为主,除颅内有继发性血肿或有难以遏制的颅内高压需手术外,一般不需外科处理。

2. 应尽量减少脑损伤后的一系列病理生理反应,严密观察颅内有无继发性血肿,维持机体内外环境的生理平衡及预防各种并发症。

3. 大剂量脱水特别是应用甘露醇时易引起急性肾功能不全,应经常观察尿量并做肾功能检查,同时注意水、电解质紊乱。

4. 实施亚低温治疗时应适量使用肌松剂及镇静剂预防寒战,同时使用呼吸机以防呼吸麻痹。婴幼儿、高龄患者及循环功能明显紊乱者不宜行亚低温疗法。

5. 近年来,国内外采用标准外伤大骨瓣方法治疗严重广泛脑挫裂伤、恶性颅内压升高取得良好效果,值得临床推广应用。

五、脑干损伤

脑干损伤是最严重的脑损伤之一,分为原发性脑干损伤和继发性脑干损伤。原发性脑干损伤是受外力作用后即刻发生的损伤;继发性脑干损伤则是因脑挫裂伤、颅内血肿、脑水肿等造成颅内高压,脑移位而形成脑疝,疝出的脑组织压迫脑干所致。

ℛ 诊 断 要 点

1. 意识障碍　伤后多持续昏迷。

2. 瞳孔变化　瞳孔异常,包括瞳孔不等大、双瞳忽大忽小、对光反射消失、眼球固定或分离。

3. 去大脑强直　表现为四肢阵发性强直性过伸,为脑干损伤特征性表现。

4. 生命体征变化　早期呼吸先快后慢、心率加快、血压上升,晚期出现病理性呼吸、心律失常甚至心搏停止。可合并中枢性高热或出现体温不升等表现。

5. 影像学检查　CT 检查可见脑干点片状小灶出血,部分合并脑干周围池内出血。MRI 检查可明确诊断。

ℛ 治 疗 程 序

1. 一般治疗

(1) 进入神经外科 ICU 病房严密监测,包括生命体征、神志、瞳孔、血氧及水、电解质等指标。

（2）保持呼吸道通畅,昏迷超过 24 小时者尽早行气管切开术,以防止脑缺氧。

（3）亚低温治疗。

2. **药物治疗** 止血、脱水、糖皮质激素、神经营养药物、预防应激性溃疡。

3. **手术治疗** 原发性脑干损伤无需手术,继发性脑干损伤需尽可能解除脑干受压因素,如清除颅内血肿、坏死脑组织及去骨瓣减压等。

ℛ 处　方

止血、脱水、神经营养等药物同"脑挫裂伤",激素选用甲泼尼龙,加用抑制胃酸药

甲泼尼龙　30 mg/kg　iv　首次,6 小时后重复 1 次

以后　15 mg/kg　iv　q6h,2 天后改 40 mg　iv　q6h,3 天后停药

奥美拉唑　40 mg　iv　q12h

ℛ 警　示

1. 脑干损伤的治疗与严重脑挫裂伤基本相同。重症患者疗效甚差,若延髓平面受创则救治希望甚微。如果出现脑干创伤性水肿,死亡率高达 70%。

2. 救治这类患者时必须认真仔细、精心治疗、耐心护理,密切注意防治各种并发症,有时可使部分重型脑干损伤患者获救。

3. 恢复期应着重脑干功能的改善,可用苏醒药物、高压氧治疗,增强机体抵抗力和防治并发症。

六、外伤性颅内血肿

颅内血肿是颅脑损伤中最多见、最危险的继发性病变,按伤后至血肿症状出现的时间可分为急性血肿（3 天内）、亚急性血肿（3 周内）、慢性血肿（3 周以上）和迟发性血肿;根据血肿所在解剖部位不同又可分为硬膜外血肿、硬膜下血肿、脑内血肿及特殊类型血肿。临床上多见且需急救处理的多为急性硬膜外血肿、急性硬膜下血肿和急性脑内血肿。

ℛ 诊断要点

1. **病史** 有明确的头皮外伤史。急性硬膜外血肿出血源于硬脑膜动脉、板障静脉、静脉窦损伤;急性硬膜下血肿出血源于脑挫裂伤灶表面皮层血管、脑表面和颅底回流静脉;急性脑内血肿出血源于脑挫裂伤灶内的小血管。

2. **意识障碍** 急性硬膜外血肿伤后可有原发性昏迷,时间较短,清醒后再次出现昏迷,两次昏迷之间称中间清醒期;急性硬膜下血肿及脑内血肿多表现为持续昏迷并进行性加重。

3. **颅内压升高表现** 急性颅内血肿量幕上超过 20 ml、幕下超过 10 ml 即可

引起颅内压增高症状,表现为头痛、恶心、呕吐、Cushing反应等。

4. 神经定位体征　如偏瘫、失语、癫痫发作、共济失调等。

5. 脑疝症状　如出现瞳孔不等大或双瞳散大,并有去皮质强直等继发性脑干损伤表现。

6. 影像学检查　X线平片可见颅骨骨折,CT检查典型表现急性硬膜外血肿呈内板下双凸形高密度影,急性硬膜下血肿为颅骨下方新月形高密度影,脑内血肿为脑实质内片状高密度影。

ℛ 治疗程序

1. 一般治疗　无手术指征的患者头稍高位卧床,可于ICU病房监测生命体征、神志、瞳孔及水、电解质、酸碱平衡等变化,定期复查CT。

2. 药物治疗　保守治疗患者给予止血、脱水、神经营养、预防癫痫等处理。

3. 手术治疗　幕上出血量超过30 ml,幕下出血量大于10 ml,或合并颅内高压及脑疝者,应行开颅血肿清除术。如脑肿胀明显者同时行去骨瓣减压术。

ℛ 处　　方

处方1　如出现瞳孔变化,为争取手术时间给予脱水、止血

20%甘露醇　250 ml　iv gtt　st

可加用呋塞米　40 mg　iv　st

氨甲环酸　0.5 g　iv gtt　st

处方2　保守治疗患者用药可参照"脑挫裂伤"

ℛ 警　　示

1. 急性硬膜外血肿出血大部分来源于硬脑膜动脉,病情发展快,故临床观察尤为重要,原则上一经诊断即应手术,这类患者的死因并非血肿本身,而是因脑疝形成后引起的脑干继发性损害所致。有学者提出单纯硬膜外血肿患者应争取零死亡率。

2. 急性硬膜外血肿量较小时,24小时内不应用强力脱水剂。部分患者脱水后颅内压降低可加重出血。

3. 急性脑内血肿和大多数硬膜下血肿由脑挫裂伤引起,因脑损伤严重,颅内血肿及广泛脑水肿的双重作用使患者病情变化很快,很多患者来院时已出现脑疝表现,即瞳孔不等大或双侧瞳孔散大。如经脱水后放大瞳孔有缩小,则手术效果相对较好,如脱水治疗后瞳孔未改变,则预后差。

4. 部分外伤性颅内血肿可于伤后24小时后出现,称迟发性颅内出血,需给予高度重视,严密观察生命体征及神志、瞳孔变化,定期复查头颅CT。

第二节 颅内肿瘤

一、脑胶质细胞瘤

胶质细胞瘤是来源于神经上皮的肿瘤,亦称神经胶质瘤,是颅内最常见的恶性肿瘤,占全部颅内肿瘤的 40%~50%。肿瘤起源于神经间质细胞,即神经胶质、室管膜、脉络丛上皮和神经元细胞,根据瘤细胞的分化情况又可分为星形细胞瘤、少突胶质瘤、室管膜瘤、脉络丛乳头状瘤、髓母细胞瘤、多形性胶质母细胞瘤等。

📖 诊断要点

1. 临床表现

(1) 颅内压增高临床表现:表现为头痛、恶心、呕吐、视乳头水肿,常为慢性、进行性加重,若脑肿瘤囊性变或瘤内卒中时可出现急性颅内压增高症状。

(2) 局灶性临床表现:刺激性症状表现为癫痫、疼痛、肌肉抽搐等;麻痹性症状表现为偏瘫、失语、感觉障碍等。

1) 大脑半球胶质瘤:常见癫痫、精神障碍、幻觉、视野缺损、偏瘫、失语、失算、失读、失用及皮质感觉障碍。

2) 小脑胶质瘤:儿童多见。表现为肢体共济失调,小脑步态、平衡失调。肌张力及腱反射低下,眼球震颤,可有颈抵抗和强迫头位。

3) 丘脑胶质瘤:对侧偏瘫及偏身感觉障碍,同侧共济失调。

4) 脑干胶质瘤:脑神经麻痹,对侧偏瘫,锥体束征阳性。

2. 辅助检查

(1) X 线检查:局部可见钙化及骨质改变。脑血管造影见血管受压移位或病理血管。脑室造影可见脑室受压、移位、充盈缺损或脑室扩大。

(2) CT 及 MRI 检查:CT 见异常密度区,灶周水肿及脑室、脑池系统受压、移位。MRI 多显示 T_1 加权像呈低信号或混杂信号,T_2 加权像呈高信号,灶周有水肿。

(3) 腰椎穿刺:明显颅高压为腰椎穿刺禁忌证。一般腰椎穿刺脑脊液压力增高,蛋白含量增高。

(4) 酶学检查:血清碱性磷酸酶和 γ-谷氨酰胺转移酶活性增高,而脑脊液中 ALP 活性下降。恶性胶质瘤脑脊液乳酸脱氢酶活性明显增高。

(5) 脑电图:生理波的异常改变和异常波主要是慢波、棘波的出现。

(6) 脑电诱发电位:包括视觉诱发电位、脑干听觉诱发电位和体感诱发电位等。

（7）正电子发射断层扫描（PET）：通过测定组织的糖酵解程度区分正常组织和肿瘤组织，了解肿瘤的恶性程度。

𝓡 治疗程序

1. 降低颅内压

（1）脱水治疗：包括渗透性脱水药及利尿性脱水药，注意防止水、电解质平衡紊乱。

（2）脑脊液体外引流：包括侧脑室穿刺（用于急救和迅速降低颅压）、脑脊液持续外引流（用于开颅术前、后暂时缓解颅高压及监测颅内压变化）。

（3）综合防治措施：

1）合理的体位：条件允许时将床头抬高 15°～30° 以利于颅内静脉血回流。

2）保持呼吸道通畅：昏迷患者及时吸痰，必要时气管插管或气管切开。

3）维持内环境稳定：限制水钠入量，维持内环境稳定。

4）低温冬眠或亚低温：可降低脑组织代谢率，减少脑水肿。

5）激素治疗：有降低颅内压的作用。

2. 手术治疗

（1）肿瘤切除手术：包括肿瘤全切除术、部分切除术或姑息手术。

（2）内减压手术：肿瘤不能全切除时，切除肿瘤周围组织或非功能区脑叶。

（3）外减压手术：常用颞肌下减压、枕肌下减压和去大骨瓣减压。

（4）脑脊液分流术：常用侧脑室-腹腔分流术。

3. 放射治疗

（1）内照射法：将放射性同位素植入肿瘤组织内，又称间质内放疗。

（2）外照射法：X 刀和 γ 刀放射治疗。

4. 化学治疗 胶质瘤常用化疗药物有亚硝基脲类、抗代谢类、抗生素类、植物类等。单独或联合应用化疗药物，一般可选择细胞周期非特异性药物或细胞周期特异性药物中的任一种。

𝓡 处　　方

处方1 脱水降颅压，根据颅内压选用

20%甘露醇　125～250 ml　iv gtt　q12h～q6h

地塞米松　5～10 mg　iv　q12h～q6h

5% GS　　　　　250 ml ⎤

β-七叶皂苷钠　20 mg ⎦ iv gtt　qd

乙酰唑胺　0.25～0.50 g　po　tid

若患者肾功能异常可将甘露醇改为甘油果糖联合呋塞米

甘油果糖　250 ml　　iv gtt　　q12h～q6h

呋塞米　　20 mg　　iv　　q12h～q6h

处方2　冬眠降温

5% GS　　　　　500 ml $\left.\begin{array}{l}\\\\\\\end{array}\right\}$ iv gtt　st　每 4～8 小时可追加用药 1/3～1/2 剂

氯丙嗪　　　　　50 mg 　　　量,一般维持 2～3 天

盐酸异丙嗪　　　50 mg

处方3　化疗

（1）替莫唑胺(TMZ)同步放疗联合辅助化疗方案

　放疗整个疗程同步化疗:替莫唑胺 75 mg/m^2　po　qd　放疗前 1 小时,疗程 42 天

　放疗结束后 4 周辅助化疗:替莫唑胺 150～200 mg/m^2　po　qd　连用 5 天,28 天一疗程,重复3～6疗程

　或　替莫唑胺　75 mg/m^2　po　qd　连用 21 天,28 天一疗程,重复 3～6疗程

（2）细胞周期非特异性药物

5% GS　　　　　500 ml $\left.\begin{array}{l}\\\\\end{array}\right\}$ iv gtt　qd 连用 3 天,6～8

卡莫司汀（卡氮芥）　80～100 mg/m^2 　　周重复 1 次

　　　　　　　　或 2.5～3.0 mg/kg

洛莫司汀（环己亚硝脲,CCNU）　100～130 mg/m^2　po　st,6～8 周重复 1 次

博来霉素　15～30 mg　iv 或 im　qod

（3）细胞周期特异性药物

NS　　　　　　　5 ml $\left.\begin{array}{l}\\\\\end{array}\right\}$ 鞘内注射,每周 1～2 次,共

甲氨蝶呤（MTX）　0.2～0.5 mg/kg 　　5～10 次

地塞米松　　　　5 mg

NS　　　5 ml $\left.\begin{array}{l}\\\\\end{array}\right\}$

阿糖胞苷　0.5～1.0 mg/kg　鞘内注射,qd 连用 5 次,4 周后重复

地塞米松　5 mg

处方4　常用的两种恶性胶质瘤联合化疗方案

（1）PCV1 方案

第 1 天:洛莫司汀（环己亚硝脲,CCNU）　75 mg/m^2　po　st

第 2 天:长春新碱（VCR）　1.4 mg/m^2　iv　st

第 1～14 天:丙卡巴肼（PCB）　100 mg/m^2　po　qd

第 8 天:长春新碱(VCR)　1.4 mg/m^2　iv　st

PCV2 方案

第 1 天:洛莫司汀(环己亚硝脲,CCNU)　75 mg/m^2　po　st

第 2 天:长春新碱(VCR)　1.4 mg/m^2　iv　st

第 8~20 天:丙卡巴肼(PCB)　100 mg/m^2　po　qd

第 29 天:长春新碱(VCR)　1.4 mg/m^2　iv　st

（2）MCV 方案

洛莫司汀(环己亚硝脲,CCNU)　100 mg/m^2　po　每6周1次

长春新碱(VCR)　2 mg/m^2　iv　qw　连用4周,以后每4周1次

甲氨蝶呤(MTX)　25 mg/m^2　iv,用法同"VCR",在 VCR 用后 2 小时开始

℞ 警　示

1. 手术治疗是脑胶质瘤最常用也是最有效的治疗方法,手术的目的在于尽可能多切除肿瘤同时最大程度保留脑神经功能,延长患者生存期、提高生活质量。故一味追求切除肿瘤而忽视对正常神经功能的保护是不可取的。

2. 脱水药物的作用时间有一定限度,甚至有反跳现象,作用越强的药物反跳作用也越强,因此必须重复使用。持续用药的时间间隔和剂量随选用药物和需脱水的程度不同而异。强烈脱水时应注意防止水、电解质平衡紊乱。休克及严重脱水者未得到纠正前不得使用脱水药物。甘露醇可能引起肾功能不全并加重肾损害。

3. 应用肾上腺皮质激素治疗时应注意预防感染,大剂量用药一般不可持续过久,以 3~5 天为宜,还应注意水、电解质平衡紊乱问题。

4. 脑室穿刺引流脑脊液速度不可过快,以免颅内压骤降引起颅内出血。颅后窝肿瘤急剧、过度引流脑脊液时可能诱发小脑幕切迹上疝或使局部压迫症状加重,引流脑脊液压力应维持不低于正常水平。脑脊液分流手术有增加颅外转移的风险,需慎重选择。

5. 放疗可加重瘤周水肿,严重时高热、昏迷甚至形成脑疝死亡。因此,放疗期间应辅以脱水治疗。对颅内压很高又不能切除肿瘤者,最好在放疗前实施减压或脑脊液分流手术。

6. 化疗药物原则上用于胶质瘤术后,与放疗协同进行。而对髓母细胞瘤的播散种植可作为首选治疗方法。除全身给药外,局部给药包括鞘内注射、经股动脉插管超选择灌注及瘤腔内给药,不仅可提高中枢神经系统特别是肿瘤局部的药物浓度,还可以减轻全身用药的不良反应。化疗后可出现颅内压升高,故在化疗时应辅以降颅压药物。药物治疗过程中肿瘤可能出现出血、坏死,有可能需手术治疗。大多数化疗药物对骨髓造血功能有抑制作用,应定期复查周围血象,必

要时停药。

二、脑膜瘤

脑膜瘤是起源于脑膜及脑膜间隙的衍生物。它们可能来自硬膜成纤维细胞和软脑膜细胞,但大部分来自蛛网膜细胞,也可以发生在任何含有蛛网膜成分的地方,如脑室内脑膜瘤来自于脑室内的脉络丛组织。

℞ 诊断要点

1. 颅内压升高症状 脑膜瘤为良性肿瘤,生长慢,病程长,颅高压症状多不明显,少数肿瘤很大、脑组织无法代偿时,颅内压会突然增高,甚至短期内出现脑疝。

2. 局灶性症状 头痛和癫痫常为首发症状。还可出现视力、视野、嗅觉、听觉及肢体感觉异常以及运动障碍等。

3. X 线检查 颅骨内、外板局限性增厚、颅板的血管压迹增多。

4. CT 检查 平扫呈孤立的等密度或高密度占位影,密度均匀一致,边缘清晰,瘤内可见钙化。增强后可见肿瘤明显增强,可伴瘤周水肿。

5. MRI 检查 T_1加权像为等信号或高信号,T_2加权像为等信号或中高、高信号,也可为混杂信号。边界清,圆或类圆形。增强呈均匀明显强化。

6. 脑电图 多为局限性异常 Q 波,懒波为主,伴脑水肿时可出现慢波。

7. 脑血管造影 约 50%的脑膜瘤脑血管造影可显示肿瘤染色。肿瘤同时接受颈外、颈内动脉或椎动脉的双重供血,静脉期仍可见肿瘤染色,瘤周脑血管呈包绕状移位。

℞ 治疗程序

1. 手术治疗 手术切除脑膜瘤是最有效的治疗手段。

2. 放疗 部分良性脑膜瘤因生长位置及少数恶性脑膜瘤无法手术全切,需在手术后放疗。恶性脑膜瘤和血管外皮性脑膜瘤对放疗敏感。常用方法包括:① 全脑照射。② γ 刀,适用于直径小于 3 cm 的脑膜瘤。③ X 刀,适用于颅底及颅后窝的脑膜瘤,直径小于 3 cm。④ 组织内放疗。

3. 药物治疗 鞍区脑膜瘤及颅高压患者术前几日应给予糖皮质激素及脱水药。有癫痫症状者术前、术后应给予抗癫痫治疗。

℞ 处 方

处方 1 鞍区脑膜瘤术前

泼尼松 5~10 mg po tid

或 地塞米松 0.75 mg po tid

处方2　颅内压升高明显者

　　20%甘露醇　250 ml　iv gtt　q12h 或 q8h

　　地塞米松　5～10 mg　iv　bid

或　甲泼尼龙　40 mg　iv　bid

处方3　额、颞、顶叶脑膜瘤或已有癫痫症状者预防或抗癫痫治疗

　　丙戊酸钠　0.2 g　po　tid

或　丙戊酸钠(德巴金)　0.5 g　po　qd 或 bid

或　苯妥英钠(大仑丁)　0.1 g　po　tid

或　苯巴比妥(鲁米那)　30 mg　po　tid

或　NS　　　　　100 ml ⎫
　　丙戊酸钠　1.2 g 　　　 ⎬　iv gtt　qd　维持 24 小时
　　　　　　　　　　　　 ⎭

或　苯巴比妥　0.1 g　im　q12h 或 q8h

℞ 警　示

　　1. 手术切除脑膜瘤是最有效的治疗手段,良性脑膜瘤全切效果极佳。对于未能全切的脑膜瘤、恶性脑膜瘤术后,以及术后复发再手术困难或手术无法切除的肿瘤需辅以放疗。

　　2. 各种类型的脑膜瘤都富于血管结构。故术前常规行脑血管造影检查(DSA)。DSA 除可以了解肿瘤富于血管的程度、主要脑血管的移位、肿瘤与大的硬膜窦的关系以及窦的开放程度(决定术中是否可以结扎)外,还可利用造影术前对颅底和大脑凸面脑膜瘤栓塞供血动脉以减少术中出血。

　　3. 术前 1 周每天给予地塞米松 10～15 mg,对切除脑膜瘤,减轻术后反应是非常有帮助的。但激素治疗对减慢肿瘤生长是否有效尚不能肯定,对复发的脑膜瘤可能不失为一个有希望的方法。

　　4. 恶性脑膜瘤是指具有某些良性脑膜瘤的特点,逐渐发生恶变,呈恶性肿瘤的特点。表现为肿瘤在原部位反复复发,并可向颅外转移。脑膜肉瘤是原发于颅内的恶性肿瘤,较少见,常发生于儿童,病程短,术后易复发,可向远处转移。恶性脑膜瘤及脑膜肉瘤的治疗以手术切除为主,术后辅以放疗。

三、垂体腺瘤

　　垂体腺瘤是常见的良性肿瘤,在颅内肿瘤中发病率仅低于胶质瘤和脑膜瘤,可因垂体激素的过量分泌或低下造成代谢紊乱和脏器损害,或因压迫蝶鞍区结构导致视功能障碍和相应的脑神经和脑功能损害。

诊断要点

1. 功能性垂体腺瘤的临床表现

（1）泌乳素（PRL）腺瘤：以停经、泌乳、不育为特征,血中 PRL>300 μg/L。

（2）生长激素（GH）腺瘤：青春期前表现为巨人症,成人后则表现为肢端肥大症,血中 GH 5~10 μg/L。

（3）促肾上腺皮质激素（ACTH）腺瘤：满月脸、水牛背、皮肤紫纹。女性月经稀少、停经、泌乳、不育,男性勃起功能障碍、精子减少。电解质及糖代谢紊乱。尿游离皮质醇>100 μg/L。

（4）甲状腺刺激素（TSH）细胞腺瘤：罕见,临床表现甲状腺功能亢进（简称甲亢）症状。

（5）促性腺激素（FSH、LH）细胞腺瘤：罕见,晚期有性功能减退、停经、不育、勃起功能障碍、睾丸萎缩、精子减少等症状。

（6）无分泌功能腺瘤：多见于中年男性和绝经后女性,表现为头痛、视功能障碍和垂体功能低下,以往称垂体嫌色细胞瘤。

2. 头痛 大多数患者有头痛表现。

3. 视力、视野障碍 视力减退、失明,视野缩小,典型者为双颞侧偏盲。

4. 其他神经和脑损害 尿崩症、颅内压增高、精神症状、癫痫、嗅觉障碍、第Ⅲ~第Ⅵ对脑神经麻痹等。

5. 内分泌检查 包括 PRL、GH、ACTH、FSH、LH、TSH 及 17-羟和 17-酮皮质类固醇和尿游离皮质醇测定。

6. 影像学检查

（1）颅骨 X 线平片及蝶鞍多轨迹断层像：可见鞍底下移、变薄,后床突、鞍背骨质吸收变薄、竖起、后移、破坏。

（2）CT 检查：垂体大腺瘤多为高密度影,可向鞍上发展,少数呈分叶状,可有低密度区为肿瘤软化、坏死或囊性变。少数垂体卒中,瘤内可见出血灶。垂体微腺瘤多数为鞍内低密度区大于 3 mm,少数为高密度、等密度；垂体高度超过 7 mm,鞍膈饱满或膨隆,不对称；垂体柄移位偏离中线>2 mm。

（3）MRI 检查：常为短 T_1 长 T_2。

（4）脑血管造影：如肿瘤外移,向鞍上、鞍旁发展可见大脑前动脉弧形上抬,颈内动脉向外移,虹吸部张开。

治疗程序

1. 手术治疗 包括经颅垂体瘤切除术、经蝶垂体瘤切除术。

2. 药物治疗

（1）泌乳素腺瘤：应用溴隐亭。溴隐亭为半合成的麦角胺生物碱,能刺激垂体细胞的多巴胺受体,抑制腺瘤生长,降低血中泌乳素。

（2）生长激素腺瘤:选用溴隐亭、生长抑素或雌激素。

（3）促肾上腺皮质激素腺瘤:可选用作用于肾上腺的药物,抑制皮质醇合成;也可选用作用于下丘脑的药物,以减少 ACTH 分泌。

（4）无功能腺瘤及垂体功能低下者,采用各种激素替代治疗。

3. 放射治疗　适用于手术不彻底或可能复发的垂体腺瘤及原发腺癌或转移瘤。年老体弱不宜手术者亦可放疗。

ℛ 处　　方

处方1　泌乳素腺瘤

溴隐亭　1.25~5.00 mg　po　bid

处方2　生长激素腺瘤

溴隐亭　1.25~10.00 mg　po　bid

或　奥曲肽(善宁)　50~100 μg　ih　q8h

或　生长抑素　100 μg　ih　q8h

处方3　促肾上腺皮质激素腺瘤,作用于肾上腺药物,抑制皮质醇合成

氨鲁米特　0.5 g　po　bid~tid

或　美替拉酮　0.5 g　po　bid

或　密妥坦　1.0~3.0 g　po　tid

处方4　促肾上腺皮质激素腺瘤,作用于下丘脑药物,减少 ACTH 分泌

赛庚啶　8 mg　po　tid

或　溴隐亭　2.5~5.0 mg　po　bid

ℛ 警　　示

1. 垂体腺瘤的诊断主要依据不同类型腺瘤的临床表现、视功能障碍及其他脑神经和脑损害,以及内分泌检查和放射学检查,但早期微腺瘤不易诊断,即使单有临床表现或神经症状或内分泌学或影像学改变或四种均有改变的,亦不一定是垂体腺瘤。故要全面了解病情,综合分析,做出准确的诊断和鉴别诊断,以便选择合适治疗方案,制订治疗措施,包括手术入路的选择。

2. 手术治疗垂体腺瘤的目的是切除肿瘤,使视通路减压,恢复和保持垂体功能及其他神经功能。开颅手术损伤较大,垂体功能障碍发生率高,手术并发症多,死亡率较高。随着现代科技和显微外科技术的发展,除各种类型的微腺瘤外,大腺瘤以及多数巨大腺瘤亦可经蝶鞍手术切除。虽垂体腺瘤手术效果良好,但复发率较高,因此术后需定期随诊,观察临床症状,做内分泌和放射学检查,辅以放疗及药物治疗。

3. 在放疗过程中,有时瘤内坏死出血,视力急剧下降,甚至失明,应立即中

断放疗并采用手术方法挽救视力。

4.药物治疗可暂时缓解症状,但并非人人有效,不能根治。有一定不良反应,多不能长期使用,且一旦停药,又迅速复发。一般用于术后和放疗后疗效不佳者和衰弱患者的术前准备及放疗延迟期的辅助治疗。

5.垂体卒中是垂体腺瘤由于梗死或出血所引起的一组综合征,表现为突然头痛、视力障碍、眼肌麻痹等。只有当垂体腺瘤由于梗死或出血后,出现鞍旁组织的受压症状或脑膜刺激症状时,才能称为垂体卒中。根据 CT、MRI 及脑脊液检查可做出诊断。一旦考虑为垂体卒中,应及时给予激素替代治疗,控制水、电解质入量,可以改善患者的一般情况。如果患者出现严重视力障碍和意识障碍或病情进一步恶化,应行手术治疗。眼肌麻痹可以自愈,不是绝对的手术指征。

6.溴隐亭治疗 PRL 腺瘤有效,无急性占位效应者,可予药物治疗,不需手术。

四、淋巴瘤

颅内淋巴瘤包括原发中枢神经系统的淋巴瘤和全身淋巴瘤侵入中枢神经系统的继发性淋巴瘤,大多数发生在幕上,可为局灶性占位病变或弥散性浸润生长,肿瘤绝无包膜。

℞ 诊断要点

1.临床表现　由占位性病变或弥散性脑水肿引起,早期表现为头痛、呕吐等颅内压升高症状,可伴精神症状,局限性体征取决于肿瘤的部位和范围,可出现肢体麻木、瘫痪、失语和共济失调等。

(1)脑部受累症状:表现为头痛、视力模糊、性格改变等。

(2)软脑膜受累症状:CSF 检查时蛋白和淋巴细胞计数明显增高。

(3)眼睛受累症状:20% 原发淋巴瘤患者眼睛受累,故患者应行眼裂隙灯检查。

(4)脊髓受累症状:较少见。

2.辅助检查

(1)周围血象:末梢血白细胞分类中淋巴细胞可增高。

(2)脑脊液细胞学检查:CSF 蛋白含量增高、细胞计数也增高,糖含量常降低。半数患者 CSF 中能检出肿瘤细胞,淋巴细胞计数增高。

(3)CT 检查:多表现为高密度或等密度病灶,多为圆形或卵圆形,周围常有水肿带,强化后明显均匀一致增强是本病的特点。

(4)MRI 检查:可显示病变部位、范围和周围水肿情况,但无特征性定性表现。

(5)立体定向活体组织检查术:创伤小,可明确病变性质,对诊断和治疗起决定性作用。

（6）免疫组织学检查：包括免疫球蛋白和 B 淋巴细胞膜标记物检查。

ℛ 治疗程序

1. 一般治疗　使用激素和脱水药物等治疗，只能在短期内改善症状，停药后易复发。

2. 手术治疗　开颅减压缓解脑疝或切除单发病变。

3. 放疗　以全脑照射为主，如发现脊髓有症状，脊髓轴也应放疗。立体定向放射技术对多发病灶有很大帮助。

4. 化疗　特别是甲氨蝶呤可采取静脉、脑室内和鞘内给药，治疗效果明显提高。

ℛ 处　　方

处方 1　大剂量甲氨蝶呤方法

甲氨蝶呤（MTX）　$8 \, g/m^2$　iv　第 1 天、第 10 天、第 20 天

早期维持　$3.5 \, g/m^2$　iv　每月 1 次，共 3 次

晚期维持　$3.5 g/m^2$　iv　每 3 个月 1 次，连续使用

处方 2　CHOP 方案

环磷酰胺（CTX）　$750 \, mg/m^2$　iv　第 1 天、第 8 天

阿霉素（ADM）　$50 \, mg/m^2$　iv　第 1 天

长春新碱（VCR）　$1.4 \, mg/m^2$　iv　第 1 天

泼尼松（PDN）　75 mg　po　q6h　第 1~5 天

ℛ 警　　示

1. 与其他颅内恶性实体性肿瘤如胶质瘤和转移瘤相比，淋巴瘤手术意义不大。除非患者出现脑疝或单发病变位于脑叶静区，可考虑手术切除，否则通常在明确诊断后行放、化疗。

2. 对欲行立体定向诊断的患者慎用激素，使用激素后常可能导致错误的病理诊断，如脱髓鞘、病毒性脑炎、肉芽肿等。

第三节　颅内血管性疾病

一、自发性蛛网膜下腔出血

蛛网膜下腔出血（SAH）是各种原因引起的脑血管突然破裂，血液流至蛛网膜下腔的统称。它并非一种疾病，而是某些疾病的临床表现，临床上将蛛网膜下腔出血分为自发性和外伤性两类。自发性蛛网膜下腔出血常见的病因为颅内动

脉瘤和脑血管畸形,其他还有动脉硬化、脑底异常血管网症、肿瘤卒中、血液病、脑炎等少见原因。

ℛ 诊 断 要 点

1. 临床表现

(1)出血症状:突然发病、剧烈头痛、恶心呕吐、面色苍白、全身冷汗。脑膜刺激征明显,半数患者出现精神症状,以一过性意识障碍多见,严重者昏迷甚至出现脑疝而死亡。

(2)脑神经损害:以一侧动眼神经麻痹常见,提示存在同侧颈内动脉-后交通动脉瘤或大脑后动脉动脉瘤。

(3)偏瘫:由于病变或出血累及运动区皮质和其传导束所致。

(4)视力视野障碍:蛛网膜下腔出血可沿视神经鞘延伸,眼底检查可见玻璃体膜下出血,血液可浸入玻璃体内引起视力障碍。当视交叉、视束或视放射受累时产生双颞侧偏盲或同向偏盲。

(5)癫痫发作:多见于动静脉畸形和烟雾病患者,与局部脑缺血有关。

(6)其他:动静脉畸形和动脉瘤可出现颅内杂音,部分蛛网膜下腔出血发病数日后可有低热。

2. 辅助检查

(1)头部CT:显示脑沟与脑池密度增高,还可见脑(室)内血肿、脑积水、脑梗死和脑水肿。CT血管造影(CTA)可通过计算机成像技术重建整个脑血管系统,成像优于磁共振血管造影(MRA),已作为对头颈及颅内血管性疾病诊断常规的筛选手段。

(2)头部MRI:动静脉畸形(AVM)因病变内高速血流表现为流空现象,多可确诊。磁共振血MRA是非创伤性的脑血管成像方法,是CTA出现前主要的筛选手段。

(3)脑血管造影:是确定SAH病因的必须手段,是诊断的"金标准",应作为常规检查。尽早检查能及时明确动脉瘤大小、部位、单发或多发、有无血管痉挛;动、静脉畸形的供应动脉和引流静脉,以及侧支循环情况。

(4)腰椎穿刺:对CT已确诊的SAH不需再行腰椎穿刺检查。伴有颅高压的SAH,腰椎穿刺可能诱发脑疝,如病因为动脉瘤,腰椎穿刺有导致动脉瘤再次破裂出血的可能。

ℛ 治疗程序

治疗程序见图2-1。

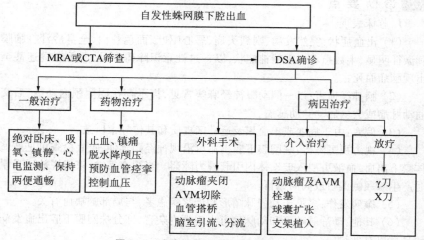

图2-1 自发性蛛网膜下腔出血治疗程序

1. 一般治疗　出血急性期,患者绝对卧床,安静休息,避免情绪波动和突然用力。

2. 药物治疗　止痛、镇静、止血、降低颅内压,应用钙离子拮抗剂和脑保护剂预防血管痉挛、防治缺血性脑损害。

3. 手术治疗

(1) 外科手术去除引起出血的病变,如开颅动脉瘤夹闭、动静脉畸形切除等。

(2) 介入治疗,常用于栓塞动脉瘤或动静脉畸形。

(3) 合并脑内血肿颅高压者可行开颅血肿清除及去骨瓣减压术。

(4) 急性脑积水早期可行脑室外引流手术,恢复期脑积水可行脑脊液分流术。

(5) 血管内球囊扩张术有助于解除血管痉挛。

4. 放疗　手术切除后残存的 AVM,直径小于 3 cm,可行 γ 刀或 X 刀治疗。

ℛ 处　　方

处方 1　索米痛片　0.5 g　po　tid

苯巴比妥(鲁米那)　0.1 g　im　q12h 或 q8h

氨甲环酸　0.5 g　iv gtt　bid

尼莫地平(尼莫同)　1~2 mg/h　iv gtt　注意血压变化

处方2　控制性低血压

NS　　　　　　　　30 ml
乌拉地尔(亚宁定)　100 mg ｜ 静滴泵入　使原血压水平降低10%~20%

处方3　降颅压

20%甘露醇　125~250 ml　iv gtt　q8h~q4h
地塞米松　5~10 mg　iv　bid
维生素 E　0.1 g　po　qd

处方4　防治癫痫

丙戊酸钠　0.2 g　po　tid
或　丙戊酸钠(德巴金)　0.5 g　po　qd 或 bid
或　苯妥英钠　0.1 g　po　tid
或　NS　　　　　　　　100 ml
　　丙戊酸钠(德巴金)　1.2 g ｜ iv gtt　维持24小时

处方5　扩血管,改善微循环

5% GS　　　500 ml
长春西丁　30 mg ｜ iv gtt　qd
低分子右旋糖酐　500 ml　iv gtt　qd

℞ 警　示

1. 根据临床症状和影像学检查诊断自发性蛛网膜下腔出血不难,关键是针对病因及早做出诊断并给予相应治疗,首次蛛网膜下腔出血后再出血及再出血病死率高达70%。

2. 颅内动脉瘤是造成蛛网膜下腔出血的首位病因。二次出血多发生在一次出血2周内,血管痉挛多发生在出血后3~15天。根据病情轻重常采用 Hunt 五级分类:Ⅰ级:无症状,或有轻微头痛和颈强直。Ⅱ级:头痛较重,颈强直,除动眼神经等脑神经麻痹外,无其他神经症状。Ⅲ级:轻度意识障碍,躁动不安和轻度脑损伤症状。Ⅳ级:半昏迷,偏瘫,早期去大脑强直和自主神经障碍。Ⅴ级:深昏迷,去大脑强直,濒危状态。病情Ⅰ~Ⅱ级患者应尽早造影,争取在1周内手术;病情Ⅲ级以上者,待病情好转后再进行造影和手术。首次造影阴性而高度怀疑动脉瘤者应在3个月后重复造影。

3. 手术切除为治疗颅内 AVM 的最根本方法,只要病变位于手术可切除部位均应进行开颅切除。术中先处理供血动脉,再切除畸形血管团,最后处理引流静脉。部分患者切除 AVM 后发生再出血是因为切除 AVM 后,AVM 的供血动脉阻力突然增高,使血液重新灌注周围脑区,而这些脑区血管的自动调节功能不良而不能收缩，发生急性充血、肿胀甚至出血，这种现象称为正常灌注压突破。行放疗的患者，畸形血管团发生炎性反应至闭塞需 1~2 年，此期间仍有出血可能。

4. 脑底异常血管网症又称烟雾病，因颈内动脉颅内起始段狭窄或闭塞，脑底出现异常的小血管团，在脑血管造影上形似烟雾而得名。临床表现上儿童和青少年以脑缺血多见，青壮年以脑出血多见，引起蛛网膜下腔出血、脑出血及脑室出血。外科治疗可行颞浅动脉-大脑中动脉吻合术，颞肌（或颞浅动脉）贴敷术等再建血运，颈上交感神经节切除及颈动脉周围交感神经剥离术可促使脑血流量增加。

二、出血性脑卒中

即高血压性脑出血，多发于 50 岁以上高血压动脉硬化患者，男性多于女性，是高血压病死亡的主要原因。出血是因粟粒状微动脉瘤破裂所致，多位于基底核壳部，可向内扩延至内囊部。脑干内出血，出血破入脑室，则病情严重。

𝓡 诊断要点

1. 病史　有高血压动脉硬化病史。
2. 临床表现　突发意识障碍、语言和肢体功能障碍。
3. CT 检查　明确出血部位和出血量。
4. 临床分级　Ⅰ级：轻型，患者意识尚清或浅昏迷，轻偏瘫；Ⅱ级：中型，完全昏迷，完全性偏瘫，两瞳孔等大或仅轻度不等；Ⅲ级：重型，深昏迷，完全性偏瘫及去大脑强直，双瞳散大，生命体征明显紊乱。

𝓡 治疗程序

治疗程序见图 2-2。

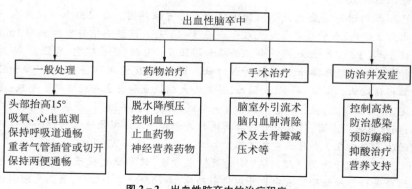

图 2-2　出血性脑卒中的治疗程序

1. 药物治疗　包括止血、控制血压、降颅压、抗癫痫、脑保护剂及防治感染、消化性溃疡等并发症。

2. 手术治疗 包括小骨窗开颅血肿清除、大骨瓣开颅血肿清除及去骨瓣减压、立体定向血肿清除、脑室外引流等术式。

ℛ 处　　方

氨甲环酸　0.5 g　iv gtt　bid

20%甘露醇　125～250 ml　iv gtt　q8h

或　甘油果糖　250 ml　iv gtt　q8h

呋塞米　20 mg　iv　q8h

地塞米松　5～10 mg　iv　bid

NS　　　　　　　　30 ml ┐
乌拉地尔（亚宁定）　100 mg ┘ 静滴泵入，根据血压调速

或　NS　　　　　　50 ml ┐
硝酸甘油　50 mg ┘ 静滴泵入，根据血压调速

奥美拉唑（洛赛克）　40 mg　iv　bid

苯巴比妥（鲁米那）　0.1 g　im　q12h 或 q8h

NS　　　　　　　100 ml ┐
神经节苷脂　100 mg ┘ iv gtt　qd

高血压脑出血保守治疗大部分由内科处理，具体处方详见《内科临床处方手册》

ℛ 警　　示

1. 手术适应证

（1）幕上出血量大于 30 ml，幕下出血量大于 10 ml。

（2）脑室铸型。

（3）第四脑室积血扩张合并梗阻性脑积水。

2. 手术目的 为清除血肿、降低颅内压以解除脑疝，使受压的神经元有恢复的可能性，术中减压目的达到即可，力求完全清除血肿有可能造成新的出血。术后保持血压稳定，防止血压过高造成再出血或血压过低导致脑灌注不足。

3. 无明显意识障碍者，内、外科均可治疗；有明显意识障碍、未出现脑疝者，手术优于保守治疗；脑疝症状明显者，内、外科治疗效果均不佳。年龄大、有系统性疾病，亦不宜手术治疗。

三、缺血性脑卒中

脑的供应动脉狭窄或闭塞可引起缺血性卒中，颈内动脉和椎动脉都可出现闭塞和狭窄，主要原因是动脉粥样硬化，少见原因为炎症、外伤、先天性畸形等，

年龄多在 40 岁以上,男性较女性多。

R 诊断要点

1. 临床表现

(1) 短暂性脑缺血发作(TIA):颈内动脉缺血表现为突然肢体运动和感觉障碍、失语、单眼短暂失明等,少有意识障碍。椎动脉缺血表现为眩晕、耳鸣、听力障碍、复视、步态不稳和吞咽困难等。症状持续时间短,一般不超过 24 小时,可自行缓解,不留有后遗症。

(2) 可逆性缺血性神经功能障碍(RIND):与 TIA 基本相同,但神经功能障碍持续时间超过 24 小时,脑部可有小的梗死灶,大部分为可逆性病变。

(3) 完全性卒中(CS):症状较 TIA 和 RIND 重,常有意识障碍,脑部出现明显的梗死灶。神经功能障碍长期不能恢复。

2. 辅助检查

(1) 脑血管造影:显示不同部位脑动脉狭窄、闭塞或扭曲。

(2) CT 检查:可显示低密度梗死灶,可有脑室扩大。

(3) MRI 检查:梗死灶呈长 T_1 和长 T_2 改变,出血性梗死时 T_1 缩短。MRA 显示动脉系统的狭窄和闭塞。

(4) 颈动脉彩超和经颅多普勒检查:可作为诊断颈内动脉起始段和颅内动脉狭窄、闭塞的筛选手段。

(5) 脑血流量测定:可显示不对称性脑灌注,提示局部脑缺血性病变。

R 治疗程序

1. 药物治疗

(1) 维持血压,血压低于 170/110 mmHg 不需处理;低于 110/60 mmHg 时可应用缓和升压药物。

(2) 降低颅内压和减轻脑水肿。

(3) 扩张血管。

(4) 抗凝治疗。

(5) 应用钙离子拮抗剂。

(6) 溶栓疗法。

(7) 高压氧治疗。

2. 手术治疗　包括颅内-颅外动脉吻合术、颈动脉内膜切除术、血管内介入手术(支架置入术、动脉取栓术)等。

R 处　方

处方1　发病后 3~6 小时内行静脉内溶栓

尿激酶　10 万 U　iv　st

尿激酶 90万 U iv gtt st

若效果不满意,可追加

尿激酶 20万 U iv gtt st

处方2 颈内动脉缺血6小时内、椎基底动脉缺血12小时内可行颅内动脉溶栓

尿激酶 20万～170万 U 颅内动脉溶栓

ℛ 警　示

1. 缺血性脑卒中大部分由内科治疗,具体处方详见《内科临床处方手册》。

2. 急性脑缺血发作24～48小时后,头部CT方可见特征性改变。而梗死6小时后MRI即有典型表现,故高度怀疑缺血性卒中患者,早期CT阴性者,需及时行MRI检查以明确诊断,以免贻误治疗时机。

3. 半暗区为慢性期梗死灶周围的缺血区,其体积往往比中心梗死灶大数倍。此区内的脑血流处于边缘状态,细胞仍存活,但无功能,神经传导停止。增加脑血流可使此区内的神经细胞恢复功能。

第四节　功能性疾病

一、三叉神经痛

三叉神经痛是在面部三叉神经分布区内短暂的、反复发作的阵发性剧痛,又称痛性抽搐。三叉神经痛从病因学角度可分为原发性和继发性两类。

ℛ 诊断要点

1. 临床表现

(1) 典型的疼痛发作症状。

(2) 部分患者有"扳机点"存在。

(3) 试验性药物治疗常有明显效果。

2. 辅助检查 MRI岩尖部薄层增强扫描多数患者可见血管和三叉神经根关系密切。

ℛ 治疗程序

1. 继发性三叉神经痛应针对病因治疗如切除颅内肿瘤。

2. 药物治疗。

3. 封闭及射频疗法。

4. 手术治疗包括三叉神经微血管减压术、三叉神经周围支切断或撕脱术、三叉神经感觉根切断术等。

ℛ 处　方

　　卡马西平　0.1~0.2 g　po　tid

或　联合苯妥英钠　0.1 g　po　tid

ℛ 警　示

　　1. 药物治疗对初发患者常能获得满意疗效,首选药物卡马西平,但随着病程延长,药效常逐渐减弱,增加剂量使卡马西平不良反应明显,必要时选用卡马西平和苯妥英钠。

　　2. 微血管减压手术不仅可以根治该病,同时不造成神经功能障碍,是手术治疗的首选方法。对不宜行微血管减压手术的患者可行射频治疗、三叉神经半月节球囊压迫、神经根部分切断术等,但有遗留神经功能障碍的缺点。

二、癫痫

　　癫痫是以脑部神经元过度放电所致的,突然反复和短暂的中枢神经系统功能失常为特征的慢性脑部疾患。功能失常可表现为运动、感觉、意识、行为、自主神经不同程度障碍,或兼有之。病因中除部分患者病因不明称之为特发性癫痫(原发性癫痫)外,多数患者由各种病因引起而称之为症状性(继发性)癫痫,外伤、脑瘤、脑血管病为三大原因。

ℛ 诊断要点

　　1. 临床表现

　　(1) 大发作:即全身性强直-阵挛发作,发作时意识突然丧失,全身痉挛性抽搐,发作过程分为前驱期、先兆期、痉挛期和痉挛后期。多持续数分钟,数周或数月1次,也可1周数次。

　　(2) 小发作:即失神发作,瞬间意识丧失,可突然面色苍白,眼发呆,停止活动,不跌倒,呼之不应,局部肌肉抽搐或点头运动等。每次发作持续几秒,每日发作数十次或上百次。

　　(3) 局限性发作:多不伴有意识障碍,发作包括 Jackson 性发作、旋转性发作、一侧痉挛发作等类型。

　　(4) 精神运动性发作:即复杂部分性发作,发作过程复杂,其特征是发作时有意识障碍,主要症状在基本感觉、运动障碍基础上,多先出现各种先兆,如感知、情感、记忆障碍,错觉、幻觉等。

　　2. 辅助检查

　　(1) 颅骨 X 线平片:对了解病因有一定帮助,如外伤性癫痫可发现颅骨骨折或颅骨缺损、碎骨片及异物残留颅内等。

　　(2) 腰椎穿刺:特发性癫痫脑脊液检查在正常范围内,症状性癫痫可发现异常,如 CSF 中细胞增多(炎症)、蛋白含量增高(肿瘤)等。

(3)脑血管造影:对怀疑有颅内占位性病变或动静脉畸形者,脑血管造影很有帮助。

(4)影像学检查:CT 和 MRI 检查可发现原发病,功能性磁共振(f-MRI)可显示癫痫灶与邻近功能皮质区的关系。

(5)脑电图(EEG)检查:对癫痫患者的诊断即病灶定位具有独特价值,常表现为阵发性的脑波异常。检查方法包括头皮 EEG(常规、过度通气、闪光刺激、不停药物和停药检查);蝶骨电极 EEG 和鼻咽部电极;眶顶电极 EEG(疑额叶灶);睡眠 EEG;睡眠剥夺 EEG;长程(24 小时)和视频 EEG 监测等。

(6)单光子发射断层脑扫描(SPECT):发作间期和发作期检查。发作间期病灶呈低血流区,定位阳性率高。

(7)正电子发射计算机断层扫描(PET):发作期病区糖代谢增强,发作间期代谢降低。

(8)脑磁图(MEG):能记录出致痫区的生物磁信号。

(9)神经心理学检查:检查癫痫患者的智力、记忆力、定向力、判断力及语言功能。

℞ 治疗程序

1. 药物治疗　为癫痫患者主要的且必须进行的治疗方法。

2. 手术治疗　包括切除致痫灶、大脑半球传导纤维切断、立体定向射频毁损及癫痫刺激手术等术式。

℞ 处　　方

可单独或联合用药

处方 1　主要用于癫痫大发作、局限性发作及精神运动性发作药物

苯巴比妥(鲁米那)　30 mg　po　tid

苯妥英钠(大仑丁)　0.1 g　po　tid

扑痫酮(麦苏林)　0.25 g　po　tid

丙缬草酰胺(痫健安)　0.2 g　po　tid

卡马西平　0.1 g　po　tid

处方 2　主要用于癫痫小发作药物

乙琥胺　0.5 g　po　qd

密那丁　0.5 g　po　tid

三甲双酮　0.5 g　po　tid

处方3 广谱抗癫痫药

　　丙戊酸钠　0.2 g　po　tid

或　丙戊酸钠(德巴金)　0.5 g　po　qd 或 bid

　　地西泮　5 mg　po　tid

　　硝西泮　5 mg　po　tid

　　氯硝西泮　2 mg　po　tid

处方4 癫痫持续状态

　　地西泮　10 mg　iv　st

　　5% GS　250 ml
　　　　　　　　　　　　　iv gtt　维持
　　地西泮　10~30 mg

　　NS　　　　　　　100 ml
　　　　　　　　　　　　　iv gtt　维持
　　丙戊酸钠(德巴金)　1.2 g

ℛ 警　示

　　1. 抗癫痫药物应从小剂量开始,缓慢加量,以减少不良反应,长期应用易产生耐药性。治疗过程中不可突然停药,以免癫痫复发。在1年连续服药过程中,如无任何发作征象时,才可将药物缓慢减量,再经过1~2年逐渐减药观察,仍无癫痫发作才可停药。

　　2. 手术适应证:① 顽固性癫痫:发作频率每月2次以上,病程在4年以上,严重影响正常工作、学习和生活,并已引起一定的智能、精神与发育障碍者。② 继发性癫痫:癫痫灶明确,如肿瘤、AVM 等,手术可将病灶及癫痫灶一并切除。③ 癫痫灶一侧性:并局限某脑区,发作恒定无自行缓解趋势,手术不会造成严重功能障碍者。④ 两侧大脑半球广泛性脑电图异常或癫痫灶放电位于脑主要功能区:药物控制无效可采用多软膜下横切或大脑半球间连合切断术。

　　3. 术后应继续服用抗癫痫药物,停药原则同警示的第1条。

三、帕金森病

　　帕金森病(PD)是一种多发于中老年人,以肌肉震颤、肌肉僵直、运动活动启动困难、姿势反射丧失为特征的中枢神经系统退行性变疾病。又称震颤麻痹。主要病因是黑质变性。

ℛ 诊断要点

　　1. 病史　有遗传性,但原因多不明。

　　2. 好发年龄　多数在 40~69 岁发病。

　　3. 临床表现

（1）多从一侧静止性震颤开始,逐渐发展到两侧,呈现肌僵直、运动减少、静止性震颤三大症状,伴有姿势反射障碍,如脂性假面具脸,上肢屈曲,小步步行,躯干向前,缺乏联合动作。自主神经功能紊乱。

（2）限于没有并发症,不伴有锥体束征、假性延髓性麻痹、眼颤、共济失调、感觉障碍、肌萎缩、癫痫、尿失禁、痴呆、情感失调及幻觉等帕金森综合征以外的症状。

（3）病程进展缓慢。

4. 辅助检查

（1）脑脊液、血液生化及脑电图等检查无特殊异常。

（2）影像学检查:

1）CT可显示普遍性脑萎缩,有时可见基底核钙化。MRI除脑萎缩表现外,T_2加权像在基底核区和脑白质内常有多发高信号斑点存在。

2）SPECT功能影像可检出多巴胺受体（DAR）数目及中枢不同区域多巴胺转运蛋白（DAT）数量。

3）PET可对帕金森病做出早期诊断,PD患者早期纹状体局部糖代谢就中度降低,晚期糖代谢率进一步降低。

5. 用药缓解　应用左旋多巴后病情得到缓解。

𝓡 治疗程序

1. 药物治疗　包括抗胆碱能药物、左旋多巴、多巴胺受体激动剂和增强剂。

2. 手术治疗　包括立体定向毁损术（靶点为苍白球、丘脑腹外侧核等）、深部脑刺激术（DBS）、神经细胞脑内移植等。

3. γ刀治疗。

4. 理疗、水疗及日常生活调整。

𝓡 处　　方

处方1　抗胆碱能药物

苯海索（安坦）　2~4 mg　po　tid

东莨菪碱　0.2 mg　po　tid

甲磺酸苯扎托品（苯甲托品）　2~4 mg　po　bid

丙环定（开马君）　5 mg　po　tid

处方2　抗组胺药

苯海拉明　25 mg　po　tid

异丙嗪　25 mg　po　tid

处方3 多巴胺替代疗法

　　左旋多巴　250~1000 mg　po　tid

处方4 多巴胺能增强剂

　　美多巴（苄丝肼/左旋多巴）　125 mg　po　tid

　　帕金宁控释片（卡比多巴/左旋多巴）　250 mg　po　tid

处方5 多巴胺释放促进剂

　　金刚烷胺　100 mg　po　tid

处方6 多巴胺受体激动剂

　　溴隐亭　10 mg　po　bid

　　培高利特（协良行）　0.25 mg　po　tid

处方7 其他

　　司来吉兰　5 mg　po　bid

　　托卡朋（答是美）　50 mg　po　tid

　　普萘洛尔（心得安）　10 mg　po　tid

ℛ 警　示

　　1. 综合治疗　帕金森病应强调综合治疗,包括药物、理疗、水疗、医疗体育和日常生活调整及外科手术等,不应强调单一治疗方法。

　　2. 帕金森病药物治疗原则　① 应该依据病情个体化选择药物,如静止性震颤选择抗胆碱能药物;少数动作性震颤选择普萘洛尔,此两药无效可用左旋多巴类。② 用药剂量应以产生满意疗效的最小剂量,必要时根据病情缓慢增加剂量。③ 不宜多种药物同用,也不宜突然停药。④ 初发、症状轻者不需用左旋多巴类药物,重者如日常生活及劳动力丧失才使用左旋多巴类药物。

　　3. 手术适应证　① 长期药物治疗无效。② 疾病进行性缓慢性发展已超过3年。③ 工作和生活能力受到明显限制。④ 没有下列手术禁忌证,如年高体弱、严重关节挛缩、精神障碍,以及严重心、肝、肾病变和高血压脑动脉硬化等。

（李　凯）

》》第三章《《
心 胸 外 科

第一节 胸部损伤

一、肋骨骨折

肋骨骨折在胸部损伤中占 61%~90%,于第 4~7 对肋骨最易发生,可分为闭合性单处肋骨骨折、闭合性多根多处肋骨骨折、开放性肋骨骨折。不同的外界暴力作用方式所造成的肋骨骨折可具有不同的特点:作用于胸部局限部位的直接暴力所引起的肋骨骨折,断端向内移位,可刺破肋间血管、胸膜和肺,产生血胸和(或)气胸。间接暴力如胸部受到前后挤压时,骨折多在肋骨中段,断端向外移位,刺伤胸壁软组织,产生胸壁血肿。枪弹伤或弹片伤所致肋骨骨折常为粉碎性骨折。儿童肋骨富有弹性,不易折断;成人尤其是老年人,肋骨弹性减弱,容易发生骨折。

ℛ 诊断要点

1. 病史　有挤压或撞击胸部外伤史或剧烈咳嗽史。

2. 胸痛　骨折局部胸痛,深呼吸、咳嗽或体位改变时疼痛加剧。局部骨折处压痛,胸廓挤压征阳性,可有骨摩擦音。

3. 呼吸困难　多根多处肋骨骨折时可发生。

4. 胸部 X 线摄片　可明确骨折部位及根数,并可了解有无合并血胸、气胸。偶有外伤急诊初次 X 线摄片未见骨折,但病史、临床体征可疑骨折时,可嘱患者 2~3 天后再摄 X 线片复查,以免漏诊。

5. 胸部 CT 及肋骨三维重建　较胸片更能明确骨折部位,并可了解有无合并血胸、气胸。

ℛ 治疗程序

治疗程序见图 3-1。

1. 闭合性单处肋骨骨折

(1) 一般治疗:

1) 动态监测心率、血压、呼吸频率、脉搏及血氧饱和度。

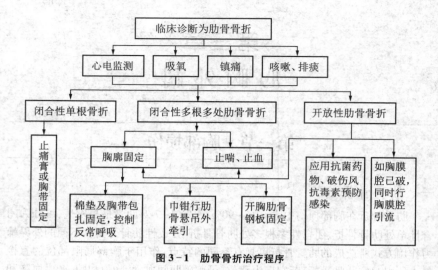

图 3 - 1　肋骨骨折治疗程序

2）低流量鼻导管吸氧，一般氧流量为每分钟 1~2 L。

3）鼓励患者咳嗽、排痰，减少呼吸系统并发症。

（2）药物治疗：镇痛。

（3）胸廓固定：方法有：① 局部外贴止痛膏；② 入院后可用多头胸带固定；③ 可用宽 6~8 cm、长度超过患者胸围半周的胶布带 3~4 条，于患者呼气末屏气时，由后向前、自下向上、每条胶布呈层瓦状贴于胸壁上。

2. 闭合性多根多处肋骨骨折

（1）一般治疗：

1）首先应去除口腔、喉头和气道内的分泌物，神志不清者可经气管插管抽吸痰液。神志清楚而吸痰困难者应紧急做气管切开。

2）动态监测心率、血压、呼吸频率、脉搏及血氧饱和度，直至平稳。

3）低流量鼻导管吸氧，一般氧流量为每分钟 1~2 L。

4）鼓励患者咳嗽、排痰，减少呼吸系统并发症。

5）用棉垫及胸带包扎固定，控制反常呼吸。

（2）药物治疗：镇痛、止喘、止血。

（3）手术治疗：局部麻醉下巾钳行肋骨悬吊外牵引，控制包扎固定不能奏效的浮动胸壁；开胸肋骨钢板固定。

3. 开放性肋骨骨折

（1）一般治疗：同闭合性多根多处肋骨骨折。

（2）药物治疗：镇痛、止喘、止血、应用抗菌药物、破伤风抗毒素预防感染。

（3）手术治疗：

1）对于单根开放性肋骨骨折,在胸壁清创时同时修剪骨折端,用不锈钢丝、克氏针做肋骨骨髓内固定、肋骨钢板外固定。

2）多根多处肋骨骨折者,可清创后用不锈钢丝做内固定,钛合金钢板、记忆合金肋骨合抱器固定。

对于连枷胸的处理,除了上述原则以外,尤其注意尽快消除反常呼吸运动、保持呼吸道通畅和充分供氧、纠正呼吸与循环功能紊乱和防治休克。当胸壁软化范围小或位于背部时,反常呼吸运动可不明显或不严重,可采用局部夹垫加压包扎。但是,当浮动幅度达 3 cm 以上时可引起严重的呼吸与循环功能紊乱,当超过 5 cm 或为双侧连枷胸（软胸综合征）时,可迅速导致死亡,必须进行紧急处理。首先暂时予以夹垫加压包扎,然后进行肋骨牵引固定。以往多用巾钳重力牵引。目前,已根据类似原理设计出多种牵引器,用胸壁外固定牵引架代替滑车重力牵引,方法简便,患者能够起床活动且便于转送。在需行开胸手术的患者,可同时对肋骨骨折进行内固定。目前,已不主张对连枷胸患者一律应用控制性机械通气来消除反常呼吸运动（呼吸内固定法）,但对于伴有严重肺挫伤且并发急性呼吸衰竭的患者,及时进行气管内插管或气管切开后应用呼吸器治疗,仍有其重要地位。

3）如果胸膜腔已穿破,可同时置胸管行胸膜腔引流。

ℛ 处　　方

处方 1　闭合性单处肋骨骨折选用

塞来昔布（西乐葆）　200 mg　po　bid

或　双氯芬酸钠（英太青）　50 mg　po　bid

或　布洛芬缓释胶囊（芬必得）　0.3 g　po　bid

或　氨酚羟考酮（泰勒宁）　1 片　po　tid

三七片　3 片　po　tid

处方 2　闭合性多根多处肋骨骨折选用

氨酚羟考酮（泰勒宁）　1 片　po　tid

氨茶碱　0.1 g　po　tid（必要时）

处方 3　开放性肋骨骨折选用

$\left.\begin{array}{ll} \text{NS} & \text{100 ml} \\ \text{头孢呋辛} & \text{1.5 g} \end{array}\right\}$ iv gtt　bid（皮试,清创缝合前 30 min 用 1 次）

破伤风抗毒素（TAT）　1500 U　im　st（皮试）

或　人破伤风免疫球蛋白　250 U　im　st

处方 4 有痰不易咳出选用

NS	20 ml
氨溴索	30 mg
吸入用布地奈德	1 mg
吸入用异丙托溴铵	250 μg

超声雾化吸入　bid

ℛ 警　　示

1. 口服止痛药只能服用处方中的一种,若有溃疡病及胃炎的患者不服或饭后服用。

2. 吗啡、可待因等镇痛剂应尽量少用,避免抑制呼吸及咳嗽反射作用,妨碍排痰,避免引起肺炎和肺不张。

3. 鼓励和帮助患者咳嗽及排痰是一项非常重要的不可忽视的工作,可以减少肺炎、肺不张的并发症。

4. 应用胶布固定时,贴得过紧可引起水疱,为了减少对皮肤的刺激反应,可在伤侧胸壁剃毛,涂苯甲酸酊以增加胶布的黏性,但不要贴得过紧。

二、气　胸

胸膜腔内积气,称为气胸。可分为闭合性气胸、开放性气胸、张力性气胸三种。

ℛ 诊 断 要 点

1. 临床表现

(1) 肺组织、气管、支气管、食管破裂,或胸部外伤病史,多为肋骨骨折的并发症。

(2) 胸闷、气促、胸痛,严重者呼吸困难、发绀、循环障碍以致休克。

(3) 气管偏移向健侧。伤侧叩诊呈鼓音,听诊呼吸音减弱或消失,胸壁伤口开放者呼吸时能听到吹哨声。

2. 辅助检查　胸部 CT 示伤侧胸膜腔内积气,肺有不同程度的萎陷。

ℛ 治 疗 程 序

选择治疗方法强调个体化,治疗前应进行充分解释,取得患者的理解(图 3 - 2)。

1. 闭合性气胸

(1) 一般治疗:

1) 卧床:半卧位休息。

2) 鼻导管吸氧:吸氧状态下,胸腔积气的吸收率是不吸氧吸收率的 3~4 倍(不吸氧气胸每天的吸收率约为 1.25%),气胸量大时吸收率增加更明显。因为

```
                    临床诊断为气胸
        ┌─────────┬──────────┬──────────┐
     心电监测      吸氧       止痛    咳嗽、排痰
        └─────────┴──────────┴──────────┘
     ┌──────────────┬─────────────────────┐
  闭合性气胸       张力性气胸            开放性气胸
     │          ┌────────┬────────┐    ┌────────────┬────────────┐
 超过30%胸      开胸探查   胸腔穿刺    用消毒纱布       应用抗菌药
 膜腔穿刺抽      或肺段、   或置引流    加棉垫临时       物、破伤风
 气或闭式胸      肺叶切除   管排气      覆盖伤口,        抗毒素预防
 腔引流                              包扎固定         感染
```

图 3-2 气胸的治疗程序

吸氧提高了胸膜腔和组织之间气体的压力梯度,在促进氧气吸收同时,也促进了胸腔内其他气体的吸收。另外,发生气胸后可伴有通气/灌注比例失调,解剖分流和无效腔,而且在施行引流术后通气/灌注比例可暂时发生恶化,需 30~90 分钟后才改善,更强调吸氧治疗的必要性。因此,吸氧应成为气胸治疗的基本措施,通常吸氧量为 3 L/min。

3)动态监测心率、血压、呼吸频率、脉搏及血氧饱和度。

4)密切观察患者病情,注意听诊两肺呼吸音情况及 X 线胸片复查。

(2)药物治疗:止痛、止喘、预防感染。

(3)特殊治疗:少量气胸 1~2 周可自行吸收,超过 30% 的可胸膜腔穿刺抽气或闭式胸腔引流,促使肺及早复张。

2. 开放性气胸

(1)一般治疗:

1)卧床:半卧位休息。

2)伤口处理:用消毒纱布加棉垫临时覆盖伤口,包扎固定。

(2)药物治疗:止痛、止喘、预防感染。

(3)特殊治疗:胸膜腔穿刺抽气或置管引流。如病情危重者立即送手术室清创,缝闭伤口,同时置管引流。如胸内器官损伤及活动性出血,应开胸探查、止血、修复损伤或异物摘除。可在胸腔闭式引流术后 20~30 分钟即开始逐步施以负压,通常为 3~17 cm H_2O,甚至至 25 cm H_2O。具体负压大小应根据实施效果决定。观察气泡判断漏气情况,在气泡消失后停止吸引并闭管观察 24 小时,胸片复查若无气胸,拔管观察 1 天后出院。若引流 5~7 天后气胸仍存在,可施行

手术或经胸腔镜喷洒滑石粉治疗。也有人认为,引流后持续漏气时间大于48小时,延长胸管引流和吸引时间也很难使漏气停止。因此,在胸管引流48～72小时若漏气仍未停止,即应采取更为积极的治疗措施。

　　3. 张力性气胸

　　（1）一般治疗:同"开放性气胸"。

　　（2）药物治疗:同"开放性气胸"。

　　（3）手术治疗:经胸腔插管后,若漏气仍严重,呼吸困难未见好转应开胸探查,修补肺、支气管裂口或肺段、肺叶切除。

　　（4）特殊治疗:立即排气,降低胸腔内压力。于患侧第2肋间锁骨中线处进行胸腔穿刺或置引流管排气。

ℛ 处　方

处方 1　闭合性气胸选用

　　氨茶碱　0.1 g　po　tid

　　阿莫西林　0.5 g　po　tid（青霉素过敏者禁用）

　或　NS　　　　　100 ml ⎱ iv gtt　bid（皮试）（预防用 24 h）
　　　头孢呋辛　1.5 g　 ⎰

处方 2　开放性气胸选用

　　氨茶碱　0.1 g　po　tid

　　阿莫西林　0.5 g　po　tid（青霉素过敏者禁用）

　或　NS　　　　　100 ml ⎱ iv gtt　bid（皮试）（清创缝合前 30 min 用 1 次,
　　　头孢呋辛　1.5 g　 ⎰ 术后用 24～48 h）

　　破伤风抗毒素（TAT）　1500 U　im　st（皮试）

　或　人破伤风免疫球蛋白　250 U　im　st

处方 3　有痰不易咳出选用

　　NS　　　　　　　　20 ml ⎫
　　氨溴索　　　　　　30 mg ⎬ 超声雾化　bid～qid
　　吸入用布地奈德　　1 mg ⎪
　　吸入用异丙托溴铵　250 μg ⎭

66

ℛ 警　示

　　少量气胸1～2周可自行吸收,观察期间若气胸加重必须立刻行胸膜腔穿刺抽气或插管引流。在临床实践中,许多患者由于有严重基础疾病、全身情况差等原因而无法接受胸腔镜辅助手术（VATS）和胸部手术或有外科手术禁忌证者。对未成年人,由于胸膜硬化术可能会导致广泛胸膜肥厚,少数患者最终会出现胸廓畸形。基于上述现状,临床工作者探索了一种较为安全的支气管镜介入技术,即 SBO,可以经支气管镜送入支架治疗气胸。

三、血胸

胸膜腔积血称为血胸,是胸部外伤的严重并发症之一。胸内大出血也是外伤早期死亡的重要原因之一,它可与气胸同时存在。胸膜腔积血的来源有:① 肺组织裂伤、膈肌和心包血管出血;② 胸壁血管(如肋间或胸廓内动、静脉,横膈或支气管动、静脉)损伤;③ 心脏或大血管出血。

ℛ 诊断要点

1. 病史　胸部有外伤史。

2. 临床表现

(1)吸气运动受限制。

(2)脉搏快且弱,血压下降。

(3)气管向健侧移位,伤侧胸部呼吸音减低、叩诊呈浊音。

3. 辅助检查

(1)胸部 X 线摄片或胸部 CT 检查伤侧胸膜腔有大片积液阴影。

(2)B 超对患侧检查可计算出血量。

(3)胸腔穿刺可抽出不凝固血液。

ℛ 治疗程序

治疗程序见图 3-3。

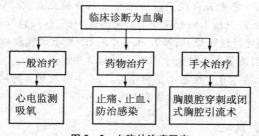

图 3-3　血胸的治疗程序

1. 一般治疗

(1)动态监测心率、血压、呼吸频率、脉搏及血氧饱和度、红细胞计数、血红蛋白,直至病情平稳。

(2)鼻导管低流量吸氧。

2. 药物治疗　止痛、止血、防治感染。

3. 手术治疗

（1）若积血量较多,应早期行胸膜腔穿刺,抽除积血,促使肺膨胀。在抽血完毕拔针前,于胸膜腔内注入抗菌药物,如阿米卡星 0.2 g 或庆大霉素 8 万 U 以预防感染。

（2）早期施行闭式胸腔引流术有助于早期观察有无进行性出血。若有进行性出血则立刻行开胸手术。

ℛ 处　　方

处方1　抗菌消炎

　　　阿莫西林　0.5 g　po　tid(青霉素过敏者禁用)

　或　头孢拉定　0.5 g　po　tid

处方2　止血

酚磺乙胺	0.5	
氨甲苯酸	0.2	iv　q6h
维生素 K$_1$	30 mg	

处方3　有痰不易咳出选用

NS	20 ml	
氨溴索	30 mg	
吸入用布地奈德	1 mg	超声雾化　bid~qid
吸入用异丙托溴铵	250 μg	

ℛ 警　　示

1. 开胸止血　患者如出现下列情况应立刻开胸止血:脉搏逐渐加快,血压下降,经静脉补液后血压不回升或升高后又迅速下降;红细胞计数、血红蛋白、红细胞比积重复测定持续降低;胸部 X 线平片或 CT 显示胸膜腔积血,阴影继续增大;闭式胸膜腔引流量每小时大于 200 ml 持续 3 小时。

2. 延迟性血胸　有少数患者在胸外伤后24 小时或更长时间发生,临床上称为延迟性血胸。约占 5%,应引起注意。

四、外伤性窒息

外伤性窒息又称胸部挤压伤。是指由于胸部、上腹部或胸腹部受强力挤压的瞬间,伤者声门突然紧闭,气道和肺内空气不能外溢,胸内压力骤增,迫使右心房内静脉血液发生逆流,引起头面、肩、上胸部组织血管破裂、血液外溢造成点状出血。

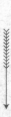

ℛ 诊断要点

1. 病史　有车辆碾轧、土建工程塌方、房屋倒塌或遭踩踏等外伤史。

2. 临床表现

（1）面、颈、上胸壁皮肤发绀，有紫蓝色瘀斑和出血点，眼结膜、口腔黏膜有出血斑点或口唇发绀。

（2）有暂时性或永久性的视力障碍、听力障碍、耳鸣。

（3）严重者可发生意识障碍、窒息甚至死亡。

ℛ 治 疗 程 序

治疗程序见图3-4。

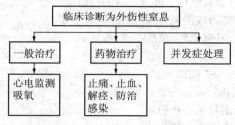

图 3-4 外伤性窒息的治疗程序

1. 一般治疗

（1）卧床休息，最好半卧位。动态监测心率、血压、呼吸频率、脉搏及血氧饱和度，直至平稳。

（2）鼻导管低流量给氧，鼓励患者进行有效咳嗽，保持呼吸道通畅。

2. 药物治疗　解痉、抗感染。

3. 处理并发症。

ℛ 处 方

氨茶碱　0.1 g　po　tid

泼尼松（强的松）　5 mg　po　tid

或　5% GNS　　　500 ml ⎱ iv gtt　st
　　氢化可的松　100 mg ⎰

　　NS　　　　　100 ml ⎱ iv gtt　bid（皮试）（预防用24 h）
　　头孢呋辛　1.5 g ⎰

ℛ 警 示

1. 当有颅脑症状疑有脑水肿时，应进行脱水疗法。

2. 胸部其他损伤予以相应处理。

五、心脏损伤

心脏和心包损伤是一种较少见的损伤，伤情一般都比较严重，应当积极处理。分为:① 开放性损伤:直接刺破心包、心脏和大血管,引起大出血和心脏组织损伤;② 闭合性损伤:身体急剧增速或减速,胸部突然受压引起心脏组织损伤。

ℛ 诊 断 要 点

1. 病史　有外伤史。

2. 临床表现

(1) 脉搏快,动脉收缩压下降,舒张压升高,脉压变小。

(2) 心尖搏动减弱或消失,心音低,颈静脉怒张。

(3) 面色苍白、呼吸急促、烦躁不安,常伴有奇脉。

3. 辅助检查

(1) 心电图显示 ST 段抬高。

(2) 胸部 X 线摄片显示心影正常或扩大。

(3) 超声心动图可见心包积液。

(4) 心包穿刺有血性液体。

ℛ 治 疗 程 序

治疗程序见图 3 - 5。

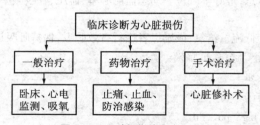

图 3 - 5　心脏损伤的治疗程序

1. 一般治疗

(1) 卧床,动态监测心率、血压、呼吸频率、脉搏氧饱和度,直至平稳。

(2) 鼻导管低流量吸氧。

(3) 备血,做好手术前准备。

2. 药物治疗　止血、预防感染。

3. 手术治疗　适用于开放性损伤。选用正中切口或左前外侧第 4 肋间进胸切口行心脏修补术。

ℛ 处　　方

酚磺乙胺	0.5 g	
氨甲苯酸	0.2 g	iv　q6h
维生素 K$_1$	30 mg	
NS	100 ml	iv gtt　bid（皮试）（闭合性用 24 h,需手术者,
头孢呋辛	1.5 g	术前30 min用 1 次,术后用 24~48 h）

ℛ 警　　示

在闭合性损伤观察期间,若出现心包压塞症状,应行心包穿刺或紧急开胸手术。心包穿刺既可缓解症状又可进一步确诊。

第二节　胸壁疾病

一、胸壁结核

胸壁结核是指胸壁软组织及肋骨、胸骨结核性感染,多表现为胸壁寒性脓肿或慢性窦道,常继发于肺或胸膜结核。

ℛ 诊 断 要 点

1. 临床表现　胸壁上出现半球形隆起肿块,局部无红、肿、热、痛,按之有波动,故称之为寒性脓肿。当寒性脓肿逐渐扩大,穿破皮肤则形成慢性窦道。多数患者无全身感染症状。

2. 辅助检查

（1）X 线检查:可发现肺和胸膜及肋骨或胸骨结核病变,但 X 线检查阴性不能排除胸壁结核。

（2）超声检查:可判断胸壁肿块是实质性或是液性。

（3）穿刺液检查:当超声证实为液性肿块时,可穿刺抽液,液体涂片和培养检查抗酸杆菌。

（4）组织活体组织检查:若有慢性窦道或溃疡,可做组织活体组织检查,明确诊断。

ℛ 治 疗 程 序

治疗程序见图 3-6。

1. 一般治疗　加强全身支持疗法,如休息,加强营养。

2. 药物治疗　三联抗结核药物治疗。

3. 手术治疗　病灶清除术。

4. 特殊治疗　试行穿刺抽尽脓液,注入链霉素液 0.5 g,局部加压。

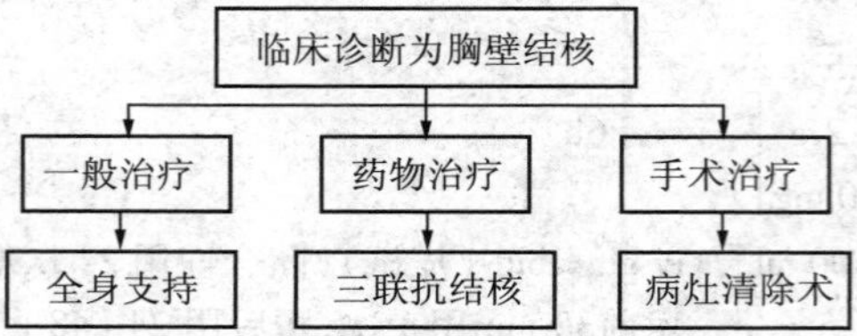

图 3-6　胸壁结核的治疗程序

ℛ　处　　方

处方 1　三联抗结核药物治疗

异烟肼（雷米封）　0.3 g　po　qd
利福平　0.45 g　po　qd
乙胺丁醇　0.75 g　po　qd

处方 2

复合维生素 B　2 片　po　tid
NS　　　　　100 ml
头孢呋辛 1.5 g ｜ iv gtt　bid（皮试）（术前 30 min 用 1 次,术后预防用
24 h）

ℛ　警　　示

1. 应与胸壁肿瘤、胸壁放线菌病、化脓性肋骨或胸骨骨髓炎相鉴别。

2. 若有活动性结核时不可进行手术。

3. 若胸壁结核合并化脓性急性感染时,应先切开引流,待化脓性感染控制后方可行结核病灶清除术,术后应继续抗结核 3~6 个月。

二、肋软骨炎

肋软骨炎系与病毒、外伤或内分泌异常等因素有关的,肋软骨部分发生间歇性疼痛、非特异性非化脓性肥大增生的炎性病变,亦称为 Tietze 病。好发于青年女性,常见于第 2 和（或）第 3 肋软骨与胸骨联合处,偶见于第 1 或第 4 肋,罕见于其他肋软骨胸骨联合处或胸锁关节。多数病例仅有一处病变,多发者往往仅见于单侧。

ℛ　诊断要点

1. 临床表现

（1）症状:发病前曾有上呼吸道感染病史,单根或多根上胸部肋软骨局部疼痛,间歇性,可反复发作,症状时轻时重,劳累后加重,有时向肩部或背部放散,但疼痛最明显处多在胸骨外缘。以第2、第3肋软骨多见,咳嗽和上肢活动时,疼痛加重。有的可自行缓解。

（2）体征:局部皮肤皮下组织正常,肋软骨稍有肿胀隆起,伴有压痛。以第2~4肋软骨常见,第2肋最常见。

2. 辅助检查　一般无异常发现。主要排除其他心、肺、肋骨的病变。

治疗程序

治疗程序见图3-7。

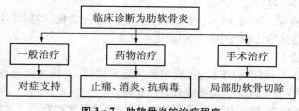

图3-7　肋软骨炎的治疗程序

1. 一般治疗
（1）解除患者的心理顾虑。
（2）对症治疗,局部热敷。
2. 药物治疗　止痛、消炎、抗病毒。
3. 手术治疗　肋软骨肿大明显、疼痛明显者可考虑局部肋软骨切除。

处　　方

吲哚美辛(消炎痛)　25 mg　po　tid

或　布洛芬缓释胶囊(芬必得)　0.3 g　po　bid

利巴韦林　0.2 g　po　tid

警　　示

对病程短,肋软骨突发肿大、疼痛,治疗后不能缓解,应做胸、腹部 CT 或 ECT 检查,以排除胸腹部器质性病变及肋软骨的良、恶性肿瘤,及时外科治疗,以免延误病情。有时非特异性肋软骨炎会因为外力或姿势导致胸椎小关节改变,胸廓应力改变导致的肋软骨疲劳性炎症,治疗采用中医正骨技术,恢复小关节功能和位置后,才能康复;采用激素做肋软骨局部封闭注射能暂时缓解疼痛,但是随着疼痛的减轻,胸椎和肋弓部有时会出现程度不同的畸形,最终需要外科治疗。

第三节　胸膜疾病

一、急性化脓性胸膜炎

急性化脓性胸膜炎是指脓性渗出液聚于胸膜腔内,病程在 3 个月以内。按致病菌类别分为化脓性、结核性及特异性脓胸。

ℛ 诊断要点

1. 临床表现　胸闷、胸痛,咳嗽、咳痰,高热,呼吸急促;局部呼吸音减弱,叩诊呈实音。白细胞计数及中性粒细胞比例升高。

2. 辅助检查

(1) 胸部 X 线片及 CT 检查:胸膜腔见致密阴影,上缘为弧形斜线;如发现液气平面,要注意支气管胸膜瘘或食管胸膜瘘。

(2) B 超检查:确定脓液的量及部位,以利确诊及胸腔穿刺。

(3) 胸腔穿刺:如见脓液即可确诊脓胸。脓液做细菌涂片及培养和药敏试验。

ℛ 治疗程序

治疗程序见图 3-8。

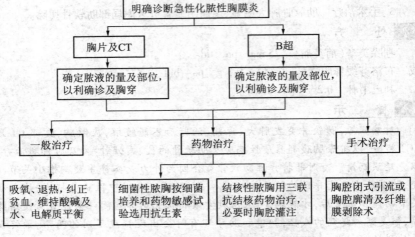

图 3-8　急性化脓性胸膜炎的治疗程序

1. 细菌性脓胸

(1) 一般治疗:吸氧,体温高于 38.5℃ 时应物理或化学降温。静脉输液补充营养及维生素,纠正贫血,维持酸碱及水、电解质平衡。血、尿常规检查。可疑败血症或脓毒血症时应做血培养。动态监测血压、脉搏及血氧饱和度。如休克应及时按感染性休克抢救。

（2）药物治疗:按细菌培养和药物敏感试验选用抗菌药物。

（3）手术治疗:若脓腔闭合慢或不满意,可早期行胸腔廓清和纤维膜剥除术。

（4）特殊治疗:

1）胸腔穿刺:经 B 超定位,尽快穿刺抽尽脓液,并注入抗菌药物。然后再复查胸部 X 线透视及 B 超检查。

2）胸腔闭式引流:脓液量不减少或增多,或黏稠者;脓气胸,包括消化道瘘(食管瘘、胃食管吻合口瘘、胸胃穿孔等)及支气管胸膜瘘,应立即行胸腔闭式引流。

2. 结核性胸膜炎

（1）一般治疗:控制全身原发及继发感染灶,加强支持疗法,矫正贫血和低蛋白血症,补充营养及维生素。

（2）药物治疗:应用三联抗结核药物治疗。

（3）特殊治疗:超声定位下胸腔穿刺抽尽积脓,并向脓腔内注入异烟肼(雷米封)0.6 g。切不可做胸腔闭式引流,以防混合感染,形成窦道或瘘管,久治不愈。

ℛ 处　方

处方1 细菌性脓胸处方

第一线:

青霉素　480 万～960 万 U　iv gtt　qd(皮试)

或　头孢唑林钠　3　iv gtt　bid(皮试)

阿米卡星(丁胺卡那霉素)　0.4 g　iv gtt　qd

0.2%甲硝唑　100 ml　iv gtt　bid

第二线:

0.2%环丙沙星　100 ml　iv gtt　bid

0.2%替硝唑　100 ml　iv gtt　bid

或　0.5%奥硝唑　0.5 g　iv gtt　bid

处方2 结核性胸膜炎处方

三联抗结核药物治疗:

链霉素　0.75 g　im　bid(皮试)

异烟肼(雷米封)　0.3 g　po　qd

利福平　0.45 g　po　qd

复合维生素B　2 片　po　tid

ℛ 警　示

1. 选用抗菌药物　按药敏试验结果选用抗菌药物为原则。一般化脓性脓胸可选环丙沙星联合青霉素,如青霉素过敏可用环丙沙星联合阿米卡星;如致病菌为厌氧菌则在前两种抗菌药物基础上加用替硝唑或甲硝唑。

2. 胸腔穿刺　脓液务必及早抽尽,一方面可最大限度地控制感染及中毒症状,另一方面可尽快使被脓液压缩的肺得以满意复张。多数患者需多次胸腔穿刺方可彻底治疗。

3. 胸腔闭式引流选择　一方面做胸腔闭式引流一定要慎重,必须在胸腔穿刺抽出胸水做涂片和培养证实为化脓菌方可考虑,如系结核菌禁忌行胸腔闭式引流;另一方面对张力性脓气胸,应尽快做胸腔闭式引流。

4. 其他　应尽快弄清原发病灶并及时采取措施控制。注意与脓胸同时存在的病灶的检查及治疗,如化脓性或结核性脑、肝、肾、心包等感染。

二、慢性化脓性胸膜炎

慢性化脓性胸膜炎是指急性脓胸持续不愈,病程 6 个月以上。脏、壁层胸膜纤维性增厚,脓腔壁形成。脓腔不能缩小,感染不能控制;肺不能膨胀,纵隔向患侧移位,呼吸功能严重受损。

ℛ 诊断要点

1. 临床表现

（1）急性脓胸不愈持续 6 个月以上。

（2）长期低热、食欲缺乏、消瘦、贫血及低蛋白血症等慢性感染中毒症状。

2. 辅助检查

（1）CT 可明确脓腔的位置、范围、大小和脓腔壁厚度。

（2）疑有支气管胸膜瘘时可将亚甲蓝注入脓腔,如痰带蓝色即可确诊。疑有食管胸膜瘘时则可口服亚甲蓝,如脓腔脓液带蓝色则可诊断。一般脓胸可胸腔穿刺或从原引流窦道取脓液做细菌学检查,同时做脓腔造影以明确诊断。

ℛ 治疗程序

治疗程序见图 3-9。

1. 一般治疗　加强营养,纠正贫血和低蛋白血症,补充维生素 C 及维生素 K。

2. 手术治疗　胸膜纤维板剥除术、胸廓成形术或胸膜肺切除术等。可根据病情选择式式。

3. 特殊治疗　闭式引流引流管应足够粗并应放置在脓腔最低位。如无支气管胸膜瘘及食管胸膜瘘,可采用生理盐水或加用抗菌药物的生理盐水冲洗。

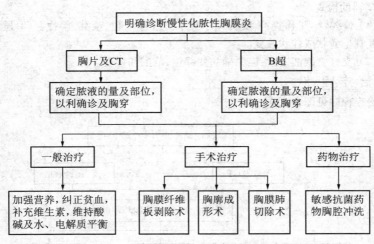

图 3－9　慢性化脓性胸膜炎的治疗程序

📖 处　　方

无特殊药物处方。

📖 警　　示

1. 慢性脓胸如果是结核性脓胸不可引流,只可手术治疗。

2. 一些患者经过支持治疗、抗菌药物治疗及改进引流后,中毒症状减轻,脓腔缩小至消失或成干腔而获得痊愈。

第四节　支气管及肺部疾病

一、支气管扩张

支气管扩张是指支气管及其周围肺组织反复感染和支气管阻塞,造成不可逆的支气管扩张和变性。其中大部分为原发性。患者表现为经常咳痰,反复加重(恶化),气道和肺实质不断被破坏。临床表现共有四种类型,即迅速进展型、缓慢进展型、顽固型和以咯血为主型,这四种类型彼此不是孤立和截然分开的。

📖 诊 断 要 点

1. 临床表现

(1) 主要症状:咳痰、咯血和反复发作的呼吸道和肺部感染为主要症状。

(2) 全身症状:感染期患肺能闻及湿啰音及痰鸣音,伴有全身中毒症状。

77

2. 辅助检查

（1）X 线及 CT 检查：X 线胸片示肺下野纹理增粗、紊乱、聚拢。CT 显示病肺支气管呈囊状或柱状改变。

（2）支气管碘油造影：能明确病变部位、范围和程度。

ℛ 治 疗 程 序

治疗程序见图 3 - 10。

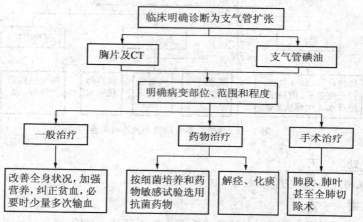

图 3 - 10　支气管扩张的治疗程序

1. 一般治疗　改善全身状况，加强营养，纠正贫血，必要时少量多次输血。

2. 药物治疗

（1）抗感染：先选用广谱抗菌药物，1 秒末用力呼气容积降低（低于 60% 预计值）、每天痰量超过 30 ml 的患者更可能长期携带铜绿假单胞菌，应予喹诺酮类药物进行抗铜绿假单胞菌治疗；相反，则应接受针对流感嗜血杆菌和肺炎链球菌的抗菌药物治疗。细菌培养结果出来后可据此选择敏感抗菌药物。

（2）抗炎治疗：如吸入肾上腺糖皮质激素，可以减少痰液、降低炎性介质水平，可能有助于疾病进展的控制。

（3）解痉化痰。

3. 手术治疗

（1）病变局限于一段、一叶或多段者，可行肺段或肺叶切除术。

（2）病变若侵犯一侧多叶甚至全肺而对侧肺功能良好者，可行多叶甚至一侧全肺切除术。

（3）双侧病变，先做病变重、估计痰血主要来源的一侧肺，可行单侧肺段或肺叶切除术。

（4）大咯血且内科治疗无效者,能明确出血部位的,可切除出血病肺以抢救生命。

𝓡 处　方

抗感染方面可选处方 1 或处方 2

处方1　青霉素　480 万~960 万 U　iv gtt　bid(皮试)

或　头孢唑林　2.0~3.0 g　iv gtt　bid

　　链霉素　0.5 g　im　bid(皮试)

或　阿米卡星(丁胺卡那霉素)　0.4 g　iv gtt　qd

处方2　头孢哌酮(先锋必)　2.0 g　iv gtt　bid

　　0.2%环丙沙星　100 ml　iv gtt　bid

处方3　解痉化痰

　　沙丁胺醇(舒喘灵)　2~4 mg　po　tid

或　氨溴索(沐舒坦)　30 mg　po　tid

或　氨溴索(沐舒坦)　60 mg　iv　bid

或　氨溴索(沐舒坦)　30 mg　超声雾化吸入　tid

𝓡 警　示

1. 支气管扩张反复感染,病程较久,多为耐药菌株,抗菌药物最好根据细菌培养选用敏感抗菌药物。

2. 术前应控制每日痰量在 50 ml 以下,麻醉时插双腔管以防术中痰液流向健肺。

3. 支气管扩张患者胸膜多粘连,关胸时应注意止血彻底。

二、肺脓肿

肺脓肿通常是指各种细菌引起的肺实质化脓性感染,其部分肺组织坏死、液化,继而形成脓肿。临床上分急性肺脓肿和慢性肺脓肿。

𝓡 诊断要点

1. 临床表现

（1）有急性上呼吸道感染病史,高热、寒战、咳嗽、胸痛和白细胞计数增加。

（2）1~2 周后咳出大量脓臭痰,脓痰静置后分三层为其特征,伴有慢性消耗性毒血症状。

（3）急性肺脓肿感染迁延 3 个月以上,则变为慢性肺脓肿。

2. 辅助检查　X 线胸片示急性期为云雾状肺段状阴影;慢性期表现为中心型厚壁空洞,有液平。

ℛ 治疗程序

治疗程序见图 3－11。

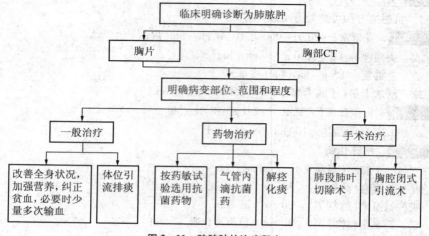

图 3－11　肺脓肿的治疗程序

1. 一般治疗

（1）给予高热量饮食,加强营养,有贫血者给予少量间断输新鲜血。

（2）高热者给予对乙酰氨基酚（百服宁）降温或物理降温,但要防止脱水。

（3）体位引流排痰,根据脓肿部位采用头低体位引流排痰,每日 2～3 次,每次 15～30 分钟。

2. 药物治疗　培养前使用广谱抗菌药物,以后根据细菌培养选择敏感抗菌药物,急性期积极抗感染治疗,体位引流。

3. 手术治疗

（1）病变肺叶切除术用于慢性肺脓肿经久不愈或突发大咯血危及患者生命者。

（2）胸腔闭式引流术用于脓肿破溃形成脓胸者。

4. 特殊治疗　可在静脉使用抗菌药物同时加用气管内抗菌药物滴入。

ℛ 处　　方

处方 1　对乙酰氨基酚（百服宁）　0.5 g　po　st

处方 2　抗感染,病情较轻者选用

| NS | 100 ml | iv gtt　bid（皮试） |
| 青霉素 | 480 万～960 万 U | |

或　头孢唑林(先锋霉素Ⅴ)　2.0~3.0 g　iv gtt　bid

链霉素　0.5 g　im　bid(皮试)

处方3　抗感染,病情较重者选用

NS　　　　　100 ml
头孢哌酮　2.0 g　｜　iv gtt　bid(皮试)

处方4　气管内用药

阿米卡星(丁胺卡那霉素)　0.5 g　气管内滴入 qd 或 bid

或　庆大霉素　8 万 U　气管内滴入 qd 或 bid

℞ **警　示**

1. 急性期抗菌药物要用至临床症状消失,X 线胸片示脓肿完全吸收,仅有纤维条索改变方可停药,以免形成慢性脓肿。疗程一般为 1~2 个月。

2. 术前每日痰量要控制在 50 ml 以下,麻醉要采用双腔气管插管,防止术中脓液流向健肺。

三、肺大疱

肺大疱即大疱性肺气肿,是肺实质内异常含气囊腔。

℞ **诊断要点**

1. 体积较小的可无症状,体积较大的可有胸闷、气促、呼吸困难。

2. 肺大疱若破裂,则发生气胸。呼吸困难加重,患侧呼吸音减弱。

3. X 线胸部摄片可见肺内透光度增强的空腔,腔内无纹理,周围有受压致密的肺组织影,同侧膈肌下降,肋间隙可增宽,纵隔向健侧移位。

4. CT 可见肺内透光度增强、大小不等的空腔。

℞ **治疗程序**

治疗程序见图 3-12。

1. 一般治疗

(1) 避免受凉、剧烈咳嗽。

(2) 较小的肺大疱可暂观察,先不处理。

2. 药物治疗　止喘,预防、控制感染。

3. 手术治疗

(1) 单纯肺大疱可采用胸腔镜治疗。

(2) 较大肺大疱或多发性肺大疱患者可开胸行肺大疱切除或肺段切除。将所有的大疱彻底切除,尽最大可能保留健康肺组织。

4. 特殊治疗　若肺大疱破裂并发气胸,可行胸膜腔穿刺或插管引流。

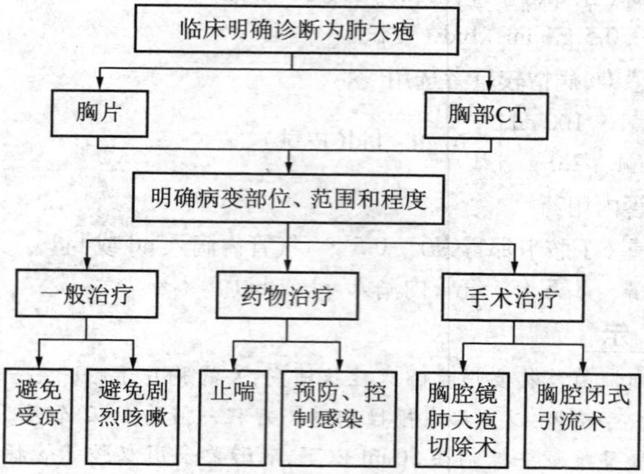

图 3－12　肺大疱的治疗程序

ℛ　处　　　方

乙酰螺旋霉素　0.2 g　po　qid
急支糖浆　30 ml　po　tid
或　咳喘宁口服液　10 ml　po　tid
氨茶碱　0.1 g　po　tid

ℛ　警　　　示

肺大疱未破裂者，注意与气胸鉴别，禁忌胸腔穿刺。

四、肺结核

肺结核是一种由结核杆菌引起的慢性传染病。主要以内科治疗为主，但部分病例还需要外科治疗。

ℛ　诊　断　要　点

1. 症状　午后低热、咳嗽、咳痰、咯血、食欲缺乏及消瘦等。

2. 体征　叩诊可有浊音，呼吸音粗、减弱或有支气管肺泡音，有时可闻中、小水泡音。

3. 胸部 X 线摄片　可见两肺大小不等的多发性散在结节，或呈圆形、团块状或絮状以及空洞。

4. 痰液细菌培养　约 50% 病例有阳性发现。

ℛ 治疗程序

治疗程序见图 3-13。

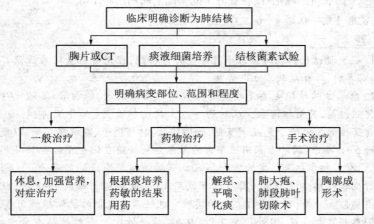

图 3-13 肺结核的治疗程序

1. 一般治疗　休息,加强营养,对症治疗。

2. 药物治疗　首先行三联或四联抗结核治疗,继而根据痰培养药敏试验的结果调整用药。

3. 手术治疗

(1) 肺切除术适应证:

1) 肺结核空洞,厚壁空洞(壁厚达 3 cm 以上),张力性空洞,巨大空洞,下叶空洞。

2) 结核球直径在 2 cm 以上。

3) 毁损肺段肺叶或一侧全肺毁损。

4) 结核性支气管狭窄或支气管扩张。

5) 反复或持续咯血。

(2) 胸廓成形术适应证:

1) 上叶空洞,患者一般情况差,不能耐受肺切除术者。

2) 一侧广泛性肺结核病灶,痰菌阳性,药物治疗无效,一般情况差不能耐受全肺切除术,但支气管变化不严重者。

ℛ 处　　方

处方 1　三联抗结核治疗

异烟肼(雷米封)　0.3 g　po　qd

　　利福平　　0.45 g　po　qd
　　链霉素　　0.75 g　im　qd（皮试）

处方 2　　四联抗结核治疗,在处方 1 的基础上加用乙胺丁醇

　　乙胺丁醇　　0.25 g　po　tid

𝓡 警　示

　　1. 服用抗结核药物时应每个月检查肝肾功能;应用链霉素时应注意其耳毒性,如有耳鸣、耳聋症状应立即停药。

　　2. 难治性肺结核主要是指痰菌阳性的肺结核病例,经初治、复治化疗失败之后仍然排菌,其结核菌至少已对两种以上抗结核主药（如异烟肼、利福平）产生了耐药性者。可给予免疫调节剂,如胸腺肽、转移因子、左旋咪唑等,以提高疗效。近 5~6 年来,国外专家用热杀灭的母牛分枝杆菌在化疗开始后 1~4 周皮内注射,已有了初步结果。实验室和临床证明对结核菌有效的新药有:① 利福霉素类衍生物利福喷汀,长效,国内已有试用 10 年的经验。每周 1~2 次,效果与利福平相似。此外,利福布汀在动物实验中也显示了较强的抗结核作用。② 氟喹诺酮类药氧氟沙星,国外已应用近 10 年,对慢性空洞型肺结核有肯定疗效。环丙沙星,国内已有人用于临床,近期疗效满意。晶石沙星,效果与异烟肼相似,估计未来会成为多耐药结核病的首选药物。③ 其他新药小诺米星,是新一代氨基糖苷类抗菌药物,1986 年在我国通过新药审评,作用与链霉素相近,结核放线菌素-N 对耐链霉素或耐卡那霉素菌株有效。此外,β-内酰胺类、大环内酯类抗菌药物以及氯苯酚嗪等药临床证实均有一定的治疗效果。一旦形成难治性肺结核,应抓紧彻底治疗。一位难治性肺结核患者的传染危害等于 20 位痰涂片阳性的初治患者。因此,强化期一定要住院。合理新方案疗程需 12~18 个月或痰菌持续阴转 6 个月方可停药。

　　3. 下列情况为手术禁忌证:① 肺结核正在扩展或处于活动期,全身症状重,红细胞沉降率等基本指标不正常,或肺内其他部位出现新的浸润性病灶。② 一般情况和心肺代偿能力差。③ 合并肺外其他脏器结核病,经过系统的抗结核治疗,病情仍在进展或恶化者。

五、肺癌

　　原发性支气管肺癌,简称肺癌,起源于支气管黏膜,是最常见的肺部恶性肿瘤。根据解剖学可分为中央型、周围型和弥漫浸润型。按病理学分为鳞状上皮癌、腺癌、未分化小细胞癌、大细胞癌四个类型。临床上常被简化为小细胞肺癌和非小细胞肺癌两类。

🅡 诊断要点

1. 临床诊断

（1）典型症状：为刺激性咳嗽，痰中带血，胸痛，尤其是 40 岁以上、有长期吸烟史的患者，应予高度警惕。

（2）X 线胸片和 CT 检查：有肺部肿块，呈分叶状，圆形或椭圆形，边缘有毛刺，或厚壁，偏心空洞，中央型肺癌常伴有肺段、肺叶或全肺不张。胸膜受累时可见大量胸腔积液。

（3）痰脱落细胞学检查：找到癌细胞之后即可确诊，阳性检出率50%~80%。

（4）纤维气管镜检查：可见腔内肿瘤，活体组织检查或刷片、灌洗找到癌细胞可确诊，阳性检出率达 60%~80%。

（5）经皮肺穿刺：适用于外周性病变，阳性率为 74%~96%。

（6）鉴别诊断：本病应与肺结核、肺部感染性疾病、肺部良性肿瘤鉴别。

2. 国际抗癌联盟（UICC）第 8 版肺癌 TNM 分期。

（1）T 分期：从大小、位置、浸润范围三个维度考虑：

肺癌分期中，最复杂的要属 T 分期，它不是单纯以大小或浸润深度去区分，而要从大小、位置、浸润范围三个维度去界定。满足其中任何一个维度，即可定义为该 T 分期，通常就高不就低。如：肿瘤大小只有 1 cm，但位置在主支气管，那么该肿瘤应归为 T_2 期（表 3-1）。

表 3-1　肺癌的 T 分期

T 分期	大小	位置	浸润范围
T_1	$T_{1a} \leqslant 1$ cm 1 cm$<T_{1b} \leqslant 2$ cm 2 cm$<T_{1c} \leqslant 3$ cm	T_{1a}SS：叶支气管（未达主支气管）	T_{1a}(mi)：微浸润腺癌
T_2	3 cm$<T_{2a} \leqslant 4$ cm 4 cm$<T_{2b} \leqslant 5$ cm	T_2Centr：主支气管（未达隆嵴）；肺不张（未超过肺门）	T_2Visc PI：侵犯脏层胸膜
T_3	5 cm$<T_3 \leqslant 7$ cm	T_3Satell：同一叶 2 个及以上结节	T_3Inv：侵犯胸壁，心包，膈神经
T_4	7 cm$<T_4$	T_4Ipsi Nod：同肺不同叶 2 个及以上结节	T_4Inv：侵犯膈肌，纵隔，气管，食管，心脏，大血管，隆嵴，脊柱，喉返神经

(2)N 分期:周围→中央→对侧。

与 T 分期相比,肺癌的 N 分期相对较为简单。肺癌淋巴结共分为 14 站,其中 1~9 站淋巴结(包括锁骨上区淋巴结,上纵隔区淋巴结,主动脉淋巴结,下纵隔区淋巴结)主要位于中央,10~14 站淋巴结主要位于肺周及肺门。

未发生淋巴结转移时,归为 N_0。发生淋巴结转移时,若受累淋巴结主要位于肿瘤周围(即同侧 10~14 站),则归为 N_1;若受累淋巴结已达中央区域(即同侧 2~9 站,除外 1 站锁骨上区淋巴结),则归为 N_2;若受累淋巴结已到达对侧,或锁骨上区淋巴结(同侧或对侧),则归为 N_3。

(3)M 分期:肺癌的 M 分期如表 3-2 所示。

表 3-2　肺癌的 M 分期

M_0	无远处转移
M_{1a}	恶性胸腔/心包积液 或胸膜/心包结节 或不同肺不同叶 2 个及以上结节
M_{1b}	胸外单发(单个器官单处病灶)转移
M_{1c}	胸外多发(多个器官或单个器官多处病灶)转移

临床分期:先看 M,再看 N,最后看 T。

在综合 T、N、M 分期进行临床分期时,可采用先 M,再 N,后 T 的方法(表 3-3)。

表 3-3　肺癌的临床分期

		N_0	N_1	N_2	N_3
T_1	T_{1a}	I_{A1}			
	T_{1b}	I_{A2}	II_B	III_A	III_B
	T_{1c}	I_{A3}			
T_2	T_{2a}	I_B			
	T_{2b}	II_A			
T_3	T_3	II_B	III_A	III_B	III_C
T_4	T_4	III_A			
M_1	M_{1a}		IV_A		
	M_{1b}				
	M_{1c}		IV_B		

🅡 治疗程序

治疗程序见图 3-14。

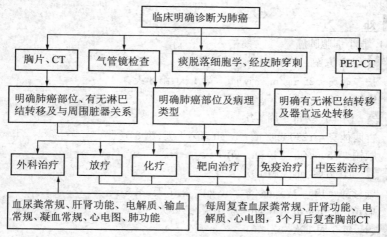

图 3-14　肺癌的治疗程序

1. 一般治疗　改善营养状态,纠正贫血,戒烟,深呼吸和咳嗽训练,控制呼吸道炎症。

2. 手术治疗

（1）肺叶切除术。

（2）一侧全肺切除术。

（3）支气管袖状成形肺叶切除术。

3. 药物治疗　根据病理分型选择化疗方案。

（1）非小细胞肺癌的化疗方案:NP 方案(长春瑞宾+顺铂或卡铂)、GP 方案(双氟胞苷+顺铂或卡铂)、TP 方案(紫杉醇+顺铂或卡铂,多西紫杉醇+顺铂或卡铂)、培美曲塞+顺铂方案。

（2）小细胞肺癌的化疗方案:① 局限期 EP 方案(DDP/VP-16)、CE 方案(CBP/VP-16),同时联合放疗。② 广泛期除 EP、CE 方案外,DDP/CPT-11 方案亦可采纳。

4. 放疗

（1）常规放疗:每日 2 Gy,总量 64 Gy。

（2）超分割放疗:每次 1.2 Gy。每日照射 2 次,间隔 6 小时。总剂量 60～79.2 Gy。

5. 肺癌恶性胸腔积液的治疗　可行胸腔穿刺抽液,再向胸腔内注射顺铂、氟尿嘧啶(5-FU)、白介素 2,必要时行胸腔镜胸膜粘连术。

6. 个体化靶向治疗　吉非替尼对 EGFR 基因敏感突变的患者有明显的

疗效。

𝓡 **处　方**

1. 非小细胞肺癌

处方 1　NP 方案,每 3 周 1 次

长春瑞宾　25 mg/m² iv gtt　第 1 天,第 8 天

顺铂　80 mg/m²　iv gtt　第 1 天

处方 2　GP 方案,每 3 周 1 次

吉西他宾　1250 mg/m²　iv gtt　第 1 天,第 8 天

顺铂　75 mg/m²　iv gtt　第 1 天

处方 3　TP 方案,每 3 周 1 次

紫杉醇　135~175 mg/m²　iv gtt　第 1 天,第 8 天

顺铂　75 mg/m²　iv gtt　第 1 天,第 8 天

处方 4　每 3 周 1 次

培美曲塞　500 mg/m²　iv gtt　第 1 天

顺铂　75 mg/m²　iv gtt　第 1 天

2. 小细胞肺癌

处方 1　COMVP(全国化疗学会协作方案),每 3 周 1 次

环磷酰胺　500~700 mg/m²　iv gtt　第 1 天,第 8 天

长春新碱　1 mg/m²　iv gtt　第 1 天,第 8 天

甲氨蝶呤　7~14 mg/m²　iv gtt　第 3 天,第 5 天,第 10 天,第 12 天

鬼臼乙叉苷　100 mg/m²　iv gtt　第 3~7 天

处方 2　CV 方案,每 4 周 1 次

卡铂(carboplatin)　300 mg/m²　iv gtt　第 1 天

鬼臼乙叉苷　100 mg/m²　iv gtt　第 1~3 天

3. 肺癌恶性胸腔积液　顺铂 60 mg、氟尿嘧啶(5-FU)1000 mg,溶于 100 ml 生理盐水胸腔内注射,必要时间隔 7 天再用

或白介素 2　100 万 U,加生理盐水 50 ml 胸腔内注射

𝓡 **警　示**

1. 早期发现　肺癌的发病率在男性恶性肿瘤中居首位,在女性发病率也迅速增高。早期发现是关键。对 40 岁以上男性、长期大量吸烟、久咳不愈、有痰血者,建议每隔 6 个月做一次低强度 CT 检查,以免漏诊。

2. 化疗　应注意化疗药物毒性反应的防治,用药过程中若有以下情况出现,应予停药,并根据情况给予适当的支持疗法:① 用药时间或剂量超过一般显效时间或剂量,继续用药而有效的机会不大时;② 呕吐频繁,影响电解质平衡;

③ 严重口腔溃疡；④ 腹泻超过每日 5 次，或有血性腹泻时；⑤ 血象下降较快，或白细胞计数低至 3×10^9/L，血小板低至 80×10^9/L 时；⑥ 发热，体温超过 38℃；⑦ 出现重要脏器的毒性症状，如心肌损害、中毒性肝炎、膀胱炎、化学性肺炎等；⑧ 出现并发症，如消化道出血、尿酸盐结晶所致的肾功能障碍等。

3. 外科手术　仍是肺癌的主要治疗方法。一般认为Ⅰ期、Ⅱ期及部分ⅢA期肺癌均是外科手术对象，广泛的 N_2 及ⅢB 期肺癌宜做化疗或加放疗，未分化小细胞肺癌一般不适于外科手术。要重视肺癌外科手术加术前、术后化疗、放疗等综合治疗的重要性。肺叶切除是肺癌外科治疗的最小范围的标准术式，小于肺叶切除的局限性切除复发率高，必须清扫胸内相关引流淋巴结及区域淋巴结，以利达到根治目的和标准的术后分期。

第五节　纵隔肿瘤

纵隔是位于两侧胸膜腔间，胸骨后和脊柱前的间隙。下为膈肌，上与颈部沟通。胸骨角与第 4 胸椎下缘水平连线的上方为上纵隔，下方为下纵隔；上纵隔以气管为界，分前、后纵隔；下纵隔以心包为界，分为前、中、后纵隔。中纵隔含有很多重要器官，又称为内脏器官纵隔。纵隔内含有大血管、气管、主支气管、心包、食管、胸腺、脂肪、神经和淋巴结等组织，因胚胎发育过程发生异常或后天性囊肿，或肿瘤形成，就成为纵隔肿瘤。原发性纵隔肿瘤种类繁多，大多数为良性，也有恶性。常见肿瘤依次为神经源性肿瘤、畸胎瘤及胸腺瘤。

诊断要点

1. 一般症状　大约 1/3 的患者无症状，常见症状有胸闷、胸痛、前胸部不适、咳嗽、呼吸困难、吞咽困难等。少见有腔静脉梗阻症状、声音嘶哑、霍纳综合征等。

2. 特有症状　如胸内甲状腺可合并甲亢，胸腺瘤可合并重症肌无力，畸胎瘤破入肺内可咯出毛发或豆渣样物，胸腺类癌可以合并库欣综合征，某些神经源性肿瘤可有分泌儿茶酚胺所产生的症状。

3. X 线检查　根据 X 线胸片所示肿瘤位置作为诊断的主要依据，前纵隔心包前圆形肿块，内有钙化或牙齿多为畸胎瘤；密度小且一致则为皮样囊肿。后纵隔实质肿块及椎孔扩大多是神经源性肿瘤。前上纵隔紧贴胸骨类圆形阴影，应考虑胸腺瘤。中纵隔常见气管支气管囊肿、食管囊肿和淋巴结源性肿瘤。

4. B 超检查　可区别肿块是实质性抑或是囊肿。

5. 胸部 CT 检查　能准确地显示肿瘤的部位、大小、突向一侧还是双侧、肿瘤周围有无浸润，对于临床和普通 X 线检查未能诊断的病例，具有特殊的诊断价值。

ℛ 治疗程序

治疗程序见图 3 - 15。

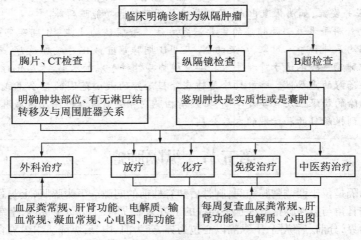

图 3 - 15 纵隔肿瘤的治疗程序

1. 一般治疗　戒烟,深呼吸和咳嗽锻炼,防治肺部感染。

2. 药物治疗　胸腺瘤合并重症肌无力患者可选用胆碱酯酶抑制剂或糖皮质激素。

3. 手术治疗　纵隔肿瘤摘除术。

ℛ 处　方

胸腺瘤合并重症肌无力患者选用

溴吡斯的明　60~120 mg　po　q4h 或 tid

或　泼尼松(强的松)　5~30 mg　po　tid（15~100 mg/d）

ℛ 警　示

1. 胸腺瘤合并重症肌无力患者应用胆碱酯酶抑制剂治疗时应反复试验抗胆碱酯酶药的有效剂量,使患者达到维持正常的生理活动所需肌力,而不要获得最强的肌力,因胆碱酯酶抑制剂过量可致胆碱能危象发生。

2. 重症肌无力患者是否应用糖皮质激素,意见不一,且用糖皮质激素的最初几天,肌无力症状可短暂加重,3~5 天后症状逐渐减轻。

3. 纵隔肿瘤手术时因为肿瘤常与大血管、心包、支气管、气管、食管、肺门、肺及胸主动脉关系密切,操作应细致,分离时要由浅入深,由易到难,解剖平面尽量紧贴肿瘤。巨大肿瘤应先减压然后摘除。出自椎孔内神经根的神经源性肿瘤,近根处摘除易发生出血,止血困难,宁可肿瘤蒂部保留。与大血管粘连很紧时,可残留一部分瘤壁,搔刮后用苯酚烧灼,既安全又不影响手术效果。

4. 对恶性肿瘤仅做部分切除或不能切除的患者,可加用放疗或化疗。

第六节 食管疾病

一、食管癌与贲门癌

食管癌及贲门癌是常见的消化道肿瘤。我国为高发地区之一,我国北方较南方多见,男性多于女性,发病年龄多在 40 岁以上。

ℛ 诊断要点

1. **症状** 典型症状为进行性吞咽困难,先为固体食物吞咽受阻,继而为半流质、流质也不易通过。此时患者消瘦,常有脱水。① 早期症状:胸骨后不适、吞咽时轻度梗噎感、异物感、闷胀感、烧灼感、食管腔内疼痛或进食后食物停滞感等。上述症状可间断或反复出现,也可持续长达数年。② 进展期症状:进行性吞咽困难、胸骨后疼痛、呕吐、贫血、体重下降。③ 晚期症状:吞咽困难,只能进食流质食物,逐渐消瘦,甚至出现刺激性咳嗽、声音嘶哑、黑便、胸痛、恶病质。

2. **体征** 多无明显阳性体征,应特别注意锁骨上有无肿大淋巴结,腹部有无肿块及胸腔积液、腹水。直肠指检亦可排除盆腔有无转移或肿块。

3. **辅助检查**

(1)食管吞钡 X 线造影,早期可见食管黏膜皱襞紊乱、粗糙或虚线状中断;局限性管壁僵硬或钡剂,小溃疡龛影,小充盈缺损。中晚期则有明显的不规则狭窄和充盈缺损,狭窄上方食管不同程度扩张,管壁僵硬,溃疡龛影,病变段食管周围软组织肿块。

(2)带网气囊食管脱落细胞学检查。

(3)纤维食管镜或纤维胃镜检查,可了解病变情况。在直视下钳取多块组织做病理学检查,及早明确诊断。

(4)CT、超声内镜检查(EUS),可判断食管癌的浸润层次,向外扩展深度,对有效估计外科手术可能性有很大帮助。

(5)放射性核素 ^{32}P 检查,食管病变处吸收 ^{32}P 较多有助于早期发现癌变。

(6)PET-CT 在评价食管癌远处转移、发现早期食管癌和评估放化疗的效果方面优于普通 CT。

4. **食管癌的临床病理分期**

(1)食管癌 TNM 分期(第 8 版):

1) T 分期：

T_X：未发现原发肿瘤，或者通过痰细胞学或支气管灌洗发现癌细胞，但影像学及支气管镜无法发现。

T_0：无原发肿瘤的证据。

T_{is}：原位癌。

T_1：肿瘤最大径≤3 cm，周围包绕肺组织及脏层胸膜，支气管镜见肿瘤侵及叶支气管，未侵及主支气管。

T_{1a}：肿瘤最大径≤1 cm。

T_{1b}：肿瘤最大径>1 cm，≤2 cm。

T_{1c}：肿瘤最大径>2 cm，≤3 cm。

T_2：肿瘤最大径>3 cm，≤5 cm；侵犯主支气管（不常见的表浅扩散型肿瘤，不论体积大小，侵犯限于支气管壁时，虽可能侵犯主支气管，仍为 T_1），但未侵及隆突；侵及脏胸膜；有阻塞性肺炎或者部分肺不张。符合以上任何一个条件即归为 T_2。

T_{2a}：肿瘤最大径>3 cm，≤4 cm。

T_{2b}：肿瘤最大径>4 cm，≤5 cm。

T_3：肿瘤最大径>5 cm，≤7 cm。直接侵犯以下任何一个器官，包括：胸壁（包含肺上沟瘤）、膈神经、心包；全肺肺不张肺炎；同一肺叶出现孤立性癌结节。符合以上任何一个条件即归为 T_3。

T_4：肿瘤最大径>7 cm；无论大小，侵及以下任何一个器官，包括：纵隔、心脏、大血管、隆峰、喉返神经、主气管、食管、椎体、膈肌；同侧不同肺叶内孤立癌结节。

2) N 分期：

N_X：区域淋巴结无法评估。

N_0：无区域淋巴结转移。

N_1：同侧支气管周围及（或）同侧肺门淋巴结以及肺内淋巴结有转移，包括直接侵犯而累及的。

N_2：同侧纵隔内及（或）隆突下淋巴结转移。

N_3：对侧纵隔、对侧肺门、同侧或对侧前斜角肌及锁骨上淋巴结转移。

3) M 分期：

M_X：远处转移不能被判定。

M_0：没有远处转移。

M_1：远处转移。

M_{1a}：局限于胸腔内，包括胸膜播散（恶性胸腔积液、心包积液或胸膜结节）以及对侧肺叶出现癌结节（许多肺癌胸腔积液是由肿瘤引起的，少数患者胸腔积液多次细胞学检查阴性，既不是血性也不是渗液，如果各种因素和临床判断认为渗液和肿瘤无关,那么不应该把胸腔积液纳入分期因素)。

M_{1b}:远处器官单发转移灶为 M_{1b}。

M_{1c}:多个或单个器官多处转移为 M_{1c}。

早期食管癌的病理分期($pTNM$),肿瘤分级(G 分期)尤为重要。未分化癌对组织病理学细胞类型需要更多的分析。如果可以确定起源于何种腺体,该癌症被分期为 3 级腺癌;如果可以确定为鳞状起源或最终仍评估为未分化癌,则分期为 3 级鳞状细胞癌。

肿瘤位置对于腺癌分期作用不大。但是肿瘤位置联合 G 分期对 $pT_{1-3}N_0M_0$ 鳞癌再分期必不可少。食管胃交界区(EGJ)被重新定义,肿瘤中心距离胃贲门 ≤ 2 cm 按照食管腺癌进行分期;超过 2 cm 应按照胃癌进行分期。

(2)病理分期($pTNM$):

1)腺癌:

0 分期限定为高度不典型增生($pTis$)。

T_1 亚型结合 G 分期将 Ⅰ 期分 3 个亚组: Ⅰ A 期($pT_1aN_0M_0G_1$), Ⅰ B 期 ($pT_1aN_0M_0G_2$ 及 $pT_1bN_0M_0G_{1-2}$), Ⅰ C 期($pT_1N_0M_0G_3$ 和 $pT_2N_0M_0G_{1-2}$)。

$pT_2N_0M_0G_3$ 仍为 Ⅱ A 期的唯一亚型。$T_3N_0M_0$ 和 $pT_1N_1M_0$ 构成 Ⅱ B 期。

Ⅲ 期因预后相对较好予以保留。Ⅲ A 期包括 $pT_2N_1M_0$ 和 $pT_1N_2M_0$,而 $pT_2N_2M_0$,$pT_3N_{1-2}M_0$ 和 $pT_4aN_{0-10}M$ 构成 Ⅲ B 期。

因大多数的局部晚期病例与远处转移(M_1)的有相似生存期,同属 Ⅳ 期。 $pT_4aN_2M_0$,$pT_4bN_{0-2}M_0$ 和 $pT_{any}N_3M_0$ 为 Ⅳ A 期。远处转移(M_1)为 pStage Ⅳ B。

2)鳞癌:

0 期仅限于高度不典型增生即 $pTis$。

T_1 期结合 G 分期将 Ⅰ 期分为 2 组: Ⅰ A 期($pT_1aN_0M_0G_1$)和 Ⅰ B 期 ($pT_1aN_0M_0G_{2-3}$,$pT_1bN_0M_0$ 和 $pT_2N_0M_0G_1$)。

下胸段 $pT_2N_0M_0G_{2-3}$,$pT_3N_0M_0$ 和中上胸段 $pT_3N_0M_0G_1$ 食管癌组成 Ⅱ A 期。 Ⅱ B 期包括上胸段食管的 $T_3N_0M_0G_{2-3}$ 及 $pT_1N_1M_0$。

Ⅲ 期和Ⅳ期分类方法同腺癌。

(3)新辅助病理分期($ypTNM$):

第 8 版分期创新之处在于对接受新辅助治疗且有病理活体组织检查的病例进行单独分期。这种添加驱动因素包括特异性新辅助后的病理类别($ypT_0N_{0-3}M_0$ 和$ypTisN_{0-3}M_0$),不同阶段组成成分和显著不同的生存概况等同于病理($pTNM$)类别的缺失。

此分组不考虑组织病理学细胞类型。G 分期不包括在新辅助后病理分期中。

yp Ⅰ 期包含 $ypT_{0-2}N_0M_0$。

yp Ⅱ 期即 $ypT_3N_0M_0$。

yp ⅢA 期包括限于食管壁,具有 ypN_1 区域淋巴结($ypT_{0\text{-}2}N_1M_1$)的食管癌。yp ⅢB 期包含 $ypT_{1\text{-}3}N_2M_0$,$ypT_3N_1M_0$ 和 $ypT_4aN_0M_0$。

yp ⅣA 期包括 $ypT_4aN_{1\text{-}2}M_0$,$ypT_{4b}N_{0\text{-}2}M_0$ 和 yp $T_{any}N_3M_0$。yp ⅣB 期包含 ypM_1。

（4）临床分期（cTNM）：

1）腺癌：

0 期包含 cTis。

Ⅰ 期即 $cT_1N_0M_0$。

ⅡA 期为 $cT_1N_1M_0$,ⅡB 期为 $cT_2N_0M_0$。

Ⅲ 期包括 $cT_2N_1M_0$ 和 $cT_{3\text{-}4}aN_{0\text{-}1}M_0$。

$T_4bN_{0\text{-}1}M_0$ 和所有 $cN_{2\text{-}3}M_0$ 属于临床分期 ⅣA 期。临床分期 ⅣB 期包含所有 cM_1。

2）鳞癌：

0 期包含 cTis。

Ⅰ 期即 $cT_1N_{0\text{-}1}M_0$。

Ⅱ 期包含 $cT_2N_{0\text{-}1}M_0$ 和 $cT_3N_0M_0$。

Ⅲ 期包含 $cT_3N_1M_0$ 和 $cT_{1\text{-}3}N_2M_0$。

$cT_4N_{0\text{-}2}M_0$ 和所有 cN_3M_0 属于临床分期 ⅣA 期。临床分期 ⅣB 期包含所有 cM_1。

治疗程序

治疗程序见图 3-16。

1. 外科治疗

（1）适应证：病变未侵及重要器官（$T_0\sim T_{4a}$）、淋巴结无转移或转移不多（$N_0\sim N_2$）；未进行放射治疗或复发病例,无局部明显外侵或远处转移征象；少数虽高龄（80 岁）但身体强健无伴随疾病者也可慎重考虑；无严重心、脑、肝、肾、肺等重要器官功能障碍,无伴随疾病者,身体状况可耐受开胸手术者；食管高度梗阻,病变无法切除,但尚无明显远处转移者可行姑息性减状手术,如食管腔内置管术（支架）、食管胃转流吻合术或胃造瘘术,以维持营养。

（2）术前准备：① 纠正脱水、低蛋白血症、贫血,增强患者体质；② 术前戒烟,注意口腔卫生,练习咳痰及床上大小便；③ 术前 2 天应用抗菌药物：如青霉素 80 万 U,肌内注射每天 2 次,皮试；④ 术前 3 天进少渣饮食,若手术中需利用结肠代食管时需进行肠道准备：新霉素 0.3,口服,每天 3 次,每晚用 0.1% 新霉素溶液 300 ml 保留灌肠。

（3）手术方式及原则：常规手术径路为左胸切口,亦可胸腹联合切口或颈、

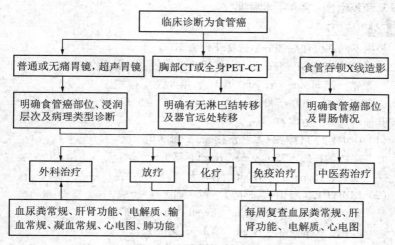

图3-16 食管癌的治疗程序

胸、腹三切口,贲门癌如有心肺功能较差者亦可经上腹正中切口及全胸腔镜食管切除。切除的广度应包括癌周围的纤维组织及所有淋巴结的清除。食管下段病变与代食管器官吻合多在主动脉弓上,而中上段癌则应吻合在颈部,常用的代食管器官是胃,有时应用结肠或空肠。常见的术后并发症为吻合口瘘和吻合口狭窄。

2. 晚期治疗

(1)晚期食管癌患者或因身体原因不宜手术的患者包括:① 临床及 X 线造影显示肿瘤范围广泛,或侵及重要的相邻器官,如气管、肺、纵隔或心脏,已不能将癌切除者;② 已有肿瘤远处转移的征象,如骨骼、肝、肺、腹腔血性腹水或其他部位转移者;③ 有严重的心肺功能不全,不能承受手术者;④ 严重恶病质者。

(2)放疗方案:食管癌放疗包括根治性放疗、同步放化疗、姑息性放疗、术前和术后放疗等。应在外科、放疗科、肿瘤内科共同研究和(或)讨论后决定食管癌患者的治疗方案。除急诊情况外,应在治疗前完成必要的辅助检查和全面的治疗计划。对于可能治愈的患者,治疗休息期间也应予以细心的监测和积极的支持治疗。术后放疗设计应参考患者手术病理报告和手术记录。同步放化疗时剂量为 50.0~50.4 Gy(1.8~2.0 Gy/d)。单纯放疗国内习惯使用剂量为 60~70 Gy/(6~7 周)。三维适形放疗技术(3DCRT)是目前较先进的放疗技术。如条件允许可用于食管癌患者,并用 CT 来进行放疗计划的设计、确认和实施。

(3)化疗方案:食管癌化疗分为姑息性化疗、新辅助化疗(术前)、辅助化疗(术后)。

3. 免疫治疗　多在手术后进行。

ℛ 处　方

根据不同部位和病理分型选择化疗方案。

1. 食管鳞癌,DDP+5Fu(顺铂+氟尿嘧啶)是最常用的化疗方案

顺铂　75 mg/m^2　iv gtt　第1天,第8天

氟尿嘧啶　300～500 mg/m^2　iv gtt　第1~5天

其他可选择的方案有

（1）DDP+ TXT（顺铂+多西紫杉醇）　每3周1次

多西紫杉醇　75 mg/m^2　iv gtt　第1天,第8天

顺铂　75 mg/m^2　iv gtt　第1天,第8天

（2）DDP+PTX（顺铂+紫杉醇）　每3周1次

紫杉醇　135～175 mg/m^2　iv gtt　第1天,第8天

顺铂　75 mg/m^2　iv gtt　第1天,第8天

（3）Oxaliplatin+5Fu（奥沙利铂+氟尿嘧啶）　每2周1次

奥沙利铂　85 mg/m^2　iv gtt　第1天

氟尿嘧啶　300～500 mg/m^2　iv gtt　第1~5天

2. 食管腺癌,常用的方案为ECF方案(表柔比星+顺铂+氟尿嘧啶)

表柔比星　50～70 mg/m^2　iv gtt　第1天

顺铂　75 mg/m^2　iv gtt　第1天,第8天

氟尿嘧啶　300～500 mg/ m^2　iv gtt　第1~5天

ℛ 警　示

1. 发病因素　临床与流行病学的研究结果显示,食管癌及贲门癌与多种因素有关。如过量饮酒、吸烟、食入过热与粗糙的食物,营养缺乏,口腔卫生不良与食管病变,化学致癌物(亚硝胺等),真菌毒素,微量元素不平衡,遗传易感等。但目前尚无公认的结论。

2. 放疗　是非手术切除的局部治疗,是用射线消灭肿瘤组织,同时不过多损伤正常组织。① 放疗+手术综合治疗,可增加手术切除成功率,也能提高远期生存率。巨大肿瘤手术不宜切除,放疗可提高手术切除率,所以术前放疗后,休息2~3周再做手术。对手术切除不完全的残留癌组织处做金属标记,一般在手术后3~6周开始术后放疗。② 单纯放疗多用于颈段、胸上段食管癌,因手术切除难度大,手术并发症多,疗效不满意。也可用于有手术禁忌证而病变不长,尚可耐受者。③ 放疗后主要并发症为放射性脊髓炎(重者可截瘫)、放射性肺炎、食管炎等。放射性脊髓炎在控制脊髓受量后可避免,放射性肺炎主要表现为咳嗽、咳痰,放射性食管炎表现为进食疼痛。如有发生则需进行对症处理。④ 当

疑有食管穿孔(胸背固定性疼痛)或广泛转移时,则不宜行放疗。

3. 化疗 可提高放疗疗效,放疗的各期患者,晚期有广泛转移,手术切除后,术后复发均可辅助化疗。但由于化疗药物有毒性,所以应选择一般情况尚好,重要脏器如肝、肾、骨髓等功能正常,营养状况良好,无感染、高热、食管出血、穿孔等并发症,年龄在65岁以下者。化疗中、后应定期检查血象,注意药物毒性反应,并及时进行相应处理。

4. 管状胃的应用 食管切除后,胃是首选的食管重建器官。传统的手术方式是以全胃代食管为主要术式,术后有60%~80%患者发生胃食管反流的主观症状,甚至引起吸入性肺炎、哮喘等相关并发症,严重影响患者生活质量。胃网膜右动脉是胃大弯侧主要的供应动脉,尽管胃网膜左动脉分布达到了胃中部区域,但它与网膜右动脉的交通却很少。同时,胃右动脉的血供极少。这就为建立管状胃提供了理论支持,管状胃的血运仅保留一支胃网膜右动脉,血供便能完全满足管状胃的需要。

管状胃的优点包括:① 管状胃长度较全胃增加,可提至颈部满足颈部吻合的需要;② 胃体变长,减少颈部吻合口的张力,减少术后吻合口瘘的发生;③ 切除胃小弯部分,贲门旁、胃左动脉旁、胃小弯淋巴结清扫快速、彻底;④ 胃体变窄,胸胃对心肺的压迫减少,对心肺功能的影响小;⑤ 胃黏膜泌酸面积减少,胃内容物反流量减少,减少误吸风险。

5. 食管鳞癌和腺癌存在很大的异质性 鳞癌多发于食管中上1/3段,与营养状况差、食物污染、维生素缺乏等有关,对放疗、化疗相对敏感,Her-2/neu过表达比例低;腺癌多见于食管远端及食管胃连接处,与肥胖、高体重指数、Barrett食管、胃食管反流等有关,Her-2/neu过表达比例相对较高,达10%~15%。甚至有学者提出,食管腺癌和鳞癌是完全不同的两类疾病。食管腺癌借鉴胃癌经验较多,以5-Fu类为基础化疗,倾向于手术治疗,检测Her-2等。而食管鳞癌倾向于放化疗联合的保留食管的综合治疗,以铂类为基础化疗,局部晚期、转移复发建议联合放化疗。

6. 晚期食管癌靶向治疗 Her-2阳性的食管腺癌和食管胃连接处(EGJ)癌可应用曲妥珠单抗治疗。索拉菲尼在食管和食管胃连接处癌的Ⅱ期临床试验观察到,食管癌应用索拉菲尼治疗的完全反应及疾病稳定效果显著。

7. 微创食管手术治疗 目前腔镜下食管癌手术方式有:胸腔镜食管切除、开腹游离胃,食管胃颈部吻合术;胸腔镜食管切除、开腹游离胃,食管胃胸内吻合术;开胸食管切除、腹腔镜游离胃,食管胃胸内吻合术;胸腔镜食管切除、腹腔镜游离胃,食管胃颈部吻合术;开腹游离胃,腹腔镜辅助经裂孔食管癌切除术;腹腔镜游离胃,经裂孔食管癌切除术;胸腔镜辅助经膈肌食管癌切除术;经纵隔镜下食管癌切除术;手辅助胸腔镜下食管癌切除术。其中,以胸腔镜食管切除、开腹游离胃、食管胃颈部吻合较为常用。目前,有学者认为食管癌腔镜手术的适应证为:肿瘤直径<5.0 cm,无明显软组织阴影或无腔内生长者,无明显外侵及无明显淋巴结肿大者,即Ⅰ、Ⅱ期为主和部分Ⅲ期食管癌。采用电视胸腔镜下食管癌切除,创伤小,可以清扫淋巴结,但手术操作时间较长,延长了单肺通气的时间。淋巴结清扫需要丰富的经验,术后是否能降低并发症的发生尚需证实,因而这一技术需要进一步研究。

二、食管良性肿瘤

食管良性肿瘤较为少见,按其组织发生来源分① 黏膜型:发生于黏膜或黏膜下层,向腔内生长,如息肉、乳头状瘤、纤维瘤;② 黏膜外型:发生于黏膜外层和肌层,如平滑肌瘤。食管良性肿瘤以食管平滑肌瘤最多见。

𝓡 诊断要点

1. 病史　多为年轻人发病,且病史较长。

2. 临床表现　取决于肿瘤解剖部位和体积大小,大多数人无症状,少数呈间歇性吞咽阻挡感,无进行性吞咽困难。

3. 食管造影　可显示食管外压迫,黏膜常光滑、完整。

4. 食管镜或胃镜　可了解肿瘤大小,疑为恶性时可取组织做活体检查。

𝓡 治疗程序

治疗程序见图3-17。

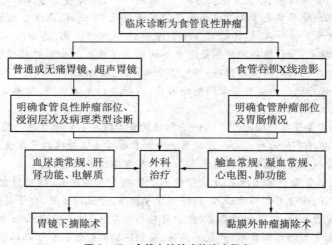

图3-17　食管良性肿瘤的治疗程序

食管良性肿瘤较小(1~2 cm)者可以定期观察,年老或身体条件不佳者不宜手术。除此以外,一般均应采取手术治疗。

1. 对突出黏膜且有较长蒂者可行胃镜下摘除术。

2. 手术治疗多行黏膜外肿瘤摘除术。

3. 术后定期复查食管钡餐造影或行纤维胃镜检查,排除复发或恶化可能。

℞ 处　方

无具体药物处方。

℞ 警　示

1. 食管镜或胃镜检查如发现肿物向腔内突起,其表面黏膜正常,可活动,则禁忌行黏膜活体组织检查,以免造成损伤,使黏膜与肿瘤发生粘连,有碍以后的手术摘除。

2. 在鉴别诊断中,正常的左总支气管和主动脉弓可产生光滑的食管压迹,而先天性畸形的右锁骨下动脉、纵隔肿瘤或各类肿大淋巴结可产生食管外压性改变。在确诊食管良性肿瘤前须考虑食管恶性肿瘤的可能性。

3. 食管良性肿瘤多需手术治疗,手术径路多依肿瘤部位而定。一般不需要切除食管,手术剥离时切忌损伤黏膜,一旦破损需及时修补,术后禁食1周。个别肿瘤巨大或已破溃入管腔者需行部分食管切除术(胃代食管术)。

三、贲门失弛缓症

贲门失弛缓症又称贲门痉挛。病因迄今未完全明了,多见于青少年。

℞ 诊断要点

1. 症状　吞咽不畅,胸骨后饱胀不适。一般病程长,吞咽困难时重时轻,常由情绪波动引起。进食过冷或辛辣刺激食物可诱发,进食固体食物和冷液体时,吞咽受阻症状最为显著。伴有呕吐,呕出食管内潴留食物。

2. 体征　出现营养障碍的体征。

3. 食管钡餐造影　可见食管下端呈光滑漏斗形狭窄(鸟嘴状),狭窄上端扩张明显并可见液平面,如食管高度扩张,可屈呈S形。

4. 食管镜检查　可排除食管癌。

℞ 治疗程序

治疗程序见图3-18。

1. 一般治疗　少吃多餐,细嚼慢咽,避免进食过热或过冷食物等。

2. 药物治疗　解痉镇静。

3. 手术治疗　病程长或病情重保守治疗无效者,通常采用经左胸或上腹行食管下段贲门肌层切开术。

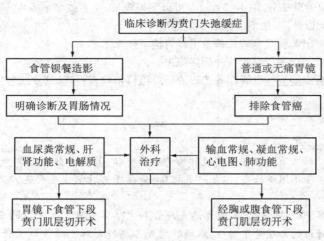

图 3 - 18　贲门失弛缓症的治疗程序

4. 特殊治疗　部分患者采用水囊强力扩张疗法,可缓解症状。

𝓡 处　　方

山莨菪碱(654 - 2)　10 mg　im　tid

或　阿托品　0.3 mg　im　qd 或 bid

地西泮(安定)　5 mg　po　bid

𝓡 警　　示

1. 应用水囊强力扩张时,应注意有无胸腹疼痛情况,以防造成食管破裂。

2. 手术中肌层切开应至黏膜下层,并向胃底部括约肌延长;避免切破黏膜或损伤迷走神经。

第七节　心包疾病

一、急性化脓性心包炎

急性化脓性心包炎为化脓性细菌感染所致心包脏层和壁层的急性炎症。致病菌通常为金黄色葡萄球菌、溶血性链球菌和肺炎球菌或流感嗜血杆菌等。其主要为邻近器官的炎症、血行性感染以及膈下脓肿或肝脓肿等破入心包腔而引起。

𝓡 诊断要点

1. 症状　高热、寒战、出汗、虚弱、心前区疼痛和贫血。

2. 体征

（1）心包摩擦音：早期在胸骨左缘第 3～4 肋间可闻及心包摩擦音。

（2）心包积液：量大时，可出现呼吸急促，不能平卧，血压下降和脉压缩小，奇脉，颈静脉怒张，肝大，腹水，心浊音界扩大，心音微弱。

3. 辅助检查

（1）实验室检查：白细胞计数明显增高，红细胞沉降率增快。

（2）X 线检查：心影增大，呈烧瓶状，心影可随体位改变而改变，心搏减弱。

（3）心电图显示：QRS 波群电位降低，T 波低平或倒置。

（4）超声心动图：心包腔内有液性暗区。

（5）心包穿刺：抽得脓液即可确诊。

ℛ 治疗程序

治疗程序见图 3－19。

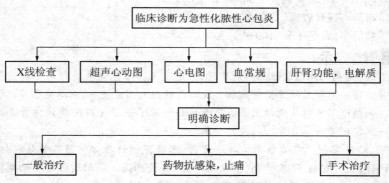

图 3－19　急性化脓性心包炎的治疗程序

1. 一般治疗　给予高蛋白饮食，少量多次输血或白蛋白，维持水、电解质平衡。

2. 药物治疗　抗感染，止痛。

3. 手术治疗

（1）心包穿刺术：用于心包腔中等量以上积液或致心包填塞的患者。

（2）心包切开引流术：用于心包腔积脓增长迅速或脓液黏稠、心包穿刺无效的患者。

（3）心包部分切除：用于已形成心包粘连、引流不畅、心包有缩窄趋势的患者。

ℛ 处　方

1. 抗感染　根据感染情况，选择处方 1 或处方 2

处方 1	NS	100 ml	iv gtt bid（皮试）
	苯唑西林（苯唑青霉素）	4.0 g	

或　NS　　　　　　　　　　　100 ml ｜ iv gtt bid（皮试）
　　头孢唑林（先锋霉素Ⅴ） 2.0 g ｜

或　10% GS　　　　　　　　　250 ml ｜ iv gtt qd
　　阿米卡星（丁胺卡那霉素） 0.4 g ｜

处方 2	NS	100 ml	iv gtt bid（皮试）
	头孢曲松钠	1.0 g	

或　NS　　　　　　　　　　　100 ml ｜ iv gtt bid（皮试）
　　头孢他啶　　　　　　　　　2.0 g ｜

或　0.2%环丙沙星　100 ml iv gtt bid

2. 止痛选用以下任一种
吲哚美辛（消炎痛） 25 mg po tid
或　布洛芬缓释胶囊（芬必得） 300 mg po tid
或　曲马多（奇曼丁） 100 mg po bid

ℛ 警　示

1. 抗菌药物在经验性治疗的同时,应迅速采集心包脓液进行培养加药敏试验,并根据培养结果修正抗菌药物。抗菌药物应大剂量使用,在感染已显然被控制后,尚须继续使用2周以上。头孢唑林与阿米卡星联合应用要注意肾毒性危险,一旦发现肾功能异常时应及时停药。

2. 心包穿刺应在心电图监护下进行,可将穿刺针与心电图胸前导联相连,若针尖触及心室则ST段升高,触及心房则PR段抬高。穿刺过程中密切观察心电图变化,有助于掌握穿刺深度,避免损伤心房、心室而造成心包积血。

3. 心包引流后要确保引流管通畅。若脓液黏稠不易引出或引流管阻塞,要进行反复挤压,必要时冲洗引流管。

二、慢性缩窄性心包炎

慢性缩窄性心包炎是累及心包壁层及脏层的慢性炎症过程。引起心包纤维化及增厚,限制心脏的舒张活动,从而降低心脏功能。多属结核性感染,约占60%以上。

ℛ 诊断要点

1. 临床表现　有呼吸困难,腹胀,周围水肿等症状。面部水肿,颈静脉怒张,心尖搏动减弱,肝大,腹水征阳性,静脉压升高,脉压减小及奇脉。

2. 辅助检查

（1）心电图：有 T 波低平或倒置，P 波增宽或有切迹。

（2）超声心动图：可见心包膜明显增厚或粘连，回声增强。

（3）X 线摄片：心影轮廓不规则，僵直，心包钙化，CT 及 MRI 可明确显示心包增厚的程度。

3. 鉴别诊断　本病应与限制型心肌病、肝硬化鉴别。

ℛ 治疗程序

治疗程序见图 3-20。

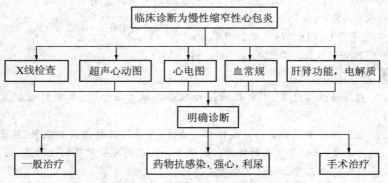

图 3-20　慢性缩窄性心包炎的治疗程序

1. 一般治疗　给予高蛋白，低盐，富含各种维生素的饮食，少量多次输血、血浆，纠正低蛋白血症和贫血，吸氧，维持水、电解质平衡。

2. 手术治疗　心包剥脱术。剥脱缩窄的心包，解除心脏机械性压迫。

3. 药物治疗

（1）抗感染：慢性缩窄性心包炎主要为结核感染所致，主要应进行抗结核治疗。

（2）利尿：可选择呋塞米与螺内酯或氨苯蝶啶合用，或氢氯噻嗪与螺内酯或氨苯蝶啶合用。

（3）强心：有心房颤动或心房扑动引起心动过速者选用洋地黄制剂。

ℛ 处　方

1. 抗感染　慢性缩窄性心包炎主要为结核杆菌感染所致，按抗结核处理

处方1　链霉素　0.75 g　im　bid（皮试）

异烟肼（雷米封）　0.3 g　po　qd

处方2　异烟肼（雷米封）　0.3 g　po　qd

　　利福平　　0.45 g　po　qd

　　乙胺丁醇　　0.75 g　po　qd

　　2. 利尿　可选择呋塞米与螺内酯或氨苯蝶啶合用,或氢氯噻嗪与螺内酯或氨苯蝶啶合用

　　呋塞米(速尿)　　20 mg　po 或 im　qd 或 bid

或　氢氯噻嗪(双氢克尿噻)　25~50 mg　po　qd 或 bid

　　螺内酯(安体舒通)　20~40 mg　po　qd 或 bid

或　氨苯蝶啶　25~50 mg　po　qd 或 bid

　　3. 强心　有心房颤动或心房扑动引起心动过速者选用

　　50% GS　　　　　　20 ml

　　毛花苷 C(西地兰)　0.2~0.4 mg　　iv　qd 或 bid

或　地高辛　0.125~0.250 mg　po　qd

ℛ 警　　示

　　1. 对结核性心包炎,术前抗结核疗程应不低于 3 个月,术后抗结核 6~12 个月。

　　2. 氨基糖苷类药物具有肾毒性和耳毒性,当疗程长时应监测肌酐、尿量,监测血药浓度,出现异常及时停药。利福平和异烟肼可引起药物性肝炎,若丙氨酸氨基转移酶在正常上限值 3 倍时应停药。

　　3. 使用利尿剂应注意:单用排钾利尿剂需注意补钾,排钾利尿剂最好与保钾利尿剂联合使用。

　　4. 手术剥离心包的顺序应该是左心室—右心室—房室沟缩窄环—上、下腔静脉环行束带。对嵌入心肌的部分钙化心包可以留下,不必切除,以免造成大出血。在左心室被松解后,立即应用强心利尿药,防止急性心力衰竭及肺水肿的发生。

第八节　先天性心脏病

一、动脉导管未闭

　　左肺动脉和主动脉之间的胎儿期的沟通导管在出生后几小时或几日后未能关闭,此导管仍然开放,称为动脉导管未闭。占先天性心脏病的 10%~15%。它可以单独存在,也可以合并其他心血管畸形。

ℛ 诊断要点

　　1. 症状　多数患儿可无明显症状或仅有轻微症状,分流大者活动后有心

悸、气促、易疲劳、易感冒等症状,身材瘦小,发育不良。

2. 体征

(1)胸骨左缘第2~第3肋间可听到连续性、响度不一的机器样杂音,向左锁骨下窝或颈部传导,局部有震颤。

(2)周围血管征为阳性,包括动脉舒张压低、脉压增宽、水冲脉、毛细血管搏动、股动脉可听到枪击音。粗大的动脉导管合并肺动脉高压时,胸骨左缘第2肋间仅听到收缩期杂音,肺动脉第二音明显亢进。

3. 辅助检查

(1)X线摄片示肺血增多,主动脉结增大,肺动脉段凸出,左心室轻度增大。若有肺动脉高压时,肺动脉段高度凸出,肺门处近端血管阴影增宽显著,肺野边缘血管狭窄细小,肺野透亮度增高。

(2)分流量小时心电图为正常,大量分流时可见左心室肥大或双心室肥大。

(3)超声心动图可查见主肺动脉分叉处与降主动脉间有导管开放。

(4)右心导管测试肺动脉血氧饱和度比右心室高。肺动脉压力和阻力有不同程度增高,右心导管由肺动脉经未闭动脉导管到降主动脉。

(5)逆行主动脉造影肺动脉和主动脉同时显影,并可见到未闭的导管。

ℛ 治疗程序

治疗程序见图3-21。

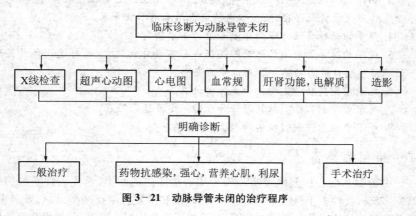

图3-21 动脉导管未闭的治疗程序

1. 一般治疗

(1)一旦确诊,主张手术治疗,理想的手术年龄是4~8岁。

(2)手术前,注意休息、减少活动量、避免感冒、控制慢性感染病灶。术前2天鼻导管低流量吸氧,每次30分钟,每日2次。

2. 药物治疗 有心功能不全者给予利尿、极化液营养心肌。预防感染处理。

3. 手术治疗　传统选择经心导管行动脉导管未闭堵塞左侧开胸手术,行导管单纯结扎或钳闭、切断、缝扎。近年来选择越来越多,也可经胸腔镜下手术钳闭导管。若合并其他心脏畸形,可在矫正畸形时一并处理。

𝓡　处　　方

速尿　2 mg/kg　po　qd

或　双氢克尿噻　1~2 mg/kg　po　qd

10% GS	250 ml	
10% KCl	7.5 ml	iv gtt　qd
25% MgSO₄	2.5 ml	
胰岛素	6 U	

阿米洛利(武都力)　2.5 mg　po　qd

𝓡　警　　示

1. 小于 1 岁的婴儿,出现心力衰竭时,应考虑及早手术。

2. 合并急性或亚急性细菌性心内膜炎时需抗感染治疗 3 个月后才宜手术。极少数经药物治疗不能控制,尤其是出现假性动脉瘤或有细菌赘生物脱落,发生动脉栓塞危险者应及时手术。

3. 如伴有其他先天性心血管畸形,如法洛四联症、主动脉弓缺如等,而未闭导管是作为代偿机制存在时,在心内畸形根治术前不宜手术。

4. 严重肺动脉高压伴逆向分流者应为手术禁忌。

5. 成年动脉导管未闭伴肺动脉高压或疑有动脉钙化者,最好选用体外循环下经肺动脉切口缝闭动脉导管内口较为安全。

6. 儿童应用药物一定要按千克体重计算。

7. 手术中解剖、游离、结扎动脉导管时一定要适当降压。

8. 手术中注意保护好喉返神经,以免损伤。

二、房间隔缺损

由于胎儿期心房间隔发育障碍形成心房间隔的缺损,占先天性心脏病的 22%~25%,女性多于男性,可分为原发孔缺损和继发孔缺损两类,以后者居多。原发孔房缺位于冠状静脉窦的前下方,缺损下缘靠近二尖瓣瓣环;继发孔房缺位于冠状静脉窦的后上方,根据解剖部位可分为卵圆孔未闭型(中央型)房缺、下腔静脉型房缺、上腔静脉型房缺。绝大多数为单孔,少数为双孔或多孔,亦有筛状者。伴有肺静脉异位引流入右心房者,称为部分性肺静脉异位引流。

🎵 诊断要点

1. **症状**　早期或缺损小者可无明显症状,或仅易患呼吸道感染,多数在儿童期或成年时出现活动后气促、心悸、易疲劳等,疾病晚期可出现右心功能衰竭。

2. **体征**　左侧前胸廓略隆起,胸骨左缘第 2、3 肋间可听到Ⅱ~Ⅲ级吹风样收缩期杂音,伴有第二音亢进、固定分裂。

3. **心电图**　提示电轴右偏,P 波增高,多数有不完全性右束支传导阻滞,右心室肥厚。

4. **心脏超声心动图**　可见右心房内径增大,房间隔中部回声中断,左右心房间有分流。

5. **X 线摄片**　显示主动脉结较小,肺动脉段凸出,右心房、右心室增大,肺血增多。

6. **右心导管检查**　心导管可通过房缺孔进入左心房,右心房血氧含量高于上腔静脉 1.9 容积%。

🎵 治疗程序

治疗程序见图 3-22。

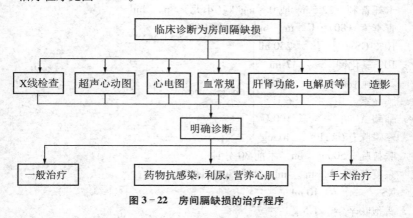

图 3-22　房间膈缺损的治疗程序

1. **一般治疗**　一旦确诊,应及早手术,修补房间隔缺损,以终止左向右分流,避免引起肺动脉高压和心内膜炎。手术适宜年龄随缺损大小而定,以 3~5 岁最适宜。手术前注意休息,减少活动量,避免感冒,控制慢性感染灶。按体外循环术前准备。称体重,查血、尿、粪常规,肝、肾功能,血电解质,凝血常规、输血常规、血型测定等。

2. **药物治疗**　利尿、控制感染、极化液治疗。

3. **手术治疗**

（1）低温体外循环下阻断循环手术修补缺损。小型房缺可直接缝合,较大

107

的房缺,特别是成人大房缺则用涤纶织片或心包片修补。

（2）体外循环心脏不停搏下手术修补缺损。

（3）导管伞封堵术

1）适应证:① 年龄≥3 岁。② 直径≥5 mm,伴右心容量负荷增加,≤36 mm 的继发孔型左向右分流 ASD。③ 缺损边缘至冠状静脉窦,上、下腔静脉及肺静脉的距离≥5 mm,至房室瓣≥7 mm。④ 房间隔的直径大于所选用封堵伞左心房侧的直径。⑤ 不合并外科手术的其他心脏畸形。

2）禁忌证:① 原发孔型 ASD 及静脉窦型 ASD。② 心内膜炎及出血性疾病。③ 封堵处有血栓存在,导管插入处有静脉血栓形成。④ 严重肺动脉高压致右向左分流。⑤ 伴有与 ASD 无关的严重心肌疾患或瓣膜疾病。

℞ 处　　方

1. 术前处方:利尿、扩血管、控制感染、极化液治疗

阿米洛利（武都力）　2.5 mg　po　qd

或　氢氯噻嗪（双氢克尿噻）　25～50 mg 或 1～2 mg/kg（小儿）　po　qd～bid

或　螺内酯（安体舒通）　20～40 mg 或 1～3 mg/kg（小儿）　po　qd～bid

卡托普利　12.5 mg 或 0.3 mg/kg（小儿）　po　bid

青霉素　80 万 U　im　bid（皮试阴性）

10% GS	250 ml
10%氯化钾	7 ml
25%硫酸镁	2.5 ml
胰岛素	6 U
辅酶 A	100 U
三磷腺苷（ATP）	40 mg

iv gtt　qd

哌替啶　50 mg　im　术前 30 分钟

东莨菪碱　0.3 mg　im　术前 30 分钟

NS	10 ml
头孢呋辛钠	1.5 g

ih（皮试）

NS	100 ml
头孢呋辛钠	1.5 g

iv gtt　切皮前 30 分钟

备血

备皮

术前禁食 12 小时,禁饮 6 小时

2. 术后处方

氨甲苯酸(止血芳酸)　0.1~0.2 g

酚磺乙胺(止血敏)　0.25~0.50 g ｜ im st(q3h)

维生素 K_1　10 mg

术后降压

5%~10% GS　50 ml

硝酸甘油　(0.3 倍 kg 体重)mg ｜ iv st 泵入

或 10% GS　50 ml

硝普钠　50 mg ｜ iv st 泵入

3. 术后抗感染

NS　100 ml

青霉素　480 万 U ｜ iv gtt bid

或 NS　100 ml

头孢呋辛钠　1.5 g ｜ iv gtt bid 或 tid 或 50~100 mg/(kg·d)

4. 术后心率快,排除低钾,考虑心功能不全

5%~10% GS　10 ml

毛花苷(西地兰)　0.2~0.4 mg ｜ iv bid

5. 顽固心力衰竭

5%~10% GS　50 ml

多巴胺或多巴酚丁胺 (3 倍 kg 体重)mg ｜ iv st 泵入

5%~10% GS　50 ml

米力农　0.25~0.75 μg/(kg·min) ｜ iv st 泵入

(每日<1.13 mg/kg)

6. 室性心律不齐

利多卡因　50 mg iv st

7. 术后心率过缓

5%~10% GS　50 ml

异丙肾上腺素 (0.03 倍 kg 体重)mg ｜ iv st

ℛ 警　示

1. 合并心内膜炎者,必须在感染控制 3 个月后才考虑手术。

2. 合并心力衰竭者,先积极内科治疗,控制心力衰竭,病情稳定后再手术。

3. 体外循环心脏不停搏的条件下手术修补缺损时要注意维持房间隔的血平面,缝合结扎房间隔修补的最后一针时,排尽左心气体,避免发生气栓。

4. 病变进入晚期,有明显右向左分流,存在严重肺动脉高压时禁忌手术。

三、室间隔缺损

胎儿期心室间隔发育异常,两心室间隔有缺损,占先天性心脏病的20%,可作为单独疾病发生,也可能是其他复杂畸形的一部分,如法洛四联症、大动脉转位等。临床上可分为四型:① 漏斗部缺损:又分为干下型和嵴上型。② 膜部缺损:又分为嵴下型和隔瓣后型。③ 肌部缺损。④ 左心室右心房间缺损。

ℛ 诊断要点

1. 症状　小的缺损一般无明显症状。缺损较大伴有分流者,活动后可出现心悸、气促、反复肺部感染及右心功能衰竭症状。

2. 体征　胸骨左缘第3、4肋间可扪及收缩期震颤,并可听到Ⅲ～Ⅳ级粗糙的全收缩期杂音,肺动脉第二音亢进。

3. 心电图　小型缺损心电图多为正常或左心室高电压,中大型缺损显示左心室肥厚或双心室肥厚。

4. 超声心动图　左心房、左心室内径增大,室间隔部可见回声连续中断和左向右分流的信号。

5. X线摄片　小型缺损可显示心肺基本正常,中大型缺损显示主动脉结小,肺动脉段凸出,左右心室增大,肺血增多,甚至可以看到肺门舞蹈征,左心房亦可增大,主动脉结正常或缩小。

6. 右心导管检查　可测得右心室血氧含量比右心房高 0.9 容积%。

ℛ 治疗程序

治疗程序见图 3-23。

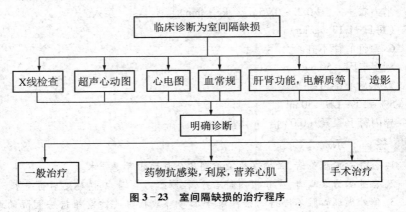

图 3-23　室间隔缺损的治疗程序

1. 一般治疗

(1) 小缺损无临床症状者,有自行闭合的可能,可暂观察。6 岁以后再手术。

（2）中大型缺损有临床症状者,诊断明确后应及早手术。

（3）手术前,注意休息、减少活动量、避免感冒,控制慢性感染病灶。按体外循环术前准备。称体重,查血、尿、粪常规,肝、肾功能,血电解质、凝血常规、输血常规、血型等。

2. 药物治疗　利尿、扩血管、控制感染、极化液治疗。

3. 手术治疗　体外循环下可经右心室、右心房或肺动脉径路进行修补。

4. 介入治疗　现在很多患者可选择介入治疗。

（1）适应证:

1）膜周部 VSD :① 年龄:通常 ≥3 岁。② 体重>5 kg。③ 有血流动力学异常的单纯性 VSD,直径在 3~14 mm 之间。④ VSD 上缘距主动脉右冠瓣 ≥2 mm,无主动脉右冠瓣脱入 VSD 及主动脉瓣反流。⑤ 超声在大血管短轴五腔心切面 9~12 点位置。

2）肌部 VSD:直径>3 mm。

（2）禁忌证:① 感染性心内膜炎,心内有赘生物,或存在其他感染性疾病。② 封堵器安置处有血栓存在,导管插入径路中有静脉血栓形成。③ 巨大 VSD、缺损解剖位置不良,封堵器放置后可能影响主动脉瓣或房室瓣功能。④ 重度肺动脉高压伴双向分流。⑤ 合并出血性疾病和血小板减少。⑥ 合并明显的肝肾功能异常。⑦ 心功能不全,不能耐受操作。

ℛ 处　　方

同"房间隔缺损"。

ℛ 警　　示

1. 小型缺损可以直接修补,大型缺损采用涤纶织片修补。

2. 缝合缺损后下缘时,应避免损伤传导束。

3. 对合并主动脉瓣关闭不全者应尽早手术。

4. 婴儿期大室缺致顽固性心力衰竭或反复肺部感染的,应尽早手术。

5. 若有心功能不全,术前需强心利尿治疗。

6. 合并严重肺动脉高压,经吸氧试验或内科药物治疗后,肺动脉压和全肺阻力无明显下降,应视为手术禁忌。

111

四、肺动脉瓣狭窄

由于肺动脉瓣本身发育不良,肺动脉瓣交界融合,肺动脉瓣呈喷嘴状,肺动脉主干多继发狭窄后扩张。占先天性心脏病的 10%~15%。可同时合并或不合并右心室漏斗部狭窄。

ℛ 诊断要点

1. 早期症状 可无明显症状,随着年龄的增长逐渐出现易疲劳、胸闷、气促、晕厥或发绀,晚期出现右心功能衰竭症状。

2. 体征 胸骨左缘第2肋间可扪及震颤,可听到响亮而粗糙的收缩期杂音,向左肩部传导,肺动脉第二心音降低或消失,有时伴有面部充血、潮红。

3. X线摄片 心脏轻度扩大,肺动脉段凸出,即肺动脉主干常成狭窄后扩大,向外凸出,肺野清晰,纹理稀少,两肺血减少。

4. 心电图 提示电轴右偏,出现右心房扩大的高而尖的P波,右心室肥大。重度狭窄右胸前导联T波倒置。

5. 超声心动图 可观察肺动脉瓣膜的活动情况及测量瓣膜开口的大小。

6. 右心导管检查 右心压力增高,肺动脉压力降低,右心室与肺动脉的压力阶差增大,压力阶差15～40 mmHg为轻度狭窄,40～100 mmHg为中度狭窄,100 mmHg以上为重度狭窄。

7. 选择性心血管造影 可以观察到增厚的瓣膜活动幅度小,帮助了解右心室流出道的发育情况,显示右心室流出道狭窄程度。

ℛ 治疗程序

治疗程序见图3-24。

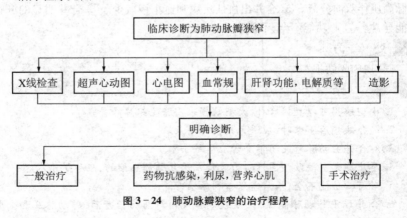

图3-24 肺动脉瓣狭窄的治疗程序

1. 一般治疗

(1) 临床上无明显症状,轻度狭窄,心电图正常者不需要手术。适当控制活动量,避免感冒。

(2) 临床症状明显、心电图示右心室肥厚、右心室肺动脉压差大于50 mmHg有手术适应证。儿童期右心室与肺动脉压差超过40 mmHg应手术,但压差小于30 mmHg应暂缓手术。

（3）术前 2 天鼻导管低流量吸氧,每次 30 分钟,每天 2 次。

（4）按体外循环术前准备。称体重,查血、尿、粪常规,肝、肾功能,血电解质、凝血常规、输血常规、血型等。

2. 药物治疗　利尿、扩血管、控制感染、极化液治疗。

3. 手术治疗　手术可在低温体外循环下直视切开狭窄瓣膜的交界部,也有人采用导管球囊扩张方法治疗。

ℛ 处　方

同"房间隔缺损"。

ℛ 警　示

严重低氧血症的新生儿及有严重心力衰竭的婴儿,内科治疗无效也应尽早手术。

五、法洛四联症

法洛四联症(tetralogy of Fallot)是指肺动脉狭窄、高位室间隔缺损、主动脉骑跨和右心室肥厚等联合心脏畸形。它是一种常见的先天性心脏病,占先天性心脏病的 12% ~ 14%,并在青紫型先天性心脏病中占 50% ~ 90%。

ℛ 诊断要点

1. 症状　新生儿即发绀,尤以哭闹时显著,并逐年加重。患儿开始步行后易气促,喜蹲踞,病情严重者可突发缺氧性昏厥抽搐。

2. 体征　发育不良,口唇、眼结膜和指(趾)甲发绀。指(趾)呈杵状,胸前心搏动增强,胸骨左缘第 2、第 3、第 4 肋间听到喷射性收缩期杂音。有时可扪及震颤,肺动脉瓣区第二音减弱或呈单音。

3. 实验室检查　多数患者血红蛋白达 180 g/L 以上,红细胞比积在 70% 以上,尿蛋白 3(+) ~ 4(+)。

4. 心电图　电轴右偏,右心室肥厚,多伴有心肌劳损。胸部 X 线的典型表现为心尖钝圆,心腰凹陷呈靴状心。

5. 超声心动图　示左心室长轴切面可见主动脉内径增大,骑跨在室间隔上方。室间隔中断,右心室增大,流出道狭小。多普勒提示有右向左分流。

6. 心导管术和选择性右心室造影　多可明确诊断,排除类似四联症的疾病,而且可了解室间隔缺损的位置和大小,特别是肺动脉狭窄的部位和程度。

ℛ 治疗程序

治疗程序见图 3 - 25。

1. 一般治疗　限制活动,注意休息,避免肺部感染。如有肺部感染或心功能不全者给予抗感染、抗心力衰竭等内科治疗。

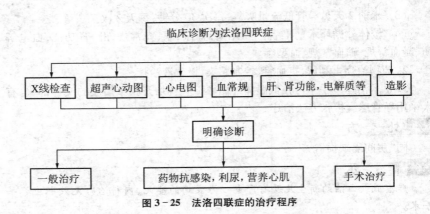

图 3 - 25　法洛四联症的治疗程序

2. 手术治疗　法洛四联症矫正手术适应证,不受年龄限制,但择期手术年龄以 4～10 岁为宜。手术方法:

（1）分流术:周围肺动脉发育差,左心室发育不全(左心室舒张末期容量指数<30 ml)可行姑息手术(锁骨下动脉与肺动脉吻合术)。

（2）根治术:应根据肺动脉狭窄部位和室间隔缺损的类型来选择手术方法。根治术的条件是左心室舒张末期容积指数 ≥30 ml/m^2;肺动脉发育较好,McGoon 值≥1.2;肺动脉指数 NaKata≥150 mm^2/m^2。

1）单纯心内修复:室间隔缺损的修复以及漏斗部切除和(或)肺动脉瓣切开适应于仅有漏斗部狭窄或漏斗部和肺动脉瓣均有狭窄,且流出腔较大,肺动脉发育良好以及嵴下型室间隔缺损。

2）加用右心室流出道补片为有多处肺动脉狭窄,包括漏斗部、肺动脉瓣及其瓣环或肺动脉干及分支开口狭窄。而绝大多数为跨瓣环做右心室流出道补片。

3）右心室到肺动脉外管道手术。对于合并肺动脉干闭锁、无肺动脉瓣、冠状动脉畸形,特别是为一支粗大冠状动脉支横跨右心室漏斗部表面而影响右心室流出道加宽补片操作的为手术适应证。

℞　处　方

1. 缺氧的预防性治疗处方

普萘洛尔(心得安)　0.5～1.0 mg/kg　po　tid

2. 缺氧发作时处方

膝胸卧位　吸氧

吗啡　0.1～0.2 mg/kg　st

普萘洛尔　0.1 mg/kg　iv　st

5%碳酸氢钠　2~5 ml/kg　iv gtt　st

3. 余处方同"房间隔缺损"。

ℛ　警　示

1. 法洛四联症患者的超声心动图、心导管及右心室造影术,不但可以助诊,更重要的是通过检查可以了解室间隔缺损的类型、肺动脉狭窄程度和部位,以及右心室和周围肺动脉发育情况,是否合并畸形等。它对病例选择、手术设计、估计手术预后以及术后处理等,均起到重要作用。同时它还可以排除法洛三联症、右心室双出口、三尖瓣闭锁、大动脉错位和单心室等。

2. 法洛四联症矫正术从新生儿到成年人均可获得满意效果。但未手术的法洛四联症患者预后差,25%死于1岁以内,40%死于3岁以内,70%死于10岁以内,95%死于40岁以内。合并肺动脉闭锁或无肺动脉瓣者,有50%死于1岁以内。因此,患有法洛四联症的患者应早期进行手术。

3. 绝大多数法洛四联症患者均采用矫正手术。姑息性手术逐年减少,因其只能使患者肺血流增多而使症状得到改善,数年后症状又逐渐加重,仍需施行矫正手术。

4. 法洛四联症患者,术前检查较多见合并畸形为右位主动脉弓,双上腔静脉和房间隔缺损。故需要仔细分析判断有无合并畸形,尤其在术中需要仔细全面检查,避免遗漏合并畸形,以致影响术后的效果。

5. 由于法洛四联症为心内多处畸形故而手术要求较高,各种畸形需要一并彻底矫正。在术中和术后,易发生低心排血量综合征、残余室间隔缺损、灌注肺、出血、心室传导阻滞等常见并发症。手术死亡率为5%~14%,晚期死亡率为2%~6%。

六、三尖瓣下移畸形

三尖瓣下移畸形又称为Ebstein畸形,是指三尖瓣位置下移,主要是隔瓣和后瓣下移,同时伴有三尖瓣瓣膜装置的畸形和右心室结构的改变。造成主要功能障碍为三尖瓣关闭不全和房化右心室。

ℛ　诊断要点

1. 症状　活动后气促、心悸、疲乏为常见症状。

2. 体征　发绀、杵状指(趾),心脏听诊听到第三心音如同奔马律,心前区可闻及柔和的收缩期杂音。

3. X线摄片　为心脏显著扩大呈球形,但搏动减弱。X线侧位摄片可见右心房极度扩大。

4. 心电图　完全性右束支传导阻滞,而右前胸导联的R波和S波电压低小。

5. 超声心动图　能准确显示三尖瓣与右心系统的关系,功能右心室和房化右心室的大小,三尖瓣关闭不全的严重程度。

6. 心导管和心血管造影　可以明确三尖瓣下移程度及合并畸形。

ℛ 治疗程序

治疗程序见图3-26。

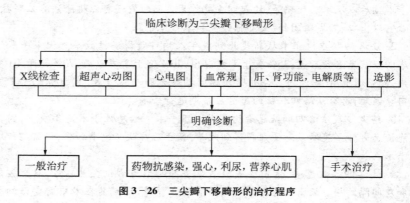

图3-26　三尖瓣下移畸形的治疗程序

1. 一般治疗　应限制活动,间断吸氧。

2. 药物治疗　改善心肌代谢,强心,利尿。

3. 手术治疗

(1) 房化右心室折叠术:适用轻型三尖瓣下移畸形。

(2) 房化右心室纵形折叠术和三尖瓣修复术:适用中间型三尖瓣下移畸形。

(3) 三尖瓣替换术:适用重型三尖瓣下移畸形。

ℛ 处　　方

同"房间隔缺损"。

ℛ 警　　示

房化右心室折叠缝经房化右心室处,切勿缝穿,防止冠状血管损伤。术中做经三尖瓣右心室注水测试,观察三尖瓣关闭情况,三尖瓣替换时,缝针切勿进入Koch三角,避免损伤心脏传导束。术毕前应放置心外膜起搏器电极导线,以防止可能出现的传导阻滞或严重的心律失常。

七、主动脉窦瘤破裂

先天性主动脉窦瘤破裂又称佛氏(Valasva)窦动脉瘤破裂,是比较少见的心脏病,是由于发育缺陷,在主动脉压力的作用下,主动脉窦壁变薄呈瘤样扩张,遭受突然增强的压力而发生破裂。若瘤体破裂至邻近心腔或肺动脉根部,产生心腔内分流时,即称为主动脉窦瘤破裂。极个别的病例为后天性,如感染性心内膜炎、主动脉中层囊性坏死所引起。主动脉窦瘤好发于右冠窦,其次为无冠窦,极少起源于左冠窦。破裂的窦瘤及破口可为一个或多个,破入部位以右心室、右心房最常见。破入左心房、心包或肺动脉者极少见。

ℛ 诊 断 要 点

1. 临床表现

（1）症状:用力后突发性剧烈胸痛、心悸、呼吸困难,甚至急性心力衰竭。

（2）体征:

1）心脏杂音:胸骨左缘或右缘第3、4肋间听到连续性Ⅳ级响亮的杂音,以收缩中期最响,向心前区广泛传导,局部可有震颤。

2）周围血管征阳性:包括脉压增宽(一般大于50 mmHg)、水冲脉、毛细血管搏动征阳性。

2. 辅助检查

（1）X线摄片:出现心脏进行性扩大,破入右心室者常左右心室扩大明显,破入右心房者可出现右心房极度增大,主动脉结正常或缩小,肺动脉段凸出,肺血增多,有肺门舞蹈征。

（2）心电图:可显示左心室或双心室肥大,心肌劳损,右心房扩大,完全或不完全右束支传导阻滞。

（3）超声心动图:可显示主动脉窦瘤—心脏间分流。

（4）右心导管检查:可测得不同水平血氧含量,可证实存在左向右分流,若右冠窦瘤破至右心室,可以在右心室流出道近端和远端之间产生压力阶差。

（5）左心室及升主动脉造影:可显示窦瘤的部位,破入的心腔,主动脉瓣反流的程度及其他合并畸形。

ℛ 治 疗 程 序

治疗程序见图3－27。

1. 一般治疗

（1）确诊主动脉窦瘤破裂后应尽早手术。

（2）术前2天给予间断吸氧,每日两次,每次30分钟。

（3）按体外循术前准备。称体重,查血、尿、粪常规,肝、肾功能,血电解质、凝血常规、输血常规、血型等。

2. 药物治疗　强心、利尿、控制感染、极化液治疗,同“房间隔缺损”。

3. 手术治疗　主动脉瓣窦动脉瘤破裂修补手术,在体外循环下通过右心室

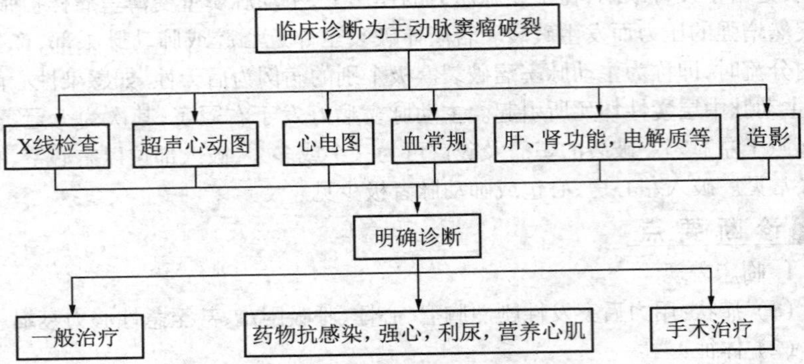

临床诊断为主动脉窦瘤破裂

X线检查　超声心动图　心电图　血常规　肝、肾功能,电解质等　造影

明确诊断

一般治疗　药物抗感染、强心、利尿、营养心肌　手术治疗

图 3 - 27　主动脉窦瘤破裂的治疗程序

或右心房,或切开主动脉,或通过同时切开主动脉和右心室,找到瘤囊,从裂口纵行向两侧剪开瘤体至入口 3~4 mm 处,环行剪除瘤壁,沿纤维环采用单纯缝合,或补片修补,补片必须比缺损略大,才能较好缝闭窦瘤破裂。

𝓡　处　　方

同"房间隔缺损"。

𝓡　警　　示

1. 由于主动脉窦瘤破裂预后不良,很快出现心力衰竭和感染性心内膜炎,特别是破入心房者,病死率较高,主张尽早手术。

2. 经右心室途径为最常用的方法,因窦瘤破入右心室最多,特别是伴有室间隔缺损者,采用此途径术野显露好,缝合窦瘤的同时可修补室缺。缺点是对于窦瘤基底部缺损较大者,若缝合不当,会造成主动脉瓣变形而关闭不全,对心功能差的患者切开右心室,会影响右心室收缩力。

3. 切开主动脉根部为目前多采用的途径,既可以减少心室切口的损伤和主动脉瓣扭曲变形的危险,又可以通过这一切口同时做瓣膜成形或置换。

第九节　后天性心脏病

一、风湿性二尖瓣狭窄

风湿热可导致二尖瓣口狭窄,使心脏舒张期左心房的血液向左心室流动受阻,称为风湿性二尖瓣狭窄。

𝓡 诊断要点

1. 临床表现

（1）病史：50%患者有风湿热病史或关节酸痛史。

（2）症状：劳累或运动后心悸、气促、端坐呼吸,夜间阵发性呼吸困难、咳嗽、咯血等。

（3）体征：心尖区第一心音亢进、清脆;第二心音后开放拍击音;舒张期隆隆样杂音。这是二尖瓣狭窄听诊的三个特征。

2. 辅助检查

（1）X线摄片：肺瘀血,主动脉结小,肺动脉段隆出,左心房扩大及双心房影或右心室肥厚。

（2）超声心动图：可明确二尖瓣狭窄程度及左心功能状态。

𝓡 治疗程序

治疗程序见图3-28。

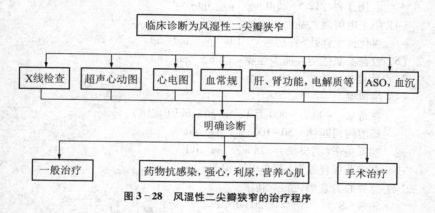

图3-28　风湿性二尖瓣狭窄的治疗程序

1. 一般治疗

（1）休息,预防感冒,进少盐、高热量饮食。

（2）缺氧、呼吸困难者给予吸氧。

2. 药物治疗　主要进行抗风湿、利尿、扩血管以及纠正电解质紊乱。

3. 手术治疗

（1）经球囊导管二尖瓣扩张术：适用单纯二尖瓣狭窄或重度狭窄无条件手术者。

（2）闭式二尖瓣扩张分离术：适用隔膜型二尖瓣狭窄,瓣叶活动好。

（3）直视下二尖瓣切开或置换术：需在体外循环下进行。适用严重二尖瓣狭窄（漏斗形）,合并心房颤动及左心房血栓;闭式分离术后复发;二尖瓣狭窄合并轻度关闭不全。

℞ 处　方

1. 术前处方

（1）抗风湿

NS　　　　100 ml

青霉素　　480万 U ｜ iv gtt　bid（皮试）

（2）利尿

氢氯噻嗪（双氢克尿噻）　25~50 mg　po　qd~bid

螺内酯（安体舒通）　20~40 mg　po　qd~bid

复方盐酸阿米洛利（武都力）　1~2 片　qd~bid

呋塞米（速尿）　20~40 mg　po　qd~bid

托伐普坦　7.5~15 mg　po　qd

（3）扩血管

卡托普利　12.5~25.0 mg　po　qd~bid

（4）纠正电解质紊乱

氯化钾缓释片（补达秀）　1.0　po　bid~tid

（5）改善心肌代谢　曲美他嗪　20 mg　po　tid

2. 术后处方

（1）抗风湿

青霉素　400万~600万 U　iv gtt　bid（皮试）

肠溶阿司匹林　50~100 mg　po　tid

或　吲哚美辛（消炎痛）　25 mg　po　tid

或　布洛芬缓释胶囊（芬必得）　0.3 g　po　tid

（2）急性心力衰竭，强心、利尿

50% GS　　　　　20 ml

毛花苷 C（西地兰）　0.2~0.4 mg ｜ iv（缓慢）　qd

呋塞米（速尿）　20 mg　iv（缓慢）

（3）慢性心功能不全，强心、利尿

地高辛　0.125~0.250 mg　po　qd

螺内酯（安体舒通）　20 mg　po　bid~tid

氢氯噻嗪（双氢克尿噻）　25 mg　po　bid~tid

伊伐布雷定　5 mg　po　bid

（4）纠正电解质紊乱，补钾

氯化钾　0.5~1.0 g　po　tid

或　氯化钾缓释片（补达秀）　0.5~1.0 g　po　tid

（5）改善心肌代谢　曲美他嗪　20 mg　po　tid

ℛ 警　示

1. 伴有风湿活动、心力衰竭很难控制，应在积极抗风湿治疗的同时纠正心力衰竭，待风湿活动控制 3~6 个月后再考虑手术。

2. 若并发感染性心内膜炎，根据血培养选用强有效的抗菌药物治疗 4~6 周，体温正常、情况改善后再手术。

3. 二尖瓣狭窄患者应用强心药并不能降低左心房压和肺静脉压，只有去除狭窄，才能改善心功能，增加心排血量，单纯性重度二尖瓣狭窄伴窦性心律时禁用洋地黄类强心药。

4. 服用阿司匹林者，术前 1 周停药。

5. 机械瓣术后，终身服用华法林，根据 PT、INR 调整。换生物瓣术后抗凝 3~6 个月。

二、二尖瓣关闭不全

任何引起二尖瓣装置损坏的原因都可以导致二尖瓣关闭不全。

ℛ 诊断要点

1. 症状　劳累性心悸、气促或端坐呼吸困难、下肢水肿。

2. 体征　心尖搏动增强，心尖区第一心音减弱伴 Ⅲ~Ⅳ 级吹风样收缩期杂音，P2 亢进。

3. X 线摄片　示左心房及左心室明显扩大，有双心房影。

4. 超声心动图　见到二尖瓣反流图像，可判断病变程度。

ℛ 治疗程序

治疗程序见图 3-29。

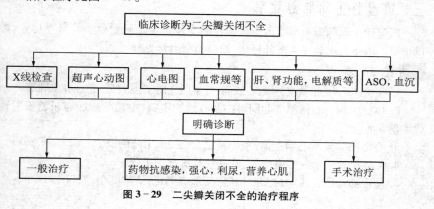

图 3-29　二尖瓣关闭不全的治疗程序

1. 一般治疗　心功能差的患者卧床休息,低盐饮食。

2. 药物治疗　强心、利尿,纠正电解质紊乱。

3. 手术治疗

（1）二尖瓣修复成形术:用于二尖瓣脱垂、瓣环扩大所致的反流,以及瓣叶本身质量尚可,瓣下腱索粘连、断裂、延长无挛缩钙化者。

（2）二尖瓣置换术:用于二尖瓣严重损伤,不宜瓣膜修复的病例。

ℛ 处　方

处方1　慢性心力衰竭者选用强心、利尿

地高辛　0.125~0.250 mg　po　qd

螺内酯(安体舒通)　20 mg　po　bid~tid

氢氯噻嗪(双氢克尿噻)　25 mg　po　bid~tid

托伐普坦　7.5~15 mg　po　qd

伊伐布雷定　5 mg　po　qd

处方2　有急性心力衰竭,用快速洋地黄类药及强效利尿剂

50% GS　　　　　　　20 ml

毛花苷 C(西地兰)　0.2~0.4 mg　　iv(缓慢)　qd

呋塞米(速尿)　20 mg　iv

处方3　改善心肌代谢　曲美他嗪　20 mg　po　tid

ℛ 警　示

1. 重症二尖瓣关闭不全患者发生严重心力衰竭者,强心利尿剂毛花苷 C 和呋塞米可间隔2~4 小时重复应用。毛花苷 C 24 小时可用至 0.03 mg/kg。

2. 利尿同时不要忘记补钾,使血清钾浓度维持在正常水平(4.5 mmol/L)。

三、风湿性主动脉瓣狭窄

风湿性主动脉瓣狭窄是由于风湿性病变侵害主动脉瓣致瓣叶增厚粘连、瓣口狭窄。成年人或老年人瓣叶钙化、瓣口狭窄也常见到。

ℛ 诊断要点

1. 症状　乏力、眩晕或昏厥、心绞痛、劳累后气促、端坐呼吸、急性肺水肿等。

2. 体征　胸骨右缘第 2 肋间可扪及收缩期震颤,主动脉瓣区有粗糙喷射性收缩期杂音。

3. 心电图　显示电轴左偏,左心室肥大、劳损,T 波倒置。

4. X 线摄片　示左心室增大,升主动脉狭窄后扩张。

5. 超声心动图　主动脉瓣叶增厚、变形或钙化,活动度小,瓣口缩小。

ℛ 治疗程序

治疗程序见图 3 - 30。

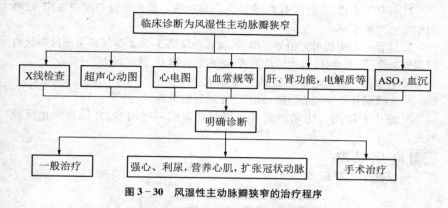

图 3 - 30　风湿性主动脉瓣狭窄的治疗程序

1. 一般治疗　有心绞痛、昏厥、心力衰竭者应卧床休息,对症治疗。
2. 药物治疗　扩张冠脉血管,降低心肌收缩力。
3. 手术治疗
（1）经皮穿刺气囊导管扩张分离术:用于少数狭窄较轻又不适合手术患者。应严格选择适应证。
（2）主动脉瓣置换术:用于主动脉瓣中、重度狭窄。

ℛ 处　　方

处方 1　硝酸甘油　0.5 mg　舌下含服　SOS
　　　或　硝酸甘油贴膜　5～10 mg　贴胸前　qd
处方 2　阿替洛尔(氨酰心安)　6.25 mg　po　bid
　　　地尔硫草(合心爽,恬尔心)　30 mg　po　tid
处方 3　改善心肌代谢　曲美他嗪　20 mg　po　tid

ℛ 警　　示

1. 出现心绞痛是由于左心室高度肥厚、心肌耗氧量增加,主动脉平均压又低,冠状动脉供血量减少,心肌供血不足所致。故用扩张冠状动脉药及降低心肌收缩力药物应慎重,以免引起低血压,加重心肌缺血。
2. 临床上出现心绞痛、昏厥或心力衰竭者往往提示病情迅速恶化,应尽早手术。

四、风湿性主动脉瓣关闭不全

由于风湿性病变,使主动脉瓣僵硬、缩短,在舒张期不能对拢闭合而产生关闭不全。

ℛ 诊断要点

1. 症状　心悸、心前区不适,头部强烈搏动感。重者常有心绞痛发作、呼吸困难或急性肺水肿。

2. 体征　心尖部可见抬举样搏动,胸骨左缘第3、第4肋间和主动脉瓣区有舒张期杂音,有水冲脉、股动脉枪击音、毛细血管搏动,脉压增大。

3. 心电图　显示电轴左偏,左心室肥大、劳损。

4. X线摄片　示左心室明显增大,主动脉结隆起。

5. 超声心动图　主动脉瓣叶在舒张期未能对拢闭合,并能检测出反流程度。

ℛ 治疗程序

治疗程序见图3-31。

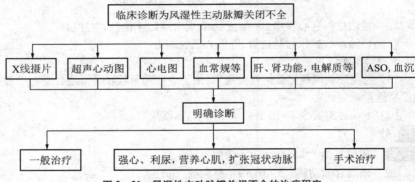

图3-31　风湿性主动脉瓣关闭不全的治疗程序

1. 一般治疗　卧床休息,少盐饮食,间断吸氧。

2. 药物治疗　强心、利尿,纠正心力衰竭。

3. 手术治疗　主动脉瓣置换术,适用中度以上主动脉瓣关闭不全。

ℛ 处　方

124

处方1　慢性心力衰竭者

　　　地高辛　0.125~0.250 mg　po　qd 或 bid

　　　氢氯噻嗪(双氢克尿噻)　25 mg　po　bid

　　　螺内酯(安体舒通)　20 mg　po　bid

　　　托伐普坦　7.5~15 mg　po　qd

　　　伊伐布雷定　5 mg　po　bid

处方 2　急性心力衰竭

50% GS	20 ml		
毛花苷 C（西地兰）	0.2～0.4 mg	iv（缓慢）	qd

呋塞米（速尿）　20 mg　iv　q4h～q2h

处方 3　改善心肌代谢　曲美他嗪　20 mg　po　tid

ℛ 警　　示

临床上出现心绞痛、左心力衰竭或心脏逐渐扩大,则可在数年内死亡。

第十节　心脏黏液瘤

心脏黏液瘤占原发性心脏肿瘤的 50%,是成年人心脏内最常见的良性肿瘤,它起源于心内膜下具有多向分化潜能的间叶细胞,好发于卵圆窝处。其中80%是带蒂的,93%位于左心房,其次为右心房;心室黏液瘤较少见。发病率为0.001%～0.028%。

ℛ 诊 断 要 点

1. 症状　有类似风湿性心脏病、二尖瓣狭窄的病史,低热乏力、食欲缺乏、贫血、心悸、气促、晕厥等。

2. 体征　左心房黏液瘤在二尖瓣听诊区、右心房黏液瘤在三尖瓣听诊区可听到舒张期或双期杂音。心室黏液瘤可在胸骨左缘第 2～4 肋间听到收缩期杂音,心脏杂音随体位而改变。

3. 实验室检查　提示贫血、血沉增快和 γ 球蛋白增高,门冬氨酸氨基转移酶（AST）和乳酸脱氢酶（LDH）有不同程度升高。

4. X 线摄片　心影呈梨形,肺略淤血。

5. 心电图　电轴可偏右,有特殊 P 波,右心房右心室增大或正常图形。

6. 超声心动图　可显示左心房或右心房内黏液瘤的回声图,呈云雾状光团,并可见肿瘤大小、活动度及蒂的附着部位。

ℛ 治 疗 程 序

治疗程序见图 3－32。

1. 一般治疗

（1）一旦确诊,主张力争在短时间内手术治疗。因黏液瘤所引起的血流动力学改变及脱落栓塞均产生危险。

（2）术前 2～3 天给予间断吸氧,每天 2 次,每次 30 分钟。

（3）手术前尽力纠正低蛋白血症、贫血。

（4）按体外循术前准备。称体重,查血、尿、粪常规,肝、肾功能,血电解质、凝血常规、输血常规等。

2. 药物治疗　强心、利尿治疗。

3. 手术治疗　在低温体外循环心脏停搏下手术切除黏液瘤。

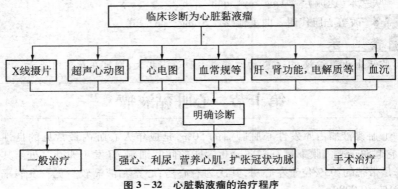

图 3－32　心脏黏液瘤的治疗程序

ℛ　处　　方

强心、利尿治疗同"房间隔缺损"。

ℛ　警　　示

手术中在阻断血流前避免搬动、挤压心脏，右心房黏液瘤患者的上腔静脉插管位于右心耳根部偏上方，下腔静脉插管尽量靠右心房外下方沿侧壁进入。体外循环中机器内的滤网要加强，肿瘤摘除后心腔内要用生理盐水反复冲洗，避免术中发生栓塞。

第十一节　冠状动脉粥样硬化性心脏病

冠状动脉因粥样硬化引起狭窄和阻塞，导致心肌缺血、缺氧和梗死，从而引起心绞痛、心律失常或心功能不全甚至猝死，即急性冠状动脉综合征（ACS）。

ℛ　诊 断 要 点

1. 心绞痛的症状及病史

（1）稳定型心绞痛：劳动或激动诱发心前区或胸骨下 1/3 有疼痛感或压榨感，胸闷不适，或左肩疼痛。

（2）不稳定型心绞痛：劳动或休息时均可出现。

2. 实验室检查　血脂测定胆固醇、三酰甘油和低密度脂蛋白常增高。急性心肌梗死时，肌钙蛋白升高，CK 和 CK-MB 亦升高。

3. 心电图　双倍二梯级运动试验出现 ST 段降低大于 0.5 mV,T 波倒置持续2 分钟,急性心肌梗死时心电图出现 Q 波。

4. 冠状动脉及左心室造影　可明确冠状动脉受累的支数、狭窄的部位和程度。左心室造影可计算左心室射血分数、左心室舒张末直径,左心室各节段运动状况,左心室室壁瘤。

5. 放射性核素扫描　可以明确心肌缺血和坏死的部位及范围。

6. 超声心动图　计算心功能,心肌收缩和舒张功能,心肌缺血后和梗死区域收缩及舒张功能变化的程度、部位和范围。

ℛ 治疗程序

治疗程序见图 3-33。

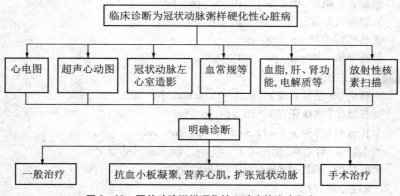

图 3-33　冠状动脉粥样硬化性心脏病的治疗程序

1. 冠状动脉粥样硬化(非心肌梗死)

(1) 一般治疗:卧床;监测血压、心电图;化验血脂及胆固醇。

(2) 药物治疗:应用抗血小板凝聚、扩张冠状动脉药物。

(3) 手术治疗:CABG(冠状动脉搭桥术)。

(4) 特殊治疗:① PTCA(经皮冠状动脉内成形术);② 冠状动脉内支架置入术;③ DCA(冠状动脉内粥斑旋切术)。

2. 急性心肌梗死(AMI)

(1) 一般治疗:加强监测,持续心电监护,注意呼吸、神志、末梢和出入量。立即建立静脉输液通道;如有休克、左心功能衰竭或严重心律失常应置肺动脉漂浮导管,吸氧。

(2) 药物治疗:解除心绞痛,解除冠状动脉痉挛,降低心肌耗氧量,减慢心率(50~80 次/分),控制血压(收缩压在 120~140 mmHg),应用抗血小板凝聚药物。

(3) 特殊治疗：

1) 溶栓疗法：应用尿激酶（UK）、组织型纤溶酶原激活剂（t-PA）中的任一种。

2) 支架置入：发病 3~6 小时内急诊介入治疗（PCI）首选支架置入。

3) 其他：合并心源性休克时，应用肾上腺素、多巴胺和（或）多巴酚丁胺，有条件者应做主动脉内球囊反搏。急诊冠状动脉搭桥术（CABG）应在 AMI 发生 6~8 小时内或 1 周以后进行。

℞ 处 方

1. 冠状动脉粥样硬化（非急性心肌梗死）

处方1 第一线药

硝酸异山梨醇（消心痛） 10 mg po tid

肠溶阿司匹林 75~100 mg po qd

氯吡格雷 75 mg po qd

替格瑞洛 90 mg po bid

处方2 第二线药

阿替洛尔（氨酰心安） 6.25~25.00 mg po tid

或 美托洛尔（倍他乐克） 25 mg po bid

卡托普利（开搏通） 12.5~25.0 mg po bid

地尔硫草（合心爽，恬尔心） 30 mg po qd~tid

硝酸甘油 0.2~0.8 mg/（kg·min） iv st

2. 急性心肌梗死

处方1 镇痛

哌替啶 50 mg im

吗啡 5~10 mg ih st 15~30 分钟可重复

顽固性疼痛者

哌替啶 50 mg
异丙嗪 25 mg ｜ im st

阿司匹林 0.3 g qd 3 天后改 0.1 g qd

阿替洛尔 6.25 mg bid or tid

硝酸异山梨酯（消心痛） 5~10 mg tid

卡托普利 12.5 mg bid or tid

硝酸甘油喷雾剂 吸入 st

美托洛尔（倍他乐克） 1~2 mg iv

处方2 溶栓治疗

$$\left.\begin{array}{ll}\text{尿激酶} & \text{50 万 U} \\ \text{25\% GS} & \text{20 ml}\end{array}\right\}\ \text{iv}\ \ 30\ 分钟$$

$$\left.\begin{array}{ll}\text{5\% GS} & \text{500 ml} \\ \text{尿激酶} & \text{50 万 U}\end{array}\right\}\ \text{iv gtt}$$

或 组织型纤溶酶原激活剂(t-PA) 15 mg 首次静脉注射,30 分钟内再静脉注射 35 mg(共 50 mg)

处方3 合并心源性休克时选用

多巴胺 2~8 mg/(kg·min) iv

和(或)多巴酚丁胺 2~8 pg/(kg·min) iv

肾上腺素 0.01~0.20 ng/(kg·min) iv

处方4 改善心肌代谢 曲美他嗪 20 mg po tid

ℛ 警 示

1. 男性大于 45 岁、女性大于 55 岁,有高血压、高血脂、体重超重者,定期做心电图检查;有条件者做 64 排 CT 检查,以便及早发现早期冠心病。

2. 急性心肌梗死的溶栓疗法应严格掌握适应证,熟知禁忌证。

3. 在用心肌钙离子通道阻滞剂、β 受体阻滞剂或血管紧张素抑制剂时应监测血压,谨防低血压及心动过缓甚至心搏骤停。血压高时用此类药应从小剂量开始,边监护血压边调整剂量。如此三类药同时使用,降血压更显著,应仔细调整合用种类及剂量。

第十二节 胸主动脉瘤

胸主动脉瘤为胸主动脉某段管腔的病理性扩张。按病理解剖可分为真性动脉瘤和假性动脉瘤。按部位可分为:① 升主动脉瘤,从主动脉根起,至无名动脉起始部止,可并发主动脉瓣关闭不全;② 主动脉弓动脉瘤,从无名动脉至左锁骨下动脉;③ 胸部降主动脉瘤,从左锁骨下动脉起至膈肌一段主动脉;④ 胸部降主动脉下端,从胸部降主动脉下端至腹主动脉上端。其好发部位依次为:降主动脉、升主动脉、主动脉弓及胸腹主动脉。约 80% 的胸主动脉瘤是继发于高血压病动脉粥样硬化,14% 是由于梅毒引起,其他的原因包括先天性因素、马方综合征及胸部顿挫伤。大多发生于 60 岁以后,男女之比为 10:2。

ℛ 诊 断 要 点

1. 病史 50 岁以上发病者以动脉硬化性为主,先天性者常在年轻时即被发现,梅毒性主动脉瘤注意冶游史,外伤性主动脉瘤均有明显外伤史。

2. 症状　疼痛,常因压迫周围组织器官引起。其次为压迫症状:嘶哑声音,呼吸困难,头、颈、上肢水肿,颈静脉怒张,咯血、瘫痪等,主动脉瘤很大时可以外突形成胸壁波动性肿块。

3. 体征　可见到波动性肿块;伴主动脉关闭不全者可于主动脉瓣区听到舒张期杂音,舒张期血压下降,脉压增大。

4. 辅助检查　心电图可见左心室肥厚,冠状动脉供血不足。超声心动图、X线检查、主动脉 CTA 或 MRI、逆行主动脉造影可以帮助确定病变部位、程度及类别。

ℛ 治疗程序

治疗程序见图 3-34。

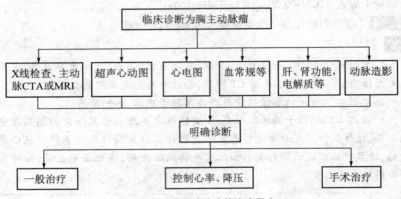

图 3-34　胸主动脉瘤的治疗程序

1. 一般治疗　卧床,监测血压、心电图。

2. 药物治疗　β 受体阻滞药对成年马方综合征患者有确切的疗效,可使主动脉扩张的速度减慢,主动脉夹层分离、主动脉瓣反流发生率及死亡率均降低。

3. 手术治疗　胸主动脉瘤的手术时间的选择上仍然受多种因素影响。一般认为,当动脉瘤直径达 6 cm 以上者,有较高的手术风险。外科指征包括动脉瘤迅速扩大、严重的主动脉瓣反流或伴有相关症状的患者。马方综合征患者夹层分离和破裂的危险性较高,当动脉瘤直径达 5.5 cm 时即应选择手术治疗。胸主动脉瘤的手术,通常是切除动脉瘤并用适当大小的人造血管修复替换。

4. 特殊治疗　经皮血管腔内支架隔绝术。

ℛ 处　　方

地西泮　5 mg　bid　po
地高辛　0.25 mg　qd　po

```
    氢氯噻嗪    25 mg   bid～tid   po
    硝苯地平    20 mg   tid   po
    美托洛尔    25 mg   qd   bid   po
或  普萘洛尔    20 mg   tid   po
    5%～10% GS   50 ml
    硝酸甘油        （0.3 倍 kg 体重）mg  ｜ iv  st
或  10% GS       50 ml
    硝普钠       50 mg  ｜ iv  st
或  NS          50 ml
    乌拉地尔     100 mg ｜ 泵入  st
```

R **警　示**

1. 特别注意术后出血并发症,必要时开胸止血。
2. 严格控制血压,防止血压过高。
3. 及时动脉血气分析和监测电解质,防止低钾血症,防治心律失常。

第十三节　胸主动脉夹层

　　心脏搏动产生的应力对升主动脉和近段降主动脉影响最大,血流通过胸主动脉内膜破裂处进入胸主动脉壁,在胸主动脉壁内形成血肿。血肿扩大时,将主动脉壁中层剥离成为内、外两层,称为胸主动脉夹层。合并主动脉扩张时称胸主动脉夹层动脉瘤。按夹层动脉(瘤)发生的部位和范围分型:DeBakey Ⅰ型:内膜破裂处位于升主动脉,主动脉壁剥离范围起源于升主动脉,累及主动脉弓、降主动脉,并可延伸到腹主动脉。DeBakey Ⅱ型:内膜破裂处位于升主动脉,主动脉壁剥离范围局限于升主动脉。DeBakey Ⅲ型:内膜破裂处位于左锁骨下动脉开口远端的近段降主动脉。主动脉壁向降主动脉方向剥离,可延伸到腹主动脉,但不涉及升主动脉壁。根据升主动脉是否受累分:Stanford A 型:内膜破裂处可位于升主动脉、主动脉弓或近段降主动脉。夹层动脉瘤的范围累及升主动脉,甚或主动脉弓、降主动脉和腹主动脉。Stanford A 型相当于 DeBakey 分型的 Ⅰ 型和 Ⅱ 型。A 型:约占 66%。B 型:内膜破裂处常位于近段降主动脉,夹层动脉瘤的范围仅限于降主动脉或延伸入腹主动脉,但不累及升主动脉。相当于 DeBakey Ⅲ型。B 型约占 33%。

R **诊断要点**

　　1. 症状　绝大多数患者胸主动脉夹层出现时突然感觉胸部、腹部或背部刀割样或撕裂样剧烈疼痛。胸痛可放射到颈、臂部,与急性心肌梗死类似。给予吗啡类药物亦不能减轻疼痛。疼痛为持续性,直到夹层动脉(瘤)穿破后才自行缓解。患者常呈现皮肤苍白、出汗、周围性发绀等休克征象。腹部疼痛易与急腹症相混淆,但夹层动脉(瘤)患者很少呈现恶心、呕吐、腹部压痛和腹肌紧张。

3. **体征** 体检时,血压高于正常。主动脉壁剥离病变累及升主动脉者可呈现主动脉瓣关闭不全的舒张期心脏杂音。累及锁骨下动脉、颈总动脉和髂股动脉者可出现局部血管杂音,同侧脉搏和血压减弱或消失。病变累及脑血管者易与高血压引致的脑出血或脑血栓形成相混淆。肋间动脉受累可突然出现截瘫。

3. **心电图** 一般无异常征象,可排除心肌梗死的诊断。并有高血压的患者可显示左心室肥厚。

4. **超声心动图** 可显示夹层动脉(瘤)入口处的主动脉内膜破裂瓣片,帮助确定病变部位、程度及类别。

5. **影像学检查** X线、主动脉CTA或MRI、逆行主动脉造影可显示主动脉壁剥离形成的血流异常通道压迫主动脉腔,了解主动脉壁剥离段的长度、内膜裂破的部位、主动脉瓣的解剖及功能情况以及主动脉主要分支如颈总动脉、肾动脉受累情况等。

ℛ 治 疗 程 序

治疗程序见图3-35。

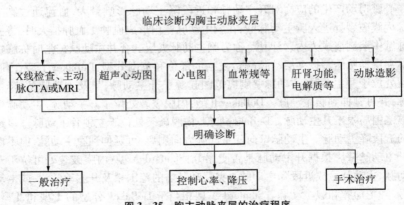

图 3-35 胸主动脉夹层的治疗程序

1. **一般治疗** 卧床;严密监测心电图、血压、中心静脉压、肺微嵌压、肺动脉压和尿量。调整药物剂量使血压维持在13.3~16.0 kPa(100~120 mmHg),尿量每小时至少30 ml。

2. **药物治疗** β受体阻滞剂可减慢主动脉夹层分离。降压可降低周围血管阻力和减少左心室收缩力,使主动脉壁剥离范围不再扩大,最常用的药物是乌拉地尔(亚宁定)或硝普钠。

3. 造影 病情稳定后立即进行主动脉造影术。

4. 手术治疗 主动脉置换或经皮血管腔内支架隔绝术。

ℛ 处 方

基本同"胸主动脉瘤"。

ℛ 警 示

1. 手术治疗绝对适应证为近端胸主动脉夹层(不论急性或慢性)。

2. 胸主动脉夹层是十分危急的疾病,早期可很快发生致命的并发症,如动脉夹层(瘤)破裂、心肌梗死和心力衰竭,接诊后应送入心血管监护病房。

3. 有效控制心排血量和血压,防止主动脉扩张和破裂,以血压降至能保证脑、心、肾功能的最低水平为标准。常用静脉给药方案为普萘洛尔加硝普钠。

(赵向东)

第四章

普通外科

第一节 颈部与乳房疾病

一、颈淋巴结结核

颈淋巴结结核多见于儿童和青壮年,结核杆菌常经腭扁桃体、龋齿侵入或继发于肺结核的颈部结核病变,多在全身抗病能力低下时发病。

𝓡 诊断要点

1. 病史 有结核病史或结核患者接触史。

2. 临床表现 ① 早期表现为淋巴结肿大,以单侧者居多,90%仅累及一组淋巴结。② 病变发展可与周围组织粘连,淋巴结之间相互融合,形成不易推动的结节性肿块。③ 晚期可形成寒性脓肿,破溃后形成经久不愈的窦道或溃疡。④ 少数患者可有低热、盗汗、消瘦等全身中毒症状。

3. 辅助检查 ① 胸部 X 线透视或摄片,以明确有无肺结核。② 对儿童进行结核菌素试验可以帮助诊断。

𝓡 治疗程序

1. 全身治疗 抗结核治疗。

2. 手术治疗

(1) 局限的、较大的、能推动的淋巴结可手术切除。

(2) 寒性脓肿未破溃者,可行穿刺抽脓,并向腔内注射抗结核药物。

(3) 寒性脓肿已破溃者或有窦道形成者,可行刮除术或用链霉素溶液换药。

(4) 寒性脓肿继发化脓性感染者,先切开引流控制感染,必要时再行刮除术。

𝓡 处　　方

处方 1　异烟肼(雷米封)　0.1　po　tid,疗程 6 个月至 1 年

处方 2　异烟肼(雷米封)　0.1　po　tid+对氨水杨酸钠 2~3 g　po　tid~qid

　　　　或　利福平 0.15　po　tid

134

二、单纯性甲状腺肿

缺碘是主要病因,因此多见于饮食中缺碘的高原和山区,又称地方性甲状腺肿。在非流行区,主要是由于患者甲状腺素生物合成过程发生障碍。青春期、妊娠期、哺乳期及绝经期甲状腺素需求增加,可出现暂时性的甲状腺轻度弥漫性肿大。

ℛ 诊断要点

1. 临床表现

(1)甲状腺早期呈弥漫性肿大,年久则变为结节性肿大。

(2)大的甲状腺肿可引起压迫症状。常见为气管受压,活动后气促,严重者可引起呼吸困难;喉返神经受压可引起声音嘶哑;胸骨后甲状腺肿可压迫上腔静脉,引起上腔静脉压迫综合征。

(3)结节性甲状腺肿可继发功能亢进,也可发生恶变。

2. 辅助检查 ① 血 T_3、T_4 多正常,继发甲状腺功能亢进(简称甲亢)时可升高。② 甲状腺 ^{131}I 摄取率大多正常,有时可增高,但也可被抑制。③ 甲状腺同位素扫描可发现多个"凉""冷"或"温"结节。④ 彩超检查可提示结节为实质性或囊性。⑤ 颈部 X 线正侧位片可了解气管是否受压、移位或狭窄。⑥ CT 检查可见结节或结节内钙化,胸骨后甲状腺肿可见上纵隔肿块,或见气管受压变窄。诊断可疑时行经细针穿刺细胞学检查。

ℛ 治疗程序

1. 一般治疗 对青春期或妊娠期的生理性甲状腺肿,应多食含碘的食物,如海带、紫菜。

2. 药物治疗 弥漫性单纯性甲状腺肿可给予小剂量甲状腺素。

3. 手术治疗 适应证为:① 产生压迫症状(包括压迫气管、食管或喉返神经);② 胸骨后甲状腺肿;③ 巨大的甲状腺肿影响生活工作或美观;④ 继发甲亢;⑤ 疑有恶变。

ℛ 处　方

| 处方1 | 左甲状腺素钠(优甲乐) | 25~50 μg | po | qd |
| 处方2 | 甲状腺片 | 20~40 mg | po | qd |

三、慢性淋巴细胞性甲状腺炎

慢性淋巴细胞性甲状腺炎较常见,是一种自身免疫性疾病,也称桥本病或桥本甲状腺炎。

135

ℛ 诊 断 要 点

1. 临床表现　多见于 30~50 岁妇女,甲状腺弥漫性肿大,质地韧,随病情发展可出现结节,病程中早期由于甲状腺组织破坏,甲状腺激素释放入血,而表现为甲亢,但后期多出现甲状腺功能减退,患者可在相当长的时间内甲状腺激素处于正常水平。

2. 实验室检查　① 甲状腺球蛋白抗体(TGAb)和微粒体抗体(TMAb)的滴度可反映病变范围和程度;② 针吸或活体组织检查可协助诊断;③ 甲状腺摄碘率检查可帮助鉴别原发性甲亢和桥本病引起的继发性甲亢。

ℛ 治 疗 程 序

一般不需特殊治疗,以维持甲状腺正常功能为主,对合并甲状腺功能减退的患者,根据情况适量予甲状腺片或左甲状腺素钠治疗。不主张长期使用免疫抑制剂,对甲状腺迅速增大、疼痛患者可予糖皮质激素治疗,泼尼松 10 mg,每日 3 次(持续 2 周),逐渐减量。

ℛ 处　　　方

见治疗程序。

ℛ 警　　　示

对合并甲状腺结节的患者应注意与甲状腺癌及甲状腺淋巴瘤相鉴别,可行细针穿刺细胞学检查,甚至手术治疗。

四、亚急性甲状腺炎

亚急性甲状腺炎也称肉芽肿性甲状腺炎、假结节性甲状腺炎、病毒性甲状腺炎。少见,仅占甲状腺疾病的 1%,可能由病毒引起。该疾病易误诊,临床要提高警惕。

ℛ 诊 断 要 点

1. 病史　常见于 20~40 岁女性。患者 1~2 周前有呼吸道感染史。

2. 症状　突然感觉甲状腺疼痛,并向耳颞部放射。

3. 体征　甲状腺中度肿大、较硬、有压痛。体温上升。

4. 实验室检查　血沉增快,免疫球蛋白升高;早期基础代谢率略增高,血 T_3、T_4 升高。但甲状腺摄碘率降低,呈分离现象,有助于与原发性甲亢鉴别。

ℛ 处　　　方

处方1　轻者

肠溶阿司匹林　25 mg　po　tid×5 天

吗啉胍　10 mg　po　tid×5 天

处方 2　重者

泼尼松　10~20 mg　po　tid　2 周后逐渐减量,每次减量后维持 1 周,共用 2~4 个月

℞ 警　　示

部分患者可表现为单侧腺体肿块,质地较硬,易与甲状腺癌混淆,病史、血沉及肿块细针穿刺细胞学检查可以帮助鉴别诊断。

五、甲状腺腺瘤

甲状腺腺瘤多见于 40 岁以下成年女性,散发,无地区流行性。按形态学分为滤泡状腺瘤和乳头状腺瘤两种,以滤泡状腺瘤多见。

℞ 诊 断 要 点

1. 症状　颈部肿块,多为单发,生长缓慢。当腺瘤发生囊内出血时,肿块可在短期内迅速增大,局部出现胀痛或器官压迫症状。
2. 体征　查体肿块边界清晰,质地稍硬,表面光滑,边界清楚,随吞咽动作上下移动。
3. B 超检查　多为实质性结节,少数为囊性。
4. 甲状腺功能检查　可确定是否为高功能腺瘤。

℞ 治 疗 程 序

甲状腺腺瘤有引起甲亢和恶变的可能,故早期行包括腺瘤的患侧甲状腺大部或部分切除术,术中标本必须立即行冰冻切片检查,以判断有无恶变。

℞ 处　　方

无具体处方。

六、甲状腺癌

甲状腺癌约占全身恶性肿瘤的 1%。病理分类较多:乳头状腺癌约占甲状腺癌的 60%;滤泡状腺癌约占 20%;未分化癌约占 10%;髓样癌约占 7%;鳞状上皮细胞癌约占 1%;淋巴瘤罕见。

℞ 诊 断 要 点

1. 一般症状　肿瘤较小时无明显不适,在其压迫气管、食管、交感神经、喉返神经等时产生相应症状,如吞咽异物感、呼吸困难、霍纳综合征、声嘶等。
2. 未分化癌症状　甲状腺未分化癌,增长迅速,质硬,预后极差。
3. 转移症状　有转移时出现颈部淋巴结肿大和其他部位体征。
4. 彩超检查　表现为低回声肿块,边界不清,血流丰富,可见沙粒状钙化点。

137

5. 细针穿刺细胞学检查　鉴别甲状腺肿物良恶性的重要手段。

ℛ 治疗程序

1. 分化型甲状腺癌治疗

（1）手术治疗：目前多数专家认为，甲状腺切除范围最低不少于患侧切除，手术方式包括：腺叶+峡部切除术，甲状腺全切除术。近十年来，欧美国家多采取甲状腺全切除术或近全切除术，主要目的是减少局部复发，便于术后检测肿瘤复发和同位素治疗。多数专家支持行常规颈Ⅵ区淋巴结清除术。临床无颈侧区淋巴结转移者，不需行预防性颈侧区颈淋巴结清扫术。

（2）内分泌治疗：口服甲状腺素，对于复发风险高的患者使 TSH 低于 0.1 mU/L，复发风险低的患者 TSH 水平维持在正常值的低界左右。

（3）同位素治疗：主要运用于复发风险高、局部侵袭性肿瘤及存在远处转移者。

2. 未分化癌　首选放疗，一般不行手术治疗。

3. 髓样癌　积极手术切除或同时清除颈部淋巴结。

ℛ 处　　方

无具体处方。

ℛ 警　　示

内分泌治疗在绝经期后妇女增加骨质疏松的发生，并有诱发心动过速的风险，对于老年女性及合并高血压、冠心病，但肿瘤复发风险较小的患者不宜使患者出现甲亢症状。

七、甲状腺功能亢进

甲状腺功能亢进可分为原发性甲亢、高功能腺瘤、继发性甲亢等。均为机体激素调节机制失控，甲状腺激素水平过高所致。本文以原发性甲亢进行介绍。

ℛ 诊断要点

1. 临床表现　① 颈部增粗。② 性情急躁，易激动，言语增多，食欲亢进，消瘦，心悸、多汗，失眠，女性可有月经不调甚至停经。③ 常伴有突眼症状。

2. 辅助检查　① 基础代谢率增高 20% 以上。② 甲状腺摄取^{131}I 增加。③ 血清甲状腺激素水平升高，TSH 水平下降。

ℛ 治疗程序

1. 药物治疗　轻度患者应用药物治疗。

2. 手术治疗　一般选择行甲状腺次全切除术，手术指征为：① 中度以上甲亢。② 继发性甲亢或高功能腺瘤。③ 腺体巨大产生压迫症状。④ 胸骨后甲状腺肿伴功能亢进。⑤ 药物治疗或放射性碘治疗无效，或复发者。

ℛ 处　方

下列方案任选其一

丙基硫氧嘧啶　50~150 mg　po　tid,维持量 25 mg　po　bid

甲巯咪唑　10~20 mg　po　tid,维持量 5 mg　po　qd

在治疗初期心率快的患者,可加用普萘洛尔　10~20 mg　tid。

ℛ 警　示

1. 应用内科治疗,一定要及时根据症状改善程度及血液甲状腺激素水平调整药物剂量,否则易致甲状腺功能减低。一般首次服药 1 个月后复查,根据情况逐步减至维持量。

2. 手术治疗前要有适当的准备工作,如应用碘剂、普萘洛尔等,术后严防甲状腺危象。

3. 应用放射性碘治疗要有严格指征。

八、甲状腺危象

甲状腺危象是甲状腺激素突然释放入血所致的一种应激状态,病情凶险。

ℛ 诊断要点

1. 病史　常在手术后 12~36 小时内发生,也可发生在腺体内大量出血后。

2. 临床表现　39℃以上高热,谵妄或昏迷,大汗淋漓,脉速细弱,常伴有呕吐、腹泻等。

3. 血常规检查　血白细胞计数明显升高。

ℛ 治疗程序

治疗主要包括镇静、吸氧、物理降温、应用碘剂,同时大量补充葡萄糖溶液和糖皮质激素等。

ℛ 处　方

地西泮(安定)　5~10 mg　im　q6h

5%或10% GS　500 ml ⎫
氢化可的松　　200 mg ⎭　iv gtt　qd 或 bid

卢戈液　3~5 ml 立即 po,然后,30 滴　po　q6h

丙硫氧嘧啶　200~300 mg　q6h

普萘洛尔(心得安)　10~40 mg　po　q6h

ℛ 警　示

本病凶险,重点在于预防。特别对甲亢患者一定要进行充分术前准备。

九、甲状旁腺功能亢进

甲状旁腺功能亢进是由于甲状旁腺激素过度分泌,从而引起钙、磷代谢异常的一种疾病,是可以经过外科手术治愈的。根据临床表现分为骨型、肾型和混合型。根据病理可分为甲状旁腺腺瘤、甲状旁腺增生及甲状旁腺癌。

ℛ 诊 断 要 点

1. 临床表现　患者以骨关节痛、骨质疏松或尿路结石为首发症状,部分患者会伴发胰腺炎、消化性溃疡、腹痛、神经精神症状等。

2. 辅助检查
(1) 血电解质:血钙升高,血磷降低。
(2) 血清甲状旁腺激素:血清中甲状旁腺激素升高。
(3) 骨密度检查:可见骨质疏松。
(4) 甲状旁腺同位素显像检查:可帮助诊断及甲状旁腺的定位。

ℛ 治 疗 程 序

对于甲状旁腺腺瘤引起的甲状旁腺功能亢进原则上是切除腺瘤。甲状旁腺增生的手术方法有两种,其一行甲状旁腺次全切除术,保留 1 枚相对健康腺体的1/2,但应使其血供良好。其二是切除全部所有 4 枚甲状旁腺,同时做甲状旁腺自体移植。甲状旁腺癌应做整块切除,且应包括一定范围的周围正常组织。

ℛ 警　　示

1. 术后可能出现甲状旁腺功能减退,因而手术切除标本可低温保存,以备适当时移植用。

2. 术后可能出现一过性低钙血症,应注意及时补充。

十、急性乳腺炎和乳腺脓肿

急性乳腺炎是乳腺的急性化脓性感染,是由于乳汁蓄积、致病菌感染而导致的乳腺急性炎症,多见于初产妇,往往发生于产后 3~4 周。

ℛ 诊 断 要 点

1. 好发人群　多见于哺乳期妇女,特别是产后数周。

2. 症状　患侧乳房肿胀疼痛。可伴全身症状,如发热、精神萎靡、食欲下降。

3. 体征　可见患乳红、肿,有的可触及肿块且皮温升高。脓肿形成可触及波动感。

4. 血象检查　可发现白细胞计数和中性粒细胞比例均增高。

ℛ 治 疗 程 序

1. 一般治疗

（1）保持泌乳通畅。

（2）局部热敷理疗。

2. 药物治疗　抗菌消炎。

3. 手术治疗　形成脓肿后,切开引流。

𝓡 处　方

1. 足量抗菌药物应用

NS　　　　250 ml

青霉素　　800 万 U ｜ iv gtt　bid

2. 水肿严重可停止哺乳并应用药物停止泌乳

己烯雌酚　1~2 mg　tid　共 2~3 天

雌二醇　2 mg　im　qd　直至乳汁分泌停止

𝓡 警　示

1. 急性乳腺炎全身症状轻时,患者正常侧乳房可以哺乳,症状重时需停止哺乳。

2. 应用氨基糖苷类药物可能对婴儿有影响,要慎用。

十一、乳腺结核

乳腺结核临床少见,多发生于已婚已育妇女,继发于肺结核。

𝓡 诊断要点

1. 病史　有结核病史或结核病接触史。

2. 病程　缓慢,早期为单个乳房结节,发展形成结节性肿块,可形成结核性脓肿。

3. 症状　同侧腋窝淋巴结常有肿大。全身症状有低热、盗汗、消瘦等。

4. 辅助检查

（1）胸部 X 线检查可有部分阳性发现。

（2）结核菌素试验阳性,血沉增快,穿刺细胞学标本抗酸染色可查见结核分枝杆菌。

𝓡 治疗程序

1. 一般治疗　适当注意营养和休息。

2. 药物治疗　抗结核治疗。

3. 手术治疗

（1）局限的肿块可手术切除。

（2）形成寒性脓肿可穿刺抽脓,并可向腔内注射抗结核药物。

（3）继发化脓性感染,先切开引流抗菌,同时进行抗结核治疗。

ℛ 处　　方

处方 1　异烟肼（雷米封）　0.1 g　po　tid

处方 2　处方 1 再合用以下任一种

　　对氨基水杨酸钠　2~3 g　po　tid~qid

　　利福平　0.15 g　po　tid

　　链霉素　1.0 g　im　qd

ℛ 警　　示

1. 除早期症状轻微可选用处方 1 外,其他均使用处方 2。

2. 疗程 1~2 年,长期服用异烟肼可有胃肠道、血液系统和肝损害等不良反应;利福平有肝毒性;链霉素则损害第Ⅷ对脑神经和肾小管功能。

十二、乳腺囊性增生病

乳腺囊性增生病是女性乳房最常见的病变,既非炎症,又非肿瘤;而是乳腺导管的囊状扩张,小叶内和周围的纤维组织增生,故又称为囊性小叶增生,其发生可能与内分泌有关。

ℛ 诊断要点

1. 症状　患乳疼痛,经前期加重,有时有乳头溢液。

2. 体征　病变多为双侧,可触及散在结节,融合成团状,质地韧。

3. 影像学检查　对诊断有一定帮助,但无特异性。

ℛ 治疗程序

1. 一般治疗　注意休息。

2. 药物治疗　可选用中成药或激素治疗。

3. 手术治疗　小叶增生影响工作生活、病变较局限、增生伴瘤化、怀疑有恶变时可手术治疗。

ℛ 处　　方

处方 1　中成药（任选一种）

　　乳癖消片　5~6 片　po　tid

　　逍遥丸　9 粒　po　bid

　　乳宁颗粒　15 g　冲服　tid

处方 2　激素治疗（任选一种）

　　丙酸睾酮　25 mg　im　qd　3~4 天

　　黄体酮　5 mg　po　qd　7 天

　　他莫昔芬（三苯氧胺）　10 mg　po　bid　20 天

🅡 警　示

应用性激素治疗要慎重,特别是年轻妇女,可能导致月经失调,甚至停经。有时会导致男性性征发育。

十三、乳腺纤维腺瘤

乳腺纤维腺瘤是妇女常见乳房良性肿瘤,主要是由于小叶内纤维细胞对雌激素的敏感性异常增高,所以纤维腺瘤发生于卵巢功能期。

🅡 诊断要点

1. 好发人群　青春期、年轻妇女多见。
2. 临床表现　乳房单个肿块,表面光滑,质中,活动度尚可。有时伴有乳房小叶增生。
3. 彩超检查　见肿瘤边界清楚,有完整包膜。

🅡 治疗程序

手术切除是唯一有效的治疗方法。

🅡 处　方

无具体处方。

🅡 警　示

妊娠可使纤维腺瘤增大,所以在妊娠前发现的纤维腺瘤都应手术切除。切除的肿块必须常规行病理学检查。

十四、男性乳腺发育症

男性乳腺正常状态下已退化,如男性乳腺发育,则为一种病变状态,常由于体内雌激素增多所致。

🅡 诊断要点

1. 病史　有肝硬化等原发病,或雌激素治疗的病史。
2. 临床表现　男性乳房乳晕隆起,质韧,可伴疼痛。
3. 其他　有时有其他性征变化。

🅡 治疗程序

青春期轻度男性乳房发育可随性成熟逐渐消退。如长时间未消退,可手术治疗。有原发病者,需积极治疗原发病。怀疑乳腺癌者必须手术。

🅡 警　示

要注重其原发病的诊断和治疗。

十五、乳腺癌

乳腺癌是常见的女性恶性肿瘤之一，在我国占各种恶性肿瘤的 7%~10%，仅次于子宫颈癌，且有逐年上升的趋势。部分城市，乳腺癌占女性恶性肿瘤的首位。

诊断要点

1. 症状 ① 无痛性乳房包块常是第一主诉；有些如湿疹样癌常以乳头乳晕发痒，乳房皮肤糜烂为第一主诉；炎性乳癌常是乳房迅速增大，发红、肿胀、疼痛作为第一主诉。② 乳头常有溢液或溢血。

2. 体征 ① 视诊可发现双乳不对称，乳头畸形，皮肤橘皮样改变。② 触诊乳房包块质硬，表面欠光滑，肿块可与皮肤和基底组织粘连。③ 常有腋窝淋巴结肿大。

3. 辅助检查 ① 彩超下肿块回声不均，边界不清，无包膜，肿块形态不规则。② 红外扫描和 X 线摄片有一定帮助。③ 穿刺细胞学检查可发现肿瘤细胞。④ 空心针穿刺活体组织检查可获得组织病理学诊断。

治疗程序

乳腺癌的综合治疗包括新辅助化疗、手术治疗、放疗、辅助化疗、内分泌治疗和分子靶向治疗等。手术治疗目前仍是乳腺癌的主要治疗手段，早期发现及综合治疗的合理应用是提高乳腺癌治疗效果的有效手段。

1. 放疗 乳腺癌术后放疗的适应证为

(1) 肯定的适应证为局部—区域淋巴结复发危险性在 N≥30% 的患者，包括 N(+)≥4 和 T_3。

(2) 相对适应证为局部—区域淋巴结复发危险性在 10%~15% 的患者，包括 N(+)<4，T_3 或 N(+)>4，$T_{1~2}$。

(3) 无肯定证据，包括切缘不净、腋淋巴结转移>3 cm、腋淋巴结包膜破坏，浸润至周围软组织内者。

(4) 疗效不肯定，包括多原发灶、淋巴管侵犯和内象限肿瘤患者。

2. 辅助化疗 乳腺癌术后辅助化疗的适应证为

(1) 腋窝淋巴结阳性的患者。

(2) 腋窝淋巴结阴性，以下 5 项至少具备 1 项：① 病灶大小>2 cm；② 病理分级 2~3 级；③ 瘤周脉管肿瘤侵犯；④ Her-2/neu 基因过度表达；⑤ 年龄<35 岁。

3. 乳腺癌内分泌治疗 适应证为激素受体 ER 和(或)PR 阳性的患者。

4. 乳腺癌分子靶向治疗 适应证为 Her-2/neu 基因过度表达的各期乳腺

癌(除乳腺导管内癌)。

℞ 处 方

1. 内分泌治疗

(1) 抗雌激素药物

他莫昔芬(三苯氧胺) 10 mg po bid 5 年

(2) 芳香化酶抑制剂(绝经后患者使用,任选一种)

来曲唑 2.5 mg po qd 5 年

阿那曲唑 1 mg po qd 5 年

依西美坦 25 mg po qd 5 年

(3) 他莫昔芬(三苯氧胺) 10 mg po bid 2~3 年后换芳香化酶抑制剂,用满 5 年(博恩诺康 4 mg 皮下)

(4) 卵巢去势化疗+芳香化酶抑制剂

2. 靶向治疗 与辅助化疗联合应用(任选一种)

(1) 曲妥珠单抗 首剂 4 mg/kg iv,随后 2 mg/kg iv,每周 1 次,共 1 年

(2) 曲妥珠单抗 首剂 8 mg/kg iv,随后 6 mg/kg iv,每 3 周 1 次,共 1 年

3. 推荐的化疗方案,任选一种

(1) CMF 方案,28 天为 1 个周期,共 6 个周期

环磷酰胺(CTX) 500 mg/m² iv 第 1 天、第 8 天

甲氨蝶呤(MTX) 50 mg/m² iv 第 1 天、第 8 天

氟尿嘧啶(5-FU) 500 mg/m² iv 第 1 天、第 8 天

(2) AC 方案,21 天为 1 个周期,共 6 个周期

多柔比星(阿霉素,ADM) 60 mg/m² iv 第 1 天

环磷酰胺(CTX) 600 mg/m² iv 第 1 天

(3) EC 方案,21 天为 1 个周期,共 4~6 个周期

表柔比星(表阿霉素,EPI) 100 mg/m² iv 第 1 天

环磷酰胺(CTX) 600 mg/m² iv 第 1 天

(4) CAF 方案,21 天为 1 个周期,共 6 个周期

环磷酰胺(CTX) 500 mg/m² iv 第 1 天

多柔比星(阿霉素 ADM) 50 mg/m² iv 第 1 天

氟尿嘧啶(5-FU) 500 mg/m² iv 第 1 天、第 8 天

(5) FEC 方案 1,28 天为 1 个周期,共 6 个周期

环磷酰胺(CTX) 500 mg/m² iv 第 1 天

表柔比星(表阿霉素,EPI) 60 mg/m² iv 第 1 天、第 8 天

氟尿嘧啶(5-FU) 500 mg/m² iv 第 1 天、第 8 天

（6）FEC 方案 2,28 天为 1 个周期,共 6 个周期

环磷酰胺（CTX） 500 mg/m^2 iv 第 1 天

表柔比星（表阿霉素,EPI） 100 mg/m^2 iv 第 1 天

氟尿嘧啶（5－FU） 500 mg/m^2 iv 第 1 天、第 8 天

（7）TAC 方案,21 天为 1 个周期,共 6 个周期

多西他赛 75 mg/m^2 iv 第 1 天

表柔比星（表阿霉素 EPI） 50 mg/m^2 iv 第 1 天

环磷酰胺（CTX） 500 mg/m^2 iv 第 1 天

（8）TC 方案,21 天为 1 个周期,共 6 个周期

多西他赛 75 mg/m^2 iv 第 1 天

环磷酰胺（CTX） 600 mg/m^2 iv 第 1 天

（侯大卫）

第二节 腹壁、腹膜、网膜、系膜和腹膜后间隙疾病

一、腹股沟斜疝

凡腹内脏器经腹股沟深环沿腹股沟管下降,甚至经浅环达阴囊形成腹外疝者称为腹股沟斜疝,简称斜疝。可发生于婴幼儿到老年的各种年龄,男性多于女性,右侧多于左侧,双侧发生率约为 5%。

ℛ 诊断要点

1. 临床类型 ① 可复性疝:站立或咳嗽时在腹股沟区浅环部和(或)阴囊部出现肿块呈椭圆形,平卧或用手挤压后,肿块可缩小或消失。② 难复性疝:上述肿块较大,且平卧时不消失,用手挤压后可缩小。③ 滑动性疝:腹内脏器构成难复性疝的一部分疝囊壁。④ 嵌顿性斜疝:平时用手挤压可以缩小的腹股沟肿块突然发生局部疼痛或中上腹部绞痛,并伴恶心、呕吐和肛门停止排便排气等肠梗阻症状。⑤ 绞窄性斜疝:嵌顿性斜疝时间较长时,疝内容物发生血液循环障碍。⑥ 复发性斜疝:手术后斜疝症状再现。

2. 体征 患侧浅环较健侧浅环增大,检查时手指极易进入浅环,患者咳嗽时有冲击感;压迫深环嘱患者咳嗽可阻止腹内容物脱出。肿块处听诊可闻及肠鸣音。肿块坠入阴囊时,阴囊透光试验为阴性。

ℛ 治疗程序

1. 一般治疗 1 岁以内的婴儿可用棉织束带捆绑法堵压腹股沟管深环以阻止疝块的突出。年老体弱或有其他手术禁忌者,可佩戴医用疝带。

2. 手术治疗

（1）术式选择：

1）疝囊高位结扎术：是婴幼儿患者的主要术式，而在成年患者仅是手术中的一个步骤。

2）疝修补术：

Ferguson 法：加强腹股沟管前壁于腹股沟韧带，主要用于儿童患者或较小的斜疝。

Bassini 法：加强腹股沟管后壁于腹股沟韧带，主要用于成年患者中等大小的斜疝。

Halsted 法：加强腹股沟管后壁于腹股沟韧带，并将精索移位于皮下，主要用于成年患者较大的斜疝。

McVay 法：加强腹股沟管后壁于耻骨梳韧带，主要用于成年患者。

Shouldice 法：重建深环，并双层加强腹股沟管后壁于腹股沟韧带，主要用于成年患者较大的斜疝。

3）填充式无张力修补术：实际上是疝成形术的一种，用人工材料填充腹股沟区的缺损，不切除疝囊，具有无张力、痛苦小和复发率低的优点，除疝特别大外，几乎可用于所有斜疝。

4）腹腔镜疝修补术：目前主要有全腹膜外腹膜前修补（TEP）经腹膜前修补（TAPP）和脱腔内补片修补（IPOM）三种术式。

（2）手术后注意事项：

1）术后早期尽可能避免咳嗽、尿潴留和便秘等使腹内压升高的因素。

2）手术后需卧床休息 2 周（无张力修补及腹腔镜修补术者可除外），避免重体力劳动 3 个月。

ℛ 处　方

无具体处方。

ℛ 警　示

1. 临床上对所有肠梗阻患者应当常规检查腹股沟区。

2. 无论术前诊断是否明确，均以术中证实腹壁下动脉位于疝环内侧为确诊斜疝的依据。

3. 手术前需要严格排除增加腹内压的禁忌证，如慢性咳嗽、尿潴留和便秘。

4. 手术前需治愈手术区域的皮肤病（腹腔镜手术除外）。

5. 手术原则有以下几点：① 绝对无菌。② 使用不可吸收缝线。③ 彻底止血。④ 同层组织缝合。

二、腹股沟直疝

凡腹内脏器经腹股沟三角处脱出者,称为腹股沟直疝,简称直疝。以 40 岁以上男性多见,较斜疝少见,60 岁以上老年患者可为双侧性。

ℛ 诊 断 要 点

1. 症状　站立时在耻骨结节外上方出现肿块,呈圆形,平卧时消失,一般不降入阴囊,也不易发生嵌顿或绞窄。

2. 体格检查　用手压迫深环肿块仍能出现,浅环较大。

ℛ 治 疗 程 序

1. 一般治疗　年老体弱或有其他手术禁忌者,可佩戴医用疝带。

2. 手术治疗　以 McVay 法修补术和填充式无张力修补术多用,也可用腹腔镜修补。

ℛ 处　　方

无具体处方。

ℛ 警　　示

1. 直疝一般不发生嵌顿或绞窄。

2. 疝较大时,膀胱可成为疝囊的内侧壁,手术时易造成膀胱损伤。

3. 加强腹股沟管前壁的术式不适合于直疝。

三、股 疝

凡腹内脏器经股环进入股管,在自卵圆窝向体表脱出者称为股疝。以老年女性多见,发病率仅次于斜疝和直疝。

ℛ 诊 断 要 点

1. 症状　腹股沟内下方卵圆窝处肿块,平时无症状,多在无意中发现或嵌顿后发现。

2. 体征　肿块位于腹股沟内下方,呈圆形或卵圆形,质地柔软,可以主动或被动回纳,但发生嵌顿时肿块不能还纳,且有压痛,并伴有肠梗阻症状。

ℛ 治 疗 程 序

手术治疗　McVay 法修补术、填充式无张力修补术均有效。

ℛ 处　　方

无具体处方。

ℛ 警　　示

股疝易发生嵌顿,一旦确诊,应当尽早手术。

四、腹壁切口疝

凡腹内脏器经腹壁手术切口向体表脱出者称为腹壁切口疝,包括腹腔镜插口疝,以老年患者多见,不易发生嵌顿或绞窄。

诊断要点

1. 病史 有腹壁手术史,大多数有手术时伤口感染和(或)不全性切口裂开史。

2. 症状 腹壁切口处明显隆起,以站立时为著,平卧时可缩小或消失,多伴有轻度腹部不适和消化不良。

3. 体征 腹壁切口瘢痕宽大,站立位可见局部明显隆起,肿块柔软,较大者可见到肠型和蠕动波,听诊可闻及肠鸣音,平卧时可扪及明显的腹壁缺损(即疝环)。

治疗程序

1. 一般治疗 年老体弱或有其他手术禁忌者,可用腹带或棉织布带捆绑腹部,以压迫疝环,阻挡腹内脏器的突出。

2. 手术治疗 腹壁缺损较小者可直接缝合修补,腹壁缺损较大者需假体网片修补,也可用腹腔镜修补。

处 方

无具体处方。

警 示

1. 术前必须排除各种手术禁忌证,不能排除者应做好防范措施。

2. 术中应尽可能切除原有瘢痕组织,沿疝环解剖出腹壁各层组织,并在各层组织间进行一定范围内的游离,再行同层组织缝合修补。

五、脐疝

凡腹内脏器经脐环向体表脱出者称为脐疝,常见于新生儿、老年肥胖妇女或大量腹水的患者。

诊断要点

1. 症状 脐部突出的肿块。

2. 体征 脐部肿块在儿童常突出呈条状,3~7 cm;在成人则多呈乒乓球状突出,局部柔软,挤压可缩小,可扪及疝环。

治疗程序

1. 一般治疗 小于2岁的婴幼儿可用胶布粘贴或硬物堵压脐环,以防止疝块突出。

2. 手术治疗　大于 2 岁的儿童或成人可行手术修补，或腹腔镜修补。

ℛ 处　　方

无具体处方。

ℛ 警　　示

脐疝可为肝源性腹水的并发症，故确诊后要警惕患者是否合并有慢性肝病的可能。

六、白线疝

凡腹内脏器或腹膜外脂肪组织经脐与剑突之间的腹壁中线（即白线）向体表突出者称为白线疝，多见于成年男性。

ℛ 诊断要点

1. 症状　上腹正中线上有一指头大小肿块，一般无疼痛，偶有嵌顿时则痛。

2. 体征　可在上腹正中扪及小而有压痛的肿块，偶可扪及白线上的缺损。

ℛ 治疗程序

手术治疗，修补疝环。可选用腹腔镜手术。

ℛ 处　　方

无具体处方。

ℛ 警　　示

对上腹正中小肿块应高度警惕白线疝。

七、闭孔疝

凡腹内脏器向骨盆闭孔内突出者称为闭孔疝，多见于消瘦的老年妇女。

ℛ 诊断要点

1. 症状　咳嗽或用劲时，大腿及膝关节内侧发生局部刺痛，或麻木，或感觉异常（Howship‐Romberg 征），但患肢处于屈曲、内收或内旋位时疼痛减轻或消失。

2. 体征　直肠或阴道指检时可在骨盆前壁扪及条索状的疝囊颈部。

3. 剖腹探查　多数患者需在剖腹探查术中才能确诊。

ℛ 治疗程序

怀疑闭孔疝时应尽早手术探查。

ℛ 处　　方

无具体处方。

R 警　　示

手术中不易发现肠梗阻病变时,要仔细探查闭孔。

八、腰疝

凡腹内脏器经上腰三角或下腰三角向体表突出者称为腰疝,多见于年迈或消瘦者,不易发生嵌顿或绞窄。

R 诊 断 要 点

1. 分类

(1) 上腰疝:突出于由第 12 肋骨和后下锯肌下缘、腹内斜肌后缘和骶棘肌前缘所形成的上腰三角。

(2) 下腰疝:突出于由腹外斜肌后缘、背阔肌前缘和髂嵴所形成的下腰三角。

2. 症状　站立或咳嗽时在上述三角区内出现可复性肿块或膨隆,平卧时消失。

3. 体征　在上述三角区扪及可复性肿块,并有咳嗽冲击感。

R 治 疗 程 序

症状明显或疝较大时手术治疗。

R 处　　方

无具体处方。

R 警　　示

对腰三角的肿块要警惕疝的可能,以免手术中误伤腹内脏器。

九、半月线疝

半月线相当于腹直肌鞘外缘的、伸展于第 9 肋骨和耻骨结节之间的一条弧线,也就是腹内斜肌分裂为 2 层分别融入腹直肌前、后鞘之处。凡腹内脏器经半月线向体表突出者称为半月线疝,多见于消瘦者。

R 诊 断 要 点

1. 症状　站立或咳嗽时在半月线处出现可复性肿块或膨隆,平卧时消失。
2. 体征　在半月线处扪及可复性肿块,并有咳嗽冲击感,有时可扪及疝环。

R 治 疗 程 序

手术修补。

R 处　　方

无具体处方。

警　　示

1. 术前诊断较难。

2. 易发生嵌顿，多在肠梗阻手术中被发现和确诊。

十、空肠输入襻或输出襻疝

本病是毕Ⅱ式胃大部切除术后的一种并发症，系过长的输入空肠襻或输出空肠襻穿过胃肠吻合口与横结肠系膜间的空隙所致，多发生于结肠前行胃肠吻合术者，属于腹内疝的一种。

 诊 断 要 点

1. 病史　有胃大部切除术史，50%发生于术后1个月内，25%发生于术后1年内，多有急性闭襻性肠梗阻的表现。

2. 症状

（1）输入襻疝症状：上腹部或左上腹绞痛，呕吐物不含胆汁，病情发展快，易发生肠绞窄或肠坏死。

（2）输出襻疝症状：多为全腹痛，呕吐物含有胆汁，也易发生肠绞窄和肠坏死。

3. 体征　腹部有手术瘢痕；输入襻疝者腹胀不明显，左上腹压痛，肌紧张，常可扪及包块；输出襻疝者腹胀明显，全腹广泛压痛；肠鸣音早期亢进，晚期减弱或消失；严重者有脉速、出冷汗、面色苍白和低血压等绞窄性肠梗阻的表现。

4. 辅助检查　① 输入襻疝常伴有血淀粉酶明显升高，多在500～1000苏式单位。② X线腹部平片可见明显气液平面和典型的扩张肠襻，输入襻疝还可见扩张的残胃。

 治 疗 程 序

1. 手术探查　怀疑为空肠输入襻疝或输出襻疝时，应及早手术探查，以免发生肠坏死。

2. 术式选择

（1）无肠坏死者，可在空肠复位后缝合胃肠吻合口后的孔隙。

（2）输出襻疝伴肠坏死者，可行肠切除加肠吻合术。

（3）输入襻疝伴肠坏死者，可行肠切除加Roux－Y肠吻合术。

 处　　方

无具体处方。

 警　　示

毕Ⅱ式胃大部切除术后如有腹内疝表现时要考虑本病，并及时手术探查。

十一、乙状结肠造口旁疝

本病是乙状结肠造瘘术后的一种严重并发症,因术中未缝闭乙状结肠与侧腹壁之间的间隙,而小肠正好从其中穿过所致,并导致闭襻性肠梗阻,易发生肠绞窄和肠坏死,属腹内疝的一种,临床上较少见。

℞ 诊断要点

1. 病史 有乙状结肠造瘘术史 多在术后近期发病,多为突发性脐周及左下腹绞痛,伴有恶心、呕吐和肛门停止排便、排气,病情发展较快,而个别发展慢者可为渐进性腹胀和腹痛。

2. 体征 全腹压痛,以下腹为重,肠鸣音亢进,后期则出现腹肌紧张,肠鸣音减弱或消失。

3. 辅助检查 X线腹部平片或腹部透视可见小肠积气和气液平面等肠梗阻征象。

℞ 治疗程序

手术治疗。

℞ 处 方

无具体处方。

℞ 警 示

1. 乙状结肠造瘘术后出现腹内疝表现时要考虑本病,并及早手术探查。

2. 手术以小肠复位或小肠复位加部分小肠切除为主。

3. 术中应切记缝闭乙状结肠与侧腹壁间的孔隙,以防复发。

附 腹腔镜疝修补术

腹腔镜疝修补术与传统的开放式无张力疝修补术相比,患者术后疼痛轻微,术后恢复快,体表美容效果佳,因而近年来得到迅速发展。

【适应证与禁忌证】

1. 适应证 腹腔镜疝修补手术的适应证与开放性手术相同。其最佳适应证是:① 双侧疝:因为腹腔镜可以通过一个孔道完成两侧修补,避免了双侧腹股沟区解剖;② 复发疝:腹腔镜可以在无瘢痕的腹膜前间隙完成修补。

2. 禁忌证 ① 腹腔感染;② 凝血功能障碍;③ 耻骨后间隙手术史、腹腔内粘连、腹水等;④ 心脑血管疾病不能耐受全身麻醉者。

【主要术式】

1. 经腹腹膜前疝修补术(TAPP)。

2. 全腹膜外疝修补术(TEP)。

3. 内环口闭合术。

4. 腹膜内补片修补术(IPOM)。

【术后处理】

术后酌情给予镇痛处理,鼓励患者手术当天坐起,日常活动不受限制。

【术后并发症】

1. 与疝修补术的有关并发症有　阴囊肿胀、淤血、顽固性神经痛、尿潴留、便秘、伤口感染及植入补片感染等,以上并发症发生率低于传统开放性疝修补术后并发症的发生率。

2. 与腹腔镜手术的有关并发症有　穿刺针或 Trotar 插入时损伤腹内肠管或血管;CO_2 气腹导致高碳酸血症及心肺方面的影响。

十二、腹部创伤

腹部创伤可分为闭合性和开放性两类,多为钝器和利器所伤。单纯性腹壁创伤多不伴有全身症状,若合并腹内脏器损伤,则表现复杂,病情危重。

ℛ 诊断要点

1. 分类

(1) 单纯腹壁闭合性伤:分为挫伤和血肿。前者可在腹壁的任何部位,后者则多局限于一侧腹直肌鞘内,为腹直肌断裂或腹壁下血管断裂所致。

(2) 腹壁开放性伤:按腹膜是否破损分为穿透伤和非穿透伤。前者多伤及内脏,可再分为贯通伤和非贯通伤。后者也可因冲击效应而引起腹内脏器损伤。

2. 体征　闭合伤的局部可见皮肤软组织青紫、肿胀,局部压痛明显,血肿多表现为不能移动的痛性包块;开放伤多可见局部出血性伤口;合并腹内脏器损伤多有移动性浊音阳性、肝脾浊音区扩大和低位前肋骨骨折征阳性等体征。合并腹腔实质性脏器损伤时多有腹腔内出血(或腹膜后出血);合并空腔脏器损伤破裂有弥漫性腹膜炎表现。

3. 辅助检查　合并腹内脏器损伤时血常规白细胞计数增多和血红蛋白下降。尿常规可见红细胞较多。胸部 X 线正位片可见低位前肋骨骨折。腹部彩超和 CT 可见腹腔内有明显积液和实质性脏器形态不完整。诊断性腹腔穿刺可见浑浊或血性液体。

ℛ 治疗程序

1. 单纯腹壁闭合伤　24 小时内局部冷敷,24 小时后局部热敷。

2. 腹壁开放性伤　清创缝合,镇痛,对症防感染。

3. 怀疑有腹内脏器损伤　留观至少 8~24 小时,行彩超或 CT 检查。

4. 明确有腹内脏器损伤　快速建立1~2条可靠的静脉通道,予止血、抗感染等对症处理,必要时输注代血浆或全血以扩充容量,避免发生休克。并创立条件行急诊手术,处理相关损伤脏器。

ℛ　处　　方

1. 单纯腹壁闭合伤

三七片　2~3片　po　tid

散利痛片　0.5 g　po　tid

2. 腹壁开放性伤

阿莫西林(阿莫仙)　0.5 g　po　tid~qid(青霉素过敏者禁用)

散利痛片　0.5 g　po　tid

破伤风抗毒素(TAT)　1500 U　im　(皮试)

3. 怀疑有腹内脏器损伤

NS　　　　　500~1000 ml

酚磺乙胺　3.0 g　　　　　│　iv gtt　qd

氨甲苯酸　0.6 g

氨甲环酸(速宁)　1.0 g　iv gtt　bid

血凝酶(立止血)　2U　iv　st

ℛ　警　　示

1. 接诊腹壁创伤尤其是闭合性腹壁损伤患者时,应首先排除合并腹内脏器损伤可能。如怀疑有内脏损伤,为了避免漏诊和误诊,建议常规观察24小时。与开放性损伤比较,闭合性损伤具有更为重要的临床意义。

2. 所有穿透伤均应高度怀疑合并腹内脏器损伤,伤后腹水征多提示有腹内脏器损伤,实质性脏器损伤以内出血为主要表现;空腔脏器损伤以腹膜炎为主要表现。

3. 闭合伤和非穿透伤时肠鸣音正常多提示腹内脏器完好,可暂行观察。

4. 剖腹探查中顺序应为实质性脏器、空腔脏器、腹膜后脏器和膈肌,如有出血性休克,边抗休克边手术,优先处理对生命威胁最大的损伤(如先处理实质脏器,后处理空腔脏器)。避免术中漏诊尤为重要。

5. 有腹内脏器损伤,需预防性使用抗菌药物。

十三、腹膜后血肿

腹膜后血肿最常见的原因是因外伤致骨盆及脊柱骨折所致,或腹膜后脏器如肾、膀胱、十二指肠和胰腺破裂出血,以及腹膜后肌肉、血管等软组织损伤出血。因其常合并严重复合伤、出血性休克等,总死亡率可达35%~42%。

155

ℛ 诊 断 要 点

1. 症状　并不典型,多被合并伤所掩盖,常是在腹部外伤手术中发现。腹痛、腰背痛、腹胀,伴尿路损伤者常有血尿。血肿进入盆腔者可有里急后重感,血肿较大者可有内出血症状。

2. 体征　生命体征不稳定,休克征象。腹胀明显,且呈进行性加重。肠鸣音减弱,腹水征可阴性,部分患者可出现腰胁部瘀斑(Grey-Turner 征),盆腔血肿可在直肠指检时触及骶前波动性包块。

3. 血常规　短时间内可出现白细胞计数增多和血红蛋白下降。尿常规检查可见红细胞增多。

4. 腹部 X 线　可见骨盆和(或)脊柱骨折。

5. 腹部彩超与 CT　可见肠胀气,腹腔内少量积液和腹膜后血肿。

ℛ 治 疗 程 序

1. 一般治疗

(1) 绝对卧床,必要时加用骨盆悬吊牵引。

(2) 禁食,排除腹内脏器损伤后加强肠内营养。

(3) 当疑有腹膜后脏器和(或)大血管损伤引起的腹膜后血肿时,快速建立 1~2 条可靠的静脉通道,并准备急诊手术。

2. 药物治疗　镇痛、止血、对症、输液、输血、抗休克、防感染。

3. 手术治疗　急诊剖腹探查。

ℛ 处 　 方

5%~10% GS	1000 ml	
维生素 C	2.0 g	iv gtt　qd
维生素 K	40 mg	
氨甲苯酸	0.6 g	
NS	500~1000 ml	iv gtt　qd
酚磺乙胺	3.0	

ℛ 警 　 示

1. 原则上应手术探查。如术中探查血肿无扩展,可不予切开,完整的后腹膜对部分血肿起压迫止血作用。

2. 术中考虑大血管损伤时应请专科医师紧急会诊。

3. 不伴大血管或重要脏器伤的单纯腹膜后血肿,腹膜刺激征出现较晚且轻微,易漏诊或误诊,抗休克治疗后多能奏效。

十四、急性腹膜炎

腹膜壁层和(或)脏层因各种原因(细菌、化学、物理损伤等)受到刺激而发生急性炎症反应时称为急性腹膜炎,按发病机制分为原发性和继发性,按病因分为细菌性和非细菌性,按范围分为弥漫性和局限性。

ℛ 诊断要点

1. 分类

(1)原发性腹膜炎:也称为自发性腹膜炎,较少见,指腹腔内无原发疾病或感染病灶。致病菌多为溶血性链球菌、肺炎双球菌或大肠杆菌。多见于患有严重慢性病的幼儿,以女孩多见。

(2)继发性腹膜炎:较多见,是腹膜受到来自腹膜腔内炎性感染病灶,或胃肠道与泌尿道内容物,或胆汁的直接刺激与损害而发生的急性炎症,也可以是外伤或手术所致。

2. 症状　腹痛多在原发病灶处开始,逐渐蔓延至全腹,在原发病灶处最明显,多为持续性,一般很剧烈。恶心、呕吐、发热是最常见的伴随症状,可随病情的加重而加重。如体温下降而脉搏仍快,则为病情恶化的征兆。

3. 体征　腹膜刺激征与移动性浊音阳性。腹式呼吸减弱,腹部明显膨隆,肠鸣音明显减弱或消失。

4. 辅助检查　① 血常规:见白细胞计数明显增多,可接近或超过20×10^9/L,中性粒细胞比例可高达90%以上,并出现核左移和中毒颗粒。② 彩超检查:可见腹水。③ CT 检查:对腹腔内实质脏器病变的诊断价值较大。④ 腹部 X 线正位片:可见膈下游离气体、肠襻胀气、肠间隙增宽。⑤ 腹腔穿刺液检查:可见到浑浊或血性腹水,可有臭味,白细胞计数明显增多,涂片革兰染色可见细菌,细菌培养可有细菌生长,穿刺液可行淀粉酶等检查。

ℛ 治疗程序

1. 一般治疗　禁食,胃肠减压,纠正水、电解质紊乱,抗感染,营养支持与镇痛对症治疗。

2. 手术治疗　去除原发病灶,清除腹腔渗液,充分引流腹腔。有经验的医师可选择腹腔镜手术引流。

ℛ 处　方

1. 补液治疗

10% GS	500~1000 ml	
中/长链脂肪乳注射液(力能)	250 ml	
7%复方氨基酸注射液(乐凡命)	500~1000 ml	
注射性水溶性维生素(水乐维他)	1 支	iv gtt　qd
多种微量元素注射液(安达美)	1 支	
脂溶性维生素(维他利匹特)	1 支	
甘油磷酸钠(格利福斯)	1 支	

林格液　500~1000 ml　iv gtt　qd

5%碳酸氢钠　150~250 ml　iv gtt　prn

代血浆,或血浆,或人体白蛋白等适量

2. 抗菌药物治疗

第一线:氨苄西林　3.0 g　iv gtt　bid(皮试)

或　头孢唑林(先锋霉素Ⅴ)　3.0 g　iv gtt　bid

0.5%甲硝唑　100 ml　iv gtt　bid

第二线:阿莫西林舒巴坦　2.0 g　iv gtt　bid

0.4%替硝唑　100 ml　iv gtt　bid

第三线:头孢哌酮舒巴坦　2.0 g　iv gtt　bid

0.5%替硝唑　100 ml　iv gtt　bid

第四线:亚胺培南西司他丁钠(泰能)　0.5~1.0 g　iv gtt　q8h

或　头孢吡肟(马斯平)　1.0~2.0 g　iv gtt　q12h

环丙沙星　0.2 g　iv gtt　bid

奥硝唑氯化钠注射液　100 ml　iv gtt　bid

R 警　　示

1. 怀疑急性腹膜炎时应住院观察。

2. 手术治疗适应证　①非手术治疗6~8小时后,腹膜炎症状及体征不缓解或加重者;②腹腔内原发病严重;③腹腔内炎症较重,有中毒性症状,尤其是有休克表现者;④腹膜炎病因不明,无局限趋势。

3. 急性腹膜炎原因不明时,可选择腹腔镜探查。

十五、结核性腹膜炎

由结核分枝杆菌引起的慢性、弥漫性的腹膜特异性感染称为结核性腹膜炎,也称腹膜结核。多继发于腹腔内脏的结核,如胃肠结核、输卵管结核和肠系膜淋巴结核等。可见于各种年龄,女性多见。

R 诊断要点

1. 临床表现及分型

(1) 急性型:较少见,多为粟粒性肺结核血行播散所致,也可为腹腔内结核病灶突然破裂所致。临床上常有急性腹痛,且很快弥散到全腹。病史中可有低热、盗汗、乏力、食欲缺乏、体重减轻和贫血等结核毒性症状,但全身中毒症状与体征均不如细菌性腹膜炎严重。

（2）慢性型：较常见,病史中可有低热、盗汗、乏力、食欲缺乏、体重减轻和贫血等结核毒性症状。其中腹水型以腹水为主要表现,粘连型多以腹部钝痛为主要表现,干酪型以痛性肿块和慢性肠梗阻为主要表现。

2. 体征　腹壁柔韧感是其特征,可伴有移动性浊音阳性和腹部肿块等。

3. 辅助检查　① 血液检查：白细胞计数正常,轻至中度贫血,血沉增快与 C 反应蛋白升高。结核菌素试验阳性。② 腹水检查：多呈草黄色,静置后易凝固成块,蛋白定量在 25g/L 以上,镜检以淋巴细胞和单核细胞为主,应用 PCR（聚合酶链反应）方法可确定腹水是结核性。③ X 线摄片胸部平片可发现肺结核的存在,腹部平片可发现腹膜增厚和淋巴结钙化影,全消化道钡餐可发现不全性肠梗阻和肠管局限性狭窄。④ 彩超和 CT：可发现非特异性的腹腔积液和不全性肠梗阻。⑤ 腹腔镜检查：对腹水型患者具有确诊意义,除直视下可见到腹膜、网膜和内脏表面有灰白色结节、浆膜失去正常光泽外,还可行活体组织检查。

ℛ 治疗程序

1. 一般治疗

（1）卧床休息。

（2）高热能、高蛋白、高膳食纤维饮食,必要时给予肠外营养。

2. 药物治疗　治疗性或试验性抗结核治疗均可,一般连续用药 12 ~ 18 个月。

ℛ 处　　方

1. 三联用药

链霉素　0.75 g　im　qd

异烟肼（雷米封）　0.1 g　po　tid

对氨基水杨酸钠　2.0 ~ 3.0 g　po（饭后）　tid

2. 上述三联疗效不满意时,可选下列药物

利福平　0.45 g　po（早饭前）　qd

乙胺丁醇　0.25 g　po　tid

吡嗪酰胺　0.5 g　po　tid

ℛ 警　　示

1. 不要把结核性腹膜炎一律都视为手术禁忌证,出现并发症时必须手术治疗。

2. 原因不明之腹膜炎与肠梗阻,手术前和手术中都应考虑到结核性的可能。

3. 术后加强营养和正规抗结核治疗是促进康复和避免复发的关键。

4. 轻型患者表现不典型,易被忽视或漏诊。

5. 早期发现并积极治疗腹腔外的结核病灶是预防结核性腹膜炎的重要措施。

十六、膈下脓肿

位于膈肌以下、横结肠及其系膜以上间隙内的脓肿均称为膈下脓肿。

𝓡 诊断要点

1. 病史 凡腹腔炎经保守治疗后或腹腔手术后出现感染征象,但部位不明和原因不清时,要高度警惕膈下脓肿的可能。

2. 症状

（1）全身症状:首要表现是发热,初起时为弛张热,脓肿形成后为稽留热,并可伴有脉速、乏力、盗汗、虚弱、消瘦等。

（2）局部症状:脓肿部位持续性钝痛,咳嗽和深呼吸时加重,并可向相应肩或背部放射,脓肿刺激膈肌时有顽固性呃逆和胸痛、气促等胸膜反应,脓肿穿破到胸腔发生脓胸。患者胸式呼吸和腹式呼吸均减弱,局部皮肤温度升高,严重时局部皮肤出现凹陷性水肿。

3. 辅助检查 ① 血常规:白细胞计数和中性粒细胞比例明显增高。② X 线检查:可见患侧膈肌升高,患侧肋膈角模糊,胸膜反应,胸腔积液,膈下可见气液平面,钡餐可见胃受压移位。③ 彩超和 CT 检查:可观察脓肿的位置、大小、形态及其与周围脏器的关系,必要时也可引导穿刺。

𝓡 治疗程序

1. 一般治疗 高蛋白、高热量、易消化饮食。

2. 手术治疗 除手术引流外,还需抗感染与营养支持治疗。

（1）膈下脓肿较小时:彩超引导下行脓肿穿刺抽脓。

（2）膈下脓肿较大时:彩超或 CT 引导下经皮穿刺置管脓肿引流,必要时可行开腹或微创手术引流脓肿。

𝓡 处方

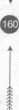

处方 1 膈下脓肿较小,伴有全身感染征象时:加用抗感染与营养支持

　　阿莫西林舒巴坦　2.0 g　iv gtt　bid

或　强力阿莫仙注射液　1.2~2.4 g　iv gtt　bid(青霉素过敏者禁用)

　　0.4%替硝唑　100 ml　iv gtt　bid

或　奥硝唑氯化钠注射液　0.5 g　iv gtt　bid

20%脂肪乳	250 ml	
复方氨基酸注射液(乐凡命)	500~1000 ml	
50% GS	200 ml	
10% GS	500 ml	
水溶性维生素(水乐维他)	1 支	iv gtt　qd
多种微量元素注射液(安达美)	1 支	(加入 3 升袋中)
脂溶性维生素(维他利匹特)	1 支	
甘油磷酸钠(格利福斯)	1 支	
胰岛素	40 U	

或　脂肪乳氨基酸葡萄糖注射液(卡文注射液)　1440 ml　iv gtt　qd

　　生长激素(思增)　8 U　im　qd

　　根据血糖情况,调整胰岛素用量

处方2　膈下脓肿较小,且无全身感染征象时:抗感染治疗为主

　　盐酸米诺环素(美满霉素)　50~100 mg　po　bid

或　盐酸莫西沙星(拜复乐片)　400 mg　po　qd

　　善存　1 粒　po　qd

处方3　膈下脓肿较大,伴全身感染征象时:抗感染与营养支持同时进行

　　头孢哌酮舒巴坦　2.0 g　iv gtt　bid

　　0.4%替硝唑　100 ml　iv gtt　bid

或　奥硝唑氯化钠注射液　0.5 g　iv gtt　bid

ℛ 警　　示

1. 膈下脓肿常伴有糖尿病、结核病和重度营养不良,需要给予相应的处理,合理使用抗生素。

2. 脓肿形成后,原则上应手术切开排脓或穿刺置管引流,这是任何药物治疗代替不了的。但穿刺阴性者不能排除有脓肿的可能。

3. 引流必须充分,要避免脓肿扩散,可行双套管冲洗和(或)灌洗。

十七、盆腔脓肿

位于直肠膀胱陷凹(男性)或直肠子宫陷凹(女性)的脓肿均称为盆腔脓肿。盆腔位于腹腔最低位,腹内炎性渗出物或腹膜炎的脓液易积聚在此而形成脓肿。

ℛ 诊断要点

1. 病史　有腹部急性炎症、外伤或手术史。

2. 症状　全身中毒症状较轻,常有下腹钝痛或不适、直肠刺激症状和膀胱刺激症状。前者表现为腹泻,每日可排便数十次,每次量少,呈黏液便,里急后重

感,而后者表现为尿急、尿频、尿痛甚至排尿困难。

3. 体征　下腹部深压痛,但肌紧张不明显,直肠指检可触及直肠前饱满并有触痛的包块。

4. 辅助检查　① 血常规:白细胞计数和中性粒细胞比例明显增高。② 彩超或 CT 检查:盆腔液性包块,并测量其大小、位置和评估其液化程度。

𝓡 治疗程序

1. 一般治疗　物理疗法,热水坐浴,温盐水灌肠等。

2. 药物治疗　同"膈下脓肿"。

3. 手术治疗　脓肿较大时,彩超引导下经直肠前壁或阴道后穹隆穿刺脓肿,行切开引流术。

𝓡 处　　方

同"膈下脓肿"处方。

𝓡 警　　示

腹部手术后(尤其是下腹部手术后)出现全身中毒症状,并伴有直肠或膀胱刺激症状时,要高度警惕本病的存在。盆腔脓肿较小或未形成时,可采用非手术治疗。

十八、髂窝脓肿

位于髂窝的脓肿称为髂窝脓肿。以男性青壮年为多,致病菌以金黄色葡萄球菌为主,其次为链球菌和大肠杆菌。其感染途径可经血行感染或淋巴感染后细菌到达髂窝引起,均为继发性感染。

𝓡 诊断要点

1. 症状　寒战,高热,食欲缺乏,恶心,呕吐,全身乏力等中毒症状。髂窝部疼痛。

2. 体征　腹股沟上外方肿块,有触痛,并可有波动感,表皮红肿,皮温明显升高,同侧髋关节强直性屈曲挛缩。

3. 辅助检查　① 血常规:白细胞计数明显增多,中性粒细胞比例增高。② 彩超检查:可在髂窝处发现液性肿块。诊断性穿刺可吸出脓液,行细菌培养。

𝓡 治疗程序

1. 一般治疗　液化不明显时采用局部热敷、理疗、中药外敷等非手术疗法。

2. 药物治疗　抗感染与营养支持治疗同"膈下脓肿"。

3. 手术治疗　液化明显时行脓肿切开引流术。

℞ 处　　方

同"膈下脓肿"处方。

℞ 警　　示

1. 脓肿较小时，非手术治疗或穿刺吸脓有时能使脓肿吸收消失，较大的脓肿必须及早手术引流。

2. 本病多同时伴有糖尿病、结核病和免疫功能低下等慢性病。

十九、腹膜假黏液瘤

本病是发生在腹膜壁层、大网膜及肠壁浆膜面的低度恶性黏液性肿瘤。好发于中老年女性。该病是一种腹腔充有大量胶样黏蛋白形成假性腹水的疾病。本病又名腹膜胶质瘤，主要由阑尾黏液囊肿和卵巢的黏蛋白囊腺瘤或卵巢囊腺癌破裂所致。其他罕见病因还有子宫癌、肠道黏液性囊腺癌、脐尿管囊腺瘤、脐肠系膜黏液性囊肿、胆总管癌和腹膜间皮细胞癌等。

℞ 诊断要点

1. 症状　主要表现为进行性腹胀或腹痛。由于黏液样物和上皮细胞同时进入腹腔，刺激腹膜引起症状，可粘连成块，同时不断分泌黏液，致使大量黏液潴留于腹腔内，形成胶腹。后期则常有腹胀、便秘、食欲缺乏和消瘦等表现。

2. 体征　腹部有包块和腹水，腹壁扪诊有揉面感或硬橡皮感。

3. 辅助检查　① X 线和彩超检查：腹部可见液平面。② CT 检查：常可见腹腔内和肠腔外的实质性肿块。③ 腹腔诊断性穿刺检查：可抽出黏液胶样物，如特别黏稠，则呈白色。

℞ 治疗程序

早期手术治疗，切除原发病灶，腹腔引流，尽可能清除腹腔内的假性黏液或黏液样物。

℞ 处　　方

腹腔灌注化疗

噻替哌　　40 mg　每周 1 次

或　氟尿嘧啶　500~1000 mg　每周 1 次

℞ 警　　示

1. 本病治疗后易复发，是临床上较为棘手的一种疾病。原则上应争取早期剖腹探查。

2. 对遗留的肿瘤组织与黏液，可于术中在腹腔中放置引流管，术后可经此管注入抗癌药物。

3. 如再次复发,可再次手术及腹腔内注入抗癌药物治疗,以减轻症状。

二十、腹膜间皮细胞瘤

本病是唯一起源于腹膜间皮细胞的肿瘤,约占全身间皮细胞瘤的 25%。可发生于任何年龄,以 40～60 岁多见。男性多于女性,恶性多见,良性罕见。

℞ 诊断要点

1. 病史 有石棉接触史,发病与石棉接触的间隔时间可以很长,潜伏期为 20～40 年。常呈持续性腹部隐痛或发作性腹部绞痛。

2. 临床表现 绝大部分患者可发现黄色或血性腹水,部分患者可发现不同部位和不同大小的腹部肿块,部分患者可有肠梗阻表现。

3. 辅助检查 ① 诊断性腹腔穿刺:在腹水中发现异型间皮细胞最具诊断意义,腹水多为渗出性,透明质酸增高,应与结核性腹膜炎和转移瘤鉴别。② 彩超或 CT 检查:见薄片状肿物。③ X 线检查:肠梗阻征象。④ 腹腔镜检查:可见腹膜表面布满结节和斑块,活体组织检查有重要诊断价值。

℞ 治疗程序

1. 手术治疗 仅限于早期局限型,应尽可能切除所有肿瘤。

2. 化疗

(1) 腹腔化疗:术毕腹腔内灌注多柔比星(阿霉素)100 mg,或顺铂(DDP)20 mg 的稀释液 300～500 ml,或植入用缓释氟尿嘧啶(中人氟安)100 mg×6 支。

(2) 静脉化疗:疗效不显著,可用环磷酰胺、多柔比星、氮芥、噻替哌等抑制腹水增长速度。

3. 放疗 疗效不确切。

4. 其他治疗 包括免疫治疗、内分泌调节和中医中药治疗等。

℞ 处　　方

见治疗程序中"腹腔化疗"。

℞ 警　　示

1. 对不明原因血性腹水者要警惕本病。

2. 腹膜间皮细胞瘤须采取综合治疗。

164

二十一、腹壁硬纤维瘤

是好发于腹壁肌层和筋膜鞘的纤维瘤,故又称腹壁韧带样纤维瘤、带状瘤。因该瘤生长具有侵袭性、易复发性和局部破坏性,亦称侵袭性纤维瘤病、纤维组织瘤样增生、腹壁复发性纤维样瘤和腹壁成纤维瘤等。本病女性多见,尤其多见于妊娠或近分娩期的妇女。好发于腹直肌腱膜,也可发生在手术切口附近,属良性肿瘤。

🗈 诊断要点

1. 症状　腹壁肿块病史较长,全身症状不明显,局部可有轻微疼痛。

2. 体征　腹壁肌肉组织内可扪及肿块,单发,长条或椭圆形,质硬,表面光滑,边界清楚,移动度差,无压痛,嘱患者收缩腹肌时肿块更为明显。

3. 辅助检查　① 彩超或 CT 检查:证实为腹壁实质性肿块。② 细针穿刺细胞学检查与活体组织检查:可定性诊断。

🗈 治疗程序

1. 手术治疗　要广泛切除,切除范围要超过肿瘤边界 2~3 cm。

2. 放疗　如肿瘤切除不完全或无法切除时,可行放疗,部分有效。

3. 内分泌治疗　疗效不肯定。

4. 辅助性化疗　最有效的治疗方案是长春新碱和甲氨蝶呤。

🗈 处　　方

无具体处方。

🗈 警　　示

1. 容易漏诊,一旦确诊本病需采取手术为主的综合治疗。

2. 如仅单纯局部切除肿瘤,其局部复发率可高达 70%。

二十二、腹膜后纤维化

本病是腹膜后筋膜和脂肪组织的非特异性、非化脓性炎症引起的腹膜后广泛纤维化,可导致腹膜后空腔脏器受压、梗阻,其病因不明。

🗈 诊断要点

1. 临床表现

(1) 早期表现:一侧或两侧腰部、下腹部钝痛,尤其晚间为著。腰痛可放射至腹股沟、外生殖器、会阴和大腿内侧,前弯和俯卧可减轻疼痛。胃肠道症状不明显,可伴有疲乏、体重下降等症状。

(2) 晚期表现:主要是腹膜后空腔脏器受压后的症状。尿路受压可发生肾盂积水、少尿、夜尿和尿毒症;肠系膜血管受压可引起肠供血不足而发生缺血性肠绞痛,或累及肠道自主神经引起胃肠功能紊乱而表现为食欲不振、恶心、呕吐、腹胀、便秘等;腹膜后淋巴管和腔静脉受压可表现为阴囊水肿、下肢水肿等。

2. 辅助检查　① 血沉明显加快和肾功能慢性损害。② 肾盂静脉造影检查:肾盂积水,输尿管屈曲扩张,且向中线移位,以及外压性表现,晚期双肾盂均不显影。③ 钡灌肠检查:乙状结肠肠曲拉直和肠腔狭窄,以及外压性表现。④ 血管造影检查:下腔静脉和腹主动脉分支(尤其是髂动脉)狭窄。

ℛ 治 疗 程 序

1. 一般治疗　如考虑因某些药物引起者应立即停药。

2. 药物治疗　应用糖皮质激素治疗的剂量可根据疗效调整。

3. 免疫抑制剂与皮质激素　联合应用效果较好。

4. 手术治疗　解除梗阻与压迫症状,可行一侧或双侧输尿管减压术,或肾造口术等。

ℛ 处 　 方

泼尼松(强的松)　5~15 mg　po　qd 或 tid

ℛ 警 　 示

1. 该病发病率很低。

2. 本病有自限性倾向,可自行缓解,预后良好。

二十三、原发性腹膜后肿瘤

原发性腹膜后肿瘤的主要来源是腹膜后间隙的脂肪组织、结缔组织、肌肉、血管、神经、淋巴组织和胚胎残留组织。其病理类型复杂多样,约80%是恶性的。良性肿瘤中最常见的是纤维瘤、神经纤维瘤和囊性畸胎瘤等,恶性肿瘤中常见的是纤维肉瘤、神经纤维肉瘤、恶性神经鞘瘤和恶性淋巴瘤等。

ℛ 诊 断 要 点

腹膜后肿瘤的来源不同,其临床表现也多种多样。

1. 症状　除嗜铬细胞瘤外,多数初起无症状,随肿瘤生长发展可逐渐出现肿块压迫引起的各种症状,如压迫肠道出现的肠梗阻症状,压迫尿道出现的肾盂积水,压迫或侵犯神经出现的疼痛,常表现为腰背痛、会阴部痛和下肢痛等。

2. 体征　各种各样的腹部肿块是常见的体征,肿块多位置深、移动度小。

3. 辅助检查　① X 线检查:腹部平片、胃肠钡餐、钡灌肠、肾盂造影、腹膜后充气造影等可鉴别腹膜内或腹膜后肿块,并可对肿块与消化道、泌尿道的关系进行判断。② 彩超或 CT 检查:有助于肿瘤的定位和确定肿瘤为囊性或实质性。③ 血管造影检查:有助于确定肿瘤为富血管性或少血管性。

ℛ 治 疗 程 序

1. 手术治疗　大多数腹膜后肿瘤的主要治疗方法,但术后复发率高,一般根治性切除占 1/4~1/3,术后 5 年生存率 30%~40%。

2. 放疗和化疗　仅对恶性淋巴瘤有效。

ℛ 处 　 方

无具体处方。

R 警　示

1. 腹膜后间隙大,发病初期无明显症状,早期诊断困难。

2. 由于腹膜后肿瘤来源丰富,种类繁多,解剖复杂,故术前应做好充分准备。

3. 有些腹膜后肿瘤能否切除,需经术中探查后方能确定;而某些肿瘤侵犯周围器官并非为不能切除的指征,手术力争完全彻底,减少复发率。

4. 对于肿瘤侵犯周围脏器及较大血管而不能完全切除时,可行姑息性切除或肿瘤减量切除术。

5. 恶性肿瘤切除术后,应辅以化疗、放疗和(或)免疫等综合疗法。

二十四、肠系膜囊肿和肿瘤

本病并不多见,囊肿多为良性,多见于儿童,而实质性肿瘤多为恶性,多见于成年人。

R 诊断要点

1. 症状　无痛性腹部肿块是早期主要临床表现。后期常伴有腹痛、发热、贫血、消瘦等,严重者有腹泻、呕吐。

2. 体征　可扪及腹部肿块,良性者表面多光滑,一般活动度较大,硬度自囊性至硬韧度不等,而恶性者表面多不平或呈结节状,质硬,活动度差。

3. 辅助检查　① X 线检查:常可见肠管受压和移位征象。② 彩超或 CT 检查:可发现肿块,并可鉴别囊性或实质性,易误诊为大网膜肿瘤。

R 治疗程序

1. 小的肠系膜囊肿无需治疗;大的肠系膜囊肿,应尽早手术。

2. 一旦确诊肠系膜实质性肿块,无论良性或恶性均应尽早手术治疗,尽可能根治性切除。

R 处　　方

无具体处方。

R 警　示

肠系膜囊肿增大后,易并发急腹症,一旦确诊,应尽早手术。

二十五、肠系膜静脉血栓形成

发病率较肠系膜上动脉栓塞少见,多累及肠系膜上静脉。原发性血栓形成的病因不明,可能是移动性血栓性静脉炎的内脏静脉表现,而继发性血栓形成常与血液高凝状态、真性红细胞增多症、心力衰竭、门静脉高压症、肿瘤浸润或压迫静脉、腹腔内脓毒血症和肠腔静脉分流术后血栓形成等因素有关。肠系膜下静脉的血栓形成,因其临床表现不突出而不易被发现。

ℛ 诊断要点

1. **症状** 进行性腹部不适,疼痛部位深,常不固定。多有糖尿病病史。无肠坏死时全身中毒症状不明显,多有腹胀,大便稀、次数增多,可有消化道出血的症状。如有高热、脉速、神志淡漠和少尿等全身中毒症状时多表明有肠坏死。

2. **体征** 腹部压痛不明显,腹胀和肠鸣音减弱,如出现广泛性压痛、反跳痛和腹肌紧张等腹膜刺激征,多表明已有肠坏死。

3. **辅助检查** ① 血常规检查:肠坏死时可有白细胞计数增多和中性粒细胞比例增高。② B超检查:可发现肠系膜上静脉内的血栓。③ MRI 检查:可见肠系膜上静脉内的血栓影。④ 选择性动脉造影:亦有助于诊断。⑤ 腹腔穿刺检查:可抽吸出血性腹水。

ℛ 治疗程序

1. **药物治疗** 同"肠系膜上动脉栓塞"。

2. **手术治疗** 一旦怀疑本病,应在非手术治疗的同时做好手术准备。

（1）怀疑肠坏死:应及时探查,争取在肠坏死前行取栓术。

（2）确认肠坏死:应果断行肠切除至静脉回流通畅处。

ℛ 处　方

同"肠系膜上动脉栓塞"。

ℛ 警　示

1. 遇有难以解释的进行性腹部不适,应考虑到本病,请血管外科医师会诊,避免广泛性肠切除所致的短肠综合征。

2. 无论施行何种手术,术后均应采取常规抗凝治疗,以防复发。

二十六、大网膜粘连综合征

本病系指腹部炎症或手术后大网膜与下腹部脏器或切口下壁腹膜相粘连所导致横结肠功能紊乱,产生轻重不等的类似肠梗阻的综合征。

ℛ 诊断要点

1. **病史** 腹部炎症和(或)手术史。

2. **症状** 恶心、呕吐和腹胀等胃肠道功能紊乱症状。阵发性腹部绞痛伴便秘的横结肠梗阻症状,改变体位或蜷曲侧位多能缓解症状,行走时腹部有牵拉感,在躯干过伸位时加重,呈强迫性弓腰行走。

3. **体征** 粘连部位的下腹部有压痛,躯干过伸试验时可引起切口瘢痕区及上腹部深部疼痛和不适,手压切口瘢痕上缘向下牵拉时可引起相似的疼痛和不适。

4. 辅助检查 ① 钡灌肠:可见右半横结肠扩张、固定、蠕动紊乱和钡剂排空延迟等表现。② 彩超检查:可在切口下方腹膜内侧探及实质性组织和蠕动活跃的肠管。③ 腹腔镜探查:有助于诊断。

ℛ 治疗程序

1. 症状轻者,可采用非手术治疗或中医治疗。

2. 非手术治疗无效者,可选择开放性手术或微创手术,切除粘连的大网膜,解除对横结肠等脏器的压迫和牵拉。

ℛ 处　　方

无具体处方。

ℛ 警　　示

本病易误诊为其他急腹症,需提高对该病的认识,预防是关键。

二十七、大网膜扭转

本病是指大网膜沿其纵轴发生移位,可由轻度的血管狭窄致水肿,直至完全闭塞导致梗死及坏疽而产生临床症状。原发性扭转相当少见,其原因不清,多为单极性。继发性扭转多因大网膜和腹腔内病变所致,常为双极性。

ℛ 诊断要点

1. 症状　突发性腹部持续性绞痛,逐渐加重,以脐周多见,活动可使疼痛加剧。

2. 体征　大网膜坏死时可有局部压痛、反跳痛和腹肌紧张等体征。

ℛ 治疗程序

1. 疼痛不能缓解,又不能排除其他急腹症时,应剖腹探查。

2. 手术术式为切除扭转的大网膜,原发性扭转的预后较好,继发性扭转的预后取决于发生的原因。

ℛ 处　　方

无具体处方。

ℛ 警　　示

本病易误诊为其他急腹症,是否剖腹探查取决于医师的临床经验。手术及时,则预后良好。

二十八、大网膜囊肿

真性大网膜囊肿多数由淋巴管梗阻所致,也可是先天性异位淋巴组织发展而来。囊肿内容物多为浆液性,可是单房性或多房性。假性大网膜囊肿多为炎症反应后产生,其内容物较浑浊或含血性液。

ℛ 诊断要点

1. 症状　多数无明显症状,仅在发生扭转或肠梗阻时发生剧烈腹痛。

2. 体征　有时可在上腹部触及无痛性活动包块。

3. 辅助检查　① 胃肠钡餐:小肠移位和压迫症状,不易与肠系膜肿块区别。② 彩超检查:可见活动度较大的囊肿。③ CT 检查:在前腹壁下方见到明显的囊肿。④ 手术探查:多数患者是在手术中偶然发现的。

ℛ 治疗程序

可选择开放性手术或腹腔镜手术,切除是唯一的治疗方法。

ℛ 处　方

无具体处方。

ℛ 警　示

巨大囊肿体检时酷似腹水征,有震水波及移动性浊音,可能导致误诊。对腹腔内已经证实的囊肿应尽量切除。

（徐凛峰）

第三节　胃和小肠疾病

一、急性胃扩张

急性胃扩张(acute gastric dilatation)是指由于短期内大量气体和液体积聚不能排出,使胃和十二指肠上段极度膨胀所致的一种综合征。

ℛ 诊断要点

1. 病史　大多在手术后初期或暴饮暴食后。

2. 症状　初期仅感食欲缺乏,上腹饱胀、恶心,很少有剧烈腹痛。随后出现呕吐,起初为小口呕吐,后渐重、渐多且发作频繁。无干呕现象,呈现溢出性呕吐。虽然多次呕吐但腹胀不减。呕吐液常具有典型特性,开始为深棕绿色浑浊液体,后呈咖啡渣样,隐血试验为强阳性,但不含血块,亦无粪臭味。

3. 体征　上腹部高度膨胀,有时可见胃型;腹软仅有轻压痛,有振水音,肠鸣音多减弱或消失。

4. 辅助检查　① 实验室检查:血红蛋白增高、低钠血症、低钾血症、高氮血症、酸中毒或碱中毒。② X 线检查:腹部立位透视或平片,可见一大的胃泡,并有液平面,胃阴影明显增大。③ 胃管抽液:怀疑为急性胃扩张,应立即插入胃管,如吸出大量同样的液体,诊断即可明确。

治疗程序

1. 一般治疗

（1）体位：发病初期应半卧位，病情缓解后可调整为卧姿。

（2）禁饮食：待症状缓解 3~5 天后，开始少量流质饮食。

（3）吸氧：并建立一条有效的静脉补液通道。

（4）胃肠减压：首要措施，通常需 3~5 天。吸出全部积液；用温等渗盐水洗胃；直至吸出液为正常性质为止。

（5）输全血/血浆：必要时输全血或血浆 400 ml。以后可以少量（200 ml）多次。

（6）密切监测：监测 24 小时出入量、生命体征、腹部体征、生化及血气等变化。

2. 药物治疗　营养支持。

3. 中药治疗　可选用。

4. 手术治疗

（1）手术后或长期仰卧的患者所发生的急性胃扩张：一般禁忌手术治疗。

（2）暴饮暴食所致急性胃扩张：

1）适应证：在饱餐后发生极度胃扩张，胃内容物无法吸出时；经减压或洗胃等治疗 8~12 小时效果不显著时；有十二指肠机械性梗阻因素存在者；合并有胃穿孔或胃大出血者；胃功能长期不能恢复，稍有进食即扩张潴留，静脉长期输液难以维持营养者。

2）手术方法：以简单有效为原则。一般选用胃切开清洗术；或空肠营养性造瘘术+胃切开清洗术；或胃部分切除术+空肠营养性造瘘术和胃切开清洗术。

处　方

处方1　常规基本液体、药物治疗处方

（1）羟乙基淀粉　　500 ml　iv gtt　qd

（2）复方氨基酸 18AA　　500 ml
丙氨酰谷氨酰胺（力太）100 ml
10%氯化钾　　10 ml　　iv gtt　qd
胰岛素　　6 U

（3）5% GNS　　500 ml
10%氯化钾　10 ml　　iv gtt　qd

（4）10% GS   500 ml
     10%氯化钾   10 ml
     维生素 C   2.0 g   iv gtt   qd
     维生素 B_6 0.2 g
     胰岛素   6 U

（5）5% GS   500 ml
     25%硫酸镁   10 ml   iv gtt   qd

（6）NS   100 ml
     法莫替丁   20 mg   iv gtt   tid

或   奥美拉唑钠（注射用洛赛克）   40 mg   iv   bid

（7）NS   100 ml
     头孢唑啉   1.0 g   iv gtt   bid（皮试）

或   青霉素   480 万 U   iv gtt   bid（皮试）

处方 2   营养支持（TPN）治疗处方之一

目前大多首选工业化多腔袋（标准配方）全合一肠外营养方式,如:卡文（脂肪乳氨基酸葡萄糖注射液——外周或中心静脉给药）系列,配方见表 4 - 1。

表 4 - 1   卡文肠外营养液配方

组成	2400 ml 规格	1920 ml 规格	1440 ml 规格
氨基酸(g)	57	45	34
氮(g)	9.0	7.2	5.4
葡萄糖(g)	162	130	97
脂肪(g)	85	68	51
总能量(kcal)	1700	1400	1000
电解质(mmol)			
Na^+	53	43	32
K^+	40	32	24
Mg^{2+}	6.7	5.3	4
Ca^{2+}	3.3	2.7	2
Cl^-	78	62	47
HPO^{2-}	18	14	11
渗透压（mOsm/L）	约 750	约 750	约 750

卡文系列中可同时灵活加入水溶性维生素（水乐维他）、脂溶性维生

素(维他利匹特)、多种微量元素注射液(安达美)等微营养素以及电解质、胰岛素(有条件时,按比例以微量泵注射为宜)

处方3　营养支持(TPN)治疗处方之二

(1)

10% GS	1000 ml	
20%脂肪乳剂	250 ml	
复方氨基酸注射液(乐凡命)(或18AA)	500 ml	
50% GS	200 ml	
丙氨酰谷氨酰氨(力太)	100 ml	
胰岛素	30 U	
水溶性维生素(水乐维他)	1支	iv gtt　qd
多种微量元素注射液(安达美)	1支	(加入3 L
脂溶性维生素(维他利匹特)	1支	袋内)
10%氯化钠	40~60 ml	
10%氯化钾	30~40 ml	
25%硫酸镁	20 ml	
维生素C	2.0 g	
门冬氨酸钾镁(潘南金)	20 ml	

(2)

NS	100 ml	iv gtt　tid
法莫替丁	20 mg	

　或　奥美拉唑钠(注射用洛赛克)40 mg　iv　qd

(3)

NS	100 ml	iv gtt　bid(皮试)
头孢唑啉	1.0 g	

　或　青霉素480万 U　iv gtt　bid(皮试)

℞ 警　　示

1. 本病病死率高达20%~60%,预防更为重要。
2. 应选用较粗胃管置入,有利于减压和洗胃。
3. 洗胃时应注意避免一次用水量过大或用力过猛,造成胃穿孔。
4. 手术后仍需继续胃肠减压,直至胃肠功能恢复。
5. 应按照循序渐进的原则恢复饮食。

二、消化性溃疡

消化性溃疡(peptic ulcer)主要是指发生在胃和十二指肠的慢性溃疡,是一种极为常见的疾病,分为胃溃疡(GU)和十二指肠溃疡(DU)。一般认为溃疡的形成与胃酸-胃蛋白酶的消化作用有关而得名。

ℛ 诊 断 要 点

1. 病史 本病具有慢性病程、周期性发作和节律性中上腹部疼痛等特点，可以做出初步诊断。80%~90%的患者有溃疡病发作史。

2. 临床表现 穿孔患者有上腹部剧痛，继之有典型的腹膜炎症状；出血者并有突出的休克表现，有呕血或黑便。幽门梗阻的患者则主要表现为呕吐宿食，钡餐可证实梗阻存在。

3. 辅助检查 ① 内镜检查：可以确定溃疡的部位、形态、大小和数目，结合活体组织检查病理可以鉴别恶性溃疡。② 钡餐发现壁龛或龛影是确诊的依据之一。③ X 线透视：穿孔患者可见膈下游离气体，肝浊音界缩小或消失。

ℛ 治 疗 程 序

消化性溃疡的大多数患者经过内科积极治疗后，症状缓解，溃疡愈合，如能根除幽门螺杆菌（Hp）感染和坚持药物维持治疗，可以防止溃疡复发。

1. 一般治疗

（1）休息、生活规律、保持乐观情绪，注意饮食要定时定量和少食刺激性食物。

（2）溃疡活动期进流质或半流质饮食应细嚼慢咽，避免过热、过冷、过饱、过饥。

（3）禁饮酒、咖啡、浓茶，应戒烟，禁服胃不良反应大的药物。

2. 药物治疗 抑酸、抗 Hp 治疗。

3. 手术治疗

（1）十二指肠溃疡的外科手术治疗的适应证：

1）出现严重并发症：溃疡急性穿孔、大出血或瘢痕性幽门梗阻者。

2）内科治疗无效者：抑酸药同时加用针对抗幽门螺杆菌药物在内的正规内科治疗，停药 4 周后经纤维胃镜复查未愈者，应按上述方法重复治疗，共经 3 个疗程治疗溃疡仍不愈合者，视为无效，应手术治疗。

3）对以下情况，其手术适应证可以适当放宽：① 溃疡病史较长、发作频繁、症状严重；② 纤维胃镜观察溃疡深大，X 线钡餐检查有较大龛影、球部严重变形者；③ 既往有溃疡穿孔史、大出血或反复多次出血史，而溃疡仍有活动性。对有上述三种情况的患者经至少一个疗程正规严格的内科治疗，不能使症状减轻，溃疡不能愈合，不能坚持正常工作与正常生活者均应尽早手术治疗。

（2）胃溃疡的外科手术治疗的适应证：

1）严格内科治疗 8~12 周，溃疡不愈合。

2）内科治疗后溃疡愈合且继续用药，但溃疡复发者，特别是 6~12 个月内即复发者。

3）发生溃疡穿孔、出血、幽门梗阻。

4）胃十二指肠复合性溃疡。

5）直径 2.5 cm 以上的巨大溃疡或疑为恶变者。

（3）手术方式：

1）胃大部切除术。

2）迷走神经切断术。

ℛ 处 方

处方 1　雷尼替丁　150 mg　po　qd 每晚睡前服

或　法莫替丁（高舒达片）　40 mg　po　qd 每晚睡前服×（2～4）周

处方 2　奥美拉唑钠（注射用洛赛克）　20 mg　po，每日晨起服×（2～8）周

处方 3　Hp 阳性患者按三联服药

阿莫西林（阿莫仙）　1.0　po　bid×2 周（青霉素过敏者禁用）

胶体次枸橼酸铋钾（德诺）　240 mg　po　bid×2 周

甲硝唑　0.4 g　po　bid×2 周

或　克拉霉素　0.5 g　po　qd

ℛ 警 示

消化性溃疡严重并发症的外科治疗如下：

1. 大出血手术指征为　① 严重大出血,短期内休克,多为难以自止的较大血管出血；② 经 6～8 小时输血 600～900 ml 后脉搏、血压及一般情况没有好转,或在 24 小时内需输血 1000 ml 以上才能维持血压和血细胞比积者；③ 不久前曾发生过类似的大出血；④ 正在进行药物治疗的患者发生大出血者；⑤ 年龄大于60 岁；⑥ 合并穿孔或幽门梗阻。需急诊手术治疗者,最好应在出血 48 小时内进行。

2. 急性穿孔治疗方法的选择　大多数患者需急诊手术治疗；而非手术治疗仅适用于空腹穿孔且一般情况好、年轻、主要脏器无病变、溃疡病史较短、症状和体征轻的患者。主要采用胃肠减压、补液和抗生素治疗；若经 6～8 小时后病情加重则应立即改行手术治疗。手术方法有两类:单纯穿孔缝合术和彻底的溃疡手术。通行的规则是:若患者一般情况较好,有幽门梗阻或出血史,穿孔时间在12 小时以内,腹腔内炎症和胃十二指肠壁水肿较轻,可行彻底性手术；否则仅行穿孔缝合术。

3. 瘢痕性幽门梗阻　根据长期溃疡病史和呕吐物特征,即可诊断幽门梗阻。空腹抽出胃液超过 300 ml 或 X 线钡餐检查 24 小时后胃内仍有钡剂存留均应手术治疗。手术以胃大部切除为主,若病情极差或合并严重内科疾病则行胃空肠吻合加迷走神经干切断术治疗。术前须经相关准备。

4. 癌变　胃溃疡癌变的发生率一般在 2%~3%,十二指肠球部溃疡并不引起癌变。凡中老年胃溃疡患者出现下列情况,均应警惕胃溃疡癌变的可能性:① 严格内科治疗 4~6 周,症状无好转者;② 无并发症而疼痛的节律性消失,食欲减退、体重明显减轻者;③ 大便隐血试验持续阳性,并出现贫血者;④ X 线钡餐或胃镜检查不能排除胃溃疡癌变者,均必须定期复查。

三、肠系膜上动脉综合征

肠系膜上动脉综合征(superior mesentery artery syndrome)亦称良性十二指肠瘀滞症,是指十二指肠水平部受肠系膜上动脉压迫导致的肠腔梗阻。

ℛ 诊断要点

1. 临床表现　反复呕吐胆汁和所进的食物,尤其是当体位改变可减轻症状者,即应考虑本病的可能。

2. 辅助检查

(1) X 线钡餐的特征性表现:① 十二指肠降部扩张,或有胃扩张。② 造影剂在十二指肠水平部远侧脊柱中线处中断,呈整齐的斜行切迹(笔感征),通过受阻。③ 钡剂在十二指肠降部来回蠕动,甚至反流入胃。④ 钡剂在 2~4 小时内不能从十二指肠内排空。⑤ 患者俯卧位或左侧卧位时十二指肠内钡剂迅速通过水平部。

(2) 彩超检查:空腹和饮水 600 ml 后分别测量肠系膜上动脉与腹主动脉之间夹角的度数,若两动脉之间夹角小于 13°;十二指肠水平部在两动脉之间的前后径,若小于 1 cm 以及该处的近侧十二指肠降部内径大于 3 cm;体位改变后十二指肠近远侧内径大小的变化,均有助诊断。

(3) CT 结合动脉造影或螺旋 CT 三维图形构建:显示肠系膜上动脉与腹主动脉之间的关系以及在这一水平上的梗阻。

ℛ 治疗程序

1. 一般治疗

(1) 发作期间休息、禁食。

(2) 胃肠减压、洗胃。

(3) 补液,营养支持,肠外和(或)置鼻肠管通过梗阻点行肠内营养支持。

(4) 症状缓解后少食多餐、稀软饮食。

(5) 餐后俯卧或左侧卧位。

2. 药物治疗　增强胃动力。

3. 手术治疗　当非手术治疗无效后,应予手术治疗。常用的手术方法:

(1) 短路:将受阻扩张的十二指肠水平部与近端空肠,距十二指肠悬肌

10～15 cm 做侧侧吻合术,或 Roux-en-Y 吻合。

（2）松解:即十二指肠悬肌切断术。

处　方

多潘立酮(吗丁啉)　10～30 mg　po　tid

西沙必利　5～10 mg　po　tid

警　示

本病应与十二指肠肿瘤、憩室、炎症以及十二指肠外病变如环状胰腺、粘连、肿瘤压迫等疾病相鉴别。

四、胃癌

诊断要点

1. 症状　① 原因不明的食欲缺乏、消瘦、上腹部不适、恶心、呕吐,特别是中年以上者。② 原有长期慢性胃病史或中年人既往无胃病史近期出现胃部症状或原有症状加重者。③ 原因不明的呕血、黑便或持续大便隐血阳性者。④ 已确诊有胃溃疡、胃息肉、萎缩性胃炎、胃部分切除的患者,近期又有消化道症状加重者。

2. 体征　上腹部压痛饱满、紧张感或触及包块;左锁骨上淋巴结肿大等。

3. 辅助检查　① X 线钡餐双重造影检查有助于诊断;② 纤维胃镜检查加活体组织检查可确诊;③ 彩超、超声胃镜及 CT 及 MRI 检查:有助于了解病变是否有外侵及远处转移。

治疗程序

治疗程序见图 4－1。

1. 一般治疗

（1）确诊者,积极进行术前准备。

（2）术前给予流质或半流质饮食。

（3）必要时适量输血或血浆,以及 TPN 支持。

（4）术前必要时肠道准备。

2. 药物治疗

（1）术前对症治疗。

（2）术后化疗。

3. 手术治疗　无禁忌证者均应尽早手术。术式包括:

（1）治愈性手术:标准手术是切除 2/3 以上胃和进行 D_2 淋巴结廓清,非标准手术根据病变进展程度变更胃切除范围和淋巴结廓清范围,包括缩小手术(D_1、D_1＋等)和扩大手术(联合其他脏器切除及 D_2＋)、根治性胃切除(包括近端胃、远端胃、全胃）。

（2）扩大根治术：包括胰体尾、脾、联合肝、横结肠等脏器切除。

（3）非治愈性手术：缓解（姑息）手术和减量手术。姑息性切除（旁路手术、胃空肠吻合）。

（4）剖腹探查。

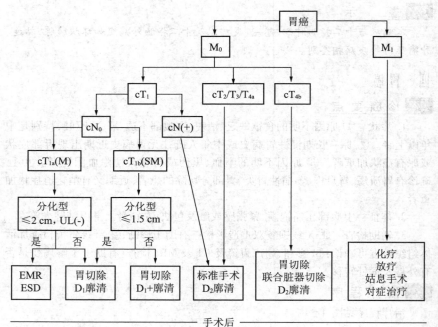

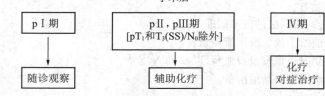

图4-1 胃癌治疗流程图

引自第4版日本《胃癌治疗指南》

ℛ 处　方

1. 用于术前对症治疗

多潘立酮（吗丁啉）　10 mg　po　tid

奥美拉唑钠（注射用洛赛克）　20 mg　po　qd

2. ECF(表柔比星+顺铂+5-FU)方案

胃癌根治术后标准的辅助化疗方案,也是术前新辅助化疗的常用方案。每3周为一疗程,共6个疗程。

(1) NS   100 ml   iv gtt   qd,第1天
昂丹司琼   8 mg

(2) NS   100 ml   iv gtt   qd,第1天
甲泼尼龙   40 mg

(3) NS   100 ml   iv gtt   qd,第1天
奥美拉唑   40 mg

(4) NS   100 ml   iv gtt   qd(避光),第1天
表柔比星 $90 \ mg/m^2$

(5) NS   500 ml   iv gtt   qd,第1天

(6) NS   500 ml   iv gtt   qd(避光),第1天
顺铂 $60 \ mg/m^2$

(7) 呋塞米   20 mg   iv   qd,第1天

(8) 5% GS   500 ml   iv gtt   qd,第1天
维生素C   2 g

(9) 5% GS   250 ml   iv gtt   qd,第1~5天
5-FU $375 \sim 425 \ mg/m^2$

3. ECF改良(表柔比星+顺铂+卡培他滨)方案

胃癌根治术后标准的辅助化疗,也可用于术前新辅助化疗,每3周为一疗程,共6个疗程。

(1) NS   100 ml   iv gtt   qd,第1天
昂丹司琼   8 mg

(2) NS   100 ml   iv gtt   qd,第1天
甲泼尼龙   40 mg

(3) NS   100 ml   iv gtt   qd,第1天
奥美拉唑   40 mg

(4) NS   100 ml   iv gtt   qd(避光),第1天
表柔比星 $90 \ mg/m^2$

(5) NS   500 ml   iv gtt   qd,第1天

(6) NS   500 ml   iv gtt   qd(避光)第1天
顺铂 $60 \ mg/m^2$

(7) 呋塞米   20 mg   iv qd,第1天

（8）5% GS   500 ml
    维生素 C 2 g | iv gtt qd,第 1 天

（9）希罗达 1250 mg/m^2 分 2 次口服,第 1~14 天

4. DCF(多西他赛+顺铂+5-FU)方案

胃癌术前新辅助化疗及术后辅助化疗的一线方案。每 3 周为一疗程,共 6 个疗程。

（1）地塞米松 7.5 mg   化疗前 1 天晚及化疗前 30 分钟口服
苯海拉明 25 mg 化疗前 30 分钟口服

（2）NS   100 ml
    甲泼尼龙 40 mg | iv gtt qd,第 1 天

（3）NS   100 ml
    奥美拉唑 40 mg | iv gtt qd,第 1~5 天

（4）NS   100 ml
    西咪替丁 0.4 g | iv gtt qd,第 1 天

（5）NS   500 ml
    多西他赛 60~100 mg/m^2 | 持续静脉滴注 3 小时,qd,第 1 天

（6）NS   500 ml
    顺铂 20 mg/m^2 | iv gtt qd,第 1~5 天

（7）5% GS 250 ml
    丹参 30 ml | iv gtt qd,第 1~5 天

（8）NS   250 ml
    5-FU 750 mg/m^2 | 24 小时持续静脉滴注,qd,第 1~5 天

5. XELOX(奥沙利铂+希罗达)方案

可用于胃癌的一线化疗方案,也可作为术前新辅助化疗方案。每 3 周为一疗程,共 6 个疗程。

（1）NS   100 ml
    昂丹司琼 8 mg | iv gtt qd,第 1 天

（2）NS   100 ml
    甲泼尼龙 40 mg | iv gtt qd,第 1 天

（3）NS   100 ml
    奥美拉唑 40 mg | iv gtt qd,第 1 天

（4）5% GS 100 ml iv gtt qd,第 1 天

（5）5% GS 250 ml
    奥沙利铂 150 mg | 静脉滴注 3 小时,qd,第 1 天

（6）希罗达 1250 mg/m^2 分 2 次口服,第 1~14 天

6. FOLFOX4(奥沙利铂+5－FU)方案

对于无法手术的胃癌患者,可用该方案化疗,也可作为胃癌的二线方案或是救援性方案使用。每 14 天为一疗程,共 12 个疗程。

(1) NS　　　　　100 ml
　　昂丹司琼　　8 mg | iv gtt　qd,第 1,2 天

(2) NS　　　　　100 ml
　　甲泼尼龙　　40 mg | iv gtt　qd,第 1,2 天

(3) NS　　　　　100 ml
　　奥美拉唑　　40 mg | iv gtt　qd,第 1,2 天

(4) 5% GS　100 ml　iv gtt　qd,第 1 天

(5) 5% GS　　　250 ml
　　奥沙利铂　　150 mg | 静脉滴注 3 小时,qd,第 1 天

(6) 5%GS　　　250 ml
　　丹参　　　　30 ml | iv gtt　qd,第 1,2 天

(7) NS　　　　　100 ml
　　亚叶酸钙　　100 mg | iv gtt　qd,第 1,2 天

(8) NS　　　　　250 ml
　　5－FU　　　750 mg/m^2 | 24 小时持续静脉滴注,qd,第 1,2 天

7. S1 单药方案

是日本胃癌治疗指南推荐的化疗方案,用于胃癌术后辅助化疗,术后 6 周内服用 S1。

S1 40~60 mg　分 2 次口服,第 1~28 天

连续给药 28 天,休息 14 天,6 周为 1 疗程,连续口服 1 年

ℛ 警　示

1. 早期发现是胃癌根治的前提。建议中年以上,尤其有胃溃疡、胃息肉、慢性萎缩性胃炎、幽门螺杆菌感染者应定期行胃镜检查。

2. 手术是唯一可能治愈和最为有效的方法。

3. 手术强调规范化。

4. 腹腔镜可作为早期胃癌的研究性治疗。

5. 胃镜下黏膜切除术(EMR)和黏膜下层剥离术(ESD)适用原则:淋巴结转移的可能性极低,能进行完整切除的肿瘤。

6. 术后辅助化疗。

五、肠结核

肠结核(tuberculosis of intestine)是结核分枝杆菌侵犯肠道引起的慢性特异

性感染。

诊断要点

1. 好发人群　青壮年患者有肠外结核，主要是肺结核。

2. 临床表现　有腹泻、腹痛、右下腹压痛。也可有腹部肿块，原因不明的肠梗阻，伴有发热、盗汗等结核毒血症状。

3. 辅助检查　① X 线钡餐检查发现回盲部有激惹、肠腔狭窄、肠段缩短变形等征象；② 结核菌素试验强阳性；③ 纤维结肠镜检查可见结肠及回肠末端的病变并可活体组织检查。

治疗程序

1. 一般治疗

（1）休息与营养：是治疗的基础。

（2）对症治疗：解痉、镇痛、止泻、镇静、止血。补液，纠正水、电解质及酸碱平衡紊乱。

（3）胃肠减压：是治疗不全性肠梗阻的有效措施。

2. 药物治疗

（1）抗结核菌药物治疗是本病治疗的关键，常用联合方案。① 异烟肼+对氨基水杨酸钠+链霉素；② 异烟肼+乙胺丁醇+链霉素；③ 利福平+异烟肼；④ 利福平+乙胺丁醇。

（2）术前或术后常规营养支持，抗感染及对症治疗。

3. 手术治疗

（1）适应证：① 完全性肠梗阻；② 急性肠穿孔或慢性肠穿孔粪瘘经内科治疗未能闭合者；③ 肠道大量出血经积极抢救不能满意止血者。

（2）手术方法：① 肠切除吻合术；② 肠瘘修补术；③ 病变旷置、肠短路吻合术。

处　　方

肠外营养处方同"急性胃扩张"肠外营养处方。

警　　示

1. 本病需与下列有关疾病相鉴别：① 克罗恩病；② 右侧结肠癌；③ 阿米巴病或血吸虫病性肉芽肿；④ 其他如肠道恶性淋巴瘤、性病性淋巴肉芽肿等。

2. 诊断性治疗适用于临床高度怀疑肠结核的病例，若经抗结核治疗 2~6 周有效，可做出肠结核的临床诊断。

3. 纤维结肠镜检查有助于病变在回肠末段及结肠患者的诊断与鉴别诊断。

4. 对诊断有困难的病例，有时需剖腹探查才能确诊。

5. 术后抗结核治疗，采用联合、足量治疗 12 个月。

六、短肠综合征

短肠综合征（short bowel syndrome）是因小肠被广泛切除后，小肠吸收面积不足导致的消化、吸收功能不良的临床综合征。

诊断要点

1. 病史　最常见的是因肠扭转、肠系膜血管栓塞或血栓形成和克罗恩病等行肠切除术所致。

2. 临床表现　主要表现为早期的腹泻和后期的严重营养障碍。

治疗程序

1. 一般治疗

（1）监测生命体征，记录24小时液体出入量，检测生化、血气等。

（2）必要时输全血400 ml或血浆400 ml或人血白蛋白10 g。

2. 药物治疗

（1）肠切除术后1~3天进行基本液体疗法，待患者术后生命体征稳定后，尽早开始全肠外营养（TPN）支持。

（2）酌情选用止泻、收敛剂。

（3）病情渐趋稳定后，可由TPN到TEN过渡——饮食过渡。

（4）有条件的患者，可用促小肠功能药物。

3. 手术治疗　对部分代偿、失代偿的患者可以考虑手术治疗。

（1）肠管倒置吻合术。

（2）肠襻圈形吻合术。

（3）联合术（1）+（2）。

（4）结肠间置术。

（5）人工瓣膜术。

（6）人工括约肌术。

（7）小肠移植术。

处　　方

处方1　基本液体疗法处方同"急性胃扩张"基本液体疗法处方。

处方2　营养支持（TPN）治疗处方同"急性胃扩张"治疗处方。

处方3　次碳酸铋　2.0 g　po　tid

处方4　地芬诺酯（复方苯乙哌啶）　5 mg　po　tid

处方5　洛哌丁胺　首剂4 mg　维持量2 mg　po　qid

处方6　肠内营养混悬液（能全力）或整蛋白型肠内营养剂（能全素）或肠内营

养粉剂（安素）等分次口服

处方7 生长激素（思增） 4U im 或 ih bid

R 警　　示

1. 重视围手术期处理。

2. 严格掌握手术适应证。

七、粘连性肠梗阻

粘连性肠梗阻是肠粘连或腹腔内粘连带所致的肠梗阻，较为常见，其发生率占各类肠梗阻的 20%~40%。临床上以手术后所致者最多见。

R 诊断要点

1. 病史　多有腹腔手术、创伤或感染的病史；或以往有类似多次反复发作病史。

2. 临床表现　根据腹痛、呕吐、腹胀、停止自肛门排气排便四大症状和腹部可见肠型或蠕动波，肠鸣音亢进等，一般可做诊断。查体可见腹胀、压痛和（或）腹膜刺激征，移动性浊音，伴有气过水声或金属音。

3. X 线检查　可见多数液平面及气胀肠襻。

R 治疗程序

1. 一般治疗

（1）禁食：是治疗肠梗阻的首要措施。

（2）胃肠减压：是治疗肠梗阻的重要方法之一。

2. 药物治疗

（1）维持水、电解质平衡：纠正水、电解质紊乱和酸碱失衡。

（2）防治感染和中毒：抗生素的应用。

（3）镇静、止痉应用镇静剂、解痉剂等一般对症治疗，镇痛剂应慎用。

3. 手术治疗　粘连性肠梗阻如经非手术治疗不见好转甚至病情加重，或怀疑为绞窄性肠梗阻时，应尽早进行手术。对频繁反复发作的粘连性肠梗阻也应考虑手术治疗。手术方法有：① 肠粘连松解术。② 肠切除吻合术。③ 肠襻短路吻合术。④ 肠排列或内固定术。

R 处　　方

同"急性胃扩张"处方。

R 警　　示

有下列情况者，应考虑绞窄性肠梗阻的可能：

1. 腹痛发作急骤，起初即为持续性剧烈疼痛，或在阵发性加重之间仍有持续性疼痛。肠鸣音可不亢进。有时出现腰背部痛，呕吐出现早、剧烈而频繁。

2.病情发展迅速,早期出现休克,抗休克治疗后改善不明显。

3.有明显的腹膜刺激征,体温上升、脉率增快、白细胞计数增多。

4.腹胀不对称,腹部有局部隆起或触及有压痛的肿块。

5.呕吐物、胃肠减压抽出液、肛门排出物呈血性,或腹腔穿刺抽出血性液体。

6.经积极非手术治疗后症状体征无明显改善。

7.腹部 X 线检查见孤立、突出胀大的肠襻,不因时间而改变位置,或有假肿瘤状阴影;肠间隙增宽提示有腹腔积液。

八、原发性小肠肿瘤

原发性小肠肿瘤(small intestinal tumor)是指从十二指肠到回盲瓣的小肠肠管所发生的肿瘤。

ℛ 诊断要点

1.症状　当出现原因不明的腹部隐痛、胀痛直至肠梗阻,且反复发作,消化道出血、腹部肿块以及发热、体重下降、黄疸、贫血等应考虑本病。

2.辅助检查　确诊方法有 X 线、内镜、血管造影术及手术探查。

ℛ 治疗程序

1.一般治疗

(1)术前准备:定位诊断是关键;纠正贫血、低蛋白血症及营养支持治疗是基础。

(2)并发梗阻时:禁食、胃肠减压、补液、抗生素药物应用等。

(3)并发出血时:禁食、输血、补液,抗生素、止血药物应用等。

2.药物治疗　营养支持,止血等。

3.手术治疗　手术切除是小肠肿瘤的首选治疗方法,对恶性者应行根治手术。对可疑者手术探查也是必要的。

(1)局部切除术。

(2)肠段切除吻合术。

(3)肿瘤根治切除术。

(4)肠短路吻合术。

(5)肠外置或肠造口术。

ℛ 处　　方

处方1　术前基础治疗

(1) 10% GS　　　500 ml

　　胰岛素　　　8 U　　　iv gtt　qd

　　10% 氯化钾　10 ml

　　（2）10% GS　　　500 ml

　　　　20%硫酸镁　　10 ml

　　　　维生素 C　　　2.0 g

　　　　维生素 K₁　　　40 mg

　　（3）0.5%甲硝唑　100 ml　iv gtt　bid

　　（4）人体白蛋白　10 g　iv gtt　prn

　　（5）输血　400 ml　iv gtt　prn

处方2 并发梗阻的术前或术后治疗

　　（1）同"急性胃扩张"基本液体疗法的处方1

　　（2）人体白蛋白　10 g　iv gtt　prn

　　（3）输血　400 ml　iv gtt　prn

处方3 营养支持(TPN)治疗处方同急性胃扩张

处方4 并发出血的术前或术后治疗

　　酚磺乙胺(止血敏)　2.0 g　iv gtt　qd

　　巴曲亭(或立芷血)　1 U　im 或 iv q8h(在处方2或处方3、4基础上加用)

ℛ 警　示

　　1. 小肠肿瘤占胃肠道肿瘤的 3%~6%,较为少见。由于缺乏特异性症状及体征而易被延误诊断。

　　2. 对怀疑类癌手术时,要预防严重的低血压危象。

(赵庆洪　汪宝林)

第四节　大肠疾病

一、急性阑尾炎

　　急性阑尾炎(acute appendicitis)是外科常见病,是最多见的急腹症。Fitz(1886 年)首先正确地描述本病的病史、临床表现和病理,并提出阑尾切除术是本病的合理治疗方法。

ℛ 诊断要点

　　1. 症状

　　（1）腹痛:转移性右下腹痛,部分患者腹痛可直接起自右下腹并持续在右下腹。

　　（2）其他:恶心、呕吐、低热和乏力等。

　　2. 体征

（1）腹部固定性压痛,常见于右下腹部,部分可伴有反跳痛、腹肌紧张,肠鸣音减弱或消失。

（2）Rovsing 征阳性、腰大肌试验阳性、闭孔内肌试验阳性、直肠内触痛。

3. 辅助检查 ① 血常规:90%的患者常有白细胞计数增多。② 彩超检查:提示阑尾周围低回声区。③ 腹腔镜探查。

ℛ 治疗程序

1. 非手术治疗 ① 卧床,禁食,静脉补充水、电解质和热量,同时应用有效抗生素,以及对症处理(如镇静、镇痛、止吐)等。目前,提倡青霉素、庆大霉素与甲硝唑联合,新型头孢菌素和替硝唑可供必要时选择。② 积极进行术前准备。

2. 手术治疗 绝大多数急性阑尾炎诊断明确后均应手术治疗,可行腹腔镜阑尾切除术。

ℛ 处 方

处方 1 术前用药

（1）NS　　　　　　　　　　100 ml ⎤
　　阿莫西林舒巴坦(西迪林)　3.0 g ⎦ iv gtt(术前 30 分钟)

（2）0.5% 甲硝唑　100 ml　iv gtt　(术前 30 分钟)

（3）哌替啶(杜冷丁)　50 mg　im (术前 30 分钟)

（4）阿托品　50 mg　im (术前 30 分钟)

处方 2 手术后用药或非手术治疗用药

（1）NS　　　　　　　　　　100 ml ⎤
　　阿莫西林舒巴坦(西迪林)　3.0 g ⎦ iv gtt　bid×(2~3)天

或　青霉素　480 万 U　iv gtt　bid×(2~3)天(皮试)

（2）0.5% 甲硝唑　100 ml　iv gtt　bid×(2~3)天

（3）10% GS　　　　500 ml ⎤
　　10% 氯化钾　　10 ml ⎥ iv gtt　qd×(2~3)天
　　维生素 C　　　2.0 g ⎦

（4）10% GS　　　　500 ml ⎤
　　10% 氯化钾　10 ml ⎥ iv gtt　qd×(2~3)天
　　维生素 K_1　40 mg ⎦

（5）5% GNS　　　500 ml ⎤
　　西咪替丁　1.2 g ⎦ iv gtt　qd×(2~3)天

（6）5% GS　　　　　　500 ml ⎤
　　10% 氯化钾　　　10 ml ⎥ iv gtt　qd×1 天
　　酚磺乙胺(止血敏)　3.0 g ⎦

R 警　　示

1. 临床上约有20%急性阑尾炎表现不典型,需要与其他急腹症鉴别。

2. 关于急性阑尾炎应用镇痛剂,尚有不同观点。赞同者认为强烈的疼痛可以减弱患者的抗病能力,包括精神上的恐惧和机体免疫功能的下降,不主张应用者认为诊断不明确时应用镇痛剂可能会掩盖症状,延误病情。

二、慢性阑尾炎

慢性阑尾炎相对少见,临床上大致可分为反复发作性阑尾炎和慢性阑尾炎两大类。

R 诊断要点

1. 病史　　反复发作性阑尾炎有较明确的急性阑尾炎发作史,之后间歇性反复发作。

2. 症状　　平素无不适,发作时常有反射性胃部不适、腹胀、便秘等。

3. 体征　　右下腹疼痛和局部压痛,但并不严重。多次发作后右下腹可扪及索状阑尾,质硬伴压痛。

4. 辅助检查　　X线钡剂灌肠摄片检查,可见阑尾不充盈或充盈不全,阑尾腔不规则,72小时后摄片复查阑尾腔内仍有钡剂残留,即可诊断。

R 治疗程序

1. 一般治疗　　① 卧床休息,避免剧烈运动;注意饮食,防治便秘。② 注意腹痛变化,复查血常规。③ 进行术前准备。

2. 药物治疗　　主要是抗炎,支持治疗。

3. 手术治疗　　诊断明确后均应手术治疗,诊断不明确可行腹腔镜探查。

R 处　　方

处方1　　症状、体征较轻时

　　甲硝唑　0.4 g　po　tid

　　诺氟沙星　0.2 g　po　tid

或　青霉素　80万 U　im　bid　（皮试）

处方2　　急性发作时的非手术治疗见"急性阑尾炎"处方2

R 警　　示

1. 慢性阑尾炎与许多疾病相似,需要认真鉴别。

2. 慢性阑尾炎常粘连严重,手术操作应更加仔细。

3. 诊断不明确时,可行腹腔镜探查。

三、老年人急性阑尾炎

老年人急性阑尾炎发病率不高，但老年人阑尾壁常萎缩变薄，淋巴滤泡逐渐消失，阑尾腔变细，阑尾血管多有硬化，再因炎症而栓塞，故阑尾如有感染发展很快，坏疽穿孔发生率较高。

ℛ 诊断要点

1. 症状　多以腹痛、恶心呕吐、食欲不振、发冷、发热为其特点。病程早期常有便秘，腹痛逐渐加重，且在脐周部位。

2. 体征　阑尾麦氏点仅有轻度压痛，而压痛点常不固定，腹肌紧张不明显或来诊时已有全腹膜炎体征。老年人反应弱，临床表现可不典型。

3. 其他　体温、脉搏、白细胞计数多无显著增高。

ℛ 治疗程序

1. 一般治疗　① 禁食、禁饮。② 积极进行术前准备。

2. 药物治疗　抗炎，营养支持。

3. 手术治疗　无绝对禁忌证均应早期手术治疗。

ℛ 处　方

1. 术前用药

(1) NS　100 ml
　阿莫西林舒巴坦(西迪林)　3.0 g　｜ iv gtt(术前 30 分钟)

(2) 0.5%甲硝唑　100 ml　iv gtt　(术前 30 分钟)

(3) 哌替啶(杜冷丁)　50 mg　im (术前 30 分钟)

(4) 阿托品　50 mg　im (术前 30 分钟)

2. 手术后用药或非手术治疗用药

(1) NS　100 ml
　阿莫西林舒巴坦(西迪林)　3.0 g　｜ iv gtt　bid×(2~3)天

或　青霉素　480 万 U　iv gtt　bid×(2~3)天(皮试)

(2) 0.5% 甲硝唑　100 ml　iv gtt　bid×(2~3)天

(3) 10% GS　500 ml
　10% 氯化钾　10 ml
　维生素 C　2.0 g　｜ iv gtt　qd×(2~3)天

(4) 10% GS　500 ml
　10% 氯化钾　10 ml
　维生素 K_1　40 mg　｜ iv gtt　qd×(2~3)天

（5）5% GNS   500 ml ┃
  西咪替丁   1.2 g   ┃   iv gtt   qd×（2~3）天

（6）5% GS   500 ml ┃
  10% 氯化钾   10 ml   ┃   iv gtt   qd×1 天
  酚磺乙胺（止血敏）3.0 g ┃

ℛ 警　示

1. 老年人急性阑尾炎常因缺乏典型症状体征而易造成误诊,其并发症较多,病死率较高,对可疑者应留院观察。

2. 确诊者应及时手术,并注重围手术期处理。

四、妊娠急性阑尾炎

妊娠急性阑尾炎的发病率约为 0.1%,妊娠中期的发病率有所增高,可能与胎儿生长速度快有关。妊娠期阑尾的位置差异较大,大网膜不易覆盖,炎症易于扩散,对孕妇及胎儿均有较大危险。

ℛ 诊断要点

1. 妊娠早期（小于 3 个月）　此时急性阑尾炎与一般急性阑尾炎的症状、体征相似,但应注意其胃肠道症状与妊娠反应较为相似,注意鉴别。

2. 妊娠中期（4~7 个月）　随着子宫的增大,临床表现逐渐变得不典型,此时,应根据妊娠期阑尾位置改变的规律,初步确定阑尾的位置,然后与腹痛和压痛点对照,从而做出是否为妊娠合并急性阑尾炎的诊断。

3. 妊娠后期（大于 8 个月）　急性阑尾炎的压痛点转移至右腰部或右侧腹部,患者左侧卧位时子宫偏后部可扪及较明显的压痛。

ℛ 治疗程序

1. 妊娠早期　处理原则与无妊娠期相同,诊断明确应及早手术,防止流产及妊娠后期阑尾炎复发。

2. 妊娠中期　处理原则主要根据临床检查估计阑尾病变的轻重及有无并发症而定。

3. 妊娠后期　处理原则多数主张积极采取手术治疗。

ℛ 处　方

无具体处方。

ℛ 警　示

1. 为防止流产及妊娠后期阑尾炎复发,妊娠早期急性阑尾炎一般要尽早手术治疗。

2. 为防止胎儿畸形,妊娠早期急性阑尾炎应用抗生素应有所选择。

3.妊娠中期急性阑尾炎,只要诊断明确,还是以手术治疗为宜。

五、阑尾周围脓肿

℞ 诊断要点

1. 病史 急性阑尾炎发病后,未经及时治疗或仅用一般性抗生素治疗,其症状迁延、未消退。发病后 5~7 天,阑尾处扪到包块时应考虑有阑尾周围炎或脓肿形成。

2. 症状 全身中毒症状轻微或有发热。

3. 体征 查体右下腹或右髂窝内扪及固定压痛、边界不清的包块。

4. 辅助检查 ① 血常规:白细胞计数增高等。② 彩超检查:可有助于发现阑尾周围脓肿。

℞ 治疗程序

1. 一般治疗 ① 禁食,必要时胃肠减压,休息。② 动态观察包块有无缩小,压痛轻重及肌紧张的范围是否缓解,中毒症状是否改善。包括复查彩超、化验等。

2. 药物治疗 抗炎等支持治疗。

3. 手术治疗 ① 超声引导下穿刺抽脓或置管引流。② 手术切开引流。

℞ 处方

处方1 非手术治疗用药或手术后用药

(1) NS   100 ml ⎤
    阿莫西林舒巴坦(西迪林) 3.0 g ⎦ iv gtt bid

或 青霉素 480 万 U iv gtt bid(皮试)

(2) 0.5% 甲硝唑 100 ml iv gtt bid

(3) 10% GS   500 ml ⎤
    10%氯化钾   10 ml ⎥ iv gtt qd
    维生素 C   2.0 g ⎦

(4) 10% GS   500 ml ⎤
    10% 氯化钾   10 ml ⎥ iv gtt qd
    维生素 K_1 40 mg ⎦

(5) 5% GNS   500 ml ⎤
    西咪替丁   1.2 g ⎦ iv gtt qd

(6) 5% GS   500 ml ⎤
    10% 氯化钾   10 ml ⎥ iv gtt qd
    25% 硫酸镁   10 ml ⎦

处方2 对包块较小,稳定,或有吸收趋势者

　　甲硝唑　0.4 g　po　tid

　　米诺环素（美满霉素）　100 mg　po　（饭后）　bid

或　可以不用抗生素,使其自然吸收。

六、肛裂

　　肛裂是齿状线下肛管皮肤全层裂开,且反复发作,难以愈合的慢性、感染性、缺血性梭形或椭圆形小溃疡。

ℛ 诊断要点

　　1. 症状　便时及便后肛门剧痛伴便秘、出血。

　　2. 体征　肛门后侧多见裂口,急性肛裂基底部为红色,慢性为灰白色,有时候其上端可见肛乳头水肿,下端可见突出皮赘即前哨痔,肛裂、乳头肥大、前哨痔常同时存在,称为肛裂三联征。

ℛ 治疗程序

　　1. 一般治疗　原则是解除括约肌痉挛,止痛,帮助排便,中断恶性循环,促使局部愈合。① 便后局部清洁热浴。② 口服缓泻剂或石蜡油,保持大便通畅。

　　2. 药物治疗　止痛,对症治疗。

　　3. 手术治疗　① 肛裂切除+侧方内括约肌切开术。② 肛裂切除+右方内括约肌切开术。③ 肛裂切除皮瓣移植术（V-Y型皮瓣移植术）。

　　4. 特殊治疗　① 硝酸银烧灼、冷冻疗法。② 扩肛疗法。

ℛ 处　　方

　　局部涂丁卡因浆

或　0.5% 普鲁卡因　5 ml　肛门后方（裂下）注射（皮试）

或　索米痛片　0.5 g　po　tid

ℛ 警　　示

　　肛裂治疗时禁用吗啡类药物以防便秘。

七、痔

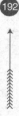

　　痔是指肛垫的支持结构、静脉丛及动静脉吻合支发生病理性改变或移位,可分为外痔、内痔、混合痔等。

ℛ 诊断要点

　　1. 分度　Ⅰ度:便时带血,便后停止,无痔脱出;Ⅱ度:常有便血,排便时有痔脱出,便后可自行回纳;Ⅲ度:痔脱出后需用手回纳;Ⅳ度:痔脱出后不能回纳或回纳后又脱出,伴有绞窄嵌顿。

2. 症状　内痔主要表现为便血和脱出；外痔为肛门不适、潮湿不洁、时有瘙痒；混合痔有内痔、外痔的临床表现。

ℛ 治疗程序

1. 一般治疗　适用于Ⅰ度痔病。

（1）增加膳食纤维，改变不良的排便习惯，防治便秘和腹泻。

（2）肛管内注入油剂或栓剂。

（3）热水坐浴、针灸、敷贴等。

（4）加强体育锻炼和提肛运动。

2. 药物治疗　适用于Ⅰ度痔病。

3. 物理治疗　适用于Ⅱ度痔病。

（1）高温治疗，包括激光红外治疗仪、高频刀、射频刀、微波刀。

（2）冷冻治疗。

（3）套扎治疗。

（4）注射治疗，注射硬化剂，包括聚桂醇注射液、5%石炭酸植物油、5%鱼肝油酸钠、5%盐酸奎宁尿素水溶液等。

4. 手术治疗　适用于Ⅲ度、Ⅳ度痔病。

（1）痔环切术，又称 Whitehead 术，有明显的并发症。

（2）外切内扎术，又称 Milligan-Morgan 术，包括：外切内扎缝合术；肛管成形术，悬吊术。

（3）吻合器痔上黏膜环切术（procedure for prolapse and hemorrhoids，PPH），国内外已有大量病例报道，可取得较好的临床效果。

ℛ 处　　方

迈之灵（强力脉痔灵）　2 片　po　tid

洗必泰痔疮栓　1 颗　肛栓　tid

麻仁丸　10 粒　po　tid

乳果糖（杜秘克）　15～30 ml　po　tid

ℛ 警　　示

1. 无症状的痔无需治疗。

2. 有症状的痔重在减轻、消除症状，而非根治。

3. 以保守治疗为主，严格掌握手术适应证，手术治疗只限于保守治疗失败或不宜保守治疗的患者。

八、直肠脱垂

直肠脱垂指直肠壁部分或全层向下移位。

R 诊断要点

1. 症状 排便时自觉肿物脱出肛门,便后有排便不尽、肛门下坠、酸胀感,初发时肿物较小,便后自行复位,以后肿物脱出渐频,体积增大,需用手回纳。

2. 体征 直肠指检括约肌松弛。蹲位即可见脱垂组织,呈圆形,有环形皱襞或放射状皱襞。

R 治疗程序

1. 一般治疗

（1）养成良好的排便习惯,纠正便秘。

（2）加强体育锻炼和提肛肌运动。

2. 药物治疗 适用于便秘者。

3. 手术治疗

（1）肛门环缩术。

（2）直肠悬吊固定术。

（3）肠管切除术。

（4）盆底修复术。

4. 注射治疗 注射硬化剂于直肠周围或直肠黏膜下。

R 处 方

　　麻仁丸 10 粒 po tid

或 乳果糖(杜秘克) 15~30 ml po tid

或 番泻叶 10 g 配水 1500 ml 冲服

R 警 示

直肠黏膜脱垂需与环状痔相鉴别,环状痔外观黏膜为梅花瓣状、易出血,直肠指检括约肌不松弛。

九、结肠癌

结肠癌是胃肠道常见的恶性肿瘤,以 41~51 岁发病率高。根据肿瘤的大体形态可分为肿块型、浸润型和溃疡型。

R 诊断要点

1. 高危人群 凡 40 岁以上有以下任一表现者为结肠癌的高危人群:① 一级亲属有结直肠癌病史者;② 有癌症史或肠道腺瘤或息肉史;③ 大便隐血试验阳性者;④ 以下五种表现具二项以上者:黏液血便、慢性腹泻、慢性便秘、慢性阑尾炎史及精神创伤史。

2. 临床表现

（1）排便习惯与粪便性状的改变:常为最早出现的症状,多表现为排便次数

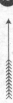

增加、腹泻、便秘,粪便中带血、脓或黏液。

(2)腹痛:也是早期症状之一,常为定位不确切的持续性隐痛。

(3)腹部肿块:多为瘤体本身,有时可能为梗阻近侧肠腔内的积粪。

(4)肠梗阻症状:一般属晚期症状,多表现为慢性低位不完全肠梗阻,腹部胀痛或阵发性绞痛。

(5)全身症状:贫血、消瘦、乏力、低热。

3. 辅助检查 对上述情况疑为结肠癌时行下列检查有助于确诊:① 纤维结肠镜检查:首选检查项目;② X 线钡剂灌肠或气钡双重对比造影检查;③ 彩超、CT 及 MRI 检查;④ 血清癌胚抗原(CEA)测定。

4. 分期与分组 见表 4-2 和表 4-3。

表 4-2 结直肠癌 TNM 分期

肿瘤(T)	T_x	原发肿瘤无法评价
	T_0	无原发肿瘤证据
	Tis	原位癌:局限于上皮内或侵犯黏膜固有层
	T_1	肿瘤侵犯黏膜下层
	T_2	肿瘤侵犯固有肌层
	T_3	肿瘤穿透固有肌层到达浆膜下层,或侵犯无腹膜覆盖的结直肠旁组织
	T_{4a}	肿瘤穿透腹膜脏层
	T_{4b}	肿瘤直接侵犯或粘连于其他器官或结构
区域淋巴结(N)	N_x	区域淋巴结无法评价
	N_0	无区域淋巴结转移
	N_1	有 1~3 枚区域淋巴结转移
	N_{1a}	有 1 枚区域淋巴结转移
	N_{1b}	有 2~3 枚区域淋巴结转移
	N_{1c}	浆膜下、肠系膜、无腹膜覆盖结肠/直肠周围组织内有肿瘤种植(TD,tumor deposit),无区域淋巴结转移
	N_2	有 4 枚以上区域淋巴结转移
	N_{2a}	有 4~6 枚区域淋巴结转移
	N_{2b}	7 枚或更多区域淋巴结转移
远处(M)	M_0	无远处转移
	M_1	有远处转移
	M_{1a}	远处转移局限于单个器官(如肝、肺、卵巢、非区域淋巴结),但没有腹膜转移
	M_{1b}	远处转移分布于 1 个以上的器官
	M_{1c}	腹膜转移有或没有其他器官转移

表 4-3　结直肠癌 TNM 分期分组

期别	T	N	M	Dukes	MAC
0	Tis	N_0	M_0	—	—
I	T_1	N_0	M_0	A	A
	T_2	N_0	M_0	A	B_1
II A	T_3	N_0	M_0	B	B_2
II B	T_{4a}	N_0	M_0	B	B_2
II C	T_{4b}	N_0	M_0	B	B_3
III A	$T_{1\sim2}$	N_1/N_{1C}	M_0	C	C_1
	T_1	N_{2a}	M_0	C	C_1
III B	$T_{3\sim4a}$	N_1/N_{1C}	M_0	C	C_2
	$T_{2\sim3}$	N_{2a}	M_0	C	C_1/C_2
	$T_{1\sim2}$	N_{2b}	M_0	C	C_1
III C	T_{4a}	N_{2a}	M_0	C	C_2
	$T_{3\sim4a}$	N_{2b}	M_0	C	C_2
	T_{4b}	$N_{1\sim2}$	M_0	C	C_3
IV A	任何 T	任何 N	M_{1a}		
IV B	任何 T	任何 N	M_{1b}		
IV C	任何 T	任何 N	M_{1c}		

注:1. Dukes B 期包括预后较好($T_3N_0M_0$)和预后较差($T_4N_0M_0$)两类患者,Dukes C 期也同样(任何 TN_1M_0 和任何 TN_2M_0)。MAC 是改良 Astler-Coller 分期。

2. Tis 包括肿瘤细胞局限于腺体基底膜(上皮内)或黏膜固有层(黏膜内),未穿过黏膜肌层到达黏膜下层。

3. T_4 的直接侵犯包括穿透浆膜侵犯其他肠段,并得到镜下诊断的证实(如盲肠癌侵犯乙状结肠),或者位于腹膜后或腹膜下肠管的肿瘤,穿破肠壁固有基层后直接侵犯其他的脏器或结构,例如降结肠后壁的肿瘤侵犯左肾或侧腹壁,或者中下段直肠癌侵犯前列腺、精囊腺、子宫颈或阴道。

4. 肿瘤肉眼上与其他器官或结构粘连则分期为 cT_{4b}(CTNM 为临床分期)。但是,若显微镜下发现粘连处未见肿瘤存在则分期为 pT_3(PTNM 为病理分期)。V 和 L 亚分期用于表明是否存在血管和淋巴管浸润,而 PN 则用以表示神经浸润(可以是部位特异性的)。

5. 肿瘤种植(卫星播撒)是宏观或微观不连续的散落在远离原发肿瘤部位、结直肠周围淋巴引流区域脂肪组织内的癌症结节,且组织学证据不支持残余淋巴结或可辨认的血管或神经结构。如果苏木精-伊红、弹力或其他染色可辨认出血管壁,应归类为静脉侵犯(V1/2)或淋巴管侵犯(L1)。同样,如果可辨认出神经结构,病变应列为神经周围侵犯(Pn_1)。肿瘤种植的存在不会改变原发肿瘤 T 的分层,但改变了淋巴结(N)的分层。如果有肿瘤种植,所有区域淋巴结病理检查是阴性的则认为 N_{1c}。

ℛ 治疗程序

结直肠癌的诊疗总则见 MDT 诊治模式(表4-4)。

表4-4 结直肠癌的 MDT 诊治模式

内容	基本策略	可选策略
MDT 学科构成	外科:结直肠外科(胃肠外科、普外科)、肝胆外科 肿瘤内科 放射治疗科 影像科	胸外科 介入治疗科 病理科 内镜科 超声科
MDT 成员要求	高年资主治医师及以上	副主任医师
MDT 讨论内容	仅有肝转移患者 转移瘤潜在可切除的晚期患者 中低位直肠癌	需要特殊辅助化疗决策的患者 直肠癌局部复发患者 主管医生认为需要 MDT 的患者
MDT 日常活动	固定学科/固定专家,固定时间 (建议每1~2周1次) 固定场所 固定设备(投影仪、信息系统)	根据具体情况设置

说明:

a. 结直肠癌的诊治应重视多学科团队(multidisciplinary team,MDT)的作用,推荐有条件的单位将尽可能多的结直肠癌患者,尤其是转移性的结直肠癌患者的诊疗纳入 MDT 的管理。

b. MDT 的实施过程中由多个学科的专家共同分析患者的临床表现、影像、病理和分子生物学资料,对患者的一般状况、疾病的诊断、分期/侵犯范围、发展趋向和预后作出全面的评估,并根据当前的国内外治疗规范/指南或循证医学依据,结合现有的治疗手段,为患者制定最适合的整体治疗策略。

c. MDT 原则应该贯穿每一位患者的治疗全程。

d. MDT 团队应根据治疗过程中患者机体状况的变化、肿瘤的反应而适时调整治疗方案,以期最大幅度地延长患者的生存、提高治愈率和改善生活质量。

1. 一般治疗　术前肠道准备。

（1）肠内营养制剂准备法：

1）饮食：术前 3 天口服整蛋白型肠内营养制剂。

2）清肠：术前 1 天晚做温盐水清洁灌肠。

（2）口服全消化道清洁法：① 20%甘露醇：术前 1 天 8:00 口服 20%甘露醇 250 ml+生理盐水 800 ml，再服温开水 500～1000 ml。对体弱、心肾等重要脏器功能障碍和肠梗阻的患者不宜选用该方法。② 磷酸钠盐口服液：术前 1 天下午复方导泻液辉灵 45 ml 配水至 2000 ml 口服。

2. 药物治疗　对有并发症的患者，应按急诊在术前纠正水、电解质平衡紊乱及补充失血量。

3. 手术治疗

（1）手术治疗原则：

1）0～Ⅲ期结肠癌：根据术前影像学诊断和术中探查癌侵及肠壁深度和淋巴结转移程度做出决定。① 早期结肠癌：0 期（黏膜癌）、Ⅰ 期黏膜下癌浸润 <2 cm，可内镜下治疗，内镜治疗配合超声内镜检查发现肿瘤侵及肌层，以 D_2 清除术为宜。② 进展期结肠癌：一般考虑行 D_2 清除术。0 期浸润深度>2 cm、Ⅰ 期黏膜下癌深度浸润>2 cm、超声内镜检查发现肿瘤侵及肌层、Ⅱ 期及 Ⅲ 期，考虑行肠切除+淋巴结清除，D_2 清除术、D_3 清除术。

2）Ⅳ期结肠癌：Ⅳ期指同时性合并远处转移，如肝转移、肺转移、腹膜转移及远处淋巴结转移等。① 远处转移癌和原发癌均能切除者，应考虑切除远处转移癌，原发癌应行根治性切除。② 远处转移癌能切除，原发癌不能切除者，两者均不必切除，选用其他疗法。③ 远处转移癌不能切除，原发癌能切除者，如原发癌有明显临床症状和原发癌对预后有较大影响者行原发癌切除术。除此之外，不必行原发癌切除。

（2）手术方法：

1）结肠癌的内镜下局部切除术：

内镜下局部切除：① 高频电圈套法息肉切除术：适用 5 mm 以上的隆起型病变；② 热活体组织检查钳除术：适用于 5 mm 以下的隆起型及平坦型病变；③ 内镜下黏膜切除术（EMR）：适合浅表、5 mm 以上、20 mm 以下的病变；④ 内镜黏膜下剥离术（ESD）：>20 mm 病灶；⑤ 内镜下黏膜染色技术能明显提高微小病变的发现率，并能更清晰显示病变的边界与表面结构，有利于内镜下初步判断病变性质。

超声内镜技术有助于准确判断早期和进展期大肠癌的浸润深度，对大肠癌的分期有较高准确性。此外，已公认超声内镜是诊断大肠黏膜下病变的最佳检查方法。① 禁忌证：有可靠证据提示肿瘤已达进展期（已浸润至固有肌层）的任何部位、任何大小的大肠肿瘤。② 慎行内镜下治疗的情况:肿瘤基底大小超过20 mm者,指肿瘤基底部的最大直径,包括平坦型病变及有蒂的肿瘤性病变,其中有蒂的病变指蒂部最大直径;临床上有证据显示肿瘤突破黏膜肌层,浸润至黏膜下层但尚未侵及固有肌层者;肿瘤位置不利于内镜治疗者。③ 需要追加外科手术的情况:明确的浸润癌,浸润深度超过黏膜下层者;隆起型病变癌变并蒂部有癌残留者;平坦型病变癌变并浸润至黏膜下层,切缘或基底有癌残留者;有明确局部癌变,但未行全瘤活体组织检查,浸润深度无法判定者。

2) 结肠癌的根治性切除:① 右半结肠癌根治术:切除回肠末端 15 cm、盲肠、升结肠、横结肠右 1/3 及部分大网膜,切断、结扎回结肠动(静)脉、右结肠动(静)脉、中结肠动(静)脉右支及其伴随淋巴结。② 横结肠癌根治术:切除大网膜、横结肠及其系膜以及部分升结肠和降结肠的癌肿引流区域内的淋巴组织。③ 左半结肠癌根治术:切除左半横结肠、结肠脾曲、降结肠、大网膜及癌肿引流区域的淋巴组织。④ 乙状结肠癌根治术:切除直肠上段、乙状结肠、降结肠及肿瘤引流区域的淋巴组织。⑤ 全结肠切除术:切除末端回肠、盲肠、阑尾、升结肠、横结肠、降结肠、乙状结肠、部分直肠、大网膜及肿瘤引流区域淋巴组织。

3) 结肠癌扩大根治切除术:根治性右半结肠切除术、横结肠切除术及左半结肠切除术要求在各供应血管根部结扎切断血管,将第 1、2、3 站淋巴结连同切除肠段及系膜做整块切除。扩大根治术是在根治手术的基础上,扩大对第 4 站淋巴结的清除。

4) 结肠癌的姑息性手术:姑息性肿瘤切除术式包括局部肿瘤切除术、短路手术和肿瘤近端肠管造口术,以及肿瘤局部切除并近段肠管造口术等。

5) 腹腔镜结肠癌手术:腹腔镜结肠癌手术的适应证:① Dukes A、B 期和部分 C 期患者;② 对结肠癌已无法进行根治性手术的患者可选做腹腔镜姑息性手术,以代替剖腹手术;③ 用做诊断与分期,尤其在某些进展性或复杂性结直肠癌患者,血清 CEA 值升高或疑有单发可切除的肝转移,为确定能否切除,先做腹腔镜,并配合腹腔镜超声扫描可能有很大帮助。

6) 机器人外科手术系统辅助结肠癌根治术:达·芬奇机器人外科手术系统辅助结肠癌根治术能体现微创外科的损伤控制原则和肿瘤治疗原则,尤其在狭窄盆腔的低位直肠癌根治术方面有着广阔的应用前景。

4. 化疗

(1) Ⅰ期患者:不需要任何辅助治疗。

(2) 低危Ⅱ期患者:可参加临床试验,不化疗单纯观察,考虑使用卡培他滨或 5 - FU/LV。根据 MOSAIC 试验及使用奥沙利铂后可能的远期后遗症,专家组认为 FOLFOX 方案不适合用于无高危因素的Ⅱ期患者辅助治疗。

（3）高危Ⅱ期患者（$T_3 \sim T_4$, N_0, M_0）：高危因素（预后较差）包括：T_4（ⅡB、ⅡC期）、组织学分化差（3级、4级）、脉管浸润、神经浸润、肠梗阻、肿瘤部位穿孔、切缘阳性或情况不明、切缘安全距离不足、送检淋巴结不足12枚。此类患者应考虑辅助治疗，方案可选奥沙利铂/FU/LV（mFOLFOX6或FLOX）或FU/LV或单药卡培他滨。

（4）Ⅲ期患者（$T_1 \sim T_4$, $N_1 \sim N_2$, M_0）：术后进行6个月的辅助化疗。方案可选用：奥沙利铂/FU/LV作为标准治疗（mFOLFOX6，1级证据）；奥沙利铂/FU（FLOX，1级证据）；卡培他滨/奥沙利铂（CapeOX）。对不能使用奥沙利铂的患者可选单药卡培他滨或FU/LV。

5. 结肠癌的辅助放化疗　如T_4肿瘤浸润周围固定的结构时，应考虑给予放疗同期辅助以FU为基础的化疗。放射野应包括肿瘤床，可通过术前影像资料和（或）术中标记来定位。如果有条件，可以对T_4患者或者复发患者进行术中照射。此类患者为提高切除率可考虑术前放疗联合以FU为基础的化疗。术中可放置放射性粒子或FU的缓释剂进行辅助治疗。如果无术中放疗的条件，术后辅助化疗前可考虑对较小范围的局部增加$10 \sim 20$ Gy的外照射。无转移的T_4肿瘤应常规采用适型放疗；IMRT（调强放疗），通过计算机成像将放射剂量集中在肿瘤部位，潜在减少正常组织的放疗毒性115，仅限用于个别的临床病例。

6. 分子靶向治疗：对于中晚期及不可切除转移性结肠癌患者可选择针对RAS和BRAF的基因检测及分子靶向治疗。RAS和BRAF基因均为野生型的患者采取EGFR单抗（西妥昔单抗）或VEGF单抗（贝伐珠单抗）联合化疗作为一线治疗方案；而RAS或BRAF基因为突变型的患者采取贝伐珠单抗联合化疗作为一线治疗方案。在RAS和BRAF基因均为野生型的患者在选择分子靶向治疗方案时还应注意原发瘤的位置，EGFR单抗（西妥昔单抗）在右侧转移性结直肠癌的获益甚微。右侧转移性结直肠癌中VEGF单抗的疗效优于EGFR单抗，而在左侧转移性结直肠癌中EGFR单抗疗效优于VEGF单抗。

7. 主动特异性免疫（肿瘤疫苗）治疗　治疗性肿瘤疫苗可通过主动免疫方式诱导全身性的特异性抗疫效应，与手术治疗、放疗相比，作用范围更广泛，特别适用于多发病灶性肿瘤或广泛转移性瘤；可调动机体自身的力量达到抗肿瘤作用，与放疗、化疗相比不良反应小、特异性高，主要有以下几种：① 抗独特型抗疫苗：模拟CEA的抗独特型抗体研究较深入，CeaVac是其代表。② 肿瘤细胞免疫：目前BCG修饰的自体肿瘤细胞疫苗（AVT-BCG）对结直肠癌的辅助治疗作用已完成Ⅲ期临床试验。③ 树突状细胞疫苗（DC疫苗）：目前国内正在进行DC疫苗治疗转移性结直肠癌的Ⅱ期临床试验。

8. 随访　对于Ⅰ～Ⅲ期患者接受成功的治疗后（即无肿瘤残存）的监测包括：① 每3～6个月随访1次，询问病史和体格检查，并持续2年。然后每6个月

1 次直至满 5 年。② 如果临床医生认为(一旦复发)患者适合接受积极的根治性手术且肿瘤为 T_2 或以上,应行基线检测 CEA,然后每 3~6 个月 1 次,持续 2 年,随后 5 年内每 6 个月 1 次。③ 结肠镜检查推荐在手术切除后 1 年左右进行(如果术前因为梗阻没有行肠镜检查者在大概 3~6 个月时进行)。推荐 3 年后重复肠镜检查,然后每 5 年检查 1 次;一旦肠镜发现晚期腺瘤(绒毛状息肉,息肉大于 1 cm 或高级别上皮内瘤变),则应 1 年内重复肠镜检查。④ 如果患者发病年龄小于 50 岁则应该行更频繁的肠镜检查。⑤ Ⅱ 期及 Ⅲ 期患者推荐最初的 3~5 年每年行胸/腹/盆腔 CT 检查,不推荐 PET-CT 为常规术前检查或随访监测。

ℛ 处　方

处方 1

(1) NS　　　　　　　　　　100 ml ⎤
　　阿莫西林舒巴坦(西迪林)　3.0 g ⎦ iv gtt　bid

或　青霉素 480 万 U　iv gtt　bid(皮试)

(2) 0.5% 甲硝唑　100 ml　iv gtt　bid

(3) 10% GS　　　　500 ml ⎤
　　10%氯化钾　　10 ml ⎥ iv gtt　qd
　　维生素 C　　　2.0 g ⎦

(4) 10% GS　　　　500 ml ⎤
　　10% 氯化钾　　10 ml ⎥ iv gtt　qd
　　维生素 K_1　　40 mg ⎦

(5) 5% GNS　　　　　　500 ml ⎤
　　西咪替丁　　　　　1.2 ⎥ iv gtt　qd
　　酚磺乙胺(止血敏)　3.0 g ⎦

(6) 5% GS　　　　　500 ml ⎤
　　10% 氯化钾　　10 ml ⎥ iv gtt　qd
　　25% 硫酸镁　　10 ml ⎦

处方 2　营养支持(TPN)治疗处方同"急性胃扩张"。

ℛ 警　示

早期发现是根治结肠癌的关键。对有症状如排便习惯与粪便性状改变者,提高对结肠癌的警惕性;对 40 岁以上有结肠腺瘤性息肉、溃疡性结肠炎者,定期做电子结肠镜检查,以便发现早期结肠癌。重视术后的随访,结肠癌患者治疗后的监测随访包括定期检测血 CEA,以及定期胸、腹、盆腔 CT 扫描和结肠镜检查,同时也推荐进行生存保健计划来处理治疗的远期并发症,帮助疾病预防和养成健康的生活方式。

十、直肠癌

直肠癌是乙状结肠直肠交界处至齿状线之间的癌,是消化道常见的恶性肿瘤,占消化道肿瘤的第二位。

𝓡 诊断要点

1. 症状

(1) 直肠刺激症状:便意频繁,排便习惯改变,里急后重、排便不尽感。

(2) 肠腔狭窄症状:初期大便变形、变细,肠管部分梗阻后可有不完全性肠梗阻表现。

(3) 癌肿破溃感染症状:大便表面带血及黏液,甚至脓血便。

(4) 全身症状:贫血、消瘦、乏力、低热等。

2. 体征 直肠指检触及肿瘤。

3. 辅助检查 ① 直肠镜活体组织检查证实;② 腔内彩超评估;③ 彩超、CT及 MRI 了解远处转移;④ CEA 预测预后、监测复发。

4. 分期与分组 见表 4-2 和表 4-3。

𝓡 治疗程序

1. 一般治疗 术前准备。

(1) 肠道准备:同"结肠癌"。

(2) 阴道准备:女性患者术前均需阴道准备 3 天,每晚用温盐水冲洗 1 次,手术前晚冲洗结束后,阴道内涂 2%甲紫溶液作为标识。

2. 药物治疗 同"结肠癌"。

3. 手术治疗

(1) 治疗原则:① 足够充分的原发灶的切除;② 合理的淋巴结清扫;③ 全直肠系膜切除(TME);④ 适当行保留盆腔自主神经的根治方法。

(2) 手术方法:

1) 直肠癌的局部切除术:早期直肠癌进行局部切除的标准为:$T_{1-2}N_0M_0$ 直肠癌,组织学分类为 G_1 或 G_2,肿块小于 3~4 cm,并且肿块位置必须在局部切除可操作范围之内。

经肛局部切除术:通常适用于距肛 10 cm 以内的低位直肠病灶。

经肛内镜下微创手术(TEM):① 适用于根治性切除治疗直肠癌,通常病理分期为 T_1 直肠癌、中高分化组织学类型,无血管侵犯,属于 Hermanek-Gall 分期中的低危直肠癌;② 姑息性治疗;③ 腺瘤切除时意外发现是癌的患者。

直肠后径路:主要包括经骶骨或经括约肌径路。该法的优点是可切除直肠周围的淋巴结,但由于该手术技术要求高,创伤大,并发症发生率可高达 40% 以上,目前已很少采用。

其他方法主要包括电凝法、热动力学治疗、激光治疗等,但由于这些方法无法获得正常组织进行肿瘤分期,目前仅用于姑息性治疗中。

2)直肠癌的根治性切除:

腹会阴联合切除术(Miles 手术):适用于肿瘤下缘距肛缘 6.0 cm 以下的进展期直肠癌及肛管癌,与周围器官无癌性浸润者,否则宜行其他脏器联合切除术,切除范围包括癌肿在内的全部肛管、直肠及部分乙状结肠以及癌肿引流区域淋巴结。

低前位切除术(AR 手术):适用于肿瘤下缘距肛缘 7.0 cm 以上的肿瘤,其次还要考虑到是否合并其他系统性疾病及患者的临床特征来决定是否行根治性保肛手术。

3)保留盆腔自主神经的直肠癌扩大根治术:保留盆腔自主神经手术的适应证:日本学者指出该手术的适应证仅为 Dukes A 期及 Dukes B 期的患者;我国学者认为只要熟悉自主神经的解剖,术中按部位仔细进行手术操作,先保护好神经,再进行侧方淋巴结清扫,不论有无淋巴结转移,均不至于因保留神经而影响根治的彻底性,进而影响生存率。所以该手术的适应证是 Dukes A、B、C 期的病例。

4)直肠癌的姑息性手术:Hartmann 手术,适用于上段直肠癌盆腔已有播种转移、不宜行 AR 手术者。

5)腹腔镜直肠癌手术:同"结肠癌"。

4. 术前、术后放疗

(1)术前放疗:目的是使一些肿瘤完全切除困难或因局部区域性因素限制而无法直接进行手术治疗者获得手术治疗的机会,以及降低手术切除的局部复发率。

(2)术后放疗:直肠癌术后放疗适用于手术切除时有可疑癌组织残留或术后病理证实原发肿瘤部位或淋巴结引流区域有肿瘤细胞残留者,以期消灭残存的肿瘤细胞,提高局部肿瘤控制率,提高生存率。

5. 直肠癌的辅助放化疗　同"结肠癌"。

6. 分子靶向治疗　同"结肠癌"。

7. 主动特异性免疫(肿瘤疫苗)治疗　同"结肠癌"。

8. 随访

(1)病史和体检:每 3~6 个月 1 次,共 2 年,然后每 6 个月 1 次,总共 5 年。

(2)监测 CEA:每 3~6 个月 1 次,共 2 年,然后每 6 个月 1 次,总共 5 年。

(3)CT 检查:3 年内每年 1 次腹、盆腔 CT 检查。

（4）肠镜检查：术后 1 年内行肠镜检查，以后根据需要进行。

R 处　　方

同"结肠癌"。

R 警　　示

1. 重视直肠癌的早期诊断、早期治疗，直肠指检是诊断直肠癌最重要的方法。

2. 肠道准备至关重要。

3. 术式的选择仍以经典的 Miles 术和 Dixon 术为主；又以是否做到全直肠系膜切除（total mesorectal excision，TME）为直肠癌根治术的金标准。

4. 手术操作应轻柔，严格遵循无瘤操作。

5. 坚持术后随访。

十一、直肠息肉

直肠息肉泛指直肠黏膜表面突出到肠腔内的隆起状病变的临床诊断。病理学上可分为炎性息肉、化生性息肉、腺瘤性息肉和错构瘤性息肉。

R 诊断要点

1. 症状　便血、里急后重是常见症状。

2. 体征　直肠指检可触及直肠中、下段质软，有或无蒂、活动、外表光滑的球形肿物。

3. 辅助检查　内镜检查+病理活体组织检查可以确诊。

R 治疗程序

1. 一般治疗　凡诊断明确的直肠息肉，尤其是腺瘤性息肉，均应治疗。

（1）内镜治疗前的肠道准备：番泻叶 10 g 配温热水 1500 ml 冲服，或导泻液（辉灵）45 ml 配水至 2000 ml 口服。

（2）手术治疗前的肠道准备：参见"结肠癌"肠道准备。

2. 手术治疗

（1）对癌变者，若癌变仅限瘤体未侵及基底部则行局部全瘤切除术。

（2）若癌变侵及达基底部黏膜或黏膜下层则应行扩大的局部切除术。

（3）若癌变侵及肌层应视为浸润性癌，应行根治性直肠癌切除术。

3. 内镜下治疗

（1）对位置较高、较小的直肠息肉可在内镜下取活体组织检查后直接电灼切除。

（2）对较大的带蒂的腺瘤息肉可行圈套电灼切除。

（3）对于直肠上段的腺瘤和早期直肠癌的局部切除可行经肛门镜下显微手

术切除术。

ℛ 处　　方

见内镜治疗前肠道准备。

ℛ 警　　示

1. 术中注意止血。

2. 所有电灼切除标本,除组织严重破坏外,都应行病理检查,若疑癌变,则应手术治疗。

3. 内镜下用电灼法时注意防范肠坏死和肠穿孔等并发症。

4. 息肉较多时可分批电灼治疗。

5. 无论采用何种方法治疗直肠息肉,术后都应严格随访,以便对多发、再发、复发者进行及时诊治。

6. 直肠有蒂息肉可随排便脱出至肛门外,脱出息肉应与肥大肛乳头脱出相鉴别。

（汪宝林　何震宇）

第五节　肝脏疾病

一、细菌性肝脓肿

细菌性肝脓肿通常指由化脓性细菌引起的肝脏感染。感染最常来源于胆道系统,其次为门静脉系统和全身性脓毒血症。

ℛ 诊断要点

1. 症状　寒战和高热,呈弛张热。体温常可高达 39~40℃,伴有大量出汗、恶心、呕吐、食欲缺乏和周身乏力。

2. 体征　肝区钝痛或胀痛,多属持续性,有的可伴右肩牵涉痛,右下胸及肝区叩击痛。

3. 辅助检查　① 血常规检查:白细胞计数增高,核明显左移,有时出现贫血;② 肝功能检查:丙氨酸氨基转移酶、碱性磷酸酶升高;③ 彩超检查:首选,可显示肝内液性暗区,区内有絮状回声,并可显示脓肿的部位、大小及距体表深度;④ X 线及 CT 检查。

ℛ 治疗程序

1. 一般治疗　全身支持疗法,给予充分营养,纠正水和电解质平衡失调,必要时多次小量输血和血浆以纠正低蛋白血症,增强机体抵抗力。

2. 药物治疗　应使用较大剂量,在未确定病原菌以前,可根据临床经验用药,然后根据细菌培养和抗菌药物敏感试验结果选用有效抗菌药物。

3. 手术治疗

（1）肝脓肿切开引流术：① 经腹腔切开引流术。② 腹膜外脓肿切开引流术,适用于肝右叶前侧和左外叶的脓肿,已与前腹膜紧密粘连。③ 后侧脓肿切开引流术,适用于肝左叶膈顶部或后侧脓肿。

（2）穿刺引流:彩超引导下经皮穿刺抽脓或加置管引流术。

ℛ 处　方

处方1　哌拉西林　2.0~3.0 g　iv gtt　bid[儿童80~100 mg/（kg·d）]（皮试）

庆大霉素　4万~8万U　im或iv gtt　bid（儿童禁用）

甲硝唑　0.5 g　iv gtt　bid或tid

处方2　头孢曲松钠（罗氏芬）　2.0 g　iv　qd

阿米卡星（丁胺卡那霉素）　0.2 g　iv gtt　bid

甲硝唑　0.5 g　iv gtt　bid或tid

处方3　头孢哌酮舒巴坦（舒普深）　2.0~3.0 g　iv gtt　bid

或　阿莫西林舒巴坦（西迪林）　2.0 g　iv gtt　bid或tid

甲硝唑　0.5 g　iv gtt　bid或tid

ℛ 警　示

1. 细菌性肝脓肿是一种严重的感染性疾病,必须积极治疗。

2. 抗生素应用原则是"早期、足量、联合",以限制脓肿的形成和发展。

3. 抗生素不能代替外科引流。凡脓肿较大、全身中毒症状严重,或溃破后并发腹膜炎、脓胸等,应立即进行手术引流。

4. 在治疗肝脓肿的同时,必须及时治疗原发病灶。

5. 病程长的慢性局限性厚壁脓肿,也可行肝叶切除术,多发性细菌性肝脓肿一般不宜手术治疗。

6. 约有25%的隐源性肝脓肿患者伴有糖尿病,在治疗肝脓肿的同时,必须高度重视检测和控制患者的血糖。

二、阿米巴性肝脓肿

阿米巴性肝脓肿即肝阿米巴病,是肠道阿米巴感染的并发症,由溶组织内阿米巴滋养体引起的疾病,绝大多数是单发的。

ℛ 诊断要点

1. **临床特点**　好发于中年男性,长期不规则发热、出汗,全身逐渐消耗;肝区疼痛,肝大并有压痛或叩击痛。

2. **辅助检查**　① 实验室检查:急性期白细胞计数可达 $10×10^9$/L,中性粒细胞比例在 80% 以上,慢性期多正常;粪便检查:仅 14% 患者的新鲜粪便中可找到阿米巴原虫。② 彩超检查:病变所在部位显示液性暗区,对肝脓肿的诊断有确定的价值,并可定位,帮助确定穿刺或手术引流部位。③ CT 检查:可见脓肿部位呈低密度区。④ 诊断性穿刺抽脓:典型的脓液呈巧克力色或咖啡色,黏稠无臭味,是确诊阿米巴肝脓肿的主要证据。脓液中查阿米巴滋养体的阳性率很低。

3. 诊断性治疗 如上述检查方法还不能够确诊,可试用抗阿米巴药物治疗,如果治疗后体温下降,肿块缩小,即可确诊。

ℛ 治疗程序

1. 一般治疗 主要是抗阿米巴药物治疗。

2. 手术治疗

(1) 彩超引导下穿刺:抽脓及置管引流。

(2) 手术切开引流适用于:① 经抗阿米巴治疗及穿刺吸脓,而肿块未见缩小,高热不退者;② 脓肿继发细菌感染,经综合治疗不能控制者;③ 脓肿已穿破入胸腹腔或邻近器官;④ 脓肿位于左外叶,有穿破入心包的危险,穿刺抽脓又易误伤腹腔脏器或污染腹腔者。

ℛ 处 方

甲硝唑 成人 200~800 mg po tid×(5~7)天

儿童 50 mg/(kg·d) po tid×7 天

氯喹 成人 0.5 g po bid×2 天

以后 0.25 g po bid×(14~20)天为 1 个疗程

3% 依米丁 30 mg po bid×(6~10)天

ℛ 警 示

1. 抗阿米巴药物首选甲硝唑,因其疗效好,对肠内、外阿米巴原虫均有强大的杀灭作用。

2. 阿米巴肝脓肿如不能及时诊断、治疗,早期可出现病侧反应性胸膜炎、胸腔积液,发生呼吸困难;后期可继发化脓性感染和脓肿破溃等危险。

3. 如在肠阿米巴病过程中,患者出现肝区疼痛和压痛,肝大和高热,应警惕发生阿米巴肝炎的可能。

三、单纯性肝囊肿

单纯性肝囊肿,习惯上可分为单发性肝囊肿和多发性肝囊肿或多囊肝。一般认为本病起源于肝内迷走胆管的一种滞留性囊肿,属于先天性发育异常。肝囊肿生长缓慢,多数患者无明显症状,仅在体检时被偶然发现。巨大的肝囊肿可出现明显的压迫症状,若合并感染,可出现畏寒、发热、腹痛等类似肝脓肿的症状。

R **诊 断 要 点**

1. 临床特点　体检时唯一的阳性体征是右上腹肿块或肝大,肿块表面光滑,有囊性感,无压痛,可随呼吸上下移动。

2. 辅助检查　① 彩超检查时囊肿区呈液性暗区,区内无异常回声。多发性肝囊肿可显示多个大小不等的液性暗区。② CT 可显示边界清楚的圆形或卵圆形低密度区,其吸收系数接近于水。增强扫描后,低密度区显示更清楚,其吸收系数增加不明显。

R **治 疗 程 序**

1. 手术治疗

（1）肝囊肿开窗术:① 开腹肝囊肿开窗术;② 腹腔镜下肝囊肿开窗术,现在常用。

（2）肝囊肿切除术:亦可在腹腔镜下进行。

2. 介入治疗

（1）肝囊肿硬化治疗。

（2）肝囊肿穿刺抽液术。

R **处　　方**

无具体处方。

R **警　　示**

1. 无症状的肝囊肿一般不需要外科治疗,因其发生并发症率和癌变率都非常低。

2. 单纯性肝囊肿治疗前应注意与肝包虫囊肿鉴别。

3. 行肝囊肿硬化治疗时,对抽出的囊液应注意检查,若发现囊液有浑浊、血性、混有胆汁等,则禁止注入无水乙醇。

4. 腹腔镜肝囊肿开窗术是一种最小创伤的手术,其手术适应证和禁忌证同开腹手术。

5. 对巨大的肝囊肿穿刺放液时速度宜慢,避免过快减压造成的循环动力紊乱,并应输液及使用预防性抗生素治疗。

6. 由于肝囊肿壁往往与重要的血管和胆管结构关系密切,因而手术时需要权衡利弊,不宜过多追求肝囊肿完全切除术。

四、肝包虫病

　　肝包虫病又称肝棘球蚴病,是流行于畜牧区的一种常见的寄生虫病,绝大多数是细粒棘球蚴绦虫(犬绦虫)的蚴侵入人体肝内所致;少数是由泡状棘球绦虫的蚴所致。多见于我国西北和西南牧区。

𝓡 诊 断 要 点

1. 接触史 凡是有牧区或与犬、羊等动物频繁接触史的患者,上腹出现生长缓慢的肿块而全身情况较好者,均应想到本病。

2. 临床特点

(1) 囊肿的位置与形状:如囊肿位于肝脏表面,体检时可见右上腹隆起,可扪及肝脏肿块。肿块呈球形,表面光滑,坚韧而有弹性。叩诊呈实音,可触及波动感及震颤,即包虫震颤征。

(2) 囊肿的体积:体积较大的包虫囊肿可压迫胃肠道、胆管、肺、门静脉和下腔静脉,引起相应的临床症状。

(3) 囊肿破溃:包虫囊肿如因外伤或误行局部穿刺而破入腹腔,腹部便突然发生剧烈疼痛,腹部肿块骤然缩小或消失,伴有皮肤瘙痒、荨麻疹、胸闷、恶心、腹泻等过敏反应,甚至出现休克。

(4) 在肝泡状棘球蚴患者:可扪到坚硬的肝脏实质性肿块,酷似肝癌。若病程较长,病变可累及整个肝脏,晚期可出现黄疸、发热和腹水等症状。

3. 辅助检查 ① 包虫囊液皮内试验(Casoni 试验):其阳性率可达 90%~95%;② 补体结合试验:其阳性率可达 70%~90%;③ 间接血凝法试验:特异性较高,阳性率可达 80%;④ X 线检查:有时显示圆形、密度均匀、边缘整齐的阴影,或有弧形钙化囊壁影;⑤ 彩超检查:能显示囊肿的大小和所在部位。

𝓡 治 疗 程 序

1. 手术治疗

(1) 单纯内囊摘除术:适用于无感染的患者。

(2) 肝叶切除术:适用于肝组织遭受严重破坏并局限于一叶的大型包虫囊肿以及局限的泡状棘球蚴病合并慢性脓肿者。

2. 免疫综合疗法 可限制包虫生长。

(1) 方法:用包虫囊液灭菌后皮下注射,由 0.1 ml 逐次增加到 3.0 ml,每周 1 次。

(2) 适应证:① 难以手术摘除的包虫病;② 弥漫性复发性或继发性包虫病;③ 预防术中子囊的种植;④ 泡状棘球蚴病。

𝓡 处 方

吡喹酮 成人 30 mg/(kg · d) po 分 3 次×10 天

儿童 25 mg/(kg · d) po 分 3 次×10 天

甲苯咪唑 400~600 mg po tid×(21~30)天

𝓡 警 示

1. 肝包虫病的手术原则是清除内囊,防止囊液外溢,消灭外囊残腔,防止感染。

2. 肝包虫囊肿手术时的两个严重并发症是:包虫囊液外溢,引起过敏性休克;囊液中原头蚴外溢,发生腹腔内种植和继发性包囊虫病。

3. 当患者在麻醉下发生过敏反应时,有时难于察觉,当术中出现不明原因的血压降低,心率加快,手术部位发现弥漫性渗血时,都可能与过敏反应有关,应立即进行治疗。

4. 术中包虫囊肿的灭活方法是抽出囊液后注入等量的10%甲醛溶液,保留5分钟后抽出或注入30%氯化钠溶液,保留20~30分钟后抽出,反复2~3次。

5. 术中抽出囊液时,应先检查囊液的性状,如发现混有胆汁,则不能注入大量的灭活剂,以防导致化学性胆管炎。

五、肝海绵状血管瘤

肝海绵状血管瘤是一种常见的良性肿瘤,见于中老年患者,多为单发,也可多发;左右肝的发生率大致相等。因其瘤体质地柔软,切面呈蜂窝状,内充满血液,有弹性,可压缩,状如海绵,故而得名。

ℛ 诊断要点

1. 症状　肿瘤生长缓慢,病程长达数年以上,对全身影响小,早期无任何症状。

2. 分类与特点　肝海绵状血管瘤直径≤5 cm为小血管瘤;直径≥10 cm为巨大血管瘤。巨大肝海绵状血管瘤可出现右上腹包块。包块特点是:表面光滑,质地柔软,有弹性感,压之能回缩,无明显压痛,随呼吸上下移动,可有明显的贫血。

3. 辅助检查　根据临床表现,彩超、肝动脉造影、CT、MRI或放射性核素肝血池扫描等检查,不难诊断。

ℛ 治疗程序

1. 对肝血管瘤直径≤5 cm和多发性血管瘤的患者,可不进行治疗,给予临床观察,定期彩超复查。

2. 手术治疗

（1）适应证:① 有明显的临床症状;② 肝血管瘤直径≥5 cm;③ 年龄<60岁;④ 器官功能及健康状况良好;⑤ 诊断不明确,不能排除恶性肿瘤的可能;⑥ 肿瘤在肝脏的解剖部位有可能完全切除;⑦ 肿瘤破裂,急诊手术;⑧ 肿瘤内出血或胆道出血。

（2）手术方法:① 肝血管瘤切除术;② 肝血管瘤捆扎术;③ 肝动脉结扎术和肝动脉栓塞术。

ℛ 处　方

无具体处方。

ℛ 警　示

1. 肝海绵状血管瘤最主要是与原发性肝癌,特别是多血供的小肝癌相鉴别。

2. 肝海绵状血管瘤因严重并发症而需要紧急手术处理的并不常见,致死性的并发症就更少见。

六、原发性肝癌

原发性肝癌是指来源于肝实质细胞或胆管细胞的恶性肿瘤,其中绝大多数是肝细胞癌。本病是我国常见的恶性肿瘤之一,好发于中年男性。其发病主要与乙型肝炎病毒、丙型肝炎病毒和黄曲霉素等密切相关。

ℛ 诊断要点

1. 临床表现

(1) 原发性肝癌:早期缺乏典型症状,多在体检中做彩超、AFP 检查时或其他腹部手术时偶然发现。

(2) 中晚期肝癌:① 肝区疼痛:半数以上患者以此为首发症状,多为持续性钝痛、刺痛或胀痛,主要是由于肿瘤迅速生长,使肝包膜张力增加所致;② 全身和消化道症状:早期常不易引起注意,主要表现为乏力、消瘦、食欲减退,腹胀等,部分患者可伴有恶心、呕吐、发热、腹泻等症状,晚期则出现贫血、黄疸、腹水、下肢肿胀、皮下出血及恶病质等;③ 进行性肝大:体检发现肝脏不对称肿大,扪及不规则、质硬的肿块;④ 顽固性腹泻:部分患者以顽固性腹泻作为本病的第一个症状出现;⑤ 癌旁综合征:如低血糖、红细胞增多症、高钙血症、高胆固醇血症等。

2. 实验室检查

(1) 肝炎病毒学指标:了解患者有无肝炎背景。① 乙型肝炎指标:HBsAg、HBsAb、HBeAg、HBeAb、HBcAg、HBcAb、HBV-DNA;② 丙型肝炎指标:HCV-RNA、anti-HCV。

(2) 肝癌血清标志物:① 血清甲胎蛋白(AFP)测定:对诊断肝细胞癌有相对的专一性,放射免疫法测定持续 1 个月血清 AFP 大于或等于 400 μg/L,或 AFP 大于或等于 200 μg/L 持续 2 个月以上,并能排除妊娠、活动性肝病、生殖腺胚胎性肿瘤者即可考虑肝癌的诊断。② 血液酶学及其他肿瘤标记物检查:肝癌患者血清中 γ-谷氨酰转肽酶及其同工酶、异常凝血酶原、α_1-抗胰蛋白酶、α-L-岩藻糖苷酶、酸性同工铁蛋白、碱性磷酸酶、乳酸脱氢同工酶等可高于正常,但由于缺乏特异性,多作为辅助诊断。

3. 影像学检查

（1）超声检查:采用高分辨率的彩超可显示肿瘤的大小、形态、所在部位以及肝静脉或门静脉内有无癌栓等,其诊断率可达90%左右。

（2）CT检查:CT具有较高的分辨率,对肝癌的诊断率可达90%以上,应用动态增强扫描可提高分辨率,有助于鉴别血管瘤。

（3）MRI检查:诊断价值与CT相仿,对良、恶性肝内占位病变,特别与血管瘤的鉴别优于CT,且可进行肝静脉、门静脉、下腔静脉和胆道重建成像,可显示这些管腔内有无癌栓。

（4）选择性腹腔动脉或肝动脉造影检查:对血管丰富的肝癌,其分辨率低限约1.0 cm,对直径<2.0 cm的小肝癌其阳性率可达90%。

（5）X线检查:腹部平片可见肝阴影扩大。

（6）肝穿刺行针吸细胞学检查:有确诊意义,多采用在彩超引导下行细针穿刺,有助于提高阳性率。

℞ 治疗程序

1. 药物治疗　原则上不做全身化疗。经剖腹探查发现癌肿不能切除,或作为肿瘤姑息切除的后续治疗者,可采用肝动脉和（或）门静脉置泵做区域化疗或化疗栓塞;对未经手术而估计不能切除者,也可行放射介入治疗,常用的化疗药物为氟尿嘧啶、丝裂霉素、顺铂、卡铂、表柔比星、阿霉素等,有一定姑息性治疗效果,常可使肿瘤缩小,部分患者可因此获得手术切除的机会。

2. 手术治疗

（1）手术切除适应证:

1）患者一般情况:① 全身状况较好,无明显心、肺、肾等重要脏器器质性病变;② 肝功能正常,或仅有轻度损害,按肝功能分级属Ⅰ级或属Ⅱ级,经短期护肝治疗后,肝功能恢复到Ⅰ级;③ 无广泛转移性肿瘤。

2）下述情况可做根治性肝切除:① 单发的微小肝癌;② 单发的小肝癌;③ 单发的向肝外生长的大肝癌或巨大肝癌,表面较光滑,周围界限较清楚,受肿瘤破坏的肝组织少于30%;④ 多发性肿瘤,肿瘤结节少于3个,且局限在肝的一段或一叶内,手术选用腹腔镜下进行,可对患者造成较小损伤。

3）下述情况仅可做姑息性肝切除:① 3~5个多发性肿瘤,局限于相邻2~3个肝段或半肝内,影像学显示无瘤组织明显代偿性增大,达全肝的50%以上;② 左半肝或右半肝的大肝癌或巨大肝癌,边界较清楚,第一、二肝门未受侵犯,影像学显示无瘤组织明显代偿性增大,达全肝的50%以上;③ 位于肝中央区的大肝癌,影像学显示无瘤组织明显代偿性增大,达全肝的50%以上;④ Ⅰ或Ⅷ段的大肝癌或巨大肝癌;⑤ 肝门部有淋巴结转移者,如原发肿瘤可切除,应做肿瘤切除,同时进行肝门部淋巴结清扫;淋巴结难以清扫者,术后可进行放疗;⑥周围脏器受侵犯,如原发肝肿瘤可切除,应连同受侵犯脏器一并切除。远处脏器单发转移性肿瘤,可同时做原发肝癌切除和转移瘤切除术。

（2）对不能切除的肝癌的外科治疗:可根据具体情况,术中采用肝动脉结扎、肝动脉化疗栓塞、射频、冷冻、激光、微波等治疗,都有一定的疗效。

（3）根治性切除术后复发肝癌的再手术治疗:对根治性切除术后患者进行定期随诊,监测甲胎蛋白和彩超等影像学检查,早期发现复发,如一般情况良好、肝功能正常,病灶局限允许切除,可施行再次切除。

（4）其他:肝癌破裂出血的患者,可行肝动脉结扎或动脉栓塞术,也可做射频或冷冻治疗,身体情况差者或仅做填塞止血。如全身情况较好、病变局限,在条件具备的情况下,可行急诊肝叶切除术。

3. 介入治疗与体外高能超声治疗　彩超引导下经皮穿刺肿瘤行射频、微波消融或注射无水乙醇治疗以及体外高能超声聚焦疗法等,适用于瘤体较小而又不能或不宜手术切除者,特别是肝切除术后早期肿瘤复发者。

4. 放疗　对一般情况较好,肝功能尚好,不伴有肝硬化、无黄疸、腹水,无脾功能亢进和食管静脉曲张,癌肿较局限,尚无远处转移而又不适于手术切除或手术后复发者,可采用放疗为主的综合治疗。

5. 生物治疗　主要是免疫治疗,常用的有卡介苗、自体或异体瘤苗、免疫核糖核酸、转移因子、干扰素、白细胞介素 2、左旋咪唑、胸腺肽、肿瘤坏死因子等,可与化疗药联合应用。

ℛ 处　方

无具体处方。

ℛ 警　示

1. 对 35 岁以上、乙肝和丙肝患者等高危者每隔 4 个月查 1 次 AFP,有利于及早发现肝癌。

2. 目前,外科手术切除仍是治疗原发性肝癌的首选方法和最有效的措施。其他技术如放射介入、射频、冷冻和无水乙醇瘤内注射等,都只能用于不能手术切除的患者。

3. 我国 85% 的肝癌患者合并肝硬化,肝功能下降,多难以耐受规则性半肝切除,故在根治切除的前提下,应尽量保留正常肝组织,这对保护肝功能,促进术后恢复,减少术后并发症和降低病死率都非常重要。

4. 本病手术切除后 2 年内的复发率高达 80% 以上,故对术后患者必须密切随访。术前 AFP 阳性者术后应每个月复查;其他患者则通过彩超复查,以便尽早发现复发病灶,尽早治疗。

七、继发性肝癌

继发性肝癌又称转移性肝癌,由于肝动脉和门静脉双重供血,血源丰富,原发于全身其他脏器的恶性肿瘤均可转移至肝脏,形成癌瘤,即为继发性肝癌,尤以腹部内脏的癌肿如胃癌、结肠癌、胆囊癌、胰腺癌、子宫癌和卵巢癌等较为多见。

℞ 诊断要点

1. 病史　凡有肝外癌肿病史,出现肝区癌瘤的临床表现,或在发现肝脏肿瘤的同时,发现其他脏器有原发癌存在,即可诊断为肝转移癌。

2. 彩超　① 见肝脏内单个或散在多个、大小相仿的结节,可位于肝脏的任何部位;② 结节呈相对低回声,其周围有更低回声的暗圈包绕,中心常因坏死、液化呈无回声或低回声区,即所谓牛眼征;③ 多无肝硬化表现;④ CT、MRI 所见类似于彩超。

3. 实验室检查　① CEA、CA19 - 9 的检测对胃肠道或胰腺癌肿肝转移的诊断有较大意义;② 如转移性癌瘤压迫胆管,可出现 AKP、GGT 和血清胆红素的增高;③ AFP 的检测常为阴性。

℞ 治疗程序

1. 一般治疗　对症、支持治疗。

2. 手术治疗　可行肝转移癌切除术,其适应证为:

(1) 原发癌灶:已经切除或能够同时切除、根治者。

(2) 转移癌灶:为单发或局限于肝脏的一叶,能施行较彻底的肝切除。

3. 肝动脉灌注化疗、栓塞　适用于原发癌不能切除,或转移肿瘤散在肝的两叶,无法切除者。

4. 其他　彩超引导下射频或无水乙醇注射,化疗等。

℞ 处　　方

无具体处方。

℞ 警　　示

1. 手术切除是治愈继发性肝癌的唯一方法,如肝转移癌不能切除,姑息治疗只限于改善生活质量和延长生存时间。

2. 部分患者可首先出现肝转移癌的征象,而原发癌部位隐匿,往往须做全面检查方能发现。最常见的原发部位是结肠、直肠。

3. 肝转移癌的原发肿瘤为结肠癌者如能及时手术切除往往能得到良好的疗效。

八、肝损伤

肝脏是人体内最大的实质性脏器,组织厚而脆,血供丰富,结构复杂。受到外界暴力作用时易受损伤而破裂,发生致命性出血和休克,胆汁外溢引起腹膜刺激症状,随后继发感染。

诊断要点

1. 外伤史　凡是右下胸或右上腹受到钝性伤,特别是伴有肋骨骨折时,或开放性损伤的伤道通过上述区域时,都可能损伤肝脏。

2. 临床表现　主要为腹腔内出血和休克。

3. 诊断性腹腔穿刺　可抽出不凝的血液,阳性率约为90%,可反复进行。

4. 彩超检查　① 肝包膜的连续性消失,断裂处回声增强;② 肝包膜下或肝实质内有无回声区或低回声区;③ 腹腔内无回声区提示腹腔积血。

5. CT检查　① 肝包膜下和肝内血肿:外形呈双凸形,相对密度高于肝实质,数日后血肿密度降低,变为与肝实质几乎相等;② 肝真性破裂:肝缘有不规则裂隙或缺损,在肝内低密度区可见到高密度的血凝块影。

6. 剖腹探查　对某些伤情复杂的复合伤患者,高度怀疑肝损伤时,应积极剖腹探查,这既是诊断方法,又是抢救治疗措施。

治疗程序

1. 对有腹腔内大出血和休克患者的紧急治疗

(1) 立即建立2条有效、可靠的上腔静脉系统通道,最好为颈内静脉或锁骨下静脉穿刺置管。

(2) 保持呼吸道通畅,必要时给予气管内插管并持续给氧。

(3) 复方乳酸钠注射液(乳酸钠林格液)或中分子羟乙基淀粉(贺斯)1000 ml 快速静脉滴注。

(4) 急诊配血1000 ml,必要时立即输入。

(5) 持续监测患者的血压、脉搏等生命体征。

(6) 必要时由急诊室直接送手术室,以缩短救治时间,提高救治成功率。

2. 手术治疗

(1) 手术指征:对疑有肝损伤的腹腔出血患者,原则上应急诊手术探查止血。

(2) 手术目的:止血,清除失活的肝组织,阻止胆汁外溢,充分引流。

(3) 手术方法:① 肝裂伤缝合术:适用于Ⅰ～Ⅱ级浅表性肝外伤。② 肝清创术切除:适用于多数肝裂伤和复杂严重的肝外伤。③ 指捏法肝切开止血术:适用于有活动性出血的深层穿透伤或中央型肝破裂。④ 肝周填塞术:适用于有凝血障碍、两侧肝叶广泛性出血及缺血缺技术等特殊情况下。⑤ 肝静脉和肝后腔静脉损伤的处理：全肝血流阻断、腔静脉内分流及直接修补止血。

3. 选择性非手术治疗

（1）适应证：① 血流动力学稳定。② CT 图像能准确显示肝破裂情况。③ 无腹膜刺激征。④ 腹腔内积血较少。⑤ 无其他剖腹探查指征。

（2）方法：① 严密监测体温、血压、脉搏和神志等生命体征，准确记录出入量。② 持续吸氧。③ 必要时禁食、胃肠减压。④ 保证静脉通道的通畅，补充血容量。⑤ 定期做腹部 CT 检查。⑥ 必要时可做经皮肝动脉栓塞（TAE）以控制活动性出血。⑦ 卧床休息 6~8 周。

ℛ 警　示

1. 由于肝损伤主要引起大出血和休克，直接威胁生命，因此一旦确诊，原则上应尽早手术止血。非手术治疗只能在有条件的医院，由有经验的医师，应用于有选择的患者。

2. 对怀疑肝损伤的患者必须在上腔静脉系统建立输液通道，因为在下肢输液往往因手术、损伤影响肝后腔静脉的通畅而无效。

3. 当肝门阻断不能控制出血时，应认为存在肝后腔静脉或主肝静脉破裂，此时填塞法止血无效，应由有经验的医师，使用全肝血流阻断等方法直接修补。

（何震宇）

第六节　胆管和胆囊疾病

一、胆道蛔虫症

胆道蛔虫症是外科常见的急腹症，青少年多见，农村较城市多见。当胃肠功能紊乱、饥饿、发热、妊娠、驱虫不当等致肠道内环境发生改变时，蛔虫可窜至十二指肠，如遇 Oddi 括约肌功能失调，蛔虫可钻至胆道，机械刺激可引起括约肌痉挛，导致胆绞痛或诱发急性胰腺炎。蛔虫会将肠道的细菌带入胆道，造成胆道感染，严重者会引起急性化脓性胆管炎、肝脓肿；如经胆囊管钻至胆囊，可引起胆囊穿孔。

ℛ 诊断要点

1. 病史　多有不当驱蛔虫史或有全身及消化功能紊乱史，曾有便、吐蛔虫史。

2. 症状　腹痛常为突然发作的剑突下钻顶样剧烈绞痛；腹痛多为阵发性、间歇发作，持续时间长短不一。可有恶心、呕吐，呕吐物中可含胆汁或黄染蛔虫。

3. 体征 腹痛发作时体征常不明显,仅有上腹部深压痛。这是本病的特点。

4. 辅助检查 ① 首选彩超检查,多能确诊,可显示胆道内有平行的强光带及蛔虫影;② 上消化道钡餐常可见十二指肠乳头有蛔虫影;③ ERCP 检查在该处常可见蛔虫,并可在镜下取出。

治疗程序

1. 一般治疗 禁食、补液、防止并发症的发生。

2. 药物治疗 解痉、镇痛,利胆驱虫,抗感染治疗。

3. 手术治疗 包括纤维十二指肠镜取虫和胆总管探查术。

手术指征:① 积极非手术治疗 3~5 天未能缓解;② 合并胆管结石;③ 胆囊蛔虫;④ 有急性重症胆管炎、肝脓肿、重症胰腺炎等并发症。

处　　方

1. 解痉、镇痛

阿托品　0.01 mg/kg　im　q6h

哌替啶　0.5 mg/kg　im　q6h 或 prn

硝酸甘油　0.3~0.6 mg　舌下含服　bid 或 tid

或　阿托品　0.3 mg　po　tid 或 qid(成人)

溴丙胺太林(普鲁本辛)　15 mg　po　tid(成人)

2. 利胆、驱虫

左旋咪唑　2.5 mg/kg　睡前一次顿服

噻嘧啶　10 mg/kg　一次顿服

哌嗪　50~75 mg/kg　qd×2 天(成人剂量小于或等于 4.0 g,20 kg 以下儿童小于或等于 3.0 g)

复方甲苯达唑　2 片　一次顿服

50% 硫酸镁　10 ml　po　tid

去氢胆酸　0.25 g　po　tid

3. 抗感染,任选一组

(1)　NS　　　　　100 ml

阿莫西林　2.0 g　　　iv gtt　bid 或 q8h

庆大霉素　8 万 U　im　bid

甲硝唑　0.5 g　iv gtt　bid

(2)　氧氟沙星　200 mg　iv gtt　bid

甲硝唑　0.5 g　iv gtt　bid

NS　　　　　100 ml

阿米卡星　0.2 g　　　iv gtt　bid

$$(3)\ \left.\begin{array}{ll} \text{NS} & 100\ \text{ml} \\ \text{阿莫西林舒巴坦} & 2.0\ \text{g} \end{array}\right|\ \text{iv gtt}\quad \text{bid 或 q8h}$$

$$(4)\ \left.\begin{array}{ll} \text{NS} & 100\ \text{ml} \\ \text{头孢曲松钠} & 1.0\sim2.0\ \text{g} \end{array}\right|\ \text{iv gtt}\quad \text{qd}$$

$$(5)\ \left.\begin{array}{ll} \text{NS} & 100\ \text{ml} \\ \text{头孢哌酮舒巴坦} & 1.0\sim2.0\ \text{g} \end{array}\right|\ \text{iv gtt}\quad \text{bid}$$

$\mathscr{R}$ 警　　示

1. 胆道蛔虫症的处理重在防止肠道蛔虫症。

2. 发生胆道蛔虫症时,尽量先采取非手术治疗。

3. 手术主要步骤是胆总管探查、取虫、T 管引流,除非胆囊已有严重炎症,一般不轻易切除,特别是儿童。

二、急性胆囊炎

急性胆囊炎是胆囊发生的急性化学性和(或)细菌性炎症。约 95% 的患者合并有胆囊结石,称结石性胆囊炎。急性结石性胆囊炎多见于中年女性,经产妇较多,秋冬之交好发。常有饱食、脂餐、过劳和受寒等诱因。主要致病原因为:① 胆囊管梗阻;② 细菌感染;③ 其他因素。5% 的患者未合并胆囊结石,称非结石性胆囊炎男性多见,男女之比约为 1.5:1,平均发病年龄均在 60 岁以上。病因尚不清楚,可能与胆囊的低灌流和肠源性内毒素有关。

$\mathscr{R}$ 诊断要点

1. 症状　急性发作的典型过程表现为突发右上腹阵发性绞痛,常放射至右肩部和背部,伴恶心、呕吐,可有轻度至中度发热。

2. 体征　右上腹饱满,压痛、反跳痛及肌紧张,Murphy 征阳性。有的可触及肿大的胆囊。10%~25% 的患者可出现轻度黄疸。

3. 辅助检查

(1) 实验室检查:白细胞计数及中性粒细胞增多,血清转氨酶升高、AKP 升高较常见。

(2) 彩超检查:为首选,可见胆囊增大,壁增厚甚至有双边征。胆囊内部回声异常。

(3) 胆道同位素显像:急性非结石性胆囊炎时,胆囊管阻塞,胆囊不显影。

(4) CT 和 MRI:有检查发现胆囊增大,胆囊壁增厚,胆囊颈部结石嵌顿、胆囊周围积液等表现。

$\mathscr{R}$ 治疗程序

1. 一般治疗　包括禁食,输液,纠正水、电解质及酸碱代谢失衡,及全身支持治疗等。

2. 药物治疗　解痉、镇痛,选用广谱抗生素。

3. 手术治疗

（1）胆囊切除术:

1）开腹胆囊切除术。

2）腹腔镜胆囊切除术:已成为胆囊切除的主要手段。目前,微创外科迅速发展,已经开展三孔法或单孔法胆囊切除术,达·芬奇机器人也在某些医院应用,在不久的将来,有望经自然孔道行胆囊切除术。

（2）胆囊造瘘术:多用于病程在 3 天以上,胆囊周围出现炎性肿块,粘连严重,切除困难者。对于全身情况极差者,可在彩超或 CT 引导下穿刺引流。

℞ 处　方

1. 解痉、镇痛

阿托品　0.5 mg　im　st

或　山莨菪碱(654－2)　10 mg　im　st

或　哌替啶(杜冷丁)　50 mg　im　st 加前两者之一

或　5% GNS　　　500 ml ⎫
25%硫酸镁　10 ml ⎭ iv gtt　st

如果症状不缓解,6 小时后可以重复

2. 抗生素治疗,任选一组

（1）NS　　　　100 ml ⎫
头孢曲松钠　2.0 g ⎭ iv gtt　bid 或 q8h

甲硝唑　0.5 g　iv gtt　bid

（2）左氧氟沙星　0.2 g　iv gtt　bid

甲硝唑　0.5 g　iv gtt　bid

℞ 警　示

1. 非手术疗法适用于　①初次发作,症状较轻的年轻患者;②临床症状不够典型者;③在非手术治疗下病情迅速缓解者;④发病 3 天以上无紧急手术指征,非手术治疗症状有消退者。80%的患者经一般处理能得到缓解,可待至慢性期择期手术治疗。

2. 手术疗法适用于　①临床症状重,不易缓解;胆囊肿大,张力高;②腹部压痛、腹肌强直、腹膜刺激征明显;③在治疗观察过程中,腹部体征加重;④化脓性胆囊炎,有寒战、高热、白细胞计数极高;⑤60 岁以上老年患者,症状较重。

3. 需要鉴别的疾病　急性胆囊炎必须与胃十二指肠穿孔、急性胰腺炎、急性阑尾炎、肝脓肿等疾病鉴别。

4. 急性胆囊炎的处理　特别是超过 72 小时以后,局部水肿明显,血管扩张,解剖有时发生改变,尽可能保守治疗,最好在 3 个月后择期手术。如必须手术,手术时动作要轻柔,谨慎操作,若条件不允许,可行经皮经肝胆囊穿刺引流或胆囊造瘘术,待情况好转后再行二期手术。

5. 急性非结石性胆囊炎的特点　病情发展迅速,严重并发症发生率高,病死率也高,故应采取积极措施。

三、慢性胆囊炎

慢性胆囊炎是胆囊持续的、反复发作的过程,90%~95%患者合并胆囊结石,其病理特点:胆囊壁有不同程度的炎性细胞浸润,纤维组织增生,囊壁增厚,与周围组织粘连,呈慢性炎症表现。病变严重者胆囊壁瘢痕形成,最终导致胆囊萎缩,完全失去功能。其病因主要是细菌感染和胆固醇代谢异常。

ℛ 诊断要点

1. 症状　有反复发作的上腹部疼痛,常于右上腹或中上腹,呈持续性钝痛,并向肩胛下区放射,疼痛常发生于餐后,可伴有恶心,少有呕吐、发热及黄疸等症状。厌油腻食物,上腹部闷胀、嗳气、胃部烧灼感等消化不良的表现。

2. 体征　体检时右上腹胆囊区可有轻度压痛,Murphy 征可阳性。

3. 辅助检查

(1) 彩超:可显示胆囊缩小,胆囊壁增厚,排空功能减退或消失,如果显出结石影更有助于诊断。

(2) 腹部 X 线平片:可显示阳性结石影。口服、静脉胆管造影除可显示结石、胆囊大小、胆囊钙化、胆囊膨胀的征象外,还可观察胆总管形态及胆总管内结石、蛔虫、肿瘤等征象,对本病有很大诊断价值。有条件时以逆行胰胆管造影为好,不仅结果可靠,并可行十二指肠镜下治疗。

ℛ 治疗程序

1. 一般治疗　溶石、解痉、利胆治疗;体外震波碎石治疗。

2. 药物治疗　解痉、利胆。

3. 手术治疗　腹腔镜胆囊切除术;开腹胆囊切除术。

ℛ 处　　方

1. 溶石治疗

熊去氧胆酸　50 mg　po　tid

2. 解痉、利胆治疗

50% $MgSO_4$　10 ml　po　tid

或　去氢胆酸 0.25 g(或胆酸钠 0.2 g)　po　tid

或　曲匹布通(舒胆通)　40 mg　po　tid

或　羟甲烟胺(利胆素)　1.0 g　po　tid

警　　示

1. 对伴有结石或确诊为本病的无结石者应行胆囊切除术。

2. 对无症状或腹痛可能由其他并存疾病如消化性溃疡、胃炎等引起者手术治疗要慎重。

3. 非手术治疗仅能缓解症状,不能治愈。

四、急性重症胆管炎

急性重症胆管炎(ACST)又称急性梗阻性化脓性胆管炎(AOSC),病情严重而凶险,发展迅速,死亡率高,常可侵及肝、肾、心、肺等多个重要脏器。胆道完全梗阻、继发胆道感染是本病发病的基本原因。

诊断要点

1. 病史　既往可有反复发作的胆道疾病史或胆道手术史。

2. 症状　右上腹或剑突下持续性疼痛,阵发性加剧,疼痛向右肩背部放射,并伴恶心、呕吐、寒战、高热,体温高达 39~40℃,弛张热,如伴肝脓肿可持续高热。

3. 体征　① 右上腹压痛、反跳痛、肌紧张,常可触及肿大的胆囊或肝脏;② 剑突下及右上腹有不同程度和不同范围的压痛或腹膜刺激征,可有肝大及肝区叩击痛,有时可扪及肿大的胆囊;③ 黄疸。

4. 并发症状　30%~50%的患者发生感染性休克,如合并有器官功能衰竭时,可出现相应的临床表现。部分患者常出现不同程度的意识障碍,如烦躁、谵妄、嗜睡或昏迷。

5. 辅助检查　① 实验室检查:血常规白细胞计数升高,可超过 $20×10^9$/L,中性粒细胞比例升高。肝功能有不同程度的损害,凝血酶原时间延长,黄疸指数特别是直接胆红素升高。② 彩超检查:可见胆总管和肝内胆管扩张,胆管梗阻的病因大多能在彩超下发现。③ CT 和 MRCP:有助于诊断和鉴别诊断。

治疗程序

本病一经确诊,应在抗休克和抗感染治疗的同时考虑手术治疗,减压引流胆道,解除梗阻。

1. 积极抗休克治疗　本病出现休克早,抗休克治疗常是挽救生命的重要环节,包括禁食、胃肠减压、扩容、抗感染,纠正水、电解质及酸碱平衡紊乱及心血管药物的应用等。开通两条可靠的静脉通路,必要时检测中心静脉压,加强心电监护,计 24 小时出入量。应尽量避免使用对肝、肾功能有损害的药物,抗生素应以广谱的、能经胆道排泄、对需氧菌和厌氧菌均有效的药物为宜。抗休克治疗应贯穿整个围手术期,直至病情平稳。

2. 非手术胆管减压

（1）经皮肝穿刺胆管引流（PTBD）：在经皮肝穿刺胆管造影（PTC）的基础上,经右侧腋中线与腋前线之间,于第 7~8 肋间隙置入 F4~F6 胆道导管至胆管阻塞以上的适当位置,可有满意的引流效果,并可在局部麻醉情况下操作,不受患者条件的限制,但需要防止穿刺引起的胆漏和出血。在广泛肝内胆管结石和肝门部胆管阻塞时可能影响疗效。

（2）经鼻胆管引流：通过纤维十二指肠镜部分切开 Oddi 括约肌,然后向胆管内置入特制的胆道引流管,经十二指肠、胃、食管、鼻引出体外,称之为鼻胆管引流。在切开括约肌时,常可见高压的脓性胆汁及沉渣自胆管开口流出。鼻胆管引流术一般只适用于胆管下端的梗阻,高位胆管梗阻常难奏效。

3. **手术治疗** 手术操作力求简单,手术时间不宜过长。手术方式以胆总管切开引流为主,如为胆管结石,术中不强求取尽结石;如遇胆管狭窄,则宜采用最简单的方式通畅引流为妥。肝内胆管也应得到充分引流,术中造影能清楚了解胆道梗阻的情况。如病情允许,可切除胆囊。术中胆汁培养,为术后应用抗生素提供依据。

𝓡 **处　　方**

1. 扩容

复方乳酸钠　　1000~1500 ml ┐
地塞米松　　　10~20 mg ┘ 快速 iv gtt　st

维生素 K_1　　20~40 mg　im　qd

新鲜冰冻血浆　200~400 ml　iv gtt　st

必要时可以用丙种球蛋白

2. 抗感染,任选一组

（1）NS　　　　　　　　　　100 ml ┐
　　头孢哌酮舒巴坦（舒普深）2.0 g ┘ iv gtt　bid 或 q8h

　　甲硝唑　0.5 g　iv gtt　bid

（2）左氧氟沙星　0.2 g　iv gtt　bid

　　甲硝唑　0.5 g　iv gtt　bid

3. 解痉、镇痛

　　阿托品　0.5 mg　im　st

或　山莨菪碱（654-2）10 mg　im　st

或　5% GNS　　　500 ml ┐
　　25% 硫酸镁　10 ml ┘ iv gtt　st

必要时　哌替啶（杜冷丁）　50 mg　im　st

ℛ 警 示

1. 本病需与急性胰腺炎、胃十二指肠穿孔、急性化脓性胆囊炎等急腹症鉴别。

2. 应重视短暂的术前准备,尤其是已伴有内环紊乱和感染性休克的患者,以使其能更好地接受麻醉和手术。

3. 抗生素使用应足量、广谱、联合,以抗革兰阴性杆菌及厌氧菌的抗生素为好。

4. 急性梗阻性化脓性胆管炎的治疗,应采取积极的态度,手术解除胆道梗阻,通畅引流胆道是治疗之关键,非手术治疗是重要环节。

5. 在全身情况很差、不能耐受手术时可先行非手术胆道减压,挽救生命。

五、胆囊结石

胆囊结石是指原发于胆囊内的结石,其病变程度有轻有重,有的可无临床症状,即所谓的无症状胆囊结石或安静的胆囊结石;有的则可以引起胆绞痛或胆囊内、外的各种严重并发症。一般中年以上者多见。女性略多于男性,男女发病率之比为 $1:(1.9\sim3.0)$,经产妇或肥胖者也多见。

ℛ 诊断要点

1. 症状 常在饱餐,进食油腻食物等后出现,右上腹阵发性绞痛,向背部或右肩部放射。可有畏寒、发热、恶心、呕吐,食后上腹部饱胀压迫感。

2. 体征 右上腹有不同程度的压痛及反跳痛,Murphy 征阳性。如合并有胆囊穿孔或坏死,则有急性腹膜炎症状。

3. 彩超检查 彩超常是第一线检查手段,结果常是准确可靠的。其他的检查方法则往往根据彩超检查结果而确定是否进一步采用。

ℛ 治疗程序

1. 症状性胆囊结石

(1) 一般治疗:包括卧床休息、禁食、输液,纠正水、电解质和酸碱平衡紊乱。

(2) 药物治疗:应用广谱抗生素,解痉、镇痛等。

(3) 手术治疗:胆囊切除术是对症状性胆囊结石患者的首选治疗方法。腹腔镜胆囊切除术(LC)已在很大程度上取代了传统的开腹胆囊切除术(OC)。目前,微创外科方兴未艾,已经开展了三孔、单孔的腹腔镜胆囊切除术,达·芬奇机器人已在某些医院应用。将来,有望经自然孔道进行胆囊切除术。

2. 无症状胆囊结石 国外比较一致的意见是不主张做预防性胆囊切除术。根据我国当前的具体条件,对 60 岁以上的老年患者,如已有轻度症状而一般健康情况较好但医疗保障条件欠理想者,可以考虑预防性胆囊切除术。

ℛ 处　方

处方 1

生理盐水　　100 ml
头孢唑啉　　3 g ⎫ iv gtt　bid

甲硝唑　0.5 g　iv gtt　qd

5% GS　　500 ml
维生素 B_6　0.2 g ⎫ iv gtt　qd
维生素 C　2 g

5% GS　　250 ml
山莨菪碱　10 mg ⎫ iv gtt　st

处方 2

阿托品　0.5 mg ⎫ im　st　必要时 6 小时后重复注射 1 次
哌替啶　50 mg

ℛ 警　示

1. 急性发作期宜先非手术治疗,待症状控制后,进一步检查,明确诊断,酌情选用合理治疗方法,如病情严重、非手术治疗无效,应及时手术治疗。

2. 近年来出现的多种非手术治疗方法如溶石治疗、体外震波碎石等,以及一些介入性治疗,旨在去除结石而保留胆囊。如经皮胆囊镜取石、小切口胆囊切开取石等,最终均未能通过实践的检验而得到广泛的认可。

3. 胆囊结石急性发作期需与急性胰腺炎、急性梗阻性化脓性胆管炎、上消化道穿孔等常见急腹症鉴别,以防漏诊,延误治疗。

4. 无症状胆囊结石可 3～6 个月彩超定期检查。对以下情况的无症状胆囊结石,多半采取预防性胆囊切除术:① 糖尿病患者;② 胆囊无功能;③ 大的胆囊结石;④ 瓷性胆囊;⑤ 上腹部手术时发现的胆囊结石。

六、肝外胆管结石

肝外胆管结石是常见的胆道疾病,其结石可以原发于胆管,也可以继发于胆囊结石。

ℛ 诊断要点

1. 症状　剑突下及右上腹疼痛,多为绞痛,呈阵发性发作或为持续性疼痛阵发性加剧,可向右肩背部放射,常伴有恶心、呕吐。寒战、高热,表现为弛张热,体温高者达 39～40℃。黄疸多为波动性,但若结石完全梗阻时,可为进行性黄疸。将上腹疼痛、寒战、高热和黄疸称为 Charcot 三联征。严重者可出现休克,神经精神症状。

2. 体征 皮肤巩膜黄染,体温升高,剑突下和右上腹部可有深压痛,肝区可有叩击痛,可触及肿大的胆囊,有触痛。

3. 辅助检查

(1)血液检查:白细胞及中性粒细胞升高,可有肝功能受损表现。

(2)彩超检查:是首选的第一线检查方法,可发现肝内外胆道扩张,或合并有结石,但是诊断的准确率远不及对胆囊结石,准确率约为 50%。

(3)CT、MRCP 检查:准确率较彩超高。

(4)介入检查:PTC 和 ERCP 是诊断的良好方法,但有出血、胆瘘等并发症。

治疗程序

1. 一般治疗 禁食,胃肠减压,按禁食标准输液。

2. 药物治疗 解痉、镇痛。

3. 手术治疗

(1)胆总管切开取石加 T 管引流术:适用于单纯胆管结石,胆管上下端通畅,无狭窄或其他病变者。条件允许可以在腹腔镜下进行。

(2)胆肠吻合术:适用于复发性结石或结石呈泥沙样不易取尽者;以及胆总管扩张明显,下端有狭窄等梗阻性病变而上端通畅者。

(3)Oddi 括约肌切开、成形术:目前已很少用。

(4)经内镜下括约肌切开取石术:适用于结石嵌顿于十二指肠乳头部和胆总管下端良性狭窄,尤其是已行胆囊切除的患者。若胆管内结石数超过 5 个,结石大于 1 cm,或狭窄段过长者,则不宜采用。

处 方

1. 解痉、镇痛

阿托品 0.5 mg im st

或 山莨菪碱(654－2) 10 mg im st

或 哌替啶(杜冷丁) 50 mg im st 加前两者之一

或 5% GNS 500 ml
25%硫酸镁 10 ml } iv gtt st

如果症状不缓解,6 小时后可以重复

2. 抗感染

NS 100 ml
头孢哌酮舒巴坦(舒普深) 2.0 g } iv gtt bid 或 q8h

甲硝唑 0.5 g iv gtt bid

或 左氧氟沙星 0.2 g iv gtt bid
甲硝唑 0.5 g iv gtt bid

R 警　示

1. 结石引起的急性胆管炎若感染严重或未能及时治疗,可进一步发展至急性化脓性梗阻性胆管炎(AOSC),需要急诊手术,进行胆道减压。

2. 症状不典型者须注意与肾绞痛、肠绞痛、壶腹癌和胰头癌、胆道蛔虫病、急性胰腺炎、中毒性肝炎等鉴别。

七、肝内胆管结石

肝内胆管结石是我国常见而难治的胆道疾病。病因复杂,可能与胆道感染、胆管解剖异常、胆汁停滞、营养不良、胆道寄生虫感染,尤以蛔虫感染有关。多发于肝左外叶及右后叶。

R 诊断要点

1. 病史　　长期的胆道疾患病史。

2. 症状　　① 上腹痛,可能为典型的胆绞痛或持续胀痛;② 患侧肝区及下腹部有经常性疼痛不适,常放射至背、肩部;③ 有畏寒、发热等全身感染的表现;④ 黄疸出现的快慢与胆道梗阻的程度有关,一侧肝管梗阻者,可无黄疸或黄疸甚轻。

3. 体征　　肝区压痛及叩击痛,肝脏不对称性肿大并有压痛。

4. 辅助检查　　① 血常规:有白细胞及中性粒细胞升高;② 彩超、CT、MRCP 检查:可显示胆道梗阻程度及胆管的大小;③ PTC 和 ERCP 检查:可有相应改变。

R 治疗程序

目前仍以手术治疗为主。

1. 治疗原则　　① 尽可能取尽结石;② 去除感染,解除梗阻;③ 通畅引流,预防复发。

2. 肝内胆管结石常用手术方法

(1) 高位胆管切开及取石。

(2) 胆肠内引流,应确保吻合口上方无狭窄、梗阻及肿瘤存在。

(3) 去除肝内感染性病灶,肝叶切除术已被广泛接受。

(4) 胆管残余结石可采用纤维胆道镜结合激光、微波碎石的方法取出。

(5) 肝移植,肝内胆管结石引起肝脏终末期改变。

R 处　方

无具体处方。

R 警　示

1. 肝内胆管结石就诊时病程常在晚期且有多种并发症,病情往往复杂,预后欠佳。术前宜详尽了解病史,设计手术方案,避免盲目手术。

2. 手术的关键是解除狭窄,胆肠吻合口必须在狭窄的上方,术中对可疑病变需做快速病理检查,排除恶变,以防漏诊。

3. 术后残余结石较常见,占 20%～40%,因此后续治疗对减少结石残留有重要的作用。

4. 术中应为后续治疗提供通道。

八、胆道出血

胆道出血系肝胆疾病、创伤、手术或全身性因素而致的胆道较大量出血,占上消化道出血的 1.3%～5.0%。胆道出血可来自肝内胆管系统、胆囊和肝外胆管。胆系蛔虫、结石则是主要诱因。胆管和胆囊黏膜糜烂也可出现出血,但一般出血量较小。

ℛ 诊断要点

1. 病史 多有外伤史、胆管结石、胆道感染及胆道手术史。

2. 临床特点 少量出血者仅表现为黑便或大便隐血试验阳性;大量出血的典型的胆道出血三联征:胃肠道出血(呕血、黑便)、胆绞痛、黄疸。出血量大时可出现失血性休克表现。Oddi 括约肌功能完整者,胆道出血可自行停止,但可反复发作,周期为 1～2 周。可有贫血表现。

3. 辅助检查

(1) 内镜检查:如见到血液自十二指肠乳头流出可确诊本病,并可排除其他来源的上消化道出血。

(2) 彩超和 CT:可发现肝内、外胆管扩张,肝内原发病灶。

(3) 选择性腹腔干造影:最有价值诊断和定位方法,可重复检查明确出血部位,为胆道出血提供治疗依据。

(4) 核素^{99}Tc^m:有助于诊断。

(5) 手术探查:剖腹术中胆道探查是诊断胆道出血最直接的方式,术中可行造影或胆道镜检查。

ℛ 治疗程序

1. 非手术治疗

(1) 输血、输液、补充血容量,防治休克。

(2) 使用足量有效的抗生素控制感染。

(3) 使用止血药,如酚磺乙胺、氨甲苯酚、维生素 K 等。

(4) 对症处理及支持治疗。

2. 手术治疗

(1) 手术指征:① 反复发作的大出血,特别是发作周期越来越短,出血量越来越大者;② 合并严重的胆道感染需手术引流者;③ 胆肠内引流后发生胆道大出血者;④ 原发疾病需要外科手术治疗者,如肝胆肿瘤、肝血管疾病及肝脓肿等。

（2）术式选择:手术可确定出血的部位及原因,根据病情选择胆囊切除、胆总管探查、T管引流、肝动脉结扎、病变的肝叶（段）切除术。还可以采用选择性肝动脉造影,明确出血部位后行高选择性肝动脉栓塞治疗。

𝓡 处　方

1. 扩容

复方乳酸钠　1000～1500 ml　iv gtt　st　快速

全血　400～800 ml　iv gtt　st　快速

新鲜冰冻血浆　100～200 ml　iv gtt　qd 或 bid

冷沉淀　10 U　iv gtt　st

2. 控制感染,任选一组

（1）NS　　　　　　100 ml ⎤
　　头孢曲松钠　2.0 g　　　⎬ iv gtt　qd 或 bid
　　甲硝唑　0.5 g　iv gtt　bid

（2）NS　　　　　　　100 ml ⎤
　　阿莫西林舒巴坦　2.0 g　⎬ iv gtt　bid 或 tid
　　0.4% 替硝唑　100 ml　iv gtt　bid

（3）NS　　　　　　　100 ml ⎤
　　头孢哌酮舒巴坦　2.0 g　⎬ iv gtt　bid 或 tid
　　甲硝唑　0.5 g　iv gtt　bid

3. 止血,任选一种

维生素 K_1　20～40 mg　im　qd

卡巴克络（安络血）　10～20 mg　im　bid

氨甲苯酚（止血芳酸）　100 mg ⎤
NS　　　　　　　10～20 ml ⎬ iv gtt　bid 或 tid

𝓡 警　示

1. 一旦怀疑为胆道出血,应立即行血管造影或其他影像检查,以明确诊断。再行选择性动脉栓塞止血,尽可能避免盲目剖腹探查。

2. 手术中发生胆道出血,可加用肾上腺素盐水冲洗肝管。或用肾上腺素盐水纱条胆管内填塞压迫止血后,放置T管引流。

3. 肝动脉结扎的应用需要慎重,在结扎前应先试行阻断,观察出血是否停止。如果不得不结扎肝动脉,最好是单独结扎肝左或肝右动脉,避免结扎肝固有动脉,引起肝功能衰竭。

4. 对肝内病变行肝部分切除,可以去除肝内病灶,止血效果确切、彻底,是治疗肝内胆管出血的理想方法。

九、胆囊息肉样病变

胆囊息肉样病变是影像诊断学上的名词,而不是临床上的疾病诊断。它是指胆囊腔内突出的局限性息肉样隆起,包括多种良性的和早期的恶性病变。

胆固醇息肉最常见是由胆囊黏膜上的巨噬细胞吞食胆固醇结晶后大量聚积而成,常常多发。炎症性息肉常有反复发作的胆囊炎,故为局部的慢性炎症过程。腺瘤性息肉大致可分为乳头状腺瘤和非乳头状腺瘤,多为单发,少数乳头状腺瘤可多发,腺瘤性息肉体积较大,有潜在的恶变可能。

诊断要点

1. 症状 胆囊息肉样病变一般不会引起特殊的症状,常在体检时发现,合并有慢性胆囊炎或胆囊结石的炎性息肉,可表现出典型的胆石症症状。胆固醇性息肉有时引起胆绞痛的发作。

2. 体征 可有右上腹的深压痛。

3. 辅助检查

(1)彩超检查:典型的表现为胆囊黏膜上的隆起性病变不随体位变更而移动,其后方不伴声影,病变以呈强回声居多,确诊率可达90%以上。

(2)CT检查:可以明确肿物与胆囊壁间的关系,在鉴别胆囊病变时较有价值,但常规的CT扫描容易漏诊。

(3)口服法胆囊造影:阳性患者可见胆囊内充盈缺损,与胆囊贴近,不随体位而改变。但此法假阴性率较高。

治疗程序

胆固醇息肉不会发生癌变,而腺瘤性息肉则认为有恶变的可能。胆囊息肉是否手术治疗应考虑两个因素:① 是否有明显的临床症状;② 是否疑为恶变或有恶变的潜在可能。应对每一例胆囊息肉样病变的患者进行密切观察,不能掉以轻心。

1. 合并有胆囊结石,急、慢性胆囊炎,并有明显的临床症状,均应行胆囊切除术。

2. 无明显临床症状的 5 mm 以下的多发性息肉,无需手术治疗,可继续观察。

3. 10 mm 以下无临床症状的单发息肉,应定期观察(6 个月)。若病变有增大趋向,应手术治疗。

229

4. 10 mm 以上的单发息肉,不论是否有临床症状,均应施行手术治疗,位于胆囊颈部者应放宽手术指征。

5. 疑有早期胆囊癌的可能,虽不能肯定,也应手术治疗。直径小于 2 cm 的胆囊息肉可行腹腔镜胆囊切除术;超过 2 cm 或高度怀疑恶变,应剖腹手术,以便于根治。

℞ 处 方

无具体处方。

℞ 警 示

1. 胆囊癌虽不属于胆囊息肉样病变,但早期的胆囊癌在影像学检查下表现为息肉样病变,因而需要与良性的胆囊息肉样病变鉴别。

2. 对良性病变常规手术方法是胆囊切除术,对大息肉、疑有恶变者应行术中冰冻切片检查,如为胆囊癌并已侵及肌层或浆膜层,应行胆囊癌根治术,即附加胆囊肝床周围肝组织楔形切除和肝十二指肠韧带淋巴清扫,如为原位癌多行单纯胆囊切除术。

3. 胆囊息肉样病变中如何区分良性和恶性或有恶变潜能者是决定治疗方案的关键,为了防止早期胆囊癌被漏诊,常常放宽单发息肉的手术指征,即使这样仍有胆囊癌被漏诊的可能,又不能将所有胆囊息肉都行预防性胆囊切除,因而对可疑恶变的胆囊息肉样病变应密切观察、高度重视。必要时应积极手术治疗。

十、胆囊癌

胆囊癌是最常见的胆道恶性肿瘤,是指发生在胆囊及胆囊管的黏膜上皮癌。主要发生于 50 岁以上的中老年人,女性与男性之比为(3~4):1。胆囊癌的病因尚不清楚,一般认为胆囊癌的发生与胆囊结石、慢性胆囊炎症及胆囊腺瘤等因素有关。胆囊癌大多数属腺癌,恶性程度较高,转移也较早,预后很差。

℞ 诊断要点

1. 临床表现　缺乏特异性,可有右上腹不适、疼痛,晚期可出现渐近加重的黄疸,其他消化道不适表现如:恶心、呕吐、食欲缺乏、乏力、体重减轻。晚期可有黄疸、腹部包块和腹水的表现。

2. 辅助检查

(1) 彩超检查:为胆囊癌的首选检查方法。能显示胆囊壁不均匀增厚,腔内有形态位置固定、不伴声影、不同强度的回声团块。

(2) CT 检查:为胆囊癌的重要诊断手段。它不仅可了解肿块的大小、部位,还可通过增强扫描显示肿瘤有无强化,借以了解胆囊癌浸润肝实质的深度、范围、肝内转移病灶、肝十二指肠韧带周围淋巴结肿大情况等。

（3）MRI 检查：高信号的胆囊内见不规则的低信号区，同时可见胆囊周围肝受浸润情况。

[附]　Nevin 于 1976 年将胆囊癌分为五期。我国目前仍习惯于沿用此分类方法：

Ⅰ期　肿瘤仅侵犯黏膜层的原位癌

Ⅱ期　肿瘤侵犯到黏膜下和肌层

Ⅲ期　肿瘤侵犯至胆囊壁全层但尚无淋巴结转移

Ⅳ期　胆囊壁全层受累及合并胆囊周围淋巴结

Ⅴ期　肿瘤侵犯至肝或其他脏器伴胆总管周围淋巴结或远处转移

ℛ 治疗程序

胆囊癌目前的治疗仍采用以手术为主的综合治疗方案。

1. 手术治疗　适用于 Nevin Ⅰ、Ⅱ、Ⅲ、Ⅳ期胆囊癌患者。即使是 Nevin Ⅴ期患者，只要没有重要脏器功能障碍，也不应放弃手术探查的机会。

（1）单纯胆囊切除术：适应于癌灶局限于胆囊黏膜或虽累及肌层但癌灶处于胆囊体底游离缘者。相当于 Nevin Ⅰ、Ⅱ期者。

（2）根治性胆囊切除术：适用于 Nevin Ⅲ、Ⅳ期者。切除范围包括胆囊切除、胆囊三角区及肝十二指肠韧带"骨骼化"清扫、楔形切除胆囊床深达 2 cm 的肝组织。

（3）胆囊癌扩大根治性切除：适用于 Nevin Ⅴ期者。可根据受累的脏器不同而在胆囊切除的同时行肝Ⅳ、Ⅴ段的下段，右半肝，右三叶切除。如累及肝外胆管、结肠、十二指肠亦可行受累脏器部分切除，直至行胰、十二指肠切除。

（4）胆囊癌姑息性手术：适用于晚期癌肿无法切除者。为解除梗阻性黄疸而行胆道外引流或胆管内置入镍记忆合金内支架引流。

2. 化疗　胆囊癌化疗效果不佳。常用药物有 5-氟尿嘧啶、阿霉素、丝裂霉素等。可静脉给药亦可通过术中留置于胃十二指肠动脉内的动脉插管给药。

3. 放疗　胆囊癌对放疗有一定的敏感性，可作为术后的辅助治疗。

4. 介入疗法　胆囊癌失去手术机会时，可通过介入的方法经皮经肝或经十二指肠乳头置入镍记忆合金内支架行胆管引流。

ℛ 警　示

1. 本病需与慢性胆囊炎、胆石症、原发性肝癌等疾病鉴别。

2. 胆囊癌早期诊断困难，恶性程度高，根治机会小，虽然现代采用了以手术为主的综合治疗措施，但预后仍很差。关键是临床医师要对本病保持高度警惕，必要时可做相关检查以便确诊。胆囊癌只有获得早期诊断、早期治疗，才能真正改善其预后。

十一、胆管癌

胆管癌是指左右肝管直至胆总管下端的肝外胆管癌。在胆管癌中以高位胆管癌为多见，发病年龄多在 50~70 岁，男女比例为（2.0~2.5）:1。发病原因不明，可能与下列因素有关：① 慢性胆囊炎、胆石症合并感染。② 胆管乳头状瘤和腺瘤。③ 溃疡性结肠炎和家族性结肠息肉病。④ 先天性胆总管囊肿。

诊断要点

1. 临床表现　　上腹部不适，肝大，胆囊可肿大。黄疸一般进展较快且无疼痛，往往是患者就诊的主要原因。常伴有食欲缺乏、消瘦和皮肤瘙痒等症状。伴有胆道感染可有畏寒、发热、腹痛等症状。

2. 辅助检查

（1）血清 CA19-9:CA19-9 值的显著升高对胆管癌有辅助诊断价值。但其特异性不高。在胆道感染时亦可升高。CA50 诊断胆管癌的敏感性可达94.5%，但特异性只有 33.3%。另外，肝功能的某些检查项目，如 ALP、γ-GT、LAP、BILIT、BILID 等均有助于确定肝外梗阻性黄疸。

（2）十二指肠引流液:检查引流液中无胆汁成分，或明显减少，隐血试验阳性，或找到异型细胞应考虑胆管癌。

（3）彩超检查:能发现胆道梗阻部位以上明显扩张，而梗阻部位处无结石强回声光团及声影。彩超有时可在胆管梗阻部位测及肿瘤及肿瘤内彩色血流，并测及动脉频谱，可与结石相鉴别。

（4）经皮肝穿刺胆道造影（PTC）:可见癌肿以上胆管扩张，明确胆道梗阻的部位和形态。近年来，有报道在 PTCD 的基础上经皮肝穿刺胆管镜检查（PTCS），对胆管癌进行胆管直接观察和活体组织检查，对早期诊断提供了新途径。

（5）MRCP 检查:可以了解胆管的形态，梗阻以上胆管呈现蔓藤样改变。同时，为手术决策提供依据。

（6）逆行胰胆管造影（ERCP）:可显示胆管梗阻部位以下的胆管影像。

（7）CT 检查:是目前常用的检查方法。能显示梗阻近端的胆管扩张、肝内转移病灶和区域淋巴结肿大。有时尚能显示胆管壁增厚或管腔内肿瘤增强后胆管壁和肿瘤能强化。缺点是对肝门软组织分辨率差，不能显示完整的胆道树图像。对肝门部胆管癌切除可能性的术前评估帮助不大。

治疗程序

对胆管癌应以手术治疗为主。国内报道胆管癌的切除率为20%，其中半数属治愈性切除。平均生存时间 19.3 个月。姑息性引流术平均生存时间 8 个月。

身段

不作引流术者平均生存时间仅 2 个月。手术目的主要是切除肿瘤,恢复胆道的通畅。

1. 手术治疗

(1)根治性手术:对下段胆管癌和中段胆管癌累及胰腺者应行胰十二指肠切除;对中段胆管癌且局限者可行胆管部分切除、胆管空肠 Roux－Y 吻合术;对肝门部胆管癌应积极争取手术切除肿瘤,包括根治性右半肝切除或左半肝切除、胆管空肠 Roux－Y 吻合。近来有报道肝门部胆管癌行肝移植术者。

(2)姑息性手术:癌段胆囊管切除胆管端端吻合术:适用于肝总管胆囊管和胆总管汇合部癌,肿瘤局限于胆管内,无区域淋巴结转移。胆囊空肠或十二指肠吻合术:适用于胆囊管以下的胆管癌因病变广泛而不能切除或全身情况差而不宜行根治术者。左右周围型肝内胆管空肠 Roux－Y 吻合术:适用于高位胆管癌,肝内胆管明显扩张,病变不能切除或全身情况不佳不宜行根治手术者。一般以左肝内胆管 Longmire 术式较为方便。经胆总管放置 U 形管:适用于高位胆管癌不能切除者。其优点是 U 形管不易脱落,可以定期冲洗,必要时更换。是较理想的姑息性治疗措施。

2. 非手术治疗

(1)经皮肝穿刺胆道引流术(PTCD):该方法可作为减轻黄疸,改善全身情况的术前准备和姑息性胆汁外引流治疗。

(2)经皮肝穿刺胆道置管内引流术(PTICD):在 PTCD 的基础上,对部分高位胆管癌有可能利用导丝的帮助越过胆管癌的狭窄部将引流管置于胆管癌肿瘤部位的远端胆管内或通过 Oddi 括约肌进入十二指肠内。

(3)放疗与化疗:对胆管癌尚可采用术中放疗、术后定位放疗及经导管内照射。

警　示

1. 本病需与慢性胃病、黄疸性肝炎、慢性胆囊炎胆石症等鉴别。

2. 术中应注意肝十二指肠韧带的清扫,保持切缘阴性,因此要求快速病理检查,高位胆管可成型后再行胆肠吻合术。

3. 即使切缘阳性,也可以获得较长的生存期。

十二、胆道损伤

胆道损伤最常见的是医源性胆道损伤,多见于胆囊切除术,胆道损伤发病率为 0.07%~0.2%。腹腔镜胆囊切除术是开腹胆囊切除术的 2~4 倍。胆道损伤是胆道外科中病情复杂、处理困难的疾病,若不能及时发现,则可产生严重的并发症,容易导致医疗纠纷。

ℛ 诊 断 要 点

1. 病史　多有手术史或外伤史。

2. 症状　开始多为右上腹部疼痛,后可蔓延至全腹。若胆管损伤较小,且又无明显胆汁渗漏,或起初有胆汁渗漏,而后又无渗漏,则可有右上腹部疼痛,或无明显疼痛。若胆管被结扎,则可有右上腹部和肝区的胀痛和疼痛。一部分患者胆汁漏入腹腔后往往以腹胀为主,腹膨隆、腹痛症状相对较轻,常不引起重视,直到病情恶化,甚至出现感染性休克时才做出诊断。部分患者因胆汁性腹膜炎和胆道继发感染出现畏寒、发热。

3. 体征　皮肤、巩膜可黄染,可有明显的腹肌紧张、压痛和反跳痛。

4. 辅助检查

(1) 实验室检查:白细胞计数及分类常见升高。血清胆红素升高,碱性磷酸酶升高。

(2) 腹腔穿刺或引流:腹腔引流或切口出现胆汁样液体。下腹部穿刺抽取胆汁样液体,能明确诊断。

(3) B超、CT检查:能提示腹腔积液,胆管扩张或胆管连续性中断,PTC、MRCP、ERCP检查能明确解剖关系。

(4) 术中探查:胆道损伤在术中能及时发现仅占15%~20%,术中若见结扎端组织呈星状的腔隙或腹腔内有胆汁,或在用纱布擦拭时有黄染均是胆管损伤的危险信号,应仔细检查,明确诊断。术中应及时检查标本,若有异常,及时处理。有疑问时,可行术中胆道造影,以明确诊断。

ℛ 治 疗 程 序

术中发现及时修复,术后确诊后根据情况施行手术。

1. 术中及时修复　术中一旦发现误伤胆管,应及时处理,在万不得已的情况下,如患者一般情况不佳,局部解剖不清,可作胆瘘口引流,留待日后再次手术修复。

2. 胆瘘的处理　术后早期发现胆道损伤,术野组织炎症、水肿及粘连较轻,损伤容易找到,修复成功率高,损伤在1周之内仍可望成功。但在10天之后,已有较重的病理改变,操作困难,应先行外引流术,3~6个月后再行重建手术。

3. 手术方式

(1) 直接修补:若部分胆管损伤可行此术。

(2) 端端吻合术:胆管损伤,但切缘整齐且血运良好,吻合后无张力,再置T管作支架。此术式符合生理要求,但应严格掌握指征,否则容易失败。

(3) 胆管空肠Roux-en-Y吻合术:是较常用的术式,适用于各种困难胆管损

234

伤或者狭窄的重建。

技术上不可能完全修复时,可采用导管扩张狭窄部位,尤其适用于合并门脉高压的患者。

ℛ 警　示

1. 胆道损伤需与胆总管结石鉴别,尤其是胆囊切除术后胆总管残余结石,引起术后发热,腹痛,黄疸。另外,原发性硬化性胆管炎、肝炎,术后肝损害而出现的黄疸等,都必须与胆道损伤相鉴别。

2. 胆道损伤是手术中严重并发症。由于解剖异常,炎症粘连或手术操作不当引起,医源性胆道损伤重在预防。要求术者有强烈的工作责任心,严谨操作,严守规范,认真解剖 Calot 三角区。

3. 目前,腹腔镜胆囊切除术已经成为胆囊切除的主要术式,但腹腔镜胆囊切除术引起胆道损伤发生率较传统手术高,且临床症状隐蔽,往往损伤位置较高。由于是电灼伤,有热传导,且为延迟性,胆道修复困难,术后胆道狭窄的可能性大。所以,在腹腔镜胆囊切除术中,Calot 三角解剖一定要清楚,不要轻易切断管道,必要时及时中转剖腹手术。

4. 在开腹胆囊切除术中,麻醉一定要满意,肌肉要松弛,术野需要有良好的暴露;仔细解剖 Calot 三角,切忌大块结扎。若 Calot 三角炎症粘连严重,解剖不清时,可切开胆囊,将胆囊黏膜完全剥除。但是某些胆管损伤却发生在"有经验的医师"或者"简易的胆囊切除术"中。

5. 胆管损伤后,胆管的修复或重建手术较困难,若第一次修补或重建效果不佳,需再次或多次手术,但手术次数越多,残留的肝外胆管越短,手术成功机会也越小。患者由于反复胆道狭窄、炎症,出现瘀胆性肝硬化,甚至出现门脉高压,增加了手术的难度。

(褚朝顺)

第七节　胰腺疾病

一、胰腺损伤

由于交通、建筑等外伤的日益增多,胰腺损伤有增多趋势,现占 3%~12%。常见的原因是汽车方向盘、车把、上腹部钝器伤和上腹部的对冲挤压伤,由于外伤作用力大,胰腺损伤多合并有肝、脾脏、十二指肠、头胸部、四肢损伤。单纯胰腺损伤的死亡率约 10%,有合并伤时死亡率高达 13.8%~31.0%。医源性损伤有脾切除时的胰尾损伤,胃切除时可伤及胰头部,十二指肠溃疡手术时向下游离切除过多可伤及壶腹部,术后发生胰腺炎、胰漏。

235

胰腺损伤手术后并发症发生率高达50%,术后有1/3患者发生胰漏、假性囊肿、急性胰腺炎、腹腔脓肿。胰腺损伤死亡率可高达10%～25%。胰腺损伤早期死亡者,常伴有大血管和实质性脏器的严重损伤。

ℛ 诊 断 要 点

1. 症状　上腹部直接受到暴力,可有胰腺挫伤、部分裂伤、主胰管断裂、完全断裂伤和胰腺合并胃、十二指肠伤等。可有腹腔内出血,出血量多时可有失血性休克。

2. 体征　早期胰液外溢则出现腹膜刺激症状,但部分患者可不明显。

3. 辅助检查　① 诊断性腹腔穿刺,抽出不凝血。血清或腹腔穿刺物淀粉酶可增高。② 彩超、CT检查:可发现胰腺呈弥漫性或局限性肿大,密度不均,胰腺断裂或胰周积液等。以CT诊断价值最大。

附:分级

胰腺外伤根据1990年美国创伤外科协会分为五级

Ⅰ级　胰腺较小的挫伤或浅表裂伤

Ⅱ级　胰腺较大的挫伤或较深的裂伤,无主胰管损伤

Ⅲ级　远端胰腺横断或裂伤,主胰管损伤

Ⅳ级　近端胰腺横断或壶腹部裂伤

Ⅴ级　胰头毁损伤

ℛ 治 疗 程 序

胰腺损伤一经确诊一般以手术治疗为主。

1. 适应证　适用于上腹部穿通伤或钝性伤,疑有胰腺损伤者均应止血、清创、控制胰腺外分泌功能及处理合并伤。

2. 手术方式　① 胰腺缝合及引流术。仅适合于胰腺撕裂伤且主胰管未断裂者。② 胰体尾切除术。适于主胰管断裂,胰腺体尾部断裂者,远端常与脾脏一并切除。③ 远端胰腺-空肠Roux-en-Y吻合、近端缝合术。应用于胰腺颈部断裂且主胰管断裂者。④ 胰十二指肠切除术。适用于胰头损伤合并严重十二指肠损伤。⑤ 各种引流术。各类胰腺损伤手术均需留置腹腔引流管,一般放置7～10天。

3. 术后处理　① 严密监测生命体征,监测肝肾功能、电解质及血糖等变化。② 密切观察腹部情况和各种引流管引流物性状及引流量,引流管在术后5～7天无引流物时拔除。③ 维持水、电解质和酸碱平衡,早期行营养支持。④ 应用广谱抗生素防治感染。⑤ 必要时应用胰腺外分泌抑制剂和制酸剂。

℞　处　方

1. 控制感染,任选一组

（1）NS　　　　　　100 ml ⎤
　头孢曲松钠　2.0 g ⎦ iv gtt　qd 或 bid
　甲硝唑　0.5 g　iv gtt　bid

（2）NS　　　　　　　100 ml ⎤
　阿莫西林舒巴坦　2.0 g ⎦ iv gtt　bid 或 tid
　0.4%　替硝唑　100 ml　iv gtt　bid

（3）NS　　　　　　　100 ml ⎤
　头孢哌酮舒巴坦　2.0 g ⎦ iv gtt　bid 或 tid
　甲硝唑　0.5 g　iv gtt　bid

（4）莫西沙星(拜复乐)　0.4 g　iv gtt　qd
　甲硝唑　0.5 g　iv gtt　bid

2. 对于重度感染可用

NS　　　　　　　　　　　　100 ml ⎤
亚胺培南西司他丁钠(泰能)　0.5~1.0 g ⎦ iv gtt　q6h 或 q8h

3. 抑制胰酶分泌和活性

NS　　　　　　　50 ml ⎤
生长抑素(思他宁)　3 mg ⎦ 微量泵　iv　q12h

或　奥曲肽(善宁)　0.1 mg　ih　q6h 或 q8h

4. 抑酸

奥美拉唑　40 mg　iv　q8h 或 q12h

或　NS　　　　　　　　　　　　100 ml ⎤
　奥美拉唑钠(注射用奥西康)　40 mg ⎦ iv gtt　q8h 或 q12h

℞　警　示

1. 胰腺损伤较为严重,早期诊断困难,手术并发症发生率较高,死亡率高达 10%~25%。

2. 上腹部外伤患者凡怀疑胰腺损伤均应手术探查,而不必强调术前是否判断出有胰腺及其他脏器损伤。另外,手术中发现网膜或肠系膜有脂肪坏死皂化斑或横结肠系膜根部、十二指肠外侧腹膜有血肿应警惕胰腺损伤的可能,如有胰腺损伤还应明确是否有主胰管损伤,以指导选择手术方式。

二、急性胰腺炎

急性胰腺炎(acute pancreatitis,AP)是常见的急腹症之一,它是由于胆道梗阻、胆道感染、酗酒、消化性胃十二指肠溃疡、外伤或某些药物等原因致胰腺消化液从胰管壁及胰泡壁溢出,对胰腺本身组织及血管自身消化所引起的化学性炎症。其主要病理变化为两种类型:① 急性水肿性胰腺炎,此型相当于临床上的轻型胰腺炎,最常见,约占90%,胰腺肿大明显,可大至正常胰腺的2~3倍,质地结实,显微镜下见胰腺间质有水肿及炎性细胞浸润,但无出血,临床病情较轻,预后良好,一般多可治愈。② 急性出血坏死性胰腺炎,此型相当于临床上的重型胰腺炎,较少见,仅占5%~15%,胰腺肿大变硬,胰腺腺泡、脂肪及血管坏死出血,胰腺周围组织也可发生坏死,此型病情险恶,并发症多,死亡率高达25%~40%,常是猝死的原因之一。

ℛ 诊断要点

1. 病史　常有饮酒史,或有胆道疾病史。

2. 症状　腹痛是最主要的症状,腹痛剧烈,向腰背部放射。腹胀,以上腹胀为主,常有肠鸣音减弱或消失。常伴有呕吐、发热、心率加快。结石嵌顿或肿大的胰头压迫胆总管可出现黄疸。

3. 体征　急性水肿性胰腺炎可有上腹压痛,无肌紧张。急性出血坏死性胰腺炎压痛明显,并有肌紧张和反跳痛,移动性浊音多为阳性,肠鸣音减弱或消失。严重者可出现 Grey-Turner 征和 Cullen 征。

4. 辅助检查

(1) 实验室检查:白细胞计数及中性粒细胞上升。血或尿淀粉酶升高,但升高的幅度与病情严重程度不成正比。可有高血糖、低血钙、肝功能异常、血气分析及 DIC 指标异常等。

(2) 彩超检查:可发现胰腺水肿及胰腺积液。

(3) CT 检查:是敏感的诊断胰腺炎的方法。增强 CT 扫描是公认的诊断急性胰腺炎的金标准,必要时可动态检查。

(4) 诊断性腹腔穿刺:可抽出血性液体,腹水淀粉酶升高。

5. 临床分期

(1) 急性反应期:自发病至2周左右,常可有休克、呼吸功能衰竭、肾衰竭等并发症。

(2) 全身感染期:发病2周至2个月左右,以全身细菌感染、深部真菌感染(后期)或双重感染为其主要临床表现。

(3) 残余感染期:发病2~3个月以后,主要临床表现为全身营养不良,存在腹膜后或腹腔内感染残腔,常常引流不畅,窦道经久不愈,伴有消化道瘘。

ℛ 治疗程序

急性胰腺炎采取个体化的治疗方案,根据不同病因、分型、病期选择恰当的治疗方法,多数患者通过非手术治疗可以治愈(图4-2)。

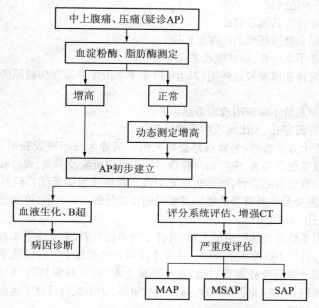

图4-2 AP(急性胰腺炎)诊断流程图

1. 非手术治疗

(1) 禁食,胃肠减压,吸氧。

(2) 注意腹部情况和生命体征的变化,计24小时出入量。

(3) 密切监测各项检查,包括血尿淀粉酶、血常规、血糖、肝肾功能、血电解质、血气分析、腹部彩超及胸腹部 CT 等。

(4) 补液、防治休克、纠正酸中毒、改善微循环,保护重要脏器的功能。

(5) 抑制胰腺分泌。

(6) 营养支持。

(7) 抗生素的应用。

(8) 镇痛、解痉。

(9) 中药治疗。生大黄 15 g,胃管内灌注或直肠内滴注,每天 2 次。皮硝 500 g 全腹外敷,每天 2 次。

(10) 血液滤过或腹膜透析。

2. 手术治疗

（1）手术适应证：

1）不能排除其他急腹症。

2）胰腺和胰周坏死组织继发感染。

3）经非手术治疗,病情继续恶化。

4）爆发性胰腺炎经过短期(24 小时)非手术治疗多器官功能障碍仍不能得到纠正。

5）伴胆总管下端梗阻或胆道感染者。

6）合并肠穿孔、大出血或胰腺假性囊肿。

（2）手术方法选择:为胰腺感染坏死组织清除术及小网膜腔引流加灌洗。有胰外后腹膜腔受累者,应行相应腹膜后坏死组织清除及引流,或经腰侧行腹膜后腔引流。有胆道感染者,加做胆总管引流。若坏死感染范围广泛且感染严重者,需做胃造瘘及空肠营养造瘘。需要时创口部分敞开。目前,可通过腹腔镜或经皮肾镜行引流术。

（3）胆源性急性胰腺炎的治疗:凡伴有胆道梗阻者,应急诊手术或早期手术(72 小时),目的为解除胆道梗阻。手术方法可选经纤维十二指肠镜下行胆胰壶腹括约肌切开取石及鼻胆管引流,或行开腹手术,包括胆囊切除,胆总管探查。凡无胆道梗阻者先行非手术治疗,待病情缓解后,于出院前行腹腔镜胆囊切除术或开腹胆囊切除术。

℞ 处　　方

1. 控制感染（任选一组）

（1）NS　　　　100 ml ｜ iv gtt　qd 或 bid
　　头孢曲松钠　2.0 g ｜

　　甲硝唑　0.5 g　iv gtt　bid

（2）NS　　　　100 ml ｜ iv gtt　bid 或 tid
　　阿莫西林舒巴坦　2.0 g ｜

　　0.4% 替硝唑　100 ml　iv gtt　bid

（3）NS　　　　100 ml ｜ iv gtt　bid 或 tid
　　头孢哌酮舒巴坦　2.0 g ｜

　　甲硝唑　0.5 g　iv gtt　bid

（4）莫西沙星（拜复乐）　0.4 g　iv gtt　qd

　　甲硝唑　0.5 g　iv gtt　bid

2. 对于重度感染可用

NS　　　　　　　　100 ml ｜ iv gtt　q6h 或 q8h
亚胺培南西司他丁钠（泰能）　0.5~1.0 g ｜

3. 抑制胰酶分泌和活性

（1）NS　　　　　　　　50 ml
　　生长抑素（思他宁）　3 mg ｜微量泵　iv　q12h

或　奥曲肽（善宁）　0.1 mg　ih　q6h 或 q8h

（2）NS　　　　　　　　250 ml
　　乌司他丁（天普洛安）　20 万 U ｜iv gtt　qd 或 bid

（3）NS　　　　　　100 ml
　　注射用加贝酯　0.3 g ｜iv gtt　bid

4. 改善微循环

低分子右旋糖酐　500 ml
复方丹参注射液　30 ml ｜iv gtt　qd

5. 抑制胃酸分泌，防治消化性溃疡

奥美拉唑　40 mg　iv　q8h 或 q12h

或　NS　　　　　　　　100 ml
　　奥美拉唑钠（奥西康）　40 mg ｜iv gtt　q8h 或 q12h

6. 营养支持治疗

人血白蛋白　20 g　iv gtt　st

血浆　200~400 ml　iv gtt　st

　　在疾病的早期以 TPN 为主，注意热量、维生素、微量元素的供给。高脂血症引起的胰腺炎禁用脂肪乳剂。待胃肠功能恢复后可逐渐向 TEN 过渡。

℞ 警　示

　　1. 血尿淀粉酶仍然是诊断急性胰腺炎的常用指标，但要注意区分假阳性和假阴性，其数值的高低与病情轻重不成正比。

　　2. 轻型急性胰腺炎患者的临床表现为一轻微、自限性过程，仅 10%~15% 的患者为重症急性胰腺炎则与前者截然不同，其疾病发展为重症，发展下去可使住院时间延长，可有特殊的并发症发生以及显著的患病率和病死率。胰腺炎的治疗遵循循证医学和个体化治疗方案。

　　3. 胰腺感染坏死组织清除术宜有限清创，可多次进行，不求彻底清创。

三、慢性胰腺炎

　　慢性胰腺炎是各种原因所致的胰实质和胰管的不可逆慢性炎症，其特征是反复发作的上腹部疼痛伴不同程度的胰腺内、外分泌功能减退或丧失。主要病因是长期饮酒，我国以胆道疾病为主。甲状旁腺功能亢进引起的高钙血症和胰管内蛋白凝聚沉淀均可形成胰管结石而导致本病。另外，高脂血症、营养不良、血管因素、遗传因素、先天性胰腺分离畸形以及急性胰腺炎造成的胰管狭窄均可导致本病。

ℛ 诊断要点

1. 病史　长期酗酒、吸烟、胆道系统疾病和急性胰腺炎病史。

2. 症状　腹痛,疼痛位于上腹部剑突下或偏左,常放射至腰背部,往往在弯腰、抬膝或胸膝位时疼痛减轻;有时可有低血糖或高血糖;约 1/4 患者有脂肪泻,系胰腺外分泌功能障碍引起;胰腺钙化为胰腺组织炎性损伤的最后结局。

3. 体征　上腹有时可扪及囊性包块;10%～30%患者可出现黄疸,多有肝脾肿大;有时可有腹水。

4. 辅助检查

（1）实验室检查:血尿淀粉酶有时可升高;血脂肪酶有时可轻度升高;粪便脂肪球检查:滴定法大于 171 U/g 为阳性,也可直接在显微镜下找到脂肪球;胰腺功能检查有功能不全。

（2）彩超检查:可见胰腺局限性结节,胰管扩张,囊肿形成,胰肿大或纤维化;腹部 X 线片可见胰腺钙化或结石影。

（3）CT 检查:扫描可见胰实质钙化,结节状,密度不均,胰管扩张或囊肿形成。

（4）ERCP 检查:可见胰管扩张或不规则呈串珠状,可见钙化或结石影,也可见囊肿。如胰管显影正常可排除慢性胰腺炎。

ℛ 治疗程序

1. 一般治疗　戒烟、戒酒;低蛋白、低脂肪饮食;积极治疗胆道疾病。

2. 对症治疗　镇痛、补充胰酶、控制糖尿病、营养支持。

3. 手术治疗

（1）内镜治疗:通过内镜排除胰管蛋白栓子或结石,对狭窄的胰管可放置内支架引流。

（2）外科手术治疗:

1）适应证:① 内科治疗不能缓解腹痛,发生营养不良者;② 合并胰腺脓肿或胰腺假性囊肿;③ 不能排除胰腺癌者;④ 瘘管形成者;⑤ 胰腺肿大压迫胆总管或十二指肠引起梗阻者;⑥ 有脾静脉血栓形成和门脉高压症引起出血者。

2）手术方式:① 胰管减压引流术:包括 Duval 手术、Puestow 手术、Partington 胰管空肠 Roux-en-Y 吻合术、Frey 手术;② 胆管空肠 Roux-en-Y 吻合术;③ 胰、胆管双引流术;④ 胰腺假性囊肿引流术;⑤ 胰腺切除术,包括胰头切除术、远侧胰腺切除术及全胰切除术;⑥ 神经阻断术。

ℛ 处　　方

1. 怀疑慢性胰腺炎时

溴丙胺太林　15 mg　po　tid 或 qid

或　山莨菪碱(654-2)　10 mg　po　tid 或 qid

或　索米痛片　1 片　必要时 po

　　多酶片　3 片　po(饭前) tid

或　胰酶(得每通)　150~300 mg　bid

或　复方阿嗪米特　2 粒　po　tid

　　干酵母片 0.6 g　po tid

2. 慢性胰腺炎的治疗

　　阿托品　0.3 mg　po　tid

或　曲马多(奇曼丁)　50 mg　po　q8h 或 q12h

或　吗啡(美菲康)　30 mg　po　q12h

或　芬太尼(多瑞吉)　2.5 mg　贴于皮肤

　　多酶片　6 片　po(饭前) tid

或　胰酶(得每通)　150~300 mg　po(饭前) bid 或 tid

或　复方消化酶胶囊　2 粒　po　tid

或　复方阿嗪米特　2 粒　po　tid

　　复合维生素 B　2 片　po　tid

或　多维元素片(金施尔康)　1 粒　po　qd 或 bid

　　格列齐特　80 mg　po　tid

或　胰岛素　8 U　ih　餐前 15 分钟　(将血糖控制为 6~8 mmol/L)

ℛ 警　示

1. 慢性胰腺炎病程迁延,患者应树立战胜疾病的信心,要积极配合治疗,并坚持不懈。

2. 慢性胰腺炎的恶变率较高,尤其是肿块型者,故应积极治疗。

3. 手术治疗后仍要定期随访,以防癌变。

4. 现代镇痛治疗可替代手术止痛治疗。

四、假性胰腺囊肿

假性胰腺囊肿是胰腺炎的并发症,也可由外伤引起。其形成是由于胰管破裂,胰液流出积聚在网膜囊内,刺激周围组织及器官的浆膜形成纤维包膜,囊内壁无上皮细胞,故称为假性胰腺囊肿。囊肿多位于胰体尾部。

ℛ 诊断要点

1. 病史　有胰腺炎或胰腺损伤病史。

2. 症状　腹痛,常表现为上腹部疼痛,常可牵涉左肩部;多有上腹部不适、饱胀、恶心、呕吐、食欲缺乏、腹泻或便秘等;合并感染症状:畏寒、发热等。

243

3. 体征　95%的患者可扪及光滑的囊性包块,不随呼吸移动;囊肿压迫胆总管可引起梗阻性黄疸,压迫十二指肠可引起幽门梗阻,压迫下腔静脉可出现下肢水肿,压迫输尿管可出现尿路梗阻,压迫门静脉可出现腹水。

4. 辅助检查

（1）实验室检查:少数患者可有血、尿淀粉酶轻度升高。

（2）彩超检查:对假性胰腺囊肿的诊断正确率可达73%～91%,可见明显小网膜内囊肿存在;腹部平片可见胰腺或囊肿壁的钙化;钡餐可见胰周器官移位。

（3）ERCP 或 MRCP 检查:可见胰管的不规则、狭窄、扩张或结石等表现,有时可见囊肿与胰管相通。

（4）CT 检查:可见囊肿的部位,大小,囊壁厚度,还可以区别囊肿与脓肿。

ℛ 治 疗 程 序

1. 一般治疗　低脂、低蛋白饮食;严重时应禁食、胃肠减压治疗。

2. 手术治疗

（1）适应证:持续腹痛不能忍受;囊肿增大（≥6 cm）出现压迫症状;合并感染或出血等并发症。

（2）手术方式:

1）囊肿摘除术:为最理想的方法,但大都仅适用于胰尾部较小的囊肿,对大的囊肿该手术较为困难。

2）内引流术:囊壁成熟后（6 周以上）可做内引流术。常用囊肿空肠 Roux-en-Y 吻合,若囊肿位于胃后壁,可将囊肿与胃后壁吻合。近年来可用腹腔镜或胃镜完成内引流术。

3）外引流术:适用于有明显感染、囊肿时间短、壁薄不能做内引流术者,也可经皮穿刺置管行外引流术。外引流术可致外瘘,常可自行闭合,持久不愈合者需手术处理。外引流术后的并发症较多,依次为胰瘘、腹腔脓肿、胰腺炎、囊肿复发和出血。

ℛ 处　　方

丹参片　3 片　po tid

吲哚美辛　12.5 mg　po tid

多酶片　6 片　po（饭前）tid

或　胰酶肠溶胶囊（得每通）　150～300 mg　po（饭前）bid

或　复方消化酶胶囊（达吉）　2 粒　po tid

或　复方阿嗪米特（泌特肠溶片）　2 粒　po tid

复合维生素 B　2 片　po tid

或　多维元素片（金施尔康）　1 粒　po qd 或 bid

格列齐特(达美康)80 mg po tid(糖尿病较重时)

ℛ 警 示

1. 胰管与囊肿相通者,应果断行内引流术。吻合口宜在最低位且较大。

2. 预防本病的关键是对急性胰腺炎或胰腺损伤要早期做出诊断,采取正确的处理措施。

五、胰腺癌

胰腺癌发病率占全身恶性肿瘤的 1%~2%,近年来国内外发病率均有明显增加。该病早期诊断困难,临床患者 3/4 为Ⅲ、Ⅳ期,由此也导致胰腺癌的治疗效果仍很不理想,手术切除率低,5 年生存率小于 5%,预后极差。

ℛ 诊 断 要 点

1. 症状 上腹痛及上腹不适,这是常见的首发症状。黄疸呈进行性加重,消瘦。

2. 体征 皮肤、巩膜黄染,可能触及肿大的胆囊。

3. 辅助检查

(1) 肿瘤标志物检测:血 CA19-9、CA242、CA50、CEA 可增高,联合检测可提高检测效率。CA19-9 是最常用的胰腺癌辅助诊断和随访项目,特异性、敏感性分别为 72.5%、79.4%。肿瘤大的患者 CA19-9 常较高,CA19-9 低水平者的切除可能性大,其值的动态变化有助于判断转移、复发和预后。

(2) 彩超检查:彩超应作为常规检查,在 E-US 下穿刺可获得病理诊断。

(3) CT 检查:一旦彩超发现或怀疑胰腺异常,应行胰腺薄层 CT 及增强扫描,这是胰腺癌诊断的首选方法。了解有无转移,肿瘤是否侵及大血管,有利于术前判断可切除性和切除的必要性。

(4) MRI 检查:当 CT 难以明确肿瘤与周围重要血管关系时,可行 MRI 或选择性腹腔动脉造影(SCA),如试图了解胆胰管全貌应首选磁共振胆胰管成像(MRCP)。

(5) 介入检查:ERCP 可直接观察十二指肠乳头的外形改变,进行病理活体组织检查,或以细胞刷进行细胞学检查,并收集胰液行肿瘤抗原或基因检测如 K-ras 基因。

ℛ 治 疗 程 序

手术切除是胰腺癌唯一的根治性治疗手段,胰腺癌的治疗应遵循以手术为主,化疗、放疗等为辅的原则。

1. 手术治疗

(1) 术前处理:

1）改善营养：予高蛋白、高糖、高维生素饮食，适当限制脂肪摄入，必要时可鼻饲要素饮食或行胃肠外营养。补充钙剂、胆盐、胰酶制剂及脂溶性维生素。

2）保肝治疗：胰腺癌致阻塞性黄疸，肝功能常有不同程度的损害，应予多种药物保肝，积极纠正脏器功能不全。

3）合并糖尿病者宜用胰岛素控制：血糖应控制在 7.2～8.9 mmol/L，尿糖从阳性变为阴性，无酮体及酸中毒。

4）其他：维持水、电解质平衡，纠正贫血。

（2）手术后处理：

1）监测生命体征，密切观察病情变化，及时发现并发症并予处理。保护各重要脏器功能，防止 MODS 出现。控制补液速度和总量，处理酸碱平衡失调和水、电解质紊乱。

2）使用广谱抗生素，根据药敏试验结果及时调整更换，并注意有无真菌感染发生。

3）加强肠内外营养，纠正贫血和低蛋白血症。

4）抑酶、止酸治疗，监测血糖，控制在 6～10 mmol/L。

（3）根治性手术：

1）胰头癌根治性手术：对Ⅰ、Ⅱ、Ⅲ期胰头癌、壶腹癌等肿瘤，目前多主张行区域性胰十二指肠切除术（扩大的胰十二指肠切除术），切除范围除包括胆总管，部分胃、十二指肠、胰头及部分空肠外，清扫至少达第 2 站淋巴结或直接受侵的周围组织。

消化道重建的原则：符合生理功能；防止吻合口渗血、瘘及出血；不易发生上行感染。重建顺序最常用的是胰肠、胆肠、胃肠吻合排列顺序的 Child 法。

2）胰体尾癌根治：胰体尾癌症状更少或不典型，往往确诊时已属晚期，手术切除率为 0～10%，且治疗效果极差。判断手术切除可能性：胰体尾癌主要向腹膜后浸润，可侵及腹腔动脉、肝总动脉、门静脉、肠系膜上静脉、腹主动脉、横结肠系膜及小肠系膜根部，并可侵犯胃后壁及脾门，只要探查时未发现肿瘤侵及以上大血管就可以进行胰体尾切除术。手术相对简单，将脾脏、脾动静脉、胰体尾连同肿瘤、邻近软组织及周围淋巴结、神经丛一并切除。

3）全胰癌根治方法：肿瘤累及胰头、体，或胰体尾癌累及胰颈或胰头及体尾部的多发癌，需行区域性全胰切除术。患者术后缺乏胰内外分泌，生活质量下降，有的患者糖尿病难以控制，甚至发生死亡。

（4）姑息性手术：

1）旁路手术：目的在于解除胆道、胃十二指肠及胰管梗阻。

胆道旁路：适用于胆总管梗阻、胆道明显扩张者，以内引流为首选，常用胆总管空肠 Roux-en-Y 吻合，胆囊空肠吻合、胆总管十二指肠吻合，胆道内支架（术中或经内镜放置)。患者一般情况差或由于其他原因无法行内引流术时可选择胆道外引流,方法有胆囊造瘘术、T 管引流术和鼻胆管引流术,肝门部受侵者可行 PTCD 或 ERBD。

十二指肠旁路:适用于十二指肠梗阻或明显狭窄者,常用胃空肠 Roux-en-Y 吻合和胃空肠襻式吻合。

胰头、胰体部肿瘤:引起胰管高度扩张时可行胰管空肠吻合术。

同时或估计即将有胆道和十二指肠梗阻,或侵犯十二指肠引起出血时行胆肠、胃肠双旁路术。同时有胆道和十二指肠梗阻,伴有胰管高度扩张者行胆肠、胃肠、胰肠三旁路术。

2)术中其他处理:① 为暂时缓解顽固性腰背痛:可用 50%乙醇或 6%苯酚 15~20 ml,在胰腺上缘腹主动脉旁两侧行腹腔神经丛封闭,可有效缓解疼痛 3 个月左右。或行胰周神经切断及内脏神经切断术。② 可术中胃十二指肠动脉、脾动脉插管化疗或留置化疗泵。③ 植入放射性粒子、留置金属夹以利放疗精确定位或射频治疗。④ 获取病理诊断。

2. 辅助治疗

(1)化疗:有利于控制肿瘤生长,抑制转移,提高手术切除率。但有效率低。主张联合化疗,常用方案有 5 -氟尿嘧啶(600 mg/m^2)、丝裂霉素(10 mg/m^2)和吉西他滨(1000 mg/m^2)的 FMG 方案,5 -氟尿嘧啶(600 mg/m^2)、丝裂霉素(10 mg/m^2)和顺铂(80 mg/m^2)的 DMF 方案,5 -氟尿嘧啶(600 mg/m^2)、丝裂霉素(10 mg/m^2)和阿霉素(30 mg/m^2)的 FAM 方案。

(2)放疗:术中在肿瘤周围放置金属夹标记,有利于术后放疗定位,射野范围应包括肿瘤及其周围 1~3 cm 的胰腺及周围组织。根治术后放疗单次剂量为 1.8~2.0 Gy,每周 5 次,共 4~5 周,总量为 40~50 Gy。而术中放疗定位精确,并可通过牵拉避开周围敏感脏器,保护正常组织,单次剂量为 15~30 Gy。

(3)其他:使用他莫西酚的内分泌治疗以及单克隆抗体、白细胞介素 2、LAK 细胞和干扰素等的免疫治疗都初步显示了抗肿瘤作用,传统的中医药抗癌,以及术前、术后对患者机体状况的调整也已广泛在临床使用。对于无法切除的肿瘤,超声聚焦也有一定疗效,可根据具体情况选用。

ℛ 处 方

处方 1

维生素 K$_1$	20~40 mg	im	qd
10% GS	500 ml		
10%氯化钾	10 ml	iv gtt	qd
胰岛素	10 U		

处方2

5% GS	250 ml	
复方甘草酸苷（美能）	80~100 ml	iv gtt qd

℞ 警　示

1. 早期胰腺癌可无症状，首发症状极易与胃肠、肝胆等疾病相混淆。上腹痛和上腹饱胀、不适是最常见的首发症状，黄疸是胰头癌最突出、最主要的症状。具有以下危险因素的高危人群更应提高警惕。① 年龄>40岁，有上腹部非特异性症状者，其他诊断不能满意解释症状者；② 有胰腺癌家族史者；③ 突发糖尿病者，特别是不典型糖尿病者、年龄在60岁以上、缺乏家族史、无肥胖、很快形成胰岛素抵抗者；④ 慢性胰腺炎患者，特别是家族性慢性胰腺炎和慢性钙化性胰腺炎；⑤ 导管内乳头状黏液瘤；⑥ 家族性腺瘤息肉病；⑦ 良性病变行远端胃大部切除者，特别是术后20年以上的人群；⑧ 胰腺囊肿患者；⑨ 有恶性肿瘤高危因素者，如大量饮酒、吸烟，长期接触有毒、有害化学物质或放射线等。

2. 早期发现并诊断胰腺癌是治疗的前提，CA19-9的检测使得胰腺癌从临床诊断提前到亚临床期，$K-ras$基因突变、$p53$和$p16$的检测使胰腺癌的诊断提高到分子生物学水平，但是，这些指标均为非特异性。彩超、CT(CTA)、MRCP等影像学的发展不仅能较早期发现肿瘤，而且可以了解肿瘤与周围血管的关系，明确切除的可能性。

3. 胰头癌手术方式由经典的胰十二指肠切除术，发展为区域性胰十二指肠切除术。在防止胰瘘术式方面除有常规的胰肠吻合口两层套入缝合法外，还有新近开展的捆绑式胰肠吻合法。侵犯门静脉<4cm，可以去除部分门静脉再行门静脉吻合。保留幽门的胰十二指肠切除术（PPPD）由于保留了胃的功能，提高了患者的生活质量，越来越受到青睐。但是，肿瘤根治的彻底性被质疑，胃无力的发生率较高，所以应选择适合的患者。腹腔镜下胰十二指肠切除术在部分医院开展，但耗时长，并发症多，须谨慎开展。

4. 胰头癌手术切除成功率为15%~20%，切除后5年生存率为1%~5%，内引流术后平均生存期6个月，而胰体尾癌的治疗效果更差。放疗和化疗均不敏感。术后定期复查和随访，早期发现复发和转移是胰腺癌综合治疗的重要部分。胰腺癌术后2年内每隔3个月复查1次，第3年起每6个月复查1次，了解患者一般情况，如食量、体重、体力状况，有无贫血等。检查有无腹部包块，锁骨上有无肿大的淋巴结，直肠前凹能否触及肿块，同时腹部彩超或CT检查和血CA19-9、CA50、CA242及CEA检测，以了解有无局部复发和转移。

六、胰岛素瘤

胰岛素瘤又称胰岛B细胞瘤或内源性高胰岛素血症，少见，但在胰腺内分泌肿瘤中又最为多见,好发于青壮年,男:女约为 2∶1,单发肿瘤约占 92%,约95%为良性,诊断指标是周围淋巴结或肝脏有无转移。胰岛素瘤能持续分泌胰岛素而不受正常生理反馈控制,使血糖持续处于低水平,严重者可以引起低血糖昏迷,若能早期诊断,手术治疗大多预后良好。

诊断要点

1. 临床表现

(1) 低血糖表现:一般在清晨空腹、劳累或情绪激动时发作,病程可达数年。表现为心悸、发抖、手足颤软、面色苍白、出冷汗、饥饿等。典型者有 Whipple 三联征:① 阵发性低血糖昏迷;② 发作时血糖低于 2.8 mmol/L;③ 口服或静脉注射葡萄糖后症状立即消失。

(2) 其他:意识障碍,精神异常,癫痫,肥胖等。

2. 辅助检查

(1) 实验室检查:空腹血糖≤2.8 mmol/L(50 mg/dl),葡萄糖耐量试验呈低平曲线,空腹血胰岛素>25 μU/ml(正常值放免法为<20 μU/ml)。空腹或发作时胰岛素(μU/ml)与血糖(mg/dl)比值>0.3 为诊断的重要证据。对不典型者可采用饥饿试验、甲苯磺丁脲(D860)试验、胰高血糖素试验、亮氨酸试验、血清 C 肽测定及抑制试验帮助确诊。

(2) 彩超、CT 及 MRI 检查:胰岛素瘤直径大多小于 2 cm,其组织比值与正常胰腺组织接近,又胰腺位于腹膜后,受腹腔脏器的遮挡及肠道气体的干扰,术前彩超、CT、MRI 检出率较低,一般在 20%~50%。薄层增强 CT 可提高定位诊断的准确性。选择性动脉造影(SAG)受肿瘤血供影响,阳性率差别较大,经皮肝门静脉置管分段取血测定胰岛素(PTPC)及选择性动脉内葡萄糖酸钙激惹试验(ASVS)的准确性报道可达 90%,但技术较复杂,难以普及应用,不作为常规。

治疗程序

胰岛素瘤一经确诊,应及早手术切除。否则可因反复低血糖致脑细胞不可逆性损害,且恶性胰岛素瘤还可发生转移。

1. 手术治疗

(1) 手术指征:

1) 有症状的胰岛素瘤,诊断明确者。

2) 有典型胰岛素过多症状,经内科治疗仍不能控制,并且发作频繁,症状加重者。

3) 胰岛素瘤疑有恶变者。

(2) 手术方式:

1) 单纯肿瘤摘除术:适用于肿瘤较小、良性、浅表、单发或分散多发的胰岛素瘤。

2）胰体尾部切除术：适用于肿瘤位于胰体尾部，边界不清，较大且深，良、恶性难以鉴别或多发者。

3）胰腺楔形切除、胰空肠 Roux－Y 式吻合或胰十二指肠切除术：适用于胰头部较大、较深的肿瘤或恶性胰岛素瘤。

4）渐进式胰体尾部切除术：适用于术中经仔细全面探查、术中彩超等未发现肿瘤者。先自胰尾开始，每切一次送快速病理并测定血糖和血胰岛素含量。如肿瘤已切除，血糖在 30 分钟后即恢复正常。如果在连续切除过程中仍不能取得满意效果，胰腺切除到 80% 时也应中止手术，所剩 20% 可用药物二氮嗪来控制。

（3）术中注意点：

1）仔细探查，有经验的外科医师其扪诊的正确率在 95% 以上，少数位于胰头或胰尾后方几毫米的肿瘤易漏诊，术中行彩超检查可减少遗漏。扪诊探查顺序是：① 胰表面探查；② 胰体尾探查；③ 胰头及钩突部探查；④ 胰外探查。胰尾和钩突部是胰岛素瘤漏诊的常见部位。异位胰腺好发部位是十二指肠第 1、2段肠壁内、胰头周围组织、胰尾周围及脾门、胃窦部及胃周围韧带内、肠系膜根部、空肠上段及 Meckel 憩室等部位，可按上述顺序逐一探查。

2）不要满足于找到单个肿瘤，因为肿瘤可多发，应系统检查，并检测血糖等变化。

3）术中监测，积极的术中监测是减少手术失误的可靠保证，既能保证手术切除的组织确为胰岛素瘤，又能判断是否存在多发性胰岛素瘤和胰岛细胞增生，保证手术的准确性和缩短手术时间，减轻手术创伤和减少并发症。监测手段如下：① 术中快速冰冻活体组织检查，是术中胰岛素瘤最可靠的定性诊断方法，对切除的瘤体及可疑结节常规送快速冰冻活体组织检查，以明确诊断，有时会把淋巴结或正常胰腺组织当作胰岛素瘤送检，因而可能需要反复取材送检。对于胰腺深部，特别是与胰管等结构关系密切者，可行细针穿刺细胞学检查帮助诊断。② 术中连续动态血糖监测，是判断手术成功与否最简便有效的方法，可较准确地反映肿瘤切除是否完全。一般肿瘤完全切除后 5 分钟，血糖即明显升高，监测一般不少于 90 分钟。在切除肿瘤后血糖持续不升高表示仍有胰岛素瘤残留，可能有多发或异位胰岛素瘤存在，或是增生组织切除不够。另外，术中尽量不输注葡萄糖，以免影响结果观察，得出错误结论。③ 有条件者，肿瘤切除前后可考虑连续测定门静脉血胰岛素。一旦肿瘤被切除，门静脉血中胰岛素会立即下降至正常。

（4）术后处理：

1）术后继续监测血糖。胰岛素瘤完全切除的 5 分钟后血糖开始上升，可超过正常且有尿糖,一般于 15~20 天下降。如出现酮症应给予胰岛素治疗。

2)防止胰瘘的发生,手术部位放置有效引流管,每日观察引流量并作淀粉酶测定。如引流液逐渐减少至无液体引出,2~3 天后可拔除引流管。若发生胰瘘,引流充分多在 3~6 个月内闭合。

2. 非手术治疗 仅用于术前准备或不能手术及拒绝手术的患者,可用加餐、给糖、避免劳累或应用氯苯甲噻嗪、苯妥英钠、链佐星、奥曲肽、二氮嗪、5-FU、门冬酰胺酶等能够改善低血糖症状。

℞ **警　　示**

1. 胰岛素瘤临床少见,易误诊误治,在诊断方面关键是考虑到此病,定位诊断尤为重要,以术中的细致触诊最为重要。术中活体组织检查和动态血糖监测是减少手术失误的可靠保证。

2. 术中测定胰岛素值,手术中穿刺门静脉取血测定胰岛素值超过 200 μU/ml 可诊断胰岛素瘤。本法亦可用于判断胰岛素瘤是否已完全切除。

七、胃泌素瘤

胃泌素瘤又称卓-艾综合征(ZES),是胰岛 G 细胞肿瘤分泌过多的胃泌素,造成高胃酸分泌,以致临床上出现消化道溃疡及由此引起的一系列症状。因此,凡溃疡复发或异常高的胃酸都要考虑到本病。胃泌素瘤约 75% 为单发,恶性占60%~70%,所以除溃疡反复发作的病史外,有些还出现肿瘤转移的体征。胃泌素瘤发病率约占溃疡病的 3%。

℞ **诊 断 要 点**

1. 临床表现 约 90% 以上有溃疡病,溃疡最常见于十二指肠壶腹部。其最常见症状有上腹痛、恶心呕吐,半数还可有反复持续性腹泻,也有一部分以顽固性腹泻为唯一症状。部分患者胃大部切除术后发生吻合口溃疡、溃疡病手术复发。溃疡病伴高钙血症。多发溃疡或远端十二指肠、近端空肠溃疡,有多发性内分泌肿瘤家族史等应高度怀疑本病。

2. 定性诊断

(1)无胃手术史者:BAO>15 mmol/h,或溃疡病胃大部切除术后患者 BAO>5 mmol/L,BAO/MAO>0.6 时,应考虑为胃泌素瘤。

(2)**胃泌素测定**:当胃泌素>1000 pg/ml(正常 100~200 pg/ml)时,可诊断为本病,在胃泌素 200~1000 pg/ml 之间,需怀疑此病。胃泌素瘤须与胃窦 G 细胞增生鉴别,后者蛋白质试餐试验阳性、胰泌素促发试验阴性、胃窦活体组织检查 G 细胞数量显著增多。高胃泌素血症也可见于恶性贫血、慢性胃炎、肾功能不全、大段肠切除和嗜铬细胞瘤。

（3）胃泌素刺激试验：静脉注射胰泌素（2 U/kg）后，30 分钟内分次测定血清胃泌素，若其峰值比基础值增加 200 pg/ml 以上，则可诊断为本病。

3. 定位诊断

（1）内镜超声：可直视下观察胃、十二指肠壶腹部溃疡病变，胰腺外肿瘤中约 20% 肿瘤位于十二指肠第二段，故内镜检查可有助发现。

（2）彩超、CT 检查：对于原发肿瘤小于 2 cm 者，彩超、CT 常不能显示。对恶性者需检查肝、肺、骨等有无转移。

（3）选择性腹腔动脉造影和经皮经肝门静脉插管（PTPC）分段测定：胃泌素对肿瘤的定位有一定作用。

（4）γ 相机放射性核素：标记生长抑素（^{125}I-Octreotide）术中定位，可 100% 阳性，但此法复杂，费用高。

 治疗程序

控制胃酸的分泌，切除胃泌素瘤。

1. 手术治疗

（1）手术方式：

1）肿瘤切除术：对于胃泌素瘤位于十二指肠壁、胃、脾门、空肠等异位单发肿瘤可行单纯肿瘤切除术，即可治愈。因胃泌素瘤位于胰腺内有 60%～70% 为恶性，并大多数已有转移，能够根治的机会不多。

2）高选择性迷走神经切断术：这类手术后应仔细观察胃酸变化和测定胃泌素，定期内镜随访溃疡的变化，一旦疗效不佳应及时改作全胃切除术。

3）全胃切除术：对使用 H_2 受体阻滞剂不能控制的胃泌素瘤，可行全胃切除术，对有转移者也可考虑全胃切除，此术式去除了胃泌素瘤作用的靶器官，对大多数患者疗效肯定。

4）对于胃泌素瘤属多发性内分泌肿瘤 I 型（MEN I）者，如血钙过高，可能有甲状旁腺功能亢进，对这类患者应先手术处理甲状旁腺疾病，再根据病情确定治疗方法。

（2）手术注意事项：

1）仔细探查：胃泌素瘤一般较小，且 60%～70% 为恶性。探查步骤：首先探查有无转移灶，再按胰岛素瘤探查顺序进一步探查。

2）不要满足于找到单个肿瘤，因为肿瘤可多发，应系统检查。

3）术中监测，监测手段如下：术中快速冰冻活体组织检查，是术中胃泌素瘤最可靠的定性诊断方法，对切除的瘤体及可疑结节常规送快速冰冻活体组织检查，以明确诊断，有时会把淋巴结或正常胰腺组织当作胃泌素瘤送检，因而可能需要反复取材送检。对于胰腺深部，特别是与胰管等结构关系密切者，可行细针穿刺细胞学检查帮助诊断；有条件者，肿瘤切除前后可考虑连续测定门静脉血胃泌素。一旦肿瘤被切除,门静脉血中胃泌素会立即下降至正常。

2.非手术治疗　适用于诊断不十分明确或恶性胃泌素瘤广泛转移无法切除者。组胺 H_2 受体阻滞剂(如西咪替丁等)控制高胃酸分泌,约 80%患者的腹痛、腹泻等症状可得到控制,目前质子泵抑制剂已取代了 H_2 阻滞剂,如奥美拉唑。恶性者可予链佐星、5-FU 等治疗。

℞ 处　　方

奥美拉唑　40 mg　iv　q8h 或 q12h

或　NS　　　　　　　　　　　　100 ml

奥美拉唑钠(注射用奥西康)　40 mg　｜　iv gtt　　q8h 或 q12h

℞ 警　　示

1. 胃泌素瘤临床少见,易误诊误治,在诊断方面关键是考虑到此病,定位诊断尤为重要,以术中的细致触诊最为重要。

2. 术中活体组织检查和动态胃泌素监测是减少手术失误的可靠保证。胃泌素瘤少见,单发肿瘤约占 75%,60%~70%为恶性,肿瘤直径多为 1.0~2.5 cm。

3. 与其他内分泌肿瘤一样,很难从形态上判断其良、恶性,唯一诊断指标是周围淋巴结或肝脏有无转移。

4. 胃泌素瘤术后定期复查,定期上消化道钡餐和胃镜检查了解有无溃疡复发,定期监测胃酸和血胃泌素。

(褚朝顺)

第八节　脾脏疾病

一、脾功能亢进

脾功能亢进简称脾亢,本病是由多种原发性和继发性因素引起,以脾大、外周血细胞减少和骨髓增生为主要表现的一种临床综合征。原发性脾功能亢进是指原因不明的脾功能亢进,比较少见。继发性脾功能亢进是指在不同类型原发疾病基础上并发的脾功能亢进,多与血液病、感染免疫性疾病、充血性脾大、类脂沉积病和结缔组织疾病有关。

℞ 诊 断 要 点

1. 病史　多有原发疾病史,或脾大史。

2. 症状　牙龈出血、鼻出血、皮肤出血点、月经量过多。头晕、乏力、心悸、左上腹痛等。

3. 体征　可见皮肤黏膜出血点和瘀斑,脾脏不同程度肿大,脾活动度尚可。

4. 辅助检查　① 血常规:红细胞计数、白细胞计数和血小板计数一种或多种同时减少,其中以血红蛋白和血小板计数的减少最明显和最常见。② 骨髓穿刺检查:红细胞、白细胞和血小板三系增生活跃。③ 影像学检查:彩超、CT、同位素扫描、MRI 和选择性腹腔干造影均可确定脾脏的大小、体积、形态、位置等。④ 凝血常规:凝血酶原时间长于对照组 3~6 秒。⑤ 蛋白电泳:白蛋白明显减少,球蛋白明显增加,白球蛋白比例≤1。

ℛ 治疗程序

1. 非手术治疗　对于继发性的脾功能亢进(简称脾亢),积极治疗原发病。比如感染得到控制,白血病得到缓解,门静脉高压降低等,脾亢多数能够得到一定程度的缓解。必要时成分输血。

2. 手术治疗　非手术治疗后难以控制的脾大,如出现重度贫血、血小板减少导致严重的出血等,首选外科手术或介入治疗,以脾脏切除术疗效最直接和确切。条件成熟的医院,亦可选择腹腔镜下脾切除术。

ℛ 处　　方

无具体处方。

ℛ 警　　示

1. 术前全面检查重要脏器并评价凝血功能;血液病行脾切除术前请血液科或风湿科或感染科专家会诊。

2. 脾切除术中应尽可能减少失血或行自体血回输。

3. 要正确对待术后的"脾热";术后监测血小板与生命体征的变化。

4. 大部分脾亢患者的预后往往与原发病直接相关。

二、门静脉高压症

本病是多种不同病因使门静脉的血流受阻,并引起其压力持续升高后的一种临床综合征,临床上以脾大或伴脾功能亢进、食管胃底静脉曲张破裂大出血和腹水为主要表现。

ℛ 诊断要点

1. 病史　多年饮酒史,肝炎病史,或胆道结石与血吸虫病史,并可有呕血和(或)黑便病史。

2. 症状　患者近期食欲减退、营养不良与腹水。

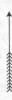

3. 体征

（1）轻度黄疸，有时可见皮肤出血点、蜘蛛痣、肝掌、下肢水肿和腹壁静脉曲张。

（2）肝脏检查，剑突下扪及质硬肝脏的左叶或结节，肝浊音界明显缩小。

（3）脾脏检查，脾脏肿大，严重者脾下缘可达盆腔，其硬度中等。

（4）腹水检查，肝功能失代偿时腹部可有移动性浊音、波动感和振水音，严重者可有脐疝、腹股沟斜疝等腹外疝出现。

4. 辅助检查

（1）血常规：白细胞计数降至 $3×10^9/L$ 以下，血小板计数可降至 $50×10^9/L$ 以下。

（2）血生化：血浆白蛋白可降至 30 g/L 以下，血浆球蛋白可明显升高，白球蛋白比例倒置，严重者肝脏多种酶升高、总胆红素和直接胆红素升高、尿素氮和肌酐升高、血糖升高和电解质紊乱。

（3）骨髓涂片：显示骨髓增生活跃而排除血液病。

（4）上消化道钡餐：食管呈虫蚀样或蚯蚓样改变。

（5）内镜超声：可发现扩张的冠状静脉。多普勒超声可发现门静脉血液流速明显减慢、流量明显减少。

（6）纤维胃镜：食管内可见多条曲张静脉。

（7）彩超或 CT：肝表面明显凹凸不平，肝脏明显缩小，脾脏明显增大，肝脾周围明显液性暗区，胃壁明显增厚，胃贲门和脾门的血管丰富，门静脉增宽，并可排除合并的肝癌。

（8）MRI 检查：可直接显示出门静脉主干和扩张的冠状静脉。

（9）直接或间接门静脉造影：可确定门静脉内有无梗阻。

℞ 治疗程序

肝硬化门静脉高压症二级预防的流程见图 4-3，门静脉高压症消化道大出血急诊手术流程见图 4-4。

1. 一般治疗

（1）食管静脉曲张破裂大出血：禁饮食，绝对卧床，快速建立 1~2 条可靠的静脉通道，吸氧，监护生命体征，输血，输液，应用生长抑素等。

（2）肝硬化腹水的治疗：低盐饮食，限制液体入量。

（3）肝硬化失代偿的治疗：低盐低脂饮食，限制液体入量，卧床休息。

（4）肝性脑病的治疗：禁饮食，吸氧，控制外源性营养的补充。

（5）手术后治疗：禁食 3~5 天后低脂、低蛋白饮食。

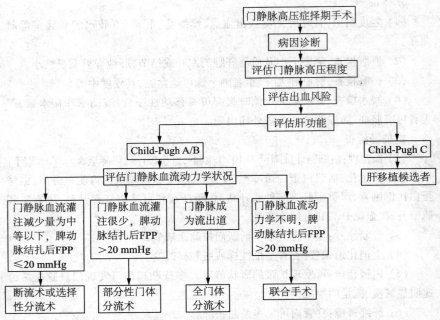

图4-3 肝硬化门静脉高压症二级预防的外科诊疗流程

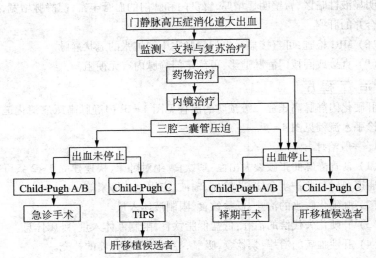

图4-4 肝硬化门静脉高压症消化道大出血诊疗流程

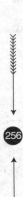

2. 手术治疗

（1）减流术：脾切除术。

（2）分流术：脾肾静脉分流术；门腔静脉分流术；远端脾肾静脉分流术；肠腔静脉分流术；冠腔静脉分流术；经颈静脉肝内门体分流术（TIPS）。

（3）断流术：贲门周围血管离断术；联合断流术：壁外断流+壁内断流；胃冠状静脉栓塞术。

（4）分流术加断流术。

（5）肝脏移植术：同种异体原位肝移植。

（6）腹腔-颈内静脉转流术。

（7）腹水转流泵。

3. 非手术治疗与内镜治疗

（1）食管静脉曲张破裂大出血者：① 放置三腔二囊管。② 纤维内镜硬化剂疗法。③ 纤维内镜套扎疗法。

（2）对于肝性脑病者：人工肝治疗，或血浆置换，或血液超滤，或急诊肝脏移植。

℞ 处　方

1. 食管静脉曲张破裂大出血的治疗

（1）

酚磺乙胺（止血敏）	3.0 g	
氨甲苯酸（止血芳酸）	0.6 g	iv gtt　qd
氨基己酸	6.0 g	
维生素 K_1	40 mg	

（2）

NS	50 ml	微量泵 iv　q12h
生长抑素（施他宁）	3 mg	

或

NS	50 ml	微量泵 iv　q12h
奥曲肽（善宁）	0.3~0.6 mg	

或

5% GS	200 ml	20 分钟 内 iv gtt
垂体后叶素	12 U	必要时 4~6 小时重复使用

2. 肝硬化腹水的治疗

（1）氢氯噻嗪（双氢克尿噻）　25 mg　po　bid

　　　螺内酯（安体舒通）　40 mg　po　tid

　或　呋塞米（速尿）　40 mg　po　bid

（2）普萘洛尔（心得安）　10~20 mg　po　bid 或 tid

　或　奥曲肽（善宁）0.1 mg　im　q8h

（3）NS   100 ml   ⎫
      人体白蛋白   10.0~20.0 g ⎬ iv gtt   qd
  或 新鲜冰冻血浆 1~4 U   iv gtt   qd

3. 肝硬化失代偿的治疗

（1）10% GS   500 ml ⎫
      10%氯化钾   10 ml   ⎪
      胰岛素   12 U   ⎬ iv gtt   qd
      辅酶 A   100 U   ⎪
      三磷腺苷（ATP） 40 mg ⎭

（2）甘草酸二胺   250 ml   iv gtt   qd
  或   5% GS   500 ml   ⎫
       复方甘草酸苷   40~60 ml ⎬ iv gtt   qd

（3）支链氨基酸   250~500 ml   iv gtt   qd

（4）人体白蛋白   10.0~20.0   iv gtt   qd
  或 新鲜冰冻血浆 1~2 U   iv gtt   qd

（5）5% GS   500 ml   ⎫
      腺苷甲硫氨酸   1000 mg ⎬ iv gtt   qd

4. 肝性脑病的治疗

（1）乳果糖（杜秘克） 15~30 ml   po   tid

（2）谷氨酸钠   23.0 g   iv gtt   qd
  或 精氨酸   10.0 g   iv gtt   qd

（3）N S   250~500 ml   ⎫
      乳果糖（杜秘克） 150~300 ml ⎬ 灌肠 qd
      庆大霉素   16 万 U   ⎭

5. 手术后治疗

（1）10% GS   500 ml ⎫
      10% KCl   10 ml   ⎪
      胰岛素   12 U   ⎪
      地塞米松   5 mg   ⎬ iv gtt   qd
      维生素 C   2.0 g   ⎪
      辅酶 A   100 U   ⎪
      三磷腺苷（ATP） 40 mg ⎭

（2）甘草酸二胺   250 ml   iv gtt   qd

　　或　　5% GS　　　　　500 ml ⎤
　　　　　复方甘草酸苷　80 ml ⎦ iv gtt　qd

（3）支链氨基酸　250~500 ml　iv gtt　qd

（4）人体白蛋白　　10.0 g　iv gtt　qd

　　或　新鲜冰冻血浆 1~2 U　iv gtt　qd

（5）5% GS　　　　　　500 ml ⎤
　　10% KCl　　　　　10 ml ⎥ iv gtt　qd
　　腺苷甲硫氨酸　1000 mg ⎦

（6）10% GS　　　　　500 ml ⎤
　　维生素 K_1　　40 mg ⎥ iv gtt　qd
　　维生素 B_6　　0.2 g ⎦

ℛ 警　示

　　1. 食管静脉曲张破裂大出血用非手术疗法无法控制时，才能采取急诊手术治疗，以脾切除+断流术为宜，但急诊手术的风险大。

　　2. 食管静脉曲张破裂大出血停止后，应积极改善肝功能，并在 3 个月内根据 Child 分级，果断抓住时机择期手术。

　　3. 对晚期肝硬化门静脉高压终末期患者，可选择肝移植术。

　　4. 手术治疗后应每 2~5 天复查血常规和生化。

三、脾　扭　转

　　脾扭转是指游走脾并发脾蒂扭转，继发脾脏淤血、肿大、渗液、出血、坏死等临床症状，表现为剧烈上腹痛。

ℛ 诊 断 要 点

　　1. 病史　游走脾病史，或腹部活动性肿块史。发病前曾有大幅度的体位改变。

　　2. 症状　突发左上腹剧烈持续性疼痛，并很快出现休克。

　　3. 体征　左上腹压痛性肿块，伴触痛，坏死时有腹肌紧张、压痛、反跳痛等腹膜炎体征和发热。

　　4. 辅助检查　① 血常规检查：白细胞计数大于 $10×10^9$/L，中性粒细胞比例明显升高。② 彩超、CT 检查：可发现异位和肿大的脾脏。

ℛ 治 疗 程 序

　　急诊开腹或腹腔镜脾切除术。

259

$\mathscr{R}$ **处 方**

无特殊处方。

$\mathscr{R}$ **警 示**

对腹部游走性肿块突发疼痛时要考虑本病。

四、脾囊肿

本病较为罕见,包括真性囊肿和假性囊肿两类。前者有寄生虫性(如脾包虫病)和非寄生虫性(如皮样囊肿、表皮样囊肿、淋巴管样囊肿和单纯性囊肿等),可单发或多发;后者多由脾损伤后陈旧性血肿或脾梗死灶液化后形成的假性继发性囊肿。

$\mathscr{R}$ **诊 断 要 点**

1. 病史　发现脾囊肿后追问病史可发现不典型的外伤史,或疫区居住史。

2. 症状　小囊肿常无临床症状,囊肿较大时可有左上腹不适,或消化不良等症状。

3. 体征　左上腹可扪及球形包块,可随呼吸上下移动,质地中等,触痛不明显。

4. 辅助检查　彩超、CT、MRI、放射性核素扫描和选择性腹腔干造影均可见脾内界限清楚的囊性占位性病变,囊壁可有钙化影。

$\mathscr{R}$ **治 疗 程 序**

脾囊肿较大时可酌情行囊肿摘除术,或脾节段性切除术,或脾切除术,或腹腔镜脾切除与引流术。小的非寄生虫囊肿可行临床观察,一般不需治疗。

$\mathscr{R}$ **处 方**

无特殊处方。

$\mathscr{R}$ **警 示**

有囊肿破裂可能时应考虑手术。

五、脾肿瘤

原发性脾肿瘤少见,包括良性和恶性两类:良性的有血管瘤、淋巴管瘤、错构瘤、纤维瘤和脂肪瘤等,多无明显症状;恶性的有淋巴肉瘤、网织细胞肉瘤、纤维肉瘤和恶性血管内皮细胞瘤等,进展快,预后差;转移性脾恶性肿瘤少见。

$\mathscr{R}$ **诊 断 要 点**

1. 症状　左上腹迅速增大的肿块,质硬。可伴有胀痛或隐痛,可有发热、恶

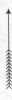

心、呕吐、腹胀、消化不良、体重减轻、消瘦、贫血等,多为恶性肿瘤的表现。压迫胆管可造成轻度黄疸。

2. 辅助检查 彩超、CT、MRI、放射性核素扫描和选择性腹腔干造影均可见脾内结节样实质性肿块,迅速增大是其特征。

治疗程序

首选切除脾脏,如术后证实肿瘤性质为恶性,可再选择化疗或放疗。

处 方

无特殊处方。

警 示

脾脏良、恶性肿瘤术前临床鉴别困难,对脾脏实质性肿块应尽早手术探查,明确病理诊断。

六、脾动脉瘤

脾动脉瘤是脾动脉因先天性薄弱,或动脉硬化,或外伤而发生的动脉瘤。另外,如门静脉高压、原发性高血压、脾动脉炎症感染、原位肝移植术后等因素可影响动脉瘤的发生、发展。脾动脉瘤是最常见的内脏动脉瘤,多发生于脾动脉远端,多见于多次妊娠者。

诊断要点

1. 临床表现 绝大多数无特异症状和体征。瘤体大时,左上腹闻及血管杂音,或左肩背部放射痛。瘤体破裂时引起腹腔内大出血。

2. 辅助检查 其多在因其他疾病行腹部 X 线平片、彩超、CT、MRI、血管造影等检查中意外发现本病。

治疗程序

首选手术,手术术式包括脾动脉瘤在内的脾切除术、单纯脾动脉瘤切除、介入动脉栓塞治疗等。

处 方

无特殊处方。

警 示

脾动脉瘤的最大危险是妊娠期动脉瘤的急性破裂,病死率高达 30%。

七、脾脓肿

本病多是全身感染性疾病血行传播的并发症,脾中央破裂、脾梗死和脾动脉栓塞术后均可继发感染而形成脓肿。

诊断要点

1. 病史　多有全身性感染病史，或脾动脉栓塞术史，或左上腹外伤史。致病菌多为葡萄球菌和链球菌。

2. 症状　寒战、高热、左上腹疼痛。

3. 体征　左上腹压痛、腹肌紧张和脾区叩痛。

4. 辅助检查　X线胸腹部透视见左膈升高、膈肌运动受限和脾脏阴影扩大；彩超和CT可见脾内界限不清的囊性肿块。

治疗程序

1. 药物治疗　脾脏单发小脓肿可单用抗生素治疗。

2. 手术治疗

（1）脾脏单发大脓肿的治疗：除抗生素治疗外。① 彩超、CT引导下行脓肿穿刺抽脓或置管引流术。② 经腹脓肿切开引流术，或脾切除术。

（2）脾脏多发脓肿的治疗：除抗生素治疗外行脾切除术。

处　　方

　　第一线抗生素

　　头孢拉定　1.0 g　iv gtt　q6h(皮试)

或　头孢唑林　3.0 g　iv gtt　bid

　　0.5% 甲硝唑　100 ml　iv gtt　bid

　　第二线抗生素

　　头孢噻肟钠　2.0 g　iv gtt　bid 或 tid

　　0.4% 替硝唑　100 ml　iv gtt　bid

　　第三线抗生素

　　头孢哌酮舒巴坦　2.0 g　iv gtt　bid

　　0.4% 替硝唑　100 ml　iv gtt　bid

警　　示

1. 本病多伴有明显的全身性感染，常能掩盖局部症状和体征。

2. 脾周粘连紧密难以切除时，可行脓肿切开引流。

八、脾梗死

　　本病是由于脾动脉主干或分支血管突然堵塞所致，可以是医源性的，也可以是非医源性的。当有门静脉高压等导致的脾大时，易出现脾梗死。

ℛ 诊断要点

1. 病史

（1）医源性者：多有经腹腔干选择性脾动脉栓塞术史，常由于栓塞范围选择不当所致。

（2）非医源性者：多有镰形细胞性贫血、慢性粒细胞性白血病、骨髓增生性疾病、动脉炎、脾动脉瘤、动脉硬化、亚急性细菌性心内膜炎、类风湿性心内膜炎、房颤等病史。

2. 症状 小范围脾梗死可以没有疼痛，仅有低热；大范围脾梗死可有突发性左上腹疼痛，可向左肩部放射，并伴有高热；晚期可有脾脓肿的表现。

3. 体征 左上腹可有范围和程度不等的压痛和叩痛，伴脾周围炎时可有脾区听诊的摩擦音。

4. 辅助检查 X线胸腹部透视见左膈升高、膈肌运动受限和脾脏阴影扩大；彩超和CT示脾内界限不清的囊性肿块。

ℛ 治疗程序

1. 一般治疗 镇痛、消炎等对症治疗。

2. 穿刺或引流 彩超或CT引导下行脓肿穿刺抽液术或置管引流术。

3. 手术治疗 继发脾脓肿时行脾切除术。

ℛ 处 方

吲哚美辛（消炎痛） 12.5 mg po（饭后） bid

或 曲马多（奇曼丁） 50 mg po q8h 或 q12h

阿莫西林 0.5 g po q8h

或 头孢丙烯 0.5 g po q8h

ℛ 警 示

脾梗死以非手术治疗为主，继发感染形成脓肿时才需手术。本病脾周围可形成大量的侧支血管，手术中应对其有足够的认识和准备。

九、脾破裂

脾破裂指脾脏完整性的破坏，可分为外伤性脾破裂和自发性脾破裂。外伤性脾破裂又可分为闭合性和开放性两种。闭合性脾破裂还可根据其损伤的范围分为中央型破裂、被膜下型破裂和真性破裂三种类型。脾脏是腹部内脏中最容易受损伤的器官，已有病理改变（门静脉高压症、血吸虫病、疟疾、淋巴瘤等）的脾脏更容易损伤破裂。

ℛ 诊断要点

1. 症状　典型或不典型的胸腹部外伤史。剧烈腹痛,开始局限于左上腹,随后扩散至全腹,但仍以左上腹最明显。可有烦躁、口渴、心悸、出冷汗、面色苍白和尿少等休克症状。

2. 体征　贫血貌、休克面容、脉搏细速和血压下降;全腹压痛和肌紧张,以左上腹为著;脾区叩诊浊音和叩痛,腹部移动性浊音阳性,肠鸣音减弱或消失。

3. 辅助检查　① 血常规:红细胞计数和血红蛋白进行性下降,白细胞计数明显升高,中性粒细胞比例增加。② 彩超和CT:可见脾脏形态不完整、脾包膜破损、腹腔内积液等。③ 选择性脾动脉造影:可见脾脏与侧腹壁的间距增大、脾动脉支受血凝块挤压而分开和造影剂的血管外溢等。④ 腹腔穿刺或冲洗:抽出不凝血有确诊意义,腹腔冲洗液中红细胞计数大于 $100 \times 10^9/L$ 有诊断意义。

ℛ 治疗程序

1. 一般治疗

(1) 怀疑脾破裂时的治疗:留观,禁食,腹腔穿刺,必要时剖腹探查。

(2) 脾破裂的治疗:禁食,吸氧,胃肠减压,快速建立 1~2 条静脉通道,配血,输血,备急诊手术。

2. 急诊剖腹探查手术方法

(1) 全脾切除术。

(2) 部分脾切除术。

(3) 脾修补术。

(4) 脾黏合凝固修补术。

(5) 脾动脉结扎术。

(6) 脾动脉栓塞术。

(7) 脾脏网罩或捆绑止血术。

(8) 自体脾组织移植术。

ℛ 处　　方

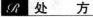

处方1	5% GNS	500 ml	
	酚磺乙胺	3.0 g	iv gtt　qd
	氨基己酸	4.0 g	

```
10% GS        500~1000 ml ┐
10% KCl        10 ml      │
维生素 C       2.0 g      ├  iv gtt   qd
维生素 K₁      40 mg      ┘
```

氨甲环酸(速宁)   1.0   iv gtt   bid

处方2 NS 500~1500 ml   快速 iv gtt   st

或   中分子右旋糖酐   500 ml   快速 iv gtt   st

ℛ 警　示

1. 处理急腹症时要时刻警惕脾破裂(尤其是自发性脾破裂)的可能。

2. 当腹腔内出血较凶猛时,要边抗休克边紧急手术。

3. 术中自血回输时,要确认无空腔脏器和胰腺的损伤。

4. 术中要仔细探查全腹腔脏器,以免漏诊。

5. 术中施行保脾手术要以抢救生命为前提。

6. 术后要监测血小板的变化。

7. 要警惕脾包膜下血肿或中央型脾破裂患者延迟性破裂的可能。

(许利剑)

》》》第五章《《《
血管外科

第一节　动脉疾病

一、血栓闭塞性脉管炎

血栓闭塞性脉管炎是一种主要累及中小动静脉的血管炎性疾病。

𝓡 诊断要点

1. 好发人群　好发于 20~40 岁的中青年男性,多有长期吸烟史。

2. 症状　早期症状主要表现为下肢发凉、麻木、间歇性跛行,部分患者有游走性浅静脉炎,进一步可进展为静息痛及肢体坏死。

3. 体征　一般表现为腘动脉以下动脉搏动减弱或消失。

4. 辅助检查　彩色多普勒超声、CTA、MRA、DSA 均是临床常见的检查手段。

𝓡 治疗程序

1. 一般治疗　严格禁烟,肢体保暖。

2. 药物治疗　扩血管、降低血液黏度、抗感染治疗。

3. 手术治疗　血栓闭塞性脉管炎手术效果常不能令人满意。目前临床采用的术式有腰交感神经节切除术、静脉动脉化、自体干细胞移植术等。

𝓡 处　　方

1. 扩血管治疗,2 周为一疗程

NS　　　　　　　　100 ml
前列地尔(凯时)　10 μg（或保达新 20 μg）　｜ iv gtt　bid

西洛他唑(培达)　　50 mg　po　tid
沙格雷酯(安步乐克)　100 mg　po　tid　｜ 任选一种
贝前列素钠　　　　40 μg　po　tid

2. 降低血液黏度、祛聚治疗,2 周为一疗程

低分子右旋糖酐　500 ml　iv gtt　qd

5% GS　　　500 ml
丹参　　　　20 ml　｜ iv gtt　qd

拜阿司匹林　100 mg　po　qd

3. 对于有静息痛的患者,可适当应用镇痛药

NS　　　　　　　　　　 100 ml

氟比洛芬酯(凯纷)　50 mg　　　　　　iv gtt　prn

布桂嗪　　　　　　　 50 mg　im　prn

哌替啶　50 mg　im prn

吗啡　10 mg　im prn　任选一种

4. 对于已有坏疽并伴发感染的患者,建议根据药敏试验结果选用抗生素

ℛ 警　　　示

1. 患者必须严格禁烟。

2. 血栓闭塞性脉管炎的血管病变表现为血管内膜的炎性增生,不推荐介入治疗。

3. 对于已有干性坏疽的患者,如疼痛难以缓解,在确定截肢平面后应尽快手术,避免患者长期使用镇痛药物产生药物成瘾。

二、动脉粥样硬化闭塞症

动脉粥样硬化闭塞症是由于动脉粥样硬化斑块造成的心脑血管以及外周血管的缺血性症状,血管外科涉及的病变多发生在颈动脉,腹主、髂、股、腘动脉等大、中型血管。

ℛ 诊断要点

1. 好发人群　多发生于老年人,患者常有高血压、糖尿病等基础疾病。

2. 症状　下肢动脉粥样硬化闭塞症早期症状为远端肢体发凉、怕冷、麻木,进而发展为下肢间歇性跛行,如不及时诊治,可发展至夜间静息痛以及肢体坏疽。若为颈内动脉狭窄可无临床表现,部分患者有一过性脑缺血发作(TIA)史。

3. 体征　下肢动脉搏动减弱或消失、颈动脉分叉处杂音是较为典型的体征。

4. 辅助检查　彩色多普勒超声、CTA、MRA、DSA 均是临床常见的检查手段。

ℛ 治疗程序

治疗程序见图 5 - 1。

1. 一般治疗　禁烟,控制血压、血糖,肥胖者控制体重等。

2. 药物治疗　扩血管、降低血液黏度、镇痛等。

3. 手术治疗　对于严重间歇性跛行或有静息痛、坏疽的下肢动脉粥样硬化

闭塞患者,以及狭窄>70%或狭窄>50%且有临床症状的颈动脉硬化闭塞症患者,需进行外科干预。

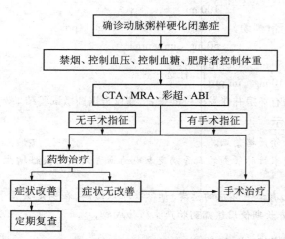

图 5-1 动脉粥样硬化闭塞症的治疗程序

ℛ 处 方

1. 扩血管治疗,2 周为一疗程

NS	100 ml	
前列地尔(凯时)	10 μg（或保达新 20 μg）	iv gtt bid

西洛他唑(培达) 　　50 mg　po　tid

沙格雷酯(安步乐克) 　100 mg　po　tid　 任选一种

贝前列素钠 　　40 μg　po　tid

2. 降低血液黏度、祛聚治疗,2 周为一疗程

低分子右旋糖酐　500 ml　iv gtt　qd

5% GS 　500 ml
丹参 　20 ml 　　iv gtt　qd

拜阿司匹林　100 mg　po　qd

3. 对于有静息痛的患者,可适当应用镇痛药

NS 　　　　　100 ml
氟比洛芬酯(凯纷) 　50 mg 　　iv gtt　prn

布桂嗪　50 mg　im　prn

哌替啶　50 mg　im　prn 　　　任选一种

吗啡　10 mg　im　prn

4. 对于已有坏疽并伴发感染的患者,建议根据药敏结果选用抗生素

5. 降血脂治疗 阿托代他汀(立普妥) 20 mg po qn

ℛ 警 示

1. 动脉粥样硬化闭塞症是累及全身血管的系统性疾病,在治疗外周血管疾病的同时,需同时注意患者心脑血管疾病的治疗。

2. 应严格把握保守治疗的指征,同时对患者进行随访,以免错过患者的最佳手术时机。

3. 降脂治疗的重要性常被忽视,研究表明,控制血脂可以有效控制动脉粥样硬化的进展,甚至对已形成的斑块有消融作用。

4. 部分患者服用他汀类药物后,可能出现肝功能异常,服用该类药物的患者应定期复查肝功能。

三、多发性大动脉炎

多发性大动脉炎是一种节段性的动脉的非特异性炎症,导致累及动脉狭窄闭塞,临床分为头臂干型、肾动脉型、胸腹主动脉型、肺动脉型和混合型。

ℛ 诊断要点

1. 好发人群 多发生在 30 岁以下青少年,女性多于男性。

2. 临床表现 不同类型的大动脉炎具有不同临床表现,一般表现为所累及血管动脉搏动减弱或消失,累及肢体血压下降;肾动脉型则表现为青少年难以控制的高血压。

3. 辅助检查 ① 免疫学检查可见红细胞沉降率升高、抗链球菌溶血素 O 滴度上升以及 C 反应蛋白、类风湿因子、抗主动脉抗体等异常。② 彩色多普勒超声、CTA、MRA、DSA 可明确病变部位及严重程度。

ℛ 治疗程序

1. 一般治疗 患肢保暖,调节免疫力。

2. 药物治疗 扩血管,降低血液黏度等。

3. 手术治疗 适用于肢体严重缺血或高血压药物难以控制的患者。

ℛ 处 方

1. 扩血管治疗,2 周为一疗程

| NS | 100 ml | |
| 前列地尔(凯时) 10 μg(或保达新 20 μg) | | iv gtt bid |

西洛他唑(培达)	50 mg po tid	
沙格雷酯(安步乐克)	100 mg po tid	任选一种
贝前列素钠	40 μg po tid	

269

2. 降低血液黏度、祛聚治疗,2周为一疗程

低分子右旋糖酐　500 ml　iv gtt　qd

5% GS　　500 ml
丹参　　　20 ml　｝iv gtt　qd

拜阿司匹林　100 mg　po　qd

3. 处于病变活动期的患者给予激素治疗　每2周1次

泼尼松　5~10 mg　po　tid

或　环磷酰胺　400 mg　iv gtt　qd

ℛ 警　　示

处于病变活动期(红细胞沉降率明显升高)的患者不宜行手术治疗,需通过激素控制待病情平稳后再行手术。

四、急性动脉栓塞

急性动脉栓塞是指凝血块或进入血液循环系统的异物停留在动脉内,造成相应的组织器官急性缺血坏死。

ℛ 诊断要点

1. 病史　90%以上的患者有心房纤颤或风湿性心脏病史。

2. 临床表现　肢体动脉栓塞典型的临床表现为"5P"征:疼痛、麻木、无脉、感觉异常及肤色苍白。肠系膜上动脉栓塞典型的临床表现为剧烈腹痛、强烈的胃肠道排空症状以及相对较轻的腹部体征。

3. 辅助检查　彩色多普勒超声、CTA、MRA、DSA可以明确栓塞部位。

ℛ 治疗程序

1. 一般治疗　患肢保暖,但避免热敷患肢;肠系膜上动脉栓塞的患者需禁食、胃肠减压。

2. 药物治疗　扩血管、降低血液黏度、抗凝、镇痛等治疗。

3. 手术治疗　对于动脉栓塞的患者,如无手术禁忌证,手术取栓是首选治疗方案。

ℛ 处　　方

1. 扩血管治疗,2周为一疗程

NS　　　　　　　　100 ml
前列地尔(凯时)　10 μg（或保达新20 μg）　｝iv gtt　bid

西洛他唑(培达)　　50 mg　po　tid
沙格雷酯(安步乐克)　100 mg　po　tid　｝任选一种
贝前列素钠　40 μg　po　tid

2. 降低血液黏度、祛聚治疗,2 周为一疗程

低分子右旋糖酐　500 ml　iv gtt　qd

5% GS　500 ml

丹参　　20 ml ⎫ iv gtt　qd

拜阿司匹林　100 mg　po qd

3. 抗凝治疗

低分子肝素　100 U/kg　ih　q12h

4. 溶栓治疗

NS　　　50 ml

尿激酶　20 万 U ⎫ 持续静脉内泵入　q8h

或　组织型纤溶酶原激活剂(t－PA) 15 mg　iv　st　30 分钟内再给予　35 mg　iv

(总量 50 mg)

5. 镇痛药

NS　　　　　　100 ml

氟比洛芬酯(凯纷)　50 mg ⎫ iv gtt　prn

布桂嗪　50 mg　im　prn ⎫

哌替啶　50 mg　im　prn ⎬ 任选一种

吗啡　　10 mg　im　prn ⎭

ℛ 警　示

1. 组织缺血时间的长短对于动脉栓塞患者的预后有很大影响,因此如果通过病史和体检能明确为动脉栓塞,不应一味要求行 CTA 或者造影检查,以免延误最佳手术时机,增加截肢概率。

2. 保守治疗仅限于非主干动脉栓塞,肢体无坏死倾向时。治疗期间需严密观察患肢血供,随时准备手术治疗。对于肠系膜上动脉栓塞的患者,一旦出现腹膜炎体征,提示已有肠管坏死,需要急诊手术,术中取栓开通肠系膜上动脉后,观察坏死肠管颜色及蠕动情况,如无法保留,需行肠切除术。

3. 急性动脉栓塞术后缺血再灌注损伤易导致患肢肿胀,严重者会导致骨筋膜室综合征,术后可适当给予脱水药物及激素治疗,必要时切开减张。

4. 急性动脉栓塞术后坏死组织缺血再灌注会导致高钾血症、酸中毒、肝肾功能衰竭等,需及时预防纠正。

第二节　静脉疾病

一、单纯性下肢静脉曲张

单纯性下肢静脉曲张(PVV)是指各种原因导致的下肢浅静脉压力升高,造成浅静脉迂曲扩张的疾病。

ℛ 诊断要点

1. 临床表现

(1) 下肢浅静脉迂曲、扩张,站立时明显,小腿前内侧静脉曲张主要为大隐静脉曲张,小腿后外侧静脉曲张主要为小隐静脉曲张。

(2) 临床症状除了浅静脉曲张外,多表现为长时间站立后患肢酸痛、肿胀。患者一般晨起时症状轻微,至下午或晚上症状较重。

2. 辅助检查　① 大隐静脉瓣膜功能试验(Brodie-Trendelenburg)可检测大隐静脉瓣膜功能是否完善。② 彩色多普勒超声检查及下肢静脉造影可明确患者是否有深静脉功能不全。

ℛ 治疗程序

1. 一般治疗　抬高患肢、避免久站、弹力袜保护。
2. 药物治疗　改善静脉回流、防止血栓形成。
3. 手术治疗　患者有酸胀不适、色素沉着、溃疡的,无手术禁忌证可行手术治疗,包括大、小隐静脉高位结扎+剥脱术;射频治疗;激光治疗以及硬化剂注射治疗等。

ℛ 处　　方

迈之灵	300 mg	po	bid	任选一种
地奥斯明(爱脉朗)	1000 mg	po	bid	

ℛ 警　　示

1. 原发性浅静脉的非手术治疗应以压力治疗为主,药物治疗为辅。

2. 硬化剂治疗需要严格掌握治疗指征,对于范围广泛的曲张静脉建议采用开放手术或者分次硬化剂治疗,以避免广泛的浅静脉炎、皮肤坏死甚至深静脉血栓形成。

二、原发性下肢深静脉功能不全

原发性下肢深静脉功能不全是指深静脉瓣膜功能不全导致的静脉倒流性疾病。

𝑅 诊断要点

1. 临床表现　早期表现为远端肢体的肿胀和浅静脉曲张,后逐渐出现足靴区皮肤色素沉着,皮肤弹性减退,晚期出现淤积性皮炎及溃疡。

2. 辅助检查　① 下肢深静脉逆行造影是诊断金标准;② 彩色多普勒超声、气体体积描记和阻抗体积描记可以监测有无静脉逆流。

𝑅 治疗程序

1. 一般治疗　抬高患肢、避免久站、弹力袜保护。

2. 药物治疗　改善静脉回流。

3. 手术治疗　适用于重度下肢深静脉功能不全,逆行静脉造影倒流Ⅲ~Ⅳ级的患者,可选择静脉瓣膜成形术、静脉瓣膜包裹术、带瓣膜静脉移植术等。

𝑅 处　　方

迈之灵	300 mg　po　bid	任选一种
地奥斯明(爱脉朗)	1000 mg　po　bid	

𝑅 警　示

1. 下肢深静脉功能不全造成的溃疡在换药处理后需加压包扎,以利于溃疡愈合。

2. 下肢深静脉功能不全的患者手术远期效果差,并发症多,应在疾病早期采取临床干预,尽量延缓疾病进展,避免手术治疗。

三、血栓性浅静脉炎

血栓性浅静脉炎是指各种原因导致的浅静脉炎症反应,继而形成静脉血栓,造成局部红肿、疼痛的疾病。

𝑅 诊断要点

1. 病史　患者一般有静脉输液、静脉内置管、静脉外伤或静脉曲张病史。

2. 症状　化脓性浅静脉炎可伴有畏寒、发热、血象增高等表现。

3. 体征　典型临床表现为沿浅静脉走行的红肿,触痛明显,受累静脉呈条索状硬结。

𝑅 治疗程序

1. 一般治疗　停止输液、拔除静脉内导管,抬高患肢,局部热敷。

2. 药物治疗　对症、抗感染治疗。

3. 手术治疗　急性化脓性血栓性浅静脉炎保守治疗无效可采用手术切除病变静脉。

4. 理疗　血栓性浅静脉炎红肿疼痛缓解后,如残留浅静脉硬结,可给予红

273

外线或频谱仪热疗。

$\mathcal{R}$ 处　方

1. 对于非感染性浅静脉炎

低分子肝素　100 U/kg　ih　q12h

拜阿司匹林　100 mg　po　qd

50% 硫酸镁溶液局部湿敷　tid

2. 对于感染性浅静脉炎，根据药敏试验结果选用敏感抗生素，经验性用药以抗 G^+ 细菌为主

NS　　　　　100 ml

青霉素 G　960 万 U ｜ iv gtt　bid

$\mathcal{R}$ 警　示

1. 绝大部分血栓性浅静脉炎是非感染性炎病变，抗生素治疗是无效的。

2. 年轻患者反复出现游走性浅静脉炎需要警惕血栓闭塞性脉管炎的可能，应检查患者有无动脉缺血表现。

3. 据统计，有20%左右的血栓性浅静脉炎如果不及时治疗，会进展为深静脉血栓。因此，建议对于没有抗凝禁忌的患者，一旦发生血栓性浅静脉炎，首先低分子肝素抗凝治疗。

四、下肢深静脉血栓形成

下肢深静脉血栓形成（DVT）是指各种原因导致的下肢静脉血中有形成分在血管内形成异常的血凝块。

$\mathcal{R}$ 诊断要点

1. 症状　一侧下肢突发性肿胀为最常见的临床症状，肿胀位置和程度与血栓发生的部位密切相关，多数患者行走后肿胀加重，卧床使患肢抬高后症状可缓解。

2. 体征　血栓累及小腿腓肠肌静脉丛时，Homans 征和 Neuhof 征呈阳性，髂股静脉血栓时，整条下肢肿胀，腹股沟区可有压痛。

3. 辅助检查　彩色多普勒超声检查是临床最常用的检查手段。

$\mathcal{R}$ 治疗程序

治疗程序见图 5-2。

1. 一般治疗　卧床，抬高患肢。

2. 药物治疗　抗凝、溶栓、祛聚、消肿。

3. 特殊治疗　如患者有抗凝溶栓禁忌证或影像学检查提示有漂浮血栓等，为预防肺栓塞，可行下腔静脉滤器植入。

4. 手术治疗　急性期患者可行股静脉切开取栓手术或下肢静脉插管溶栓术。

ℛ　处　　方

1. 适用于早期(发病 14 天内)患者,疗程 1~2 周

低分子肝素　100 U/kg　ih　q12h

NS　　　　100 ml ｜
尿激酶　25 万 U ｜ iv gtt　bid

低分子右旋糖酐　500 ml　iv gtt　qd

拜阿司匹林　100 mg　po　qd

2. 适用于溶栓治疗后维持治疗或血栓后遗症患者,疗程 3 个月以上

华法林　　　　3 mg　po　qd

拜阿司匹林　100 mg　po　qd

利伐沙班　　20 mg　po　qd

3. 消肿药物

迈之灵　　　　　　　300 mg　po　bid ｜
地奥斯明(爱脉朗)　1000 mg　po　bid ｜ 任选一种

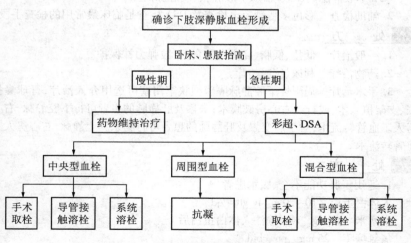

图 5-2　下肢深静脉血栓形成的治疗程序

注:急性期中央型及混合型血栓首选导管接触溶栓;对于全身状况良好,无手术禁忌证的急性期血栓患者可选择手术取栓;股青肿的患者首选手术取栓。

ℛ　警　　示

1. 对于深静脉血栓而言,组织型纤溶酶原激活剂(t-PA)是否优于尿激酶

目前尚无令人信服的数据。

2. 抗凝溶栓期间需密切监测患者凝血情况,预防出血性并发症,对于患有高血压的老年患者,需积极控制血压,减少脑出血风险。

3. 对于已形成深静脉血栓后遗症的患者,医用弹力袜、下肢气压治疗等理疗手段结合药物治疗能更为有效地改善患者症状。

4. 维持治疗服用华法林的患者,需定期复查凝血酶原时间和国际标准化比值(INR),使 INR 维持在 2.0~3.0 之间。

5. 阿司匹林不是 DVT 患者首选的抗凝药物,但对于无诱因的近端 DVT 或 PE 患者,阿司匹林可作为延长抗凝疗程的药物以预防 DVT 复发。

五、布加综合征

布加综合征(Budd-Chiari Syndrome)是指肝静脉和(或)肝静脉开口以上下腔静脉阻塞性病变,表现为肝后性门脉高压症状。

ℛ 诊断要点

1. 临床表现

(1)肝后性门脉高压表现:肝脾大、腹水、腹壁静脉曲张等。

(2)下肢静脉高压表现:双下肢肿胀、浅静脉曲张等。

2. 辅助检查　彩色多普勒超声检查及 DSA 检查是临床最常用的检查手段。

ℛ 处 方

1. 一般治疗　低盐、低脂、高蛋白饮食,下肢弹力袜保护。

2. 药物治疗　利尿、抗凝治疗。

3. 手术治疗　局限性下腔静脉隔膜型狭窄闭塞可选用介入治疗,行球囊扩张、支架植入术,或行经右心房破膜术;未累及肝静脉的患者可行下腔静脉-右心房人工血管转流术;对于病变累及肝静脉的患者可行肠系膜上静脉-右心房人工血管转流术。

ℛ 处 方

1. 适用于肝功能不全、腹水患者

人体白蛋白　10~20 g　iv gtt　qd

呋塞米　20 mg　iv　输注人体白蛋白后

氢氯噻嗪　25 mg　po　bid

甘草酸二铵(甘利欣)　2 片　po　tid

2. 适用于静脉血栓形成患者

低分子肝素　100 U/kg　ih　q12h

NS　　　　100 ml

尿激酶　25 万 U　｜　iv gtt　bid

低分子右旋糖酐　500 ml　iv gtt　qd

拜阿司匹林　100 mg　po　qd

ℛ 警　　示

1. 布加综合征患者一般肝功能损害出现较晚,腹水、腹壁静脉曲张出现较早,这与肝硬化导致的门脉高压不同。

2. 布加综合征患者在手术解除下腔静脉梗阻后,由于回心血量的突然增加,容易出现心功能衰竭,临床应及时进行预防和纠正。

3. 部分布加综合征患者由于肝功能受损,有凝血功能障碍,这部分患者如伴有静脉血栓,在进行抗凝溶栓时要慎防出血并发症。

第三节　其他血管疾病和淋巴管疾病

一、雷诺综合征

雷诺综合征是指肢端小动脉阵发性痉挛造成末梢肢体缺血的症状,寒冷刺激及情绪激动是常见诱因,表现为肢端皮肤颜色间歇性苍白、发绀和潮红的改变。

ℛ 诊断要点

1. 好发人群　多发生在青年女性。

2. 临床表现　典型的临床表现为肢端皮肤发作性苍白、发绀和潮红。

3. 辅助检查　① 实验室免疫学检验常有阳性发现。② 冷激发试验指端循环恢复时间延长(常大于 5 分钟)。

ℛ 治疗程序

1. 一般治疗　肢体保暖,避免寒冷刺激及情绪激动,禁烟。

2. 药物治疗　扩血管、降低血液黏度等治疗。

3. 手术治疗　适用于药物治疗无效、免疫指标正常、症状严重已影响日常生活者,可选择交感神经节切除术。

ℛ 处　　方

1. 扩血管治疗

NS　　　　　　　　100 ml

前列地尔(凯时)　10 μg(或保达新 20 μg)　┃ iv gtt　bid　2 周为一疗程

西洛他唑(培达)　　50 mg　po　tid

洛格雷酯(安步乐克)　100 mg　po　tid　┃ 任选一种

贝前列素钠　　　　40 μg　po　tid

277

苯吡啶　　20 mg　　tid　　2 周至 3 个月为一疗程

利舍平　　0.5 mg　　肱动脉穿刺注射　　2～3 周 1 次，1～2 年为一疗程

20% 硝酸甘油软膏　　局部外用　　tid

2. 降低血液黏度、祛聚治疗

低分子右旋糖酐　　500 ml　　iv gtt　　qd

5% GS　　500 ml ⎤

丹参　　　　20 ml ⎦ iv gtt　qd　2 周为一疗程

拜阿司匹林　　100 mg　　po　　qd

3. 激素治疗，适用于免疫指标异常者

泼尼松　　5 mg　　po　　tid

ℛ 警　　示

雷诺综合征的患者在治疗期间必须定期进行免疫指标的监测，对于原发病的治疗是影响治疗效果的关键。

二、淋巴水肿

淋巴水肿是各种原因导致的机体淋巴回流障碍，致使局部淋巴液滞留，肢体肿胀。

ℛ 诊断要点

1. 病史　　患者可有丝虫病感染史、淋巴结清扫手术史、丹毒病史等。

2. 临床表现　　受累肢体表现为非凹陷性水肿，皮肤坚韧粗糙，严重者表现为象皮肿。

3. 辅助检查　　淋巴管造影、同位素淋巴管造影等可作为选择性检查手段，静脉彩色多普勒超声检查及静脉造影可鉴别是否为静脉性水肿。

ℛ 治疗程序

1. 一般治疗　　抬高患肢、避免久站、弹力袜保护、注意足部卫生等。

2. 药物治疗　　改善静脉回流，控制真菌感染。

3. 手术治疗　　适用于保守治疗无效，伴有严重肢体运动障碍的患者，可选用带蒂大网膜移植术、淋巴管-静脉吻合术、淋巴结-静脉吻合术等。

4. 物理疗法　　包括气压泵治疗、烘绷疗法等。

ℛ 处　　方

1. 改善静脉回流

迈之灵　　　　300 mg　　po　　bid ⎤

地奥斯明　　1000 mg　　po　　bid ⎦ 任选一种

2. 足部真菌感染

咪康唑（达克宁）　外用　bid

警示

1. 淋巴水肿的患者手术效果差，并发症多，尽量采用非手术治疗。

2. 利尿药物对于淋巴水肿的治疗有害无益，因其会造成组织间大分子物质积聚，加快皮下纤维化过程。

3. 气压治疗简便易行，可用于家庭治疗，对于改善患者症状效果明显。

（卫志庆）

》》》第六章《《《
泌 尿 外 科

第一节　泌尿及男性生殖系统先天性畸形

一、肾囊性病变

　　肾实质中布满无数大小不等的囊肿,压迫肾实质,使肾单位减少。囊肿是由充满液体扩张的节段性肾单位或集合管形成,发病机制不明,可能与肾小管梗阻或肾单位的局部扩张有关。肾囊性病变可以是遗传性、发育性或获得性的。根据遗传学分类,主要分为成人型多囊肾和婴儿型多囊肾。

ℛ 诊断要点

　　1. 病史　成人型多囊肾多在 40 岁以上两侧发病,为常染色体显性遗传病,有家族史。1/3 患者伴有多发性肝囊肿。

　　2. 临床表现　腹部胀痛、血尿和高血压是常见的临床症状,上腹部及两侧可扪及包块,表面高低不平。囊肿破裂出血及伴发感染可引起腰部剧痛。

　　3. 辅助检查　彩超、CT 可显示双肾增大,分叶状囊肿,IVU 显示肾盂、肾盏受压变形,呈蜘蛛样改变,肾功能检查可出现肾功能损害。

ℛ 治疗程序

　　1. 一般治疗　低蛋白饮食,避免腰腹部外伤,防止感染。

　　2. 药物治疗　抗感染,控制血压及预防肾功能的进一步损害。

　　3. 手术治疗　① 肾囊肿去顶减压术;② 透析治疗或肾移植术。

ℛ 处　方

头孢拉定　0.5 g　po　tid

卡托普利(开搏通)　12.5 mg　po　tid

ℛ 警　示

　　1. 目前尚没有方法能治愈本病,治疗目的为保护肾功能,延长患者生命。

　　2. 早、中期者可行肾囊肿去顶减压术,减轻囊肿对肾实质的进步压迫,保护残余肾单位。需注意手术损伤对肾功能造成的二次损害。尿毒症患者行透析治疗或肾移植。

二、输尿管开口囊肿

输尿管开口囊肿是指输尿管末端的囊性扩张,其病理解剖特点表现为囊肿外层是膀胱黏膜,中层则为少量平滑肌和纤维组织,内层是输尿管黏膜。

ℛ 诊断要点

1. 临床表现　女性多见,反复尿路感染、血尿,患侧腰痛。
2. 辅助检查　① IVU 检查显示肾积水,输尿管全程扩张,膀胱内呈圆形充盈缺损,双侧者形成"眼镜蛇"征,部分病例可合并结石。② 膀胱镜检查可见输尿管开口位于囊肿表面,囊肿随输尿管喷尿有节律地舒缩。

ℛ 治疗程序

经膀胱镜下输尿管开口囊肿切开切除术或腹腔镜下输尿管膀胱再植术。

ℛ 处　方

无特殊药物处方。

ℛ 警　示

1. 大部分患者可经膀胱镜行囊肿切除术,如有囊内结石,一并处理。
2. 无症状、无肾积水的小囊肿可不做治疗,可定期随访。

三、尿道下裂

尿道下裂是由于生殖结节腹侧纵行的尿生殖沟自后向前闭合过程停止所致,为常染色体显性遗传疾病,指尿道异位开口于阴茎腹侧、阴囊或会阴部。分为阴茎头型、阴茎型、阴囊型和会阴型。发生率为 3%～4%。男性多见,女性罕见。

ℛ 诊断要点

自幼不能站立排尿,尿道口异位,青春期后阴茎下弯加重,有勃起疼痛。注意与两性畸形相鉴别。

ℛ 治疗程序

1. 阴茎头型一般无需手术。
2. 阴茎下曲矫正术+尿道成形术。

ℛ 处　方

无特殊药物处方。

ℛ 警　示

1. 手术目的是矫正阴茎下曲,使尿道口恢复或接近正常阴茎头的位置。
2. 为防止影响阴茎发育和心理发育,主张 3 岁以内行下曲矫正术。

3. 尿道下裂成形术有一期成形术和二期成形术。一期成形术是将阴茎下曲畸形矫正和尿道重建术一次完成；二期成形术指先矫正阴茎下曲畸形，6~12个月后再行尿道成形术。

4. 手术并发症主要有尿瘘和尿道狭窄。

四、隐睾

隐睾是指睾丸未降至阴囊内，在下降过程中停留于腹膜后、腹股沟管或阴囊入口处。约70%的患者在腹股沟管，8%在腹膜后，其余在阴囊入口处。

ℛ 诊断要点

1. 临床表现　自幼阴囊内空虚。体检发现一侧或双侧阴囊内不可触及睾丸，阴囊发育差。如在腹股沟部扪及不能推入阴囊的活动性包块，则考虑为隐睾。

2. 辅助检查　① 彩超、CT检查有助于隐睾定位；② 检测尿中17-酮类固醇及血清睾酮水平；③ HCG激惹试验可判断评估睾丸的功能。

ℛ 治疗程序

1. 一般治疗　1岁以内隐睾有自行下降可能，可以观察。

2. 药物治疗　对月龄大于10个月的患儿也可考虑内分泌治疗。

3. 手术治疗　① 睾丸下降固定术；② 睾丸切除术；③ 腹腔镜手术。

ℛ 处　方

绒毛膜促性腺激素（HCG）　1000~1500 U　im　每周2次　4~5周为一疗程。

促性腺激素释放激素（GnRH）　0.4 mg　鼻喷　每日3次，4周为一疗程

ℛ 警　示

1. 手术治疗在2岁内进行。

2. 睾丸下降固定术适用于经内分泌治疗无效的小儿隐睾和青春期前睾丸无明显萎缩者，目的是松解精索，将睾丸固定于阴囊。成人隐睾睾丸萎缩者或证实有恶变者，均应行睾丸切除术。

3. 对于触诊未摸到睾丸的患者，腹腔镜有助于明确诊断。如睾丸明显萎缩，在腹腔镜下行睾丸切除术。

五、包皮过长和包茎

包皮过长是指包皮虽然覆盖于阴茎头和尿道口，但仍能上翻显露冠状沟。包茎是指包皮外口狭窄或包皮与阴茎头粘连，使包皮不能上翻显露阴茎头。

ℛ 诊断要点

1. 体检时试行上翻包皮，即可明确诊断。

2. 包皮龟头炎是包皮过长和包茎最常见的临床表现,局部红肿,有脓性分泌物。

3. 严重的包茎能引起尿道口狭窄,导致排尿困难。

4. 包皮口较紧的患者,如将包皮勉强上翻而不及时复位,则形成包皮嵌顿、局部淤血、水肿、疼痛。

治疗程序

1. 一般治疗 经常上翻包皮,清水清洁龟头,注意卫生。

2. 包皮环切术 包茎及反复感染者,行包皮环切术。

警 示

1.包皮过长患者,要养成良好的卫生习惯,不伴发感染者可以不做手术治疗。如反复感染,则在控制感染后行包皮环切术。

2.包茎患者,应尽早行包皮环切术,一般在学龄前完成。嵌顿性包茎不能手法复位者,做背侧狭窄环切开术,待肿胀消退后再行包皮环切术。

3. 手术要预留一定长度系带,系带部易出血,止血要充分。

4. 有阴茎、包皮粘连时,可同时行粘连分解术。

(卫中庆)

第二节 泌尿及男性生殖系统损伤

一、肾损伤

肾实质脆弱,被膜菲薄,周围有骨质结构,在受到暴力打击时易发生破裂而造成肾损伤。肾损伤是最常见的泌尿系统损伤,占所有外伤的1%,其中80%~90%为闭合性损伤。肾损伤的处理往往依赖于影像学诊断,其中约有10%需外科处理。

诊断要点

1. 临床表现 任何背部、腹部、下胸部外伤或受对冲力损伤的患者,无论是否伴有典型的血尿,腰、腹部疼痛,肿块等,均要注意肾损伤的可能。

2. 辅助检查

(1) CT:是最有价值的首选影像学检查,可迅速明确损伤部位、深度、肾血管损伤和尿外渗,准确进行损伤分级,判断有无腹腔内其他实质性脏器的损伤,建议行CT(平扫+增强)。

(2) IVU:应在伤情允许下进行,一般须用双倍或大剂量造影剂以获得理想的效果,不但能了解伤肾情况,也可检查对侧肾脏的存在和功能。

（3）彩超：安全简便，伤者可在病床上接受检查，排除其他脏器的损伤及肿瘤可能，并可进行动态观察肾脏体积、大小及腹膜后血肿变化，但对损伤的程度不能准确地分级。

ℛ 治 疗 程 序

治疗程序见图6-1。

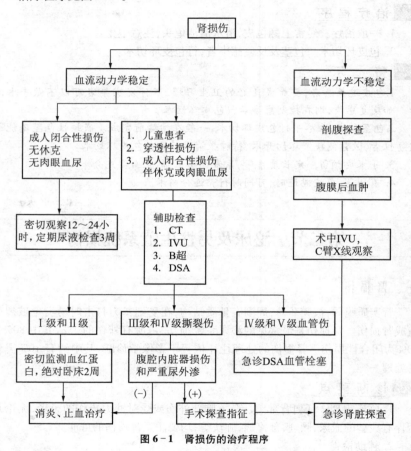

图6-1 肾损伤的治疗程序

1. 一般治疗 对怀疑肾损伤的患者，90%肾脏闭合性损伤可通过保守治疗获得良好的效果，绝对卧床休息2周。应观察其精神状态、受伤侧腰部皮肤温度色泽、血压、脉率和尿量、腰腹部包块的增大情况，以判断其血流动力学是否稳定。有大出血、休克的患者应迅速进行输液、复苏，做好手术探查的准备。

2. 手术治疗

（1）立即剖腹探查的绝对指征：难以控制的出血或全身支持疗法无法纠正休克状态，造成血流动力学不稳定。取腹部正中切口（即使判断只有肾损伤），在探查肾脏之前先行探查和修补腹腔内脏器，除非确定是因肾损伤出血而造成了血流动力学的不稳定。

（2）保守治疗的患者如出现以下情况应行手术探查：① 经积极的抗休克治疗后症状未好转。② 血尿逐渐加重，血红蛋白和红细胞压积持续下降。③ 腰腹部肿块增大。④ 疑有腹腔内脏器损伤。⑤ 严重尿外渗。

ℛ 处　方

1. 补充液体、纠正血容量，维持水、电解质平稳，纠正休克

乳酸林格化液　1000~2000 ml　iv gtt　st　（45 分钟内输完）

如血压仍低且不稳定，高度怀疑失血性休克的可能，做好手术探查的准备

2. 抗炎、止血、镇痛

| NS | 100 ml | iv gtt　bid |
| 青霉素 | 480 万 U | |

| NS | 100 ml | iv gtt　bid |
| 头孢呋辛 | 4.0 g | |

| 5% GS | 500 ml | iv gtt　qd |
| 酚磺乙胺 | 3 g | |

或

| 5% GS | 500 ml | iv gtt　qd |
| 氨甲苯酸 | 0.2 g | |

哌替啶　50 mg　im　必要时 6 小时后重复注射 1 次

ℛ 警　示

1. 对急症入院、怀疑肾损伤而血流动力学情况不明的患者，应予以处方 1；如判断为血流动力学不稳定，应即行手术探查。

2. 处方 2 适合于血流动力学稳定的撕裂伤的患者，至少绝对卧床休息 14 天，抗生素预防感染并予镇痛及止血药物，同时监护生命体征，测定血细胞分析及肾功能，观察腰腹部肿块大小、尿液的质和量。

3. 肾损伤血尿轻重与肾损伤程度并不对应，尤其在肾蒂血管损伤的患者，24%~60% 可无血尿。

4. 剖腹探查术中发现腹膜后血肿，如有可能应进行术中 IVU 检查，只需拍摄 KUB 和注射造影剂后摄 10 分钟 X 线片。如 IVU 表明损伤较轻，可以先观察，不进行血肿探查；否则应探查血肿。如不能行术中 IVU，对腹膜后血肿，必须进行探查。

285

5. 手术方法:探查闭合性肾创伤宜采取腹部切口,以便能探查腹内脏器有无合并伤,并能探查对侧肾脏情况。在探查伤肾前,应先阻断肾血流以减少出血量,也可降低肾切除率。手术疗法因伤情而各异。

(1) 肾区引流:有大量尿外渗伴有感染迹象时,清除血肿,给以腹膜外引流。

(2) 肾修补术:适用于肾实质裂伤,先临时阻断肾血流,清除血肿后,以4-0可吸收线缝合肾盂肾盏,再以2-0薇乔线褥式缝合肾包膜及肾实质。腹膜外放置引流。此法不适用于污染较重的开放伤,因为术后易发生感染和继发性出血。

(3) 肾部分切除:肾裂伤在肾的两极,修复有困难时,可行肾部分切除术,后果较满意。

(4) 肾切除术:手术处理原则应尽力保留伤肾,但下列情况下可行肾切除术,伤肾切除前必须确定对侧肾脏功能良好:① 肾粉碎不能修复者。② 肾蒂血管伤已有血栓形成。③ 肾开放伤,污染严重。④ 伤员病情危急,不能耐受较长手术时间者。

(5) 肾体外修复及自体移植术:对较重的肾裂伤或孤肾创伤较重者,当伤情复杂或病情危重不能在原位修复,可先将伤肾切除,在离体条件下经冷灌注后再行修补,或以显微外科技术对损伤血管加以成形,再将伤肾置于髂凹行自体肾移植术。

二、输尿管损伤

输尿管位于腹膜后间隙,受到周围组织的良好保护,且有相当的活动范围,因此外来暴力损伤者极为少见,可发生于枪弹或刀刃伤,且都合并其他脏器伤;临床上多见的是医源性损伤,50%的输尿管损伤发生于妇科手术,在常规子宫切除术中的发生率为0.5%~3.0%,在根治性子宫切除术中的发生率为10%~15%。损伤的方式有结扎、钳夹、扭曲、离断、压迫和缺血性损伤等,而腹腔镜手术引起的输尿管损伤均与电凝有关。医源性输尿管损伤易被忽视,多在出现症状时才被发现,后果极为严重。

ℛ 诊断要点

1. 在盆腔手术时发现术野有尿液,必要时可在术中静脉注射亚甲蓝以明确诊断,并查找受损部位。

2. 术中发现输尿管被钳夹、误扎或分离过于光整。

3. 患者术后出现腰腹痛、无法解释的发热、白细胞计数升高和麻痹性肠梗阻,应怀疑输尿管损伤的可能。

4. 术后尿瘘,如输尿管阴道瘘等。

5. IVU(静脉肾盂造影)和逆行性输尿管肾盂造影,可发现肾脏不显影或显影延迟,输尿管有梗阻或尿外渗,并可判断输尿管损伤的部位。

6. 彩超可发现尿外渗及梗阻引起的肾积水,放射性核素肾显像可显示结扎侧上尿路梗阻,通过导尿管注入亚甲蓝溶液可鉴别输尿管瘘和膀胱瘘。

ℛ 治疗程序

治疗程序见图 6-2。

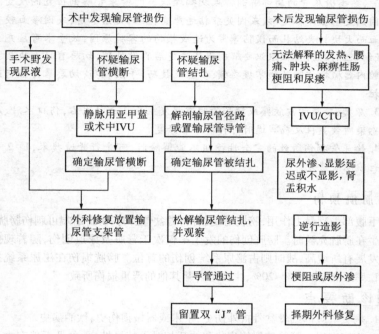

图 6-2 输尿管损伤的治疗程序

1. **术中处理** 术中一旦发现输尿管被结扎,应立即松开缝线并仔细观察损伤部位,大部分不需进一步处理。如受损输尿管已失去活力,应切除该段输尿管并行输尿管吻合术;如受损处接近膀胱,可行输尿管膀胱再植术。输尿管手术后,均应放置输尿管支架管(双"J"管)3~4周。

2. **术后处理** 术后行输尿管逆行造影时,如导管可以通过受损处,表明输尿管不完全性梗阻或扭曲,一般不再需特殊处理。外科修复时,应先行输尿管清创修整,再用各种方法重建输尿管与膀胱通路,其中输尿管瘘的治疗更为复杂。只有对长期完全性输尿管梗阻后肾萎缩者,才施行肾切除术。

3. **外伤性输尿管损伤的处理** 抗休克,处理其他严重脏器损伤,若病情允许,应尽早修复,保证尿路通畅,保护肾功能,同时清除尿外渗。

R **警　示**

1. 大部分输尿管损伤是在术后因出现腰痛、无法解释的发热、白细胞计数升高、麻痹性肠梗阻或尿瘘而被发现。

2. 治疗输尿管损伤的关键在于预防，包括术前了解尿路情况和放置输尿管支架管，熟悉输尿管的局部解剖特点及病理状态的输尿管解剖位置的改变。输尿管因病变而被牵拉变形，或因炎症粘连严重，解剖关系不清，或因渗血较多急于止血而大块钳夹结扎而误伤等常为造成损伤的客观原因，故手术野应充分暴露，仔细止血，对条索状组织要解剖辨认清楚后再做处理，切忌盲目大块钳夹结扎。腔内器械操作时必须掌握要领、步骤及技巧，手法轻巧，切忌暴力强行通过或牵拉。

3. 尿瘘、输尿管皮肤瘘或输尿管阴道瘘发生后 3 个月左右，伤口水肿、尿外渗及感染所致炎性反应减退时可行输尿管修复。

4. 输尿管损伤所致的完全性梗阻不能解除时，可先行肾造瘘术，1～2 个月后再行输尿管修复。

三、膀胱损伤

下腹部受到暴力作用，膀胱易受创伤；骨盆骨折时，骨折断端可刺伤膀胱，亦多发生在膀胱充盈时。膀胱创伤的发生率仅次于肾脏及尿道创伤，随着现代化交通发展有所增高，战时则占泌尿系统创伤的首位。膀胱损伤在泌尿系统损伤中死亡率最高，为 10%～20%，主要是合并其他的严重损伤所致。

R **诊 断 要 点**

1. 病史　腹部或骨盆骨折外伤史，手术或器械损伤史，饮酒病史。

2. 临床表现　膀胱破裂的症状和体征相对无特异性，骨盆骨折伴有大出血可引起失血性休克，患者有排尿困难及腹痛，耻骨上压痛，95%患者可有血尿，腹膜内膀胱破裂可有腹胀和肩痛。怀疑膀胱损伤的患者均应行直肠或阴道指诊。

3. 导尿-膀胱注水试验　导尿管插入顺利，但无尿液流出或仅有少量血尿。注入定量的无菌盐水后，再抽回盐水量明显减少或增多均提示膀胱破裂。但合并有尿道损伤时应慎行，而且假阳性和假阴性均较高。

4. 尿道膀胱造影　是最可靠的诊断方法。

R **治 疗 程 序**

治疗程序见图 6-3。

1. 紧急治疗　抗休克治疗，包括输血、输液、镇痛、抗感染治疗等。

2. 保守治疗　膀胱挫裂伤：指膀胱肌层非全层损伤，膀胱造影时无或少量尿外渗。症状较轻者保留导尿 7～10 天，保持通畅，开放引流，抗感染及补液支持对症处理。

3. **手术治疗** 膀胱破裂伴有出血和尿外渗,且逆行膀胱尿道造影提示裂口较大,无法自身修复者须尽早实施手术治疗。目前,膀胱破裂的修复可通过开放或腹腔镜技术修补。

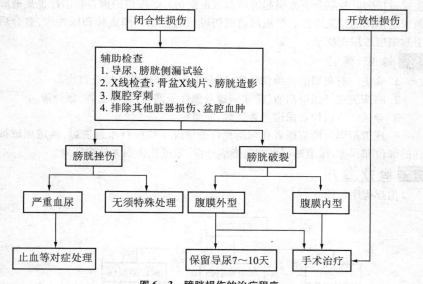

图 6-3 膀胱损伤的治疗程序

ℛ 警 示

1. 逆行泌尿道造影可准确地显示尿外渗的范围和程度,以区分腹膜外型和腹膜内型膀胱破裂,同时可以明确是否有骨盆骨折。但尿外渗的程度并不能反映膀胱损伤的程度。注入造影剂行膀胱造影可见有造影剂外渗,摄 X 线片时要注意从不同角度拍摄,以免外溢的造影剂被膀胱影所掩盖而漏诊。腹膜外型膀胱破裂可见造影剂进入骨盆围在膀胱底部,膀胱受盆腔血肿压迫呈泪珠样改变。

2. 大管腔、可靠、持续、低压的膀胱引流是腹膜外型膀胱破裂保守治疗成功的关键,同时使用抗生素预防感染。如因其他情况行剖腹探查,已查明有腹膜外型膀胱破裂,应切开膀胱顶部修补膀胱裂口。如有盆腔血肿,尽量不切开探查,以避免不必要的出血和感染。

3. 腹膜内型膀胱破裂手术时应先探查腹腔,明确有无腹膜内破裂或其他腹内脏器损伤。如无异常,关闭腹膜后,再切开膀胱进行探查。手术原则是缝合裂口,膀胱造瘘和腹膜外引流外渗的血和尿。腹腔内的外渗尿和血清除后不用引流。如腹膜外破裂的裂口较小,缝合又困难时,可单用膀胱造瘘或留置导尿,裂口不加缝合。

四、前尿道损伤

男性前尿道损伤多发生于球部,较后尿道损伤常见,多发生于会阴骑跨伤时将尿道挤向耻骨联合下方引起的球部尿道损伤。经尿道的检查和治疗也是造成前尿道损伤的常见原因。严重尿道损伤可引起尿道周围血肿和尿外渗,愈合后引起瘢痕性尿道狭窄。

ℛ 诊 断 要 点

1. 病史　有典型的骑跨伤病史,部分患者因尿道器械检查致伤。

2. 临床表现　尿道出血、排尿困难及急性尿潴留,局部血肿、尿外渗。

3. 导尿　可以检查尿道是否连续、完整。

4. 尿道造影　所有患者在病情允许的情况下均应行尿道造影,确定尿道损伤的部位和程度,尿道断裂可有造影剂外渗,尿道挫伤则无外渗征象。

ℛ 治 疗 程 序

治疗程序见图 6-4。

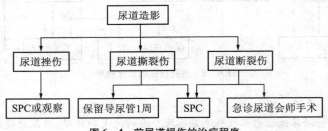

图 6-4　前尿道损伤的治疗程序

1. 紧急治疗　球部海绵体严重出血可致休克,应立即压迫会阴部止血,采取抗休克治疗,尽早实施手术治疗。

2. 一般治疗　尿道挫裂伤若尿道连续性存在,一般不需特殊处理,尿道裂伤者则需留置导尿管 1 周。

3. 药物治疗　抗炎、止血,较轻损伤可口服抗生素,严重损伤可静脉使用抗生素。

4. 特殊治疗　尿道部分撕裂伤,如尿外渗较少,Buck 筋膜未破,可行耻骨上膀胱造瘘术(SPC)7~10 天;如尿道的连续性相当完整,可小心插入导尿管并保留数日;如较为广泛的损伤伴中重度的尿外渗、Buck 筋膜破裂,则应行正式的SPC 术。

5. 手术治疗　尿道完全断裂,因球部尿道损伤多为骑跨伤,尿道断端一般不会分离太远,Ⅰ期开放手术(尿道吻合术)以保持尿道的连续性,术后2～3周行膀胱尿道造影,决定是否拔除导尿管。

ℛ 处　方

| | 头孢拉定 | 0.5 g | po | tid |

或　NS　　　　100 ml ┐
　　头孢拉定　3.0 g　┘ iv gtt　bid

　　10% GS　　500 ml ┐
　　氨基己酸　4 g　　┘ iv gtt　qd

ℛ 警　示

1. 血肿和尿外渗的范围取决于损伤的程度,但不会发生在尿生殖膈以上的耻骨后和膀胱周围。如 Buck 筋膜未破裂,血肿位于阴茎部;Buck 筋膜破裂,血肿和尿外渗受 Colles 筋膜限制而形成阴囊和会阴部蝴蝶形瘀斑或血肿。

2. 前尿道损伤 SPC 后Ⅱ期腔内手术治疗虽然有较高成功率,但术后尿道狭窄的发生率也较高。目前多不推荐,Ⅰ期的内镜下留置导尿式吻合术效果更佳。

3. Ⅰ期行开放手术以保持尿道的连续性,术后尿道狭窄发生率较低,但勃起功能障碍的发生率明显较Ⅱ期手术高。

4. 长期 SPC 术后,为防止膀胱挛缩,应行膀胱造瘘。

五、后尿道损伤

膜部尿道穿过尿生殖膈,当骨盆骨折时,附着于耻骨下支的尿生殖膈突然移位,产生剪切样暴力,使薄弱的膜部尿道撕裂,甚至在前列腺尖部撕断,使前列腺向后上方移位,并形成血肿和尿外渗。

ℛ 诊断要点

1. 病史　明确的外伤史,90%的后尿道损伤伴有骨盆骨折。骨盆骨折引起后尿道损伤一般较严重,常合并大出血,引起创伤性失血性休克。

2. 症状　多数尿道损伤伴有尿道流血,但一般较轻。

(1)典型的后尿道损伤尿外渗范围是尿生殖膈以上的耻骨后间隙和膀胱周围。

(2)疼痛,下腹部疼痛、局部肌紧张伴有压痛。

(3)尿道流血、排尿困难及急性尿潴留。

(4)尿外渗和血肿,尿生殖膈撕裂时,会阴部阴囊出现血肿及尿外渗。

3. 体征　直肠指检可触及直肠前方有柔软压痛的血肿,前列腺尖端可浮动,若指套染有血液,提示合并直肠损伤,直肠指诊前列腺浮动、移位提示后尿道完全断裂。

4. 尿道造影　患者在情况允许时,均应行尿道造影。尿道造影可明确尿道损伤的程度和尿外渗范围并进行分类:

第Ⅰ类损伤:尿道因盆腔血肿受到牵拉,其内腔仍然完整。

第Ⅱ类损伤:尿道部分破裂或完全断裂,尿生殖膈完整,尿外渗位于尿生殖膈以上的耻骨后间隙和膀胱周围。

第Ⅲ类损伤:前列腺部、膜部尿道及球部尿道损伤,尿生殖膈撕裂,尿外渗在尿生殖膈上下均有。此类型为最严重和最常见的后尿道损伤。

ℛ 治疗程序

治疗程序见图6-5。

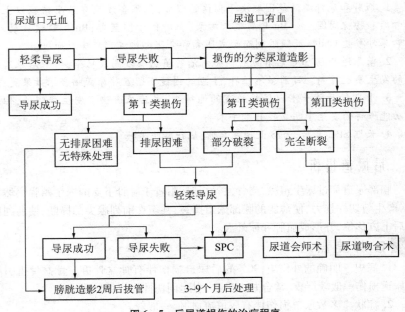

图6-5　后尿道损伤的治疗程序

1. 药物治疗　较轻损伤可口服抗生素,严重损伤可静脉使用抗生素。

2. 特殊治疗　第Ⅰ类损伤如无排尿困难,不需特殊处理;在盆腔大血肿压迫尿道时会引起排尿困难,可予轻柔导尿,如导尿失败,则行SPC术。第Ⅱ类损伤如为尿道部分破裂,也可行轻柔导尿。

3. 手术治疗　尿道完全断裂的第Ⅱ类损伤和第Ⅲ类损伤应行手术治疗。后尿道的手术治疗可分为Ⅰ期尿道会师术、Ⅰ期尿道吻合术和SPC术+延期处理,三种方法可以相互补充采用。

R **处　　方**

头孢拉定　 0.5 g　 po　 tid

或 $\left.\begin{array}{ll} \text{NS} & 100\ \text{ml} \\ \text{头孢拉定} & 3.0\ \text{g} \end{array}\right\}$ iv gtt　 bid

R **警　　示**

1. 女性尿道损伤较少见,严重者常伴有膀胱颈和阴道、肠道的撕裂伤,诊断主要依靠临床经验,需立即开放性手术治疗。

2. 尿道造影仅有少量尿外渗,尿道大部分完整时,可尝试轻柔导尿。但若导尿不慎,可使部分破裂发展为完全断裂和造成盆腔血肿感染的可能。骨盆骨折的患者,5%~10%伴有膀胱破裂,因此导尿成功后应行膀胱造影以排除之。

3. 后尿道损伤的手术治疗方法的选择,应取决于患者的实际情况。在有严重骨盆骨折、盆腔血肿和休克时,首要任务是挽救生命,不具备手术条件时,果断行 SPC 术。

4. Ⅰ期尿道会师术与 SPC 加延期尿道修复相比,勃起功能障碍和尿失禁的发生率加倍,而狭窄发生率减半,且延期腔内手术治疗的成功率达 61%~80%,故多数人主张行 SPC 后再延期处理。

5. 尿道会师术(Rail-Roading 手术)在开放性手术中采用最多,但盆腔血肿的形成大大增加了手术难度,且术后勃起功能障碍和尿失禁的发生率较高。在因其他合并伤而进行手术探查时,采用此术式仍较为合理。

6. Ⅰ期尿道吻合术难度大,对患者全身情况要求高,术后尿失禁和勃起功能障碍的发生率最高(分别为 21%和 56%),较少推荐采用。

六、阴茎损伤

阴茎损伤几乎占男性外生殖器损伤的 50%,常可分为挫伤、切割伤、撕裂伤、阴茎脱位、阴茎折断和阴茎绞窄等。

R **诊断要点**

1. 外伤史　明确直接暴力、锐器切割伤、粗暴性交史。

2. 临床表现　根据损伤类型不同,阴茎局部疼痛、出血、肿胀畸形、缺损、淤血、皮肤撕裂或剥脱等损伤征象。

3. 辅助检查　彩超可明确阴茎白膜缺损处及阴茎折断者的破裂位置,目前阴茎海绵体造影已经较少使用。

R **治疗程序**

1. 一般治疗　轻者(阴茎挫伤)休息,镇痛,伤后仍有渗血时可局部冷敷。若无渗血可局部抬高热敷,口服抗生素。

2. 药物治疗　抗炎、止血，预防勃起。

3. 手术治疗

（1）阴茎皮肤撕裂者:应行清创缝合、止血;皮肤剥脱者,新鲜创面清创后做植皮术。静脉使用抗生素。

（2）阴茎离断者:若时间尚短,创口光整,应立即行再植术,静脉使用抗生素。

（3）阴茎脱位:常在阴茎柔软状态下受暴力打击发生,阴茎脱离其皮肤,转至腹壁、阴囊部。治疗时应将阴茎复位,必要时缝合固定。

（4）阴茎绞窄:治疗时应及时去除绞窄原因,包皮嵌顿者行纵切横缝以解除嵌顿。

（5）阴茎折断:应立即进行手术,缝合破裂的白膜。

ℛ 处　　方

	头孢拉定	0.5 g	po	tid

或
NS	100 ml
头孢拉定	3.0 g

iv gtt　bid

己烯雌酚	1.0 mg	po	qn

或　雌二醇苯甲酸酯　2 mg　im　qn

ℛ 警　　示

1. 阴茎损伤多与尿道或阴囊损伤同时发生,诊断时尤其应注意有无尿道损伤,以便做出相应处理。

2. 阴茎再植成功的关键在于吻合好阴茎血管,特别是阴茎背动脉和阴茎背深静脉。

3. 在损伤愈合期,应持续使用雌激素以防阴茎勃起。

七、阴囊及其内容物损伤

阴囊及其内容物位置隐蔽,活动度大,受伤机会较少。在战时因枪刺伤而较常见,平时发生于运动、工伤及交通事故。

ℛ 诊 断 要 点

1. 病史　有外伤史。

2. 临床表现　阴囊皮肤撕脱、肿胀、青紫和压痛,阴囊血肿。

ℛ 治 疗 程 序

1. 一般治疗　休息,阴囊抬高,局部冷敷或热敷。

2. 药物治疗　较轻和清洁创口者,可口服抗生素。严重或污染创口者,可静脉使用抗生素。

3. 手术治疗

（1）阴囊撕裂伤应行清创止血,尽量缝合创口,保留睾丸。

（2）严重阴囊血肿或伴有感染,应切开止血和引流。

（3）睾丸损伤,应手术清除血肿,缝合裂伤的睾丸白膜并行阴囊引流;如睾丸完全毁损,可行睾丸切除术。

ℛ 处　　方

头孢拉定　　0.5 g　po　tid

或　NS　　　　　100 ml

　　头孢拉定　　3.0 g　｜　iv gtt　bid

ℛ 警　　示

1. 若阴囊皮肤缺损过大,睾丸无法包裹时,暂时可将睾丸埋藏于大腿内侧皮下,待Ⅱ期阴囊整形手术时再移回阴囊。

2. 怀疑睾丸破裂时,应尽早进行手术;手术越迟,感染的概率越大,睾丸的功能恢复越差。

（卫中庆　丁留成）

第三节　泌尿及男性生殖系统感染

一、肾周炎及肾周脓肿

肾周炎是发生于肾包膜与肾周筋膜之间脂肪组织中的炎症,如感染发展为脓肿,则称为肾周脓肿。以单侧多见,右侧多于左侧;男性多见,发病年龄常在20~50岁。病原菌可源于肾脏,或经血行或淋巴途径转移至此。

ℛ 诊断要点

1. 临床表现　肾周炎表现为腰部钝痛、肾区叩痛。脓肿形成时有寒战、高热,患侧腰部明显叩痛和压痛,腰大肌试验阳性。

2. 辅助检查

（1）实验室检查:血白细胞计数及中性粒细胞升高。尿常规一般无脓细胞。血培养可阳性。

（2）腹部 X 线平片:显示肾外形不清,腰大肌阴影模糊,肾区密度增加,腰椎弯向患侧。

（3）彩超和 CT 检查:对肾周脓肿有定位诊断价值。

ℛ 治疗程序

1. 一般治疗

(1) 早期肾周围炎：休息、加强营养、局部理疗,促进炎症吸收。

(2) 脓肿形成：切开引流或彩超引导下穿刺置管引流。

2. 药物治疗　抗感染、对症治疗。

ℛ 处　　方

NS	100 ml	iv gtt	bid
青霉素	480 万 U		
10% GS	500 ml	iv gtt	qd
维生素 C	2.0 g		

和(或)　氧氟沙星(奥复星)　100 ml　iv gtt　bid

ℛ 警　　示

1. 该病在机体抵抗力下降时易发,加强营养,提高全身抵抗力尤为重要。脓肿的引流是外科基本原则,并要配合有效的抗菌药物治疗。待体温和血白细胞计数降至正常,引流管无分泌物,彩超或 CT 复查证实脓肿消失,可拔除引流管。肾周脓肿若继发尿路结石合并脓肾,或患侧肾脏功能极差,而对侧肾脏功能正常时,可考虑做肾切除。

2. 常见的病原菌为金黄色葡萄球菌和大肠杆菌,在感染菌种未定时先用青霉素类或喹诺酮类药物,严重者可考虑头孢类药,肾功能低下者应采用青霉素、氨苄西林等。据脓液细菌培养及药敏结果,及时调整抗生素。

二、肾积脓

肾皮质感染引起广泛化脓性破坏,或尿路梗阻后肾盂、肾盏积水,继发感染、化脓成为一个含脓液的囊腔,其包括非特异性感染及特异性感染引起的积脓。

ℛ 诊断要点

1. 病史　有肾盂感染、肾结石或肾积水、上尿路梗阻的病史。

2. 临床表现　寒战、高热、腰部疼痛,患侧肾区叩痛,可触及痛性包块。

3. 辅助检查

(1) 实验室检查：血常规白细胞计数增高,尿常规见大量脓细胞,尿培养阳性。

(2) 腰部 X 线平片：见患侧肾影增大或轮廓不清,有时有结石影。静脉尿路造影患肾常不显影。

(3) 彩超、CT 等影像学检查：示肾皮质破坏,积液腔内混浊,回声不均。

(4) 经皮肾穿刺：可吸出脓性液体。

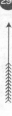

（5）肾小球滤过率（GFR）或放射性核素显像：判断双侧肾脏滤过功能。

治疗程序

1. 一般治疗　加强营养，全身支持治疗，卧床休息。
2. 特殊治疗　彩超引导下，穿刺引流，脓液做培养，明确致病菌。
3. 手术治疗　如肾功能已丧失，对侧肾脏正常，可作病肾切除术。

处　方

$$\left.\begin{array}{ll} NS & 100\ ml \\ 氨苄西林 & 3.0\ g \end{array}\right| \quad iv\ gtt \quad bid（皮试）$$

$$或 \quad \left.\begin{array}{ll} NS & 100\ ml \\ 头孢曲松钠 & 1.0\ g \end{array}\right| \quad iv\ gtt \quad bid$$

警　示

1. 彩超对判明肾皮质破坏，集尿系统的积水、积脓的程度，输尿管梗阻及上尿路扩张有重要作用。彩超引导下用细套管针经皮肾穿刺引流，引流液做化验及培养，明确致病菌，不仅是诊断方法，亦为治疗方法，可注入抗生素。置入引流管引流的益处：① 充分引流脓液，对控制病情尤其重要；② 了解患侧肾脏的功能，若每日引流量小于 100 ml，尿液比重很低，为肾切除指征；③ 脓肾周围炎性粘连严重，在纠正全身情况的同时，经充分引流脓液，再行肾切除术，可为手术的成功提供保证。

2. 肾积脓的脓液病原菌常为大肠杆菌等革兰阴性菌，在感染病菌未定时，可选用广谱抗生素。根据病情的严重程度，脓液培养或尿培养结果及时调整抗生素。

三、肾盂肾炎

病菌侵入肾实质和肾盂引起的炎症。女性发病率明显高于男性，感染途径有上行感染及血行感染两种，据病程可分为急性和慢性两种。

诊断要点

1. 症状　急性期，常有寒战，中、重度发热，持续腰痛和尿频、尿急、尿痛和血尿。慢性肾盂肾炎可无症状或有腰部不适。

2. 体征　急性感染时有患侧肾区叩痛。

3. 辅助检查

（1）实验室检查：尿液检查有白细胞、红细胞、蛋白尿。急性期血白细胞计数升高，血沉加快，尿细菌培养提示每毫升尿液有菌落 10^5 以上。

（2）影像学检查：急性期 X 线及彩超示肾轮廓增大，肾实质光点不均；而慢性炎症、肾脏缩小，肾盂萎缩而肾盏扩张积水，往往合并结石和输尿管肾盂交界

297

部梗阻。

🗷 治疗程序

1. 一般治疗　急性期卧床休息,输液,加强营养,以保证有足够的体液和尿量。慢性炎症,应增加身体锻炼,增强机体免疫力。

2. 药物治疗　根据血和尿标本的细菌培养及药敏结果选用敏感抗生素及其他对症药物。

3. 治疗并发症　症状顽固者,应进一步寻找病因,有结石及梗阻者做相应处理。

🗷 处　　方

1. 急性肾盂肾炎选用

NS　　　　　　100 ml ⎫
氨苄西林　2~4 g　　⎭ iv gtt　bid(皮试)

或　NS　　　　　　　　100 ml ⎫
　　头孢哌酮(先锋必)　2 g　⎭ iv gtt　bid

2. 轻症肾盂肾炎及慢性肾盂肾炎选用

阿莫西林　0.25~0.50 g　po　tid

或　环丙沙星　0.1~0.2 g　po　tid

或　头孢拉定　0.25~0.50 g　po　tid

或　司帕沙星　0.1 g　po　qd

3. 碱化尿液

碳酸氢钠(小苏打)　0.5~1.0 g　po　bid

4. 减轻由于尿路细菌引起的膀胱刺激症状,减轻膀胱痉挛

琥珀酸索利那(卫喜康)　5 mg　po　qd

酒石酸托特罗定(舍尼亭)　2 mg　po　bid

5. 慢性肾盂肾炎在口服抗生素同时加用中药

三金片　4~5 片　po　tid

🗷 警　　示

1. 急性肾盂肾炎,往往伴有畏寒、发热、头痛、筋骨酸痛,热型类似败血症,可持续 1 周。此时应注意休息,输液量以维持每日尿量达 1500 ml 以上为准,有利于炎性物质排出。过高热,可加用解热镇痛剂,控制体温。

2. 合理选用敏感度高的抗菌药是治疗的关键,可根据血和尿标本的细菌培养及药敏试验结果选用敏感抗生素。药敏试验之前可先经验用药,一般选用对革兰阴性菌敏感药,以静脉给药为主,治疗 1 周后改口服抗生素再治疗 2 周。

3. 治愈的标准是达到尿液无菌,原则上抗菌药物使用应持续到患者体温正

常,全身症状消失,细菌培养转阴。有效的治疗应在 48~72 小时后症状明显改善,但此时病原菌仍可存在。

4.慢性肾盂肾炎往往伴有上尿路梗阻及结石,通过手术矫正解剖缺陷,解除梗阻,取出结石,对于彻底治愈炎症至关重要。

四、膀 胱 炎

膀胱炎是膀胱黏膜发生的感染,常伴有尿道炎,统称为下尿路感染。根据致病菌种类分为特异性和非特异性两种。特异性膀胱炎指膀胱结核、间质性膀胱炎或腺性膀胱炎等,非特异性膀胱炎系大肠杆菌、变形杆菌、金黄色葡萄球菌等所致的感染。据病情的缓急、长短分为急性膀胱炎和慢性膀胱炎。感染途径以上行性感染最常见,女性发病率高于男性。

ℛ 诊 断 要 点

1.临床表现 急性膀胱炎可突发尿频、尿急、尿痛,尿液性状可为脓尿或血尿,可有终末血尿或全程血尿,膀胱区压痛。慢性膀胱炎有轻度的膀胱刺激症状,有反复发作史。

2.辅助检查

(1)实验室检查:急性炎症尿常规有大量脓细胞和红细胞,慢性炎症有少许脓细胞和红细胞。尿沉渣玻片找到致病原菌,中段尿培养有细菌生长。

(2)膀胱镜:慢性膀胱炎膀胱镜下见膀胱黏膜苍白,血管纹理不清,或有滤泡及肉芽状改变。急性膀胱炎行膀胱镜检查时应慎重。

(3)膀胱造影:慢性膀胱炎膀胱造影可见膀胱边缘不光整或锯齿状改变。

ℛ 治 疗 程 序

1.一般治疗 急性膀胱炎需卧床休息,多饮水,避免刺激性食物,热水坐浴可改善会阴部血液循环,减轻症状。

2.药物治疗 抗炎解痉等对症治疗。

3.特殊治疗 解除下尿路梗阻、控制原发灶,减少残余尿量。

ℛ 处　方

1.急性膀胱炎症状较重者选用

NS　　　　 500 ml ┐
　　　　　　　　　│ iv gtt　bid(皮试)
氨苄西林　2~4 g ┘

2.慢性膀胱炎或症状较轻的急性膀胱炎者选用

或 头孢拉定　0.25~0.5 g　po　tid

或 左氧氟沙星　0.1~0.2 g　po　bid

3.血尿明显时选用

卡巴克路(安络血)　10 mg　po　bid～tid

或　| 10% GS　　　500 ml | iv gtt　qd
| 氨基己酸　　　4 g |

4. 膀胱刺激症状较重者可选用以下药物减轻膀胱痉挛

碳酸氢钠　0.5～1.0 g　po　tid

酒石酸托特罗定(舍尼亭)　2 mg　po　bid

盐酸坦索洛辛胶囊(哈乐)　0.2 mg　po　qn

5. 中药

三金片　4～5 片　po　tid

ℛ 警　示

1. 急性膀胱炎大多为大肠杆菌及金黄色葡萄球菌感染。由于① 女性尿道短而直,尿道口处常有解剖畸形,如处女膜伞、尿道口处女膜融合等;② 畸形处以及阴道前庭有大量致病菌聚集,当性交、个人卫生不及抵抗力下降时,易发生上行细菌性感染。因此,临床女性的发病率明显高于男性。

2. 急性膀胱炎经及时和适当治疗后,都可迅速缓解症状并治愈。症状较重者,可选用静脉用抗生素,加强补液;症状较轻者,可口服抗生素抗感染。由于急性膀胱炎黏膜弥漫性充血水肿,可引起点状出血,表面脓苔及坏死组织,少数患者血尿明显,可选用卡巴克洛止血。

3. 由于上述女性尿道的生理解剖特点,女性反复发作的膀胱炎及慢性膀胱炎多见,另外男性前列腺增生症、尿道狭窄、膀胱内结石异物等因素,都可继发慢性膀胱炎。因此,治疗上除口服抗生素、加强全身支持、增加营养外,找出病原并处理之是解除慢性膀胱炎的根本。

五、前列腺炎

前列腺炎是男性青壮年常见病,往往继发于尿路微生物感染,临床上前列腺炎可分为急性和慢性两种,慢性前列腺炎又分慢性细菌性前列腺炎和慢性非细菌性前列腺炎及前列腺痛。急性前列腺炎临床上较少见。慢性前列腺炎病程缓慢,迁延不愈,占泌尿外科门诊患者的 25% 左右,病因除病原体感染外,尿液反流性前列腺炎(化学性前列腺炎)的概念亦受到重视。

ℛ 诊 断 要 点

(一) 急性前列腺炎

1. 症状

(1) 起病急,出现发热、寒战、厌食、乏力等全身感染症状。

(2) 出现尿频、尿急、尿痛等下尿路刺激症状,有时有排尿困难,终末血尿,腰骶部及耻骨上区疼痛,直肠刺激症状。

2. **体征**　直肠指检发现前列腺增大、肿胀,触痛明显,腺体坚韧不规则。有脓肿形成后,伴有波动感。

3. **辅助检查**

(1)实验室检查:尿道分泌物可查出大量脓细胞,前列腺液细菌培养发现致病菌。进一步可行尿三杯试验:第一杯尿液浑浊,有碎屑,镜检有白细胞;第二杯尿液澄清,镜检无或有少量白细胞;第三杯尿液混浊,镜检可见大量白细胞及脓细胞。

(2)彩超检查:对发现前列腺脓肿有帮助。

(二)慢性前列腺炎

1. **病史**　可有急性前列腺炎病史,病程反复迁延不愈。

2. **症状**　表现不一,甚至无症状。可有排尿时疼痛、不适或烧灼感,尿频、尿急、夜尿次数增多,偶有血尿或血精,有时尿道口流出白色黏液。会阴部坠胀或耻骨上、腹股沟部、腰骶部及外生殖器处胀痛。性欲减退或消失、勃起功能障碍、早泄等性功能紊乱,甚至引起不育。严重者可引起精神症状,如头痛、头晕、失眠、多梦、全身无力、厌食及情绪低沉等。

3. **体征**　直肠指检前列腺大小不等,表面不规则,部分腺体变硬,或有小的硬结,大多数有轻压痛。

4. **辅助检查**

(1)前列腺液镜检:可见卵磷脂小体减少,白细胞每高倍视野在 10 个以上。

(2)分段尿和前列腺液按摩液细菌培养:可区分细菌性前列腺炎和无细菌性前列腺炎。

ℛ 治疗程序

(一)急性前列腺炎

1. **一般治疗**　卧床休息,输液、补充能量及大量饮水,镇痛、解痉、退热等对症处理。

2. **特殊治疗**　前列腺脓肿时可在局部麻醉下经会阴穿刺抽吸,或经尿道前列腺切开引流、经会阴切开引流。伴尿潴留者可采用细导尿管或耻骨上膀胱,造瘘引流尿液。

(二)慢性前列腺炎

慢性前列腺炎的治疗程序见图 6-6。

1. **一般治疗**　避免劳累,增强体质,多饮水,解除思想顾虑。嘱患者忌刺激性食物及烟酒。热水坐浴或理疗,定期前列腺按摩及适度同房或手淫,可促使炎性分泌物排出。

2. 特殊治疗　① 前列腺射频、微波等理疗；② 经尿道前列腺电切术（慎行）。

3. 药物治疗　主要是抗感染治疗。

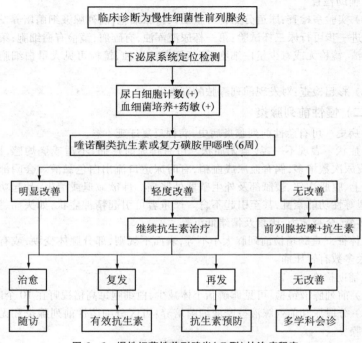

图 6-6　慢性细菌性前列腺炎（Ⅱ型）的治疗程序

ℛ 处　方

（一）急性前列腺炎

1. 重度感染时

NS	100 ml	
氨苄西林	2~4 g	iv gtt　bid（皮试）

或

NS	100 ml	
头孢曲松（罗氏芬）	1.0~2.0 g	iv gtt　bid

或　氧氟沙星（奥复星）　100 ml　iv gtt　bid

2. 轻度时

复方磺胺异噁唑　0.5 g　po　bid 或 tid

或　左氧氟沙星（可乐必妥）　0.1~0.2 g　po　bid

3. 厌氧菌感染时加用

甲硝唑（灭滴灵） 0.4 g po tid

（二）慢性前列腺炎

抗感染,应用 α 受体阻滞剂

复方磺胺甲噁唑 0.5 g po bid 7~15 天

或 米诺环素 0.2 g po bid 15 天

或 左氧氟沙星 0.1 g po bid 7~15 天

或 司帕沙星 0.1 g po qd 7~15 天

特拉唑嗪 2.0 mg po qn 10~15 天

或 坦索罗辛 0.2 mg po qn 10~15 天

警 示

1. 急性前列腺炎选用广谱、高效抗生素,并要加大剂量,要求治疗彻底,以免转为慢性。症状完全消失 1 周以上可认为已治愈。

2. 急性期,忌行前列腺按摩或穿刺。

3. 慢性前列腺炎目前认为是一种多因素诱发的男性多发病,在劳累及抵抗力下降时易发作,迁延不愈,又称慢性前列腺炎综合征。有学者认为,绝大多数为非细菌性前列腺炎,伴有支原体、衣原体感染,增加了治疗的难度。故强调综合治疗,嘱患者坚持正确热水坐浴,忌烟、酒等刺激性食物,适度同房。心理疏导治疗尤为重要。

4. 由于前列腺腺泡上皮有类脂质膜的屏障,导致多种抗生素不能透入前列腺腺泡内,而且在前列腺内常有小结石且伴发感染。目前认为慢性前列腺炎处方中的抗菌药,穿透性较好,可选用 1~2 种,交替应用。另外,对支原体、衣原体感染的非淋菌性尿道炎,米诺环素、司帕沙星有一定疗效。

5. 目前有研究发现,膀胱出口的功能性梗阻造成后尿道压力异常,发生尿液的前列腺腺管反流,而引发"化学性前列腺炎",多数慢性前列腺炎患者有排尿不畅症状,故主张加用 α 受体阻滞剂治疗,可选用特拉唑嗪。

6. 经尿道前列腺电切术可用于治疗药物难以治愈的慢性前列腺炎,但应切到前列腺包膜,才能将腺体内所有感染灶去除,但对年轻患者易引起逆行射精等症状,应慎重采用。

六、睾丸及附睾炎

睾丸与附睾炎症有时为单个器官受累,有时为两者同时受累。以附睾炎为最多见。多发生于青壮年。可继发于尿道炎、前列腺炎、精囊炎,细菌主要从尿道、射精管逆行到达附睾、睾丸引发炎症。

$\mathcal{R}$ 诊断要点

（一）急性附睾、睾丸炎

1. 病史　有阴囊部外伤或下尿路手术及留置导尿管史,急性睾丸炎最易继发于流行性病毒性腮腺炎。

2. 症状　突发的阴囊内胀痛,立位时加重,可放射至腹股沟、下腹部等部位。有寒战、发热等全身症状及其他原发病的症状。

3. 体征　阴囊皮肤红肿,附睾或睾丸肿大并有明显触痛,有时伴有鞘膜积液,严重者精索增粗,有触痛。

4. 辅助检查　血常规中白细胞计数、中性粒细胞比例增高。彩超见睾丸、附睾的增大,回声增粗。

（二）慢性附睾炎

1. 病史　有慢性前列腺炎、精囊炎或急性附睾炎病史。

2. 症状　常有阴囊内疼痛、坠胀不适,疼痛可放射至下腹部及会阴部。

3. 体征　患侧附睾增大,有硬结、有触痛,与睾丸有界限,输精管增粗。

4. 辅助检查　并发慢性前列腺炎时,前列腺液常规镜检白细胞增多,卵磷脂小体减少。

$\mathcal{R}$ 治疗程序

1. 一般治疗　采用局部热敷,托高阴囊,促进血液（或淋巴液）回流。

2. 特殊治疗

（1）有脓肿形成者,需切开引流。

（2）急性附睾炎、睾丸炎、疼痛剧烈者,镇痛处理。

3. 药物治疗　主要是抗感染治疗。

4. 手术治疗　慢性附睾炎经抗生素及局部理疗,仍反复发作疼痛,可做附睾切除术。

$\mathcal{R}$ 处　　方

1. 急性炎症时选用

NS　　　　　100 ml ⎫
氨苄西林　　2~3 g ⎭ iv gtt　bid（皮试）

或　氧氟沙星　100 ml　iv gtt　bid

或　NS　　　　　100 ml ⎫
　　头孢曲松钠　1~2 g ⎭ iv gtt　bid

2. 慢性炎症时选用

阿莫西林　0.25　po　bid~tid

304

或　罗红霉素　0.25 g　po　tid

或　左氧氟沙星　0.1 g　po　bid

　　3. 急性病毒性睾丸炎时选用

　　泼尼松（强的松）　2.5～5.0 mg　po　bid

　　丙种球蛋白　0.3～0.6 g　im　1次

　　板蓝根冲剂　1包　po　bid或tid

ℛ 警　　示

1. 急性附睾、睾丸炎经积极正规治疗,急性炎症症状2周后多能逐渐消退,4周后或更长时间方可恢复正常质地;若治疗不彻底,可形成脓肿,或转为慢性附睾炎。双侧附睾炎,可使患者的生育能力下降或不育。

2. 急性腮腺炎病毒性睾丸炎,可使50%受累的睾丸萎缩,甚至不育。在病毒性腮腺炎流行期间,对易感的青少年接种疫苗预防腮腺炎病毒性睾丸炎发生有一定作用。

七、肾结核

肾结核是结核在泌尿系统引起的病变,多发生于20～40岁青壮年,男多于女。90%为单侧病变。分为病理性肾结核和临床肾结核。结核杆菌经尿液向下侵犯输尿管、膀胱、尿道引起泌尿系统的广泛播散,形成全泌尿系统的结核感染。近年泌尿系统结核的发病率又有所增高,在泌尿系统的表现往往症状、体征不典型。

ℛ 诊断要点

1. **临床表现**　早期有血尿和脓尿,病变蔓延至膀胱,引起结核性膀胱炎,产生尿频、尿急、尿痛等膀胱刺激症状,并可有低热、盗汗、腰痛等。

2. **辅助检查**

(1) 尿液镜检:可见白细胞,24小时尿沉渣找到抗酸杆菌可明确诊断,但阳性率较低,应反复多次检查。

(2) 结核杆菌培养:则阳性率可达90%,但一般需2个月才能出结果,故临床很少采用。

(3) 影像学检查:包括胸片、腹部平片、排泄性尿路造影、CT扫描等。泌尿系统典型影像学改变为肾盂肾盏破坏,边缘模糊,不规则,有时显示水潭状改变,部分病例患肾功能严重受损而不显影,对侧肾盂积水,输尿管全程扩张,伴有挛缩性膀胱。

(4) 膀胱镜检查:可见黏膜有充血,溃疡或结核结节,做膀胱黏膜活体组织检查,可得到病理学诊断。

305

𝓡 治疗程序

治疗程序见图6-7。

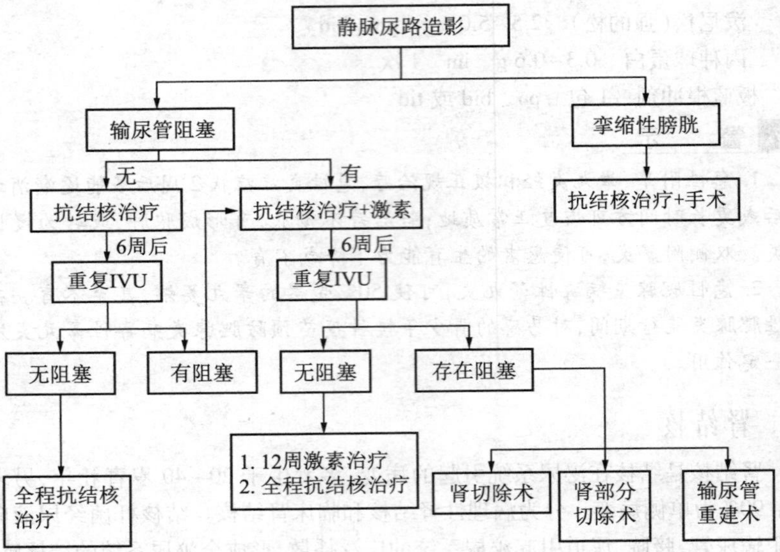

图6-7 肾结核的治疗程序

1. 一般治疗 支持疗法,加强营养,纠正贫血。

2. 药物治疗 抗结核治疗。

3. 手术治疗

(1) 肾脏病灶清除术:局限性的肾结核空洞,可手术清除干酪样物质和坏死组织。

(2) 肾部分切除术:局限在一侧肾脏的病灶,长期药物治疗无好转,或有区域性的病变,肾盏颈狭窄引起积水,药物难以控制者。

(3) 肾切除术:一侧肾脏严重破坏或功能完全丧失,而对侧肾功能良好者;病肾广泛钙化,丧失功能,输尿管已闭塞,即所谓的肾自截;肾结核合并感染形成脓肾。

𝓡 处　方

1. 术前抗结核治疗:选用2~3次联合应用,至少2周以上

异烟肼　300 mg　po　qd

或　利福平　450~600 mg　po　qd

或　吡嗪酰胺　1.0 g　po　qd

或　乙胺丁醇　750 mg　po　qd

2. 肾结核的保守疗法:目前主张"短程疗法"

（1）总疗程为 6 个月:

异烟肼　　300 mg

利福平　　450 mg　　po　qd,连续服用 2 个月

吡嗪酰胺　2 g

继后　异烟肼　300 mg

利福平　450 mg　　po　qd,连续服用 4 个月

或　（2）总疗程 6 个月:

异烟肼　　300 mg

利福平　　450 mg　　po　qd,连续服用 2 个月

吡嗪酰胺　2 g

继后　异烟肼　600 mg

利福平　900 mg　　po　一周 3 次,连续服用 4 个月

3. 辅助用药:一般均应选用维生素 C 和维生素 B_6

维生素 C　1 g　po　qid

维生素 B_6　100 mg　po　tid

℞ 警　示

1. 泌尿系统结核和其他系统结核病一样,强调早发现、早诊断、早治疗。增强自身抵抗力、免疫力,加强营养,改善全身的消耗状态是治疗成功的关键。

2. 临床治疗必须按正规方案进行,不可随意减少用药数量及时间。经正规治疗,绝大多数患者都可治愈。

3. 保守治疗:坚持服药 6 个月以上,选用处方 1、2。一般抗结核治疗后,若药物有效,患者的症状都有改善。当症状完全消失,血沉和尿化验正常,泌尿系统造影病灶稳定或愈合,尿渣找抗酸杆菌多次阴性或尿培养待结核菌阴性,方可停药。服药期间定期复查肝功能,如出现恶心、乏力、食欲缺乏,特别是出现黄疸时,应立即停止抗结核治疗,直至黄疸消退,转氨酶正常后,再次给药,且药量应减半。增加辅助用药,选用维生素 C 及维生素 B_6,以保护肝功能,减轻消化道症状。

4. 泌尿系统结核手术治疗原则为:① 无泌尿系统以外的结核病灶;② 术前、术后使用足够的抗结核药物,使机体内形成抗结核屏障,防止结核的体内播散;③ 术中应尽量保存肾单位。

5. 对于肾结核的并发症手术处理:① 对侧肾积水肾功能较差者,应先行肾造瘘,待肾功能好转后切除病肾,再处理积水侧的输尿管下段的梗阻,通常采用输尿管膀胱再植术或输尿管腹壁造口术;② 挛缩性膀胱者应先切除病肾,使用

307

抗结核药物,待膀胱结核病变控制,稳定后再做结肠膀胱扩大术。

八、男性生殖系统结核

男性生殖系统结核与泌尿系统结核关系密切。临床上约45%的泌尿系统结核合并有男性生殖系统结核。最常发生的部位是前列腺,而临床上最易被发现的男性生殖系统结核是附睾结核。

ℛ 诊 断 要 点

1. 发病年龄　与肾结核相仿,多见于20~40岁。

2. 临床表现　临床上最常见的男性生殖系统结核是附睾结核,表现为附睾局限性硬结,输精管出现串珠样改变。结核病灶可形成寒性脓肿并向皮肤溃破形成瘘管,合并有前列腺、精囊结核者可出现血精,直肠指检可发现前列腺质硬,有结节感。

3. 辅助检查

(1) 应进行尿液检查及排泄性尿路造影:了解有无肾结核。

(2) 彩超检查:可发现附睾部位的光点不均回声,前列腺边界回声不均匀,欠整齐。

ℛ 治 疗 程 序

1. 一般治疗　包括适当休息,避免劳累,加强营养,适度同房。

2. 药物治疗　抗结核药物处方同“肾结核”。

3. 手术治疗　主要是附睾结核,当局部干酪样坏死严重,并侵犯睾丸,或者病变范围较大,有脓肿形成,与皮肤粘连形成窦道者,则应行附睾切除,若睾丸有病变可行睾丸部分或全部切除。

ℛ 处 　 方

无特殊处方。

ℛ 警 　 示

1. 男性生殖系统结核以非手术治疗为主,且药物治疗效果明显。必要时少数附睾结核需行手术治疗。

2. 药物治疗的注意事项同“肾结核”。

3. 若有双侧输精管、附睾结核存在,可能会影响生育,对未婚者应定期复查精液常规。

（卫中庆）

第四节 性传播疾病

一、淋病

淋病是由革兰阴性淋病双球菌（简称淋球菌）引起的急性或慢性泌尿生殖系统黏膜感染的一种接触性传染病，是流行最广的一种性传播疾病，占性传播疾病的70%～80%。

ℛ 诊断要点

1. 接触史　有不洁性交史，或曾直接或间接接触患者分泌物。

2. 临床表现　本病潜伏期1～14天，平均3天。20%的男性和60%的女性感染淋球菌后可不出现症状。

（1）急性淋病：尿频、尿急、尿痛，尿道口有黄白色黏稠脓性分泌物，常污染内裤。严重者出现排尿困难，偶有寒战、发热及全身不适者。体检可见尿道外口红肿，前尿道压痛。1周后尿道分泌物变稀薄，出现膀胱区、会阴部坠胀痛。

（2）慢性淋病：急性期未彻底治愈，而形成慢性淋病，尿道口经常有白色分泌物，尿道刺痒，排尿痛，严重者形成炎性尿道狭窄。

（3）女性淋病：白带增多，呈脓血性，有恶臭，外阴瘙痒，排尿痛及血尿。

3. 辅助检查　分泌物用亚甲蓝染色镜检找淋病双球菌，急性期阳性率可达95%～100%。慢性淋病、女性生殖道分泌物涂片，阳性率低，需做淋球菌培养及药敏试验。取分泌物进行免疫学检查可检测淋球菌酶，另外聚合酶链反应（PCR）和DNA鉴定亦有一定的参考价值。

ℛ 治疗程序

1. 一般治疗　急性淋病的治疗期间，患者需休息，绝对禁止性生活，大量饮水，忌酒及刺激性食物。

2. 药物治疗　抗菌治疗。

3. 特殊治疗　尿道扩张对慢性淋病患者，治疗疗程要延长。慢性淋病造成的尿道狭窄往往是长段的狭窄，要定期行尿道扩张术。

ℛ 处　　方

1. 首选青霉素。应用针剂青霉素抗炎药时应做青霉素皮试

　　普鲁卡因青霉素　480万U　im　一次分两侧臀部

或　阿莫西林　3.0g　po　一次

或　氨苄西林　3.5g　po　一次

或　氨苄西林　3.5g　im　一次

2. 对青霉素耐药时选用

氧氟沙星　　0.4 g　po　一次

或　诺氟沙星　0.8~1.0 g　po　一次

或　环丙沙星　0.5 g　po　一次

或　头孢曲松钠（罗氏芬）　0.25　im　一次

或　头孢噻肟　1.0 g　im　一次

或　大观霉素　2.0 g　im　一次

3. 预防同时存在衣原体感染，加用

多西环素　100 mg　bid　连服 7~10 天

或　阿奇霉素　1.0 g　bid　连服 7~10 天

或　司帕沙星　0.1 g　qd　连服 7~10 天

℞ 警　示

1. 强调早期诊断，早期治疗。药物治疗遵循及时、足量、规范用药，根据不同的病情采用相应的治疗方案，单纯性淋病经单剂大剂量药物一次治疗后疗效较好，治愈率可达 95%。但由于近年该病的发病率增高，治疗用药的不规范，使耐药菌株不断增多。淋病迁延不愈，同时合并有其他病原体（衣原体、支原体）感染，使治疗难度加大，严重者会导致不孕、不育、盆腔炎、尿道狭窄等不良后果。

2. 氟喹诺酮类药物，慎用于肝肾功能障碍者，孕妇、儿童及 18 岁以下的少年也应慎用。

3. 淋病的耐药菌株增多，或伴有衣原体感染，目前采用处方 3，要求连服 7~10 天。

4. 治疗结束后 2 周内，在无性接触的情况下，症状、体征可全部消失。在治疗结束后 4~7 天从患病部位取样，涂片未见淋病双球菌，培养为阴性，可判断治愈。

5. 强调性伴侣同时接受治疗，治疗后应进行随访。

二、非淋病性尿道炎

由淋球菌以外的多种病原体引起的一种性接触性传染病，通常表现为尿道炎的症状，近年来病例数不断增加，引起人们的普遍关注。常见的病原体有：沙眼衣原体（占 40%~50%）、解脲支原体（20%~30%），阴道毛滴虫、白色念珠菌和单纯疱疹病毒（占 10%~20%）等。

℞ 诊断要点

1. 接触史　有不洁性交史，潜伏期为 2~3 周。

2. 临床表现　较淋病轻，大多表现为尿道刺痒，伴有尿频、尿急、尿痛，偶有排尿困难。沿尿道有压痛,尿道外口稍红,有少量浆液性或稀薄黏液分泌物,部分患者合并附睾炎。

3. 辅助检查　① 直接涂片(分泌物),每高倍视野白细胞多于 10 个,而淋球菌阴性。② 取分泌物接种培养,可帮助检出沙眼衣原体和解脲支原体。③ 免疫学检查、聚合酶链反应(PCR)技术对检测病原体有一定帮助。

治疗程序

1. 一般治疗　治疗期间避免性生活,多饮水。
2. 药物治疗　抗感染治疗。

处　方

	多西环素	100 mg	po	bid	连服 7 天
或	米诺环素	100 mg	po	bid	连服 10 天
或	罗红霉素	250 mg	po	tid	连服 7 天
或	司帕沙星	100 mg	po	qd	连服 7~10 天

警　示

1. 目前治疗由衣原体或支原体引起的成人无并发症尿道炎主要采用上述治疗方案。米诺环素、多西环素的胃肠道反应较重,孕妇不宜应用,可改用土霉素,250 mg,每天 3 次。

2. 强调对患者的性伴侣同时治疗。

3. 目前,耐青霉素淋球菌株逐步增多,而非淋病性尿道炎往往伴有淋病(45%),所以推荐采用头孢曲松钠(250 mg,肌内注射,1 次)和多西环素(100 mg,每天 2 次,连服 7 天)联合治疗方案。

4. 患者经治疗自觉症状消失,无尿道分泌物,尿沉渣涂片无白细胞,可为临床治愈。目前,临床有部分患者反复迁延不愈,往往考虑伴有反复发作的前列腺炎,药物治疗不规范、不彻底引起耐药性的支原体株的产生。

三、尖锐湿疣

由人乳头瘤病毒感染而引起的外生殖器皮肤、黏膜乳头状瘤样良性增生物。好发于青壮年,在男性性传播疾病中约占 9.3%,女性约占 5.8%。近年发病率有不断增加的趋势。

诊断要点

1. 多数患者有不洁性交史,潜伏期 1 个月至 1 年,平均为 2~3 个月。

2. 本病多发于阴茎头冠状沟、包皮及其内板、系带及尿道口等;女性多发生于阴唇、阴道口、阴道内及子宫颈等处。起始为淡红色针头状大小丘疹,逐渐增大、增多,有的重叠生长,融合成乳头状、菜花状或鸡冠状潮润肉质赘生物。

3.活组织病理学检查、醋酸白试验及 PCR 检查人乳头瘤病毒,对诊断有辅助作用。

ℛ 治疗程序

1.特殊治疗　中小程度损害的患者可选用物理疗法。

（1）激光:采用 CO_2 激光选择适当功率,一次治愈率可达 95%,但仍有复发可能。

（2）电灼:采用高频电刀及电针,对疣体做烧灼或切割。

（3）冷冻:采用液态氮,1~7 次为一疗程。

2.药物治疗　多采用外用药与口服药综合治疗。

3.手术治疗　做局部疣体切除,适用于单发或巨大的疣体。

ℛ 处　　方

1.疣状物较小时

　　25%足叶草脂酊

或　2.5%~5%氟尿嘧啶霜　　外涂于疣状物表面,任选一种

或　0.1%酞丁安霜

2.合并感染者,应用抗生素治疗

头孢拉定　0.25 g　po　tid

3.免疫疗法,反复发作者加用

α-干扰素　20 万~60 万 U　ih　qod

和（或）转移因子　1~2 U　ih　每周 1 次　6 次为一疗程

ℛ 警　　示

1.目前,任何治疗方法都不能完全根除人乳头瘤病毒,其治疗目的只是去除外生疣,改善症状和体征。

2.外用药对正常皮肤及黏膜有损害,使用时用棉棒蘸药液涂于疣体表面。外用药有致畸作用,故孕妇禁用。

3.单独使用免疫疗法,效果可能不太理想,药物治疗和物理治疗联合使用可降低治疗后的复发率。

四、生殖器疱疹

由单纯疱疹病毒Ⅱ型引起的性传播疾病,此病在某些地区的发病率很高,占生殖器溃疡的 50%以上。

ℛ 诊断要点

1.接触史　有不洁性交史或配偶有感染史。

2.临床表现　好发于外阴、尿道和女性子宫颈,起初患处疼痛、红肿、局部

出现一个或数个小而痒的红疹,迅速变成小水疱。破溃后形成糜烂面,溃疡。严重者伴发热及全身不适。

3. 辅助检查　通过病毒包涵体检查、病毒分离、血清检查,可检测病毒抗原及抗体。

治疗程序

1. 一般治疗　防止继发细菌感染,保持疱壁完整、清洁与干燥。并发细菌感染时,可应用敏感抗生素。

2. 药物治疗　抗病毒与提高免疫力。

处　　方

1. 抗病毒治疗

阿昔洛韦(无环鸟苷,ACV)　0.2 g　po　5 次/天,连续服用 5~10 天

或　阿昔洛韦(无环鸟苷,ACV)　5.0~7.5 mg/kg　im 或 iv,q8h,5~7 天为 1 个疗程

2. 免疫治疗　抗病毒治疗同时,提高免疫能力,可采用左旋咪唑、转移因子、聚肌胞及干扰素等

警　　示

阿昔洛韦是目前治疗生殖器疱疹唯一有效的药物。一般可采用口服,病情严重者或原发性生殖器疱疹者可肌内注射或静脉注射。

五、软下疳

软下疳是由杜克雷嗜血杆菌引起的一种性传播疾病,在热带及亚热带地区发病率较高。

诊断要点

1. 接触史　有不洁性交史或配偶感染史。

2. 临床表现　感染 3~7 天后,发生软而疼痛的红斑或丘疹。男性多发生于阴茎头、包皮、冠状沟或包皮系带处;女方多发生于大小阴唇及阴蒂。丘疹在 24 小时内变成脓疱,有剧痛,且溃破成软性锯齿状边缘的溃疡,若未治疗,溃疡可能持续数月。可发生腹股沟淋巴结肿大,有触痛,可破溃形成鱼口状溃疡。

3. 辅助检查　直接镜检和培养,可检出杜克雷嗜血杆菌。

治疗程序

1. 全身用药　抗感染治疗。

2. 局部治疗

(1)用高锰酸钾液或过氧化氢溶液浸泡,清洗外阴。

(2)破溃的丘疹或结节处可涂鱼石脂软膏或红霉素软膏。

（3）阴茎水肿引起包皮嵌顿时，可行阴茎背侧纵切开术。

℞ 处 方

一线：头孢曲松钠 250 mg im

或 阿奇霉素 1 g po qid

二线：环丙沙星 500 mg po bid 连续 3 天

红霉素 500 mg po qid 连续 7 天

℞ 警 示

1. 经适当治疗，预后较好，但严重者可引起生殖器官的溃疡、缺损和尿瘘形成。

2. 软下疳或淋巴结脓肿不要行切开排脓术，因其可自发形成溃疡而引流。

3. 性伴侣若在患者发病前 10 日内发生性接触，需同查同治。

六、梅毒

由梅霉螺旋体所引起的一种慢性性传播疾病，几乎可侵犯全身各器官，并产生多种多样的症状和体征。梅毒可以很多年无症状而呈潜伏状态，主要通过性接触感染，也可以通过胎盘传给下一代而发生先天性梅毒。据病期分为一期梅毒、二期梅毒、三期梅毒。

℞ 诊 断 要 点

1. 接触史 有不洁性交史、配偶有感染史或同性恋史。

2. 分类与临床表现 按病程分一期梅毒、二期梅毒、三期梅毒。

（1）一期梅毒：不洁性交 2~4 周后，在阴茎冠状沟、阴茎头、大小阴唇及子宫颈部位出现无痛性溃疡（硬下疳），附近淋巴结肿大变硬，穿刺可见梅毒螺旋体。梅毒血清试验阳性。

（2）二期梅毒：梅毒螺旋体进入血液播散至全身，引起皮肤、黏膜、骨骼、内脏、心血管和神经系统等处病变，主要表现为皮肤、黏膜的斑疹、丘疹、脓疱性梅毒疹和黏膜白斑。

（3）三期梅毒：皮肤损害有结节性梅毒疹和树胶样肿，发生严重的心血管和中枢神经损害，此过程可达 10~30 年。

3. 辅助检查 ① 螺旋体检查：病损分泌物涂片，显微镜下见可活动螺旋体；② 快速血浆反应素试验（RPR），性病研究试验（VDRL），荧光螺旋体抗体吸收试验（FTA－ABS），梅毒螺旋体颗粒凝集试验（TP－PA），梅毒酶联免疫吸附试验（ELTSA）。

℞ 治 疗 程 序

梅毒的治疗主要为选用有效的抗生素，全身用药。

ℛ 处　方

一期梅毒、二期梅毒：

苄星青霉素　成人 240 万 U　im　单次

儿童　5 万 U/kg　最大剂量 240 万 U　im　单次

三期梅毒：

苄星青霉素　240 万 U　im　qw　3 次

ℛ 警　示

1. 梅毒强调早期诊断、早期治疗。治疗疗程应规范,剂量应足量。同时要隔离传染源,并要求性伴侣同治。治疗前及治疗期间禁止性接触。

2. 一期、二期梅毒的治疗目的是迅速使病损失去传染性,以免传染他人,并达到临床治愈,血清反应阴转的目的。三期梅毒主要是为了防止新的梅毒损害。一般经正规治疗预后较好,复发者较少。

七、艾滋病

艾滋病是由人类免疫缺陷病毒(HIV)引起的性传播疾病,又名获得性免疫缺陷综合征(AIDS)。该病自 1981 年被发现以来,在世界范围内迅速蔓延,呈几何级数增长,该病的传染源为艾滋病患者及 HIV 携带者。传播途径主要有性接触传播、经血液传播、母婴传播。高危人群为同性恋者、娼妓、性病患者及吸毒人群。患者感染上 HIV 后 2～5 年 5%～10% 发展成 AIDS,约 25% 出现 AIDS 的相关症候群,约 75% 为无症状的 HIV 携带者。

ℛ 诊断要点

1. 病史　有 HIV 感染史。

2. 好发人群与潜伏期　本病好发于 20～50 岁青壮年人,男性多于女性。潜伏期一般是 6 个月至 10 年或更长。

3. 临床表现及分期

(1) 急性感染期:出现类似单核细胞增多症和感冒的症状。体检可见全身淋巴结肿大、肝脾大。此期抗 HIV 抗体阳性,白细胞逐渐减少。

(2) 持续性全身淋巴结肿期:全身有两个以上大于 1 cm(除腹股沟以外)的淋巴结,质硬、可移动、无压痛,常对称出现,持续 3 个月以上。部分患者出现严重不适、消瘦、持续发热、贫血、腹泻等艾滋病相关综合征,可见口腔白斑、脂溢性皮炎、毛囊炎及白色念珠菌感染。

(3) 艾滋病期:出现全身各系统组织器官的病变,全身淋巴结病,机会性感染和继发性恶性肿瘤等。HIV 核酸定量和 CD_4^+T 淋巴细胞计数是判断疾病进展的重要指标。

315

4.辅助检查

（1）免疫功能缺陷指标:CD_4^+数目减少,皮肤变态反应消失,CD_4^+/CD_8^+比值小于1。

（2）病毒学检查:采用外周血液做 HIV 分离培养,HIV 抗原检测,HIV 核酸检测及逆转移酶检测可明确诊断。

（3）HIV 抗体检测:HIV－1/HIV－2 抗体是 HIV 感染检测的金标准,酶联免疫吸附试验是最常用的检测 HIV 抗体的方法。

ℛ 治疗程序

1.一般治疗　消除患者的紧张、忧虑情绪,加强对症治疗和支持治疗。

2.药物治疗　应行综合治疗,同时应用抗病毒药物和生物效应调节剂,辅以中药治疗。

（1）应用抗病毒药物:对早期感染者用药可明显减缓疾病的进展,减少条件致病性感染的发生率和降低死亡率。现多种新的抗 HIV 病毒药物正在研制中。

（2）应用生物效应调节剂:如白细胞介素2,可刺激机体的免疫反应。

ℛ 处　　方

白细胞介素2　50万 U　ih　每周4次

HAART 治疗

ℛ 警　　示

1.迄今尚无确切的治疗方法,疫苗正在研究中。死亡率可达70%。

2.加强卫生防疫宣教工作是关键,洁身自爱、远离毒品,防止血液制品的交叉传染特别重要。

（卫中庆）

第五节　泌尿系统结石

一、肾绞痛

尿路急性梗阻时,可使肾盂内压力急剧升高,造成患侧腰部的剧烈疼痛,称为肾绞痛,常发生于尿路结石。

ℛ 诊断要点

1.症状　突然发生的急剧疼痛,常发生在深夜和凌晨。疼痛多始于腰部并向腹股沟或睾丸(大阴唇)放射。

2.实验室检查　全血计数和尿液分析是最基本的实验室检查,必要时检查尿素氮、肌酐和血电解质。

3. 影像学检查 90%的结石在 KUB 上可以显示,是检查结石的必要方法;IVP 是结石确诊和决定治疗方法的重要手段。彩超可以发现直径≥5 mm 的肾结石,迅速简便,同时可以发现有无肾积水,并能测量肾皮质厚度,但对输尿管中下段结石敏感性较差。CT 检查可以精确定位结石,判断结石大小,逐渐取代 KVB、IVU 等检查。

治疗程序

治疗程序见图 6-8。

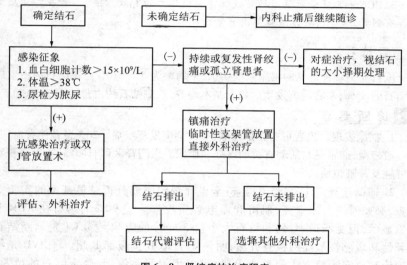

图 6-8 肾绞痛的治疗程序

1. 一般治疗 保持镇静、避免剧烈活动。
2. 药物治疗 镇痛、预防和治疗感染,补充液体。
3. 特殊治疗 肾绞痛患者有感染征象,持续、复发性疼痛,顽固性呕吐或孤立肾患者,应予以对症治疗,还需行 PCN 或双 J 管放置术以减低肾盂内压力。
4. 手术治疗 立即外科(包括微创腔镜碎石及腹腔镜、开放取石)治疗,对于孤立肾、双侧输尿管结石、感染患者推荐积极手术治疗。

处方

处方1 哌替啶 50 mg im 必要时 6 小时后重复注射 1 次

NS 100 ml
头孢唑林 3 g } iv gtt bid

处方2 吲哚美辛栓(消炎痛栓) 1 枚 肛塞 st

ℛ 警　示

1. 肾绞痛的标准治疗是使用麻醉性镇痛剂（如哌替啶），静脉使用非甾体类抗炎药亦有效果并报告部分药物有促进结石排出的作用，但临床经验有待完善。中医穴位治疗也是较为有效的方法。

2. 血白细胞计数在 $(10.0\sim15.0)\times10^9/L$ 之间，通常为机体对肾绞痛的应急反应；大于 $15.0\times10^9/L$ 往往表明存在泌尿系统感染。中轻程度的脓尿往往反映的是炎症，必要时进行尿液培养。

3. PCN 和双 J 管放置术均是减低肾盂内压力的有效方法，二者在实际应用中各有利弊，选择何种方法目前尚有争论。

二、肾结石

尿石症是一种常见的泌尿系统疾患，患病率为 5%～10%。肾结石约占上尿路结石的 35%，左右两侧发生的机会基本均等，双侧结石约占肾结石的 10%。

ℛ 诊断要点

1. 临床表现　患者可有腰部疼痛，有时会突发肾绞痛。20%患者伴有血尿，但一般轻微，通常是与活动有关的疼痛和血尿。患侧肾区可有叩痛，重度肾积水时可触及肾脏包块。

2. 辅助检查　① 实验室检查：全血计数和尿液分析是最基本的实验室检查，必要时进行尿素氮、肌酐和血电解质检查。② 90%的结石在 KUB 上可以显示，但受肠道、骨骼和结石大小（>5 mm）的影响。③ CT 是诊断结石特异性和敏感性最高的检查方法，明显优于 KUB 及腹部 B 超。④ IVU 是结石确诊和决定治疗方法的重要手段，可以了解尿路解剖，确定结石的位置，但在肌酐>265 μmol/L时不采用。⑤ 彩超可以发现 ≥2 mm 的肾结石，同时可以发现有无肾积水和测得肾皮质厚度。

ℛ 治疗程序

治疗程序见图 6-9。

1. 一般治疗　主要为等待疗法。结石直径<4 mm，有 90%的可能自行排出；结石直径 4～6 mm，有 50%的可能自行排出。因此，直径<4 mm 的结石，如无其他并发症状，可以进行等待观察。

2. 药物治疗　即为内科治疗，应在代谢评估指导下进行，主要是饮水治疗和内科治疗，保持每日尿量至少在 2000 ml 以上，若合并感染应根据尿培养和药敏试验，选用有效抗生素，可选用促排石药物 α-受体阻滞剂——坦索罗辛松弛输尿管下段平滑肌。

3. 外科治疗　包括体外冲击波碎石（SWL）、经皮肾镜碎石术（PCNL）、输尿

318

管软镜技术和开放性泌尿系统切开取石手术等。

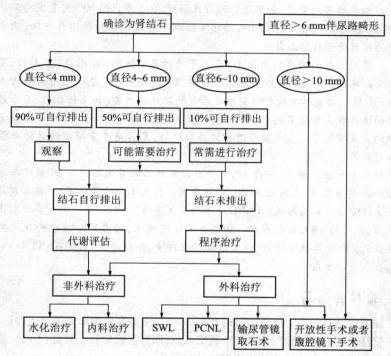

图 6-9　肾结石的治疗程序

R　**处　　方**

1. 含钙结石
氢氯噻嗪　25 mg(体重低于 60 kg)或 50 mg(体重大于 60 kg)　po　qd
枸橼酸钾　20 mg　po　tid
2. 尿酸结石
枸橼酸钾　20 mg　po　tid
或　碳酸氢钠　600 mg　po　tid
别嘌呤醇　100 mg　po　tid
3. 磷酸铵镁结石
氯化铵　2 g　po　tid

R　**警　　示**

1. 逆行性尿路造影(RP)只在以下情况进行:① 患者对静脉造影剂过敏;

②IVU或彩超无法得出明确性诊断；③结石在下尿路怀疑存在梗阻。

2. 初发结石的患者，如不进行预防性治疗，在5年内约50%可复发结石。目前，除尿酸结石外，还没有有效的治疗其他成分结石的非外科治疗方法，饮水和内科治疗只能预防结石复发。

3. 肾结石外科治疗的指征：① 存在严重的尿路梗阻；② 感染；③ 持续、复发或严重的疼痛；④ 结石可能引发远期的梗阻或感染；⑤ 可能迅速增大的代谢性结石；⑥ 肾绞痛发作可能引起灾难性后果的职业的患者（如飞行员）。具体外科方法的选择取决于结石的大小、性质、位置、有无尿路解剖异常、专用医疗设备和医师的专业技能等。在术前应进行肾功能评估，尤其是严重梗阻的肾输尿管结石和鹿角石。

4. 体外冲击波碎石（SWL）已成为目前肾结石的首选治疗方法，最适合治疗5~20 mm的肾结石，也可与PCNL联合应用。较大体积的肾结石，可在术前放置双J管以防治石巷的形成。PCNL用于治疗复杂性肾结石，可一次或多次取出多量结石，也可与SWL联合应用。开放手术逐渐减少，约占外科治疗的5%，主要适应证为：① 复杂性肾结石（结石远端存在狭窄、体积过大）；② 有SWL和PCNL禁忌证或治疗失败。

三、输尿管结石

输尿管结石约占上尿路结石的65%，90%以上是在肾内形成而进入输尿管。输尿管结石易停留于输尿管的三个狭窄部位，即肾盂输尿管交界处（UPJ）、输尿管跨越髂血管处和输尿管膀胱交界处（UVJ）。

ℛ 诊断要点

1. 临床表现　肾绞痛是输尿管结石的典型表现，是因为梗阻而造成的肾盂内压力急剧升高（可达150 mmHg）所致。常向同侧腹股沟区放射，严重时伴有呕吐症状。90%输尿管结石患者有血尿，其中10%为肉眼血尿。

2. 实验室和影像学检查　同"肾结石"。

ℛ 治疗程序

治疗程序见图6-10。

1. 一般治疗　主要为等待疗法。对直径小于5 mm的输尿管结石如无频繁的肾绞痛、无感染和进行性肾积水，可以进行活动排石，药物排石。

2. 药物治疗　即内科治疗，所有结石患者，无论是结石自排或者经外科手术治疗，均应在代谢评估指导下进行内科治疗。

3. 特殊治疗　包括体外冲击波碎石（SWL）和输尿管镜取石术（URSL）。

4. 手术治疗　输尿管镜钬激光碎石术。手术指征：结石难以排出，伴有肾

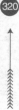

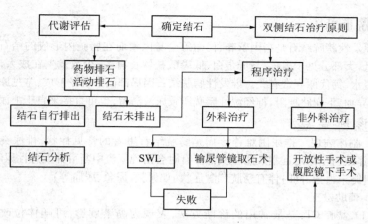

图 6 - 10 输尿管结石的治疗程序

积水。

5. 双侧结石治疗原则 ① 一侧输尿管结石、一侧肾结石,先处理输尿管结石。② 双侧输尿管结石,如总肾功能正常,先处理肾功能较差一侧;总肾功能不正常,则先处理肾功能较好一侧,另一侧行经皮肾穿刺造瘘术(PCN),也可先双侧同时行 PCN,挽救患者的生命。③ 双侧输尿管结石情况相似时,先处理容易处理的一侧。

ℛ 处　　方

同"肾结石"。

ℛ 警　　示

1. 输尿管结石的大小和位置是决定结石处理方法的重要依据,结石越小,自排率越高;结石的位置也十分重要,位置越低的结石,自排率越高。约 80%的输尿管结石可以自行排出,上、中、下输尿管结石自行排出的比率分别为 12%、22%和 45%。

2. SWL 目前已能治疗各段输尿管结石,成为治疗输尿管结石的首选方法,但应充分考虑结石大小、位置、周围输尿管情况和尿路通畅情况。输尿管镜取石术特别适合于治疗输尿管中下段结石,上段输尿管结石 SWL 治疗失败时,也可以采取输尿管软镜或经皮肾镜手术治疗。开放手术或腹腔镜手术的适应证:① SWL 和输尿管镜取石术失败;② 结石被输尿管包裹和结石远端输尿管有狭窄。

3. 较小结石在同一位置停留 6 周或更长时间,就要考虑外科治疗。

四、膀 胱 结 石

原发性膀胱结石是指因营养、代谢等全身因素而在膀胱内形成的结石。发病率低,大部分见于男孩,与低蛋白、低磷酸盐饮食有关;少数发生在成人,多与机体脱水、钙代谢异常有关。继发性膀胱结石因局部因素继发形成,常见原因有感染、异物、下尿路梗阻、神经源性膀胱所致尿液滞留,也可直接来自于上尿路。

ℛ 诊 断 要 点

1. 临床表现　排尿困难伴疼痛是膀胱结石患者的常见症状,排尿突然中断,疼痛放射至尿道远端及阴茎头部。有时会出现尿流中断可并发急性尿潴留;常伴有终末血尿,同时伴有膀胱刺激症状(如尿频、尿急、尿痛等)。

2. 辅助检查

(1) 盆腔 CT:是最常用的诊断方法,表现为高密度影,可随体位改变而活动。

(2) 膀胱镜检查:是最可靠的诊断方法,可以直接观察结石的大小、数目和形状,同时可以观察其他病变,如前列腺增生、膀胱颈纤维化等。但此法属侵袭性检查,不常规使用。

ℛ 治 疗 程 序

治疗程序见图 6-11。

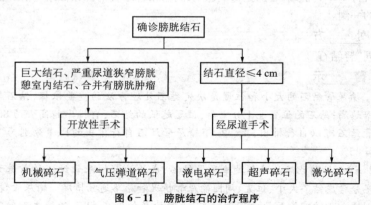

图 6-11　膀胱结石的治疗程序

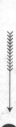

1. 一般治疗　主要为等待诊疗。
2. 药物治疗　抗炎、对症。
3. 手术治疗

(1) 腔内治疗:对直径≤4 cm 的结石可经尿道采用各种方法粉碎结石,再将结石冲洗出来,同时可经尿道进行膀胱结石病因治疗,如经尿道前列腺切除术

（TURP）、经尿道直视下狭窄切开术（DVIU）等。具体方法包括机械碎石、超声碎石、气压弹道碎石、激光碎石和液电碎石。

（2）开放性手术治疗：如结石直径>4 cm、结石较硬或患者有膀胱镜禁忌证，则需行耻骨上膀胱切开取石术，同时可进行膀胱结石病因治疗，如切除较大前列腺、膀胱憩室等。

ℛ　处　　方

碳酸氢钠片（小苏打）　0.5 g　po　bid

头孢拉定　0.25 g　po　bid

ℛ　警　　示

1. 膀胱结石治疗的最主要原则是将结石取出，同时进行病因治疗，即消除结石形成的因素，如解除梗阻，控制感染等。

2. 婴幼儿只要用足够的乳制品喂养，就可以预防膀胱结石的发生。在膀胱手术时，不能将不吸收的肠线穿入膀胱壁；长期导尿或行 SPC 的患者，应定期换管，以防膀胱结石的形成。

3. 外科治疗包括内腔镜手术、开放性手术和 ESWL。

五、尿道结石

原发性尿道结石是指因尿道狭窄、憩室和异物等原因而在尿道内直接形成的结石，十分罕见。继发性结石是指自肾脏、输尿管或膀胱下行停留于尿道的结石，大部分（59%～63%）位于前尿道，11%发生在尿道舟状窝，42%的尿道结石易嵌顿在膜部尿道。

ℛ　诊断要点

1. 临床表现　尿道结石的典型症状是排尿困难（点滴状排尿）伴尿痛，重者可发生急性尿潴留伴会阴部剧痛，患者常能指明尿流受阻的部位。

2. 辅助检查　金属尿道探子检查时可感觉到与金属的碰击感。大部分结石在 X 线平片或 CT 片可以显示，必要时可行尿道逆行性造影进一步明确其位置，同时可发现有无尿道狭窄和尿道憩室。

ℛ　治疗程序

治疗程序见图 6－12。

1. 经尿道口直接取出结石　适合大部分前尿道结石。尿道口结石可用蚊状钳或钩状探针将结石钳出或钩出，必要时切开尿道外口。前尿道结石可用手捏紧结石近端尿道，由尿道口注入石蜡油后，将结石轻轻推向尿道口，但勿用暴力；小儿因尿道娇嫩，不宜用此手法。

2. 将结石推入膀胱粉碎后取出　适于后尿道结石。由尿道口注入石蜡油，

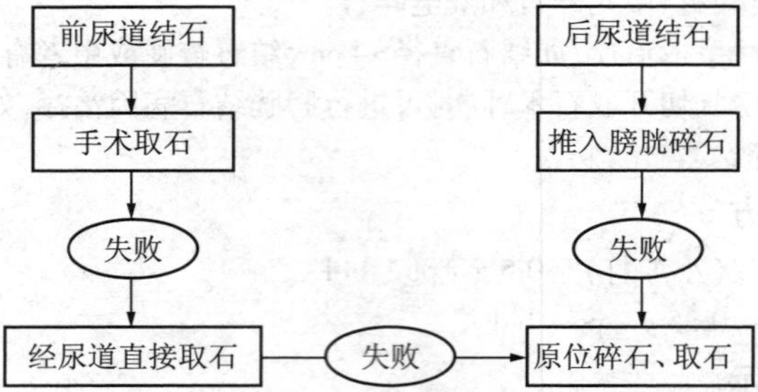

前尿道结石 → 手术取石 → 失败 → 经尿道直接取石 → 失败 → 原位碎石、取石

后尿道结石 → 推入膀胱碎石 → 失败 → 原位碎石、取石

图6-12　尿道结石的治疗程序

用尿道探子将结石推入膀胱,再按膀胱结石处理;如果即时无法进行腔内手术,应予保留导尿,防止结石再次嵌顿于尿道。

3. 原位碎石　可在尿道内采用气压弹道、超声、液电等方法碎石;尽量避免开放性手术,仅用于紧嵌于尿道无法取出的结石或有尿道憩室需同时切除者。

℞ 处　　方

无特殊处方。

℞ 警　　示

1. 尿道结石的治疗原则是尽快取出结石,迅速解除痛苦,防止尿潴留,再对结石形成的病因进行治疗。

2. 结石取出方法和途径的选择应符合最易于取出结石和对尿道的损伤最小的原则。

（卫中庆　丁留成）

第六节　泌尿系统梗阻

一、肾积水

肾积水是指尿液从肾盂排出时受阻,引起肾盂内压力升高,肾盂肾盏扩张,肾实质萎缩的病理过程。

℞ 诊断要点

1. 症状　不同的病因可引起不同的症状,如肾绞痛、血尿、发热、下尿路刺激征等。双肾急性梗阻时可表现为梗阻性无尿,慢性梗阻导致总肾功能严重受损时有尿毒症表现如双侧足背水肿、肺淤血、尿毒症和高血压表现。急性梗阻时

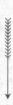

324

常可出现腰痛或急性肾绞痛,可放射至腹股沟或大腿内侧,伴有恶心、呕吐,UPJ狭窄表现为间歇性的腰部疼痛不适。

2. 体征　肾积水继发感染则可出现腰部疼痛和触痛,肾积水触诊具有质软、波动感,无触痛和反跳痛。轻度积水者可无明显症状,重度积水者腰部胀痛,上腹部能触及肿块。

3. 辅助检查

（1）静脉尿路造影（IVU）:在诊断中有重要价值,不但能提供解剖和功能改变的详细情况,还可以了解双肾功能。表现为肾盂肾盏扩张,肾实质显影时间延长,同时能发现梗阻病因（如结石、肿瘤、狭窄等）。如果显影不清或不显影,应做大剂量 IVU 或经膀胱镜逆行性输尿管插管造影检查术。如插管有困难,可改行经皮肾穿刺造影术,如有肾功能受损不适行造影检查,可考虑行 MRU。

（2）超声检查:表现肾盂液平面扩大,肾盂肾盏光点分离。可评估肾脏肾盂扩张程度、有无积脓、输尿管扩张、有无肿瘤存在,同时测得肾实质的厚度评价梗阻的时间和程度。

（3）放射性核素肾扫描:肾小球滤过率（GFR）、肾图、CT 和 MRI 检查均有助于肾积水的诊断。

ℛ 治 疗 程 序

处理原则:解除梗阻、去除病因,最大程度保护肾功能,控制感染,预防并发症的发生。

1. 去除病因,保留患肾。

2. 腹腔镜下肾盂成形术、肾造瘘引流术,输尿管镜下球囊扩张、切开成形术,输尿管支架置入术。

3. 腹腔镜下无功能肾切除术。

ℛ 处　　方

无特殊处方。

ℛ 警　　示

根据病因、发病缓急、有无感染和肾功能损害程度综合分析,实现最理想的治疗。梗阻病因不能解除时,应做经皮肾造瘘引流术,以保护患肾功能。引流后如条件允许,可行手术去除病因,否则做永久性造瘘引流。重度肾积水引起患侧肾功能严重受损,或伴有严重感染,在明确对侧肾功能良好的情况下,行肾切除术。

二、良性前列腺增生

良性前列腺增生（BPH）是指男性进入老年期后由于体内性激素平衡失调

而引起前列腺腺体的良性增生性病变,增生腺体压迫后尿道,导致下尿路梗阻,并由此产生一系列病理生理改变。在 50 岁以上的男性中,随着年龄的增高,发病率也逐年增高。

ℛ 诊断要点

1. 症状　① 膀胱刺激症状:如尿频、尿急、尿失禁;② 梗阻症状:排尿等待、费力、排尿时间延长、尿线变细、尿分叉、尿不尽感,严重时可因气候变化、饮酒、过度劳累等因素诱发急性尿潴留。建议采用 IPSS 评分问卷、生活质量评分问卷。

2. 体征　直肠指检可了解前列腺大小、形态、有无结节,外生殖器检查明确有无尿道外口狭窄。

3. 辅助检查　泌尿系统彩超、尿常规、尿流率是最基本的实验室检查,必要时进行 PSA、尿流动力学、MRI 等检查。

ℛ 治疗程序

1. 一般治疗　适当限制饮水,避免饮酒及咖啡类饮料的摄入。

2. 药物治疗　① α 受体阻滞剂:适用于有下尿路症状的 BPH 患者;② 5α 还原酶抑制剂:前列腺体积增大伴有下尿路症状的患者;③ 联合治疗:具有临床进展高危性的患者更加适合。

3. 微创治疗　① 经尿道前列腺气囊扩张术(TUBDP);② 经尿道前列腺支架置入术;③ 经尿道前列腺射频热疗术;④ 经尿道前列腺针刺消融术;⑤ 经尿道前列腺超声消融术;⑥ 经尿道前列腺电化学治疗术。

4. 手术治疗

(1) 腔内手术治疗:① 经尿道前列腺电切术(TURP);② 经尿道前列腺钬激光切除术(HOLEP);③ 经尿道前列腺电气化术(TUEVAP);④ 经尿道前列腺剜除术。

(2) 开放手术治疗:① 耻骨上经膀胱前列腺摘除术;② 耻骨后前列腺摘除术;③ 经会阴前列腺摘除术;④ 耻骨后保留尿道前列腺摘除术。

ℛ 处　　方

处方 1　盐酸坦索罗辛(哈乐)　0.2 mg　po　qn

保列治　5 mg　po　qd

处方 2　阿夫唑嗪(桑塔)　5 mg　po　qn

保列治　5 mg　po　qd

酒石酸托特罗定　2 mg　po　qd

处方 3　甲磺酸多沙唑嗪缓释片(可多华)　4 mg　po　qn

保列治　5 mg　po　qd

ℛ 警　示

1. **治疗的基本原则**　解除梗阻,改善膀胱功能,保护肾功能。制订治疗方案要从安全、简便、患者痛苦小等方面考虑。

2. **观察等待**　轻度 IPSS 评分≤7 分,或者 IPSS 评分≥8 分,但生活质量未受明显影响的患者,观察等待治疗的患者需密切随访,随访治疗的主要内容是 IPSS 评分、生活质量评分、泌尿系统彩超、尿流率及残余尿检测,血清前列腺特异性抗原检测。开始治疗后 6 个月,之后每年一次,若症状加重或出现手术指征,则需及时更改治疗方案。药物治疗患者症状没有加重,没有发展到绝对手术指征患者,随访计划是开始治疗后 6 个月,之后每年一次。

3. **手术的绝对指征**　① LUTS 症状严重,严重影响生活质量,经正规药物治疗无效;② 反复泌尿道感染、血尿、尿潴留;③ 合并有膀胱结石、上尿路积水。

4. **药物治疗的原理**　① 松弛膀胱颈部和前列腺的平滑肌张力,缓解 BPH 所致的功能性梗阻,以 α 受体阻滞剂为代表,其主要不良反应是易发生直立性低血压,睡前服药可避免。② 缩小前列腺体积,减轻或消除机械性梗阻,5α 还原酶抑制剂和生长因子抑制剂均有此作用。5α 还原酶抑制剂能引起勃起功能障碍,选用时应加以注意。

5. **BPH 患者**　药物疗效差,但又不能耐受手术者,可考虑采取微创治疗法。

6. **腔内手术**　具有简单、安全、痛苦小等优点,但对术者的技术要求较高。TURP 是国际公认的"金标准"手术,开展范围最广,其最严重的并发症是 TURP 综合征。在 TURP 基础上改进的 TUEVAP 术,由于提高了功率,使出血量和 TURP 综合征的发生率大为减少。近年钬激光或等离子前列腺剜除术也有较好疗效。

7. **开放性手术**　可以从根本上解除 BPH 患者的后顾之忧,但手术创伤较大,并发症多,仅适用于没有高危因素的老年患者,同时也要考虑到术者的经验。其常见的并发症有出血、膀胱痉挛、附睾炎、排尿困难、尿失禁、尿瘘和勃起功能障碍等。

8. **合理使用针对储尿期症状的治疗**　针对膀胱过度活动症(OAB)的治疗应引起重视,怀疑有膀胱出口梗阻的患者应慎用 α 受体阻滞剂及抗毒蕈碱药物的联合应用。

327

三、尿道狭窄

尿道狭窄是指由于尿道器质性病变造成尿道管腔狭小,阻力增加,最终发生排尿困难,主要有三类:外伤性尿道狭窄(医源性和外伤性)、炎症性尿道狭窄如淋菌性尿道炎、先天性尿道狭窄如尿道瓣膜、精阜肥大等。

🅡 诊 断 要 点

1. 病史　详细了解有无外伤史、感染史，是否做过尿道内镜检查或手术。

2. 症状　主要临床症状为排尿困难，尿线细、排尿时间延长，尿流无力，合并感染时有尿痛。严重狭窄者尿不成线，呈滴沥状甚至不能自行排尿。

3. 体征　前尿道狭窄者可触及瘢痕硬结，后尿道狭窄者可通过直肠指诊触及其瘢痕，并判断前列腺是否有移位。

4. 辅助检查

（1）尿道造影：是最重要的检查，能准确反映狭窄部位、长度、程度和各种并发症特别是膀胱残余尿的问题。

（2）尿道超声检查：是诊断前尿道狭窄的安全方法。

（3）尿流率测定：显示排尿迟缓，最大尿流率下降。

🅡 治 疗 程 序

1. 尿道扩张术　包括硬扩张和软扩张，适用于狭窄段较短、程度较轻者。内镜直视下尿道内切开及电切术，可选用冷刀、电刀或激光：适用于狭窄段较短、程度较轻者。

2. 尿道端端吻合术　适用于球膜部尿道狭窄者（尿道狭窄段在2～3cm）。

3. 尿道成形术　适用于狭窄段较长、尿道缺损较重者。

4. 其他治疗方法　如激光和尿道内支架治疗尿道狭窄、尿流改道。

🅡 处　　　方

无特殊处方。

🅡 警　　　示

硬扩张时手法要轻柔，否则容易造成假道。软扩张是在丝状探子引导下进行，一般不会形成假道。腔内手术具有简单、方便、安全、有效等优点，是首选的手术治疗方法。出血、感染和假道形成是尿道狭窄手术最常见的并发症，预防重点在于仔细操作，充分引流。

四、急性尿潴留

急性尿潴留指无明显诱因下突发尿液无法自解伴有下腹部疼痛不适及膀胱充盈。通常有多种因素造成的慢性排尿困难病史。

🅡 诊 断 要 点

1. 病史　详细询问病史，前列腺增生、前列腺炎、尿道外伤、尿道狭窄、尿道结石、尿道异物、妊娠等均可引起急性尿潴留。手术麻醉后、中枢神经损伤、服用平滑肌松弛剂等，也是尿潴留发生的原因。

2. 症状　排尿困难，下腹部胀痛是急性尿潴留的主要临床表现。

3. 体征　体检时下腹部可触及包块,压痛,膀胱叩诊浊音界上移。

4. 辅助检查

（1）彩超检查:可进一步明确残余尿量多少,同时可检测是否有前列腺增生等相关疾病。

（2）行 MRI、造影等影像学检查:有助于明确病因。

治疗程序

1. 一般治疗　主要是解除患者紧张忧虑情绪,热敷下腹部。鼓励患者自行排尿。解除病因,恢复排尿。

2. 药物治疗　针对不同病因采用不同的药物。

3. 特殊治疗　① 针灸的穴位有中极、曲骨、阴陵泉、三阴交;② 导尿。

4. 手术治疗　造瘘术,包括耻骨上膀胱穿刺造瘘术和切开造瘘术。

处　　方

1. 增加膀胱收缩力,用于急性尿潴留

溴吡斯的明　60 mg　po　tid

2. α 受体阻滞剂,用于 BPH 患者

盐酸特拉唑嗪(高特灵)　2 mg　po　qn

或　坦索罗辛缓释胶囊(哈乐)　0.2 mg　po　qn

警　　示

1. 导尿是处理急性尿潴留最常用的方法,插管后排尿速度不可太快,否则会引起膀胱出血。保留导尿时应注意每日清洁尿道口,同时应避免男性患者包皮持续外翻。

2. 插管导尿困难者,以及需长期引流尿液者,均是膀胱造瘘的适应证。

五、女性膀胱颈梗阻

女性膀胱颈梗阻是指由于长期慢性炎症刺激导致膀胱颈部纤维化,引起女性膀胱出口梗阻,产生排尿困难症状。

诊断要点

1. 好发人群　发病年龄多为中老年女性。

2. 临床表现　主要临床表现是尿线细,排尿等待,进行性排尿困难伴有尿频、尿急、下腹部坠胀,严重时出现尿潴留、肾积水、肾功能不全。

3. 辅助检查

（1）尿动力学检查:最大尿流率及平均尿流率降低,压力–流率测定能判断出梗阻程度及膀胱逼尿肌功能状态,最大尿道压（MUP）及最大尿道闭合压（MUCP）升高,膀胱逼尿肌收缩压>20 cmH$_2$O,最大尿流率<12 ml/s,同时影像尿

329

动力学检查提示有排尿时膀胱颈开放不全的可能。

（2）膀胱镜检查:主要特征为:① 膀胱颈部突起、后唇升高隆起;② 膀胱颈呈环行狭窄;③ 膀胱内见小梁小室或憩室等梗阻性改变。

（3）彩超检查:主要用来测定残余尿量,并判定是否有肾积水。

℞ 治疗程序

1. 药物治疗　选用 α 受体阻滞剂,广谱、有效抗生素,碱化尿液。

2. 特殊治疗　尿道扩张术。

3. 手术治疗　经尿道膀胱颈电切术(TURBN)。

℞ 处　　方

盐酸特拉唑嗪(高特灵)　2 mg　po　qn

头孢拉定　0.5 g　po　tid

碳酸氢钠　0.5 g　po　tid

℞ 警　　示

1. 高特灵能降低膀胱颈 α 受体的兴奋性,缓解膀胱颈的痉挛状态,使排尿通畅,其不良反应主要是直立性低血压,因此睡前服药比较适宜。

2. 尿道扩张应扩至 $F_{30} \sim F_{32}$。

3. TURBN 术的指征为:① Qmax 小于或等于 10 ml/s。② 剩余尿量大于或等于 100 ml。③ 膀胱逼尿肌没有失代偿。

（丁留成　卫中庆）

第七节　泌尿及男性生殖系统肿瘤

一、肾癌

肾癌为起源于肾实质的恶性肿瘤,又称肾细胞癌,是肾脏最常见的肿瘤,占肾肿瘤总数的 75%~80%,发病年龄多在 40~60 岁,男多于女,(3~5):1。肾癌有家族发病倾向,有视网膜血管瘤(von Hipple Lindau)家族性肾癌,多为双侧。

330

℞ 诊断要点

1. 临床表现　典型的三联征(腰痛、腰腹部包块、血尿)多表示病变已届晚期。无痛性全程肉眼血尿往往是肾癌的首发症状。

2. 辅助检查

（1）彩超检查:是肾肿瘤的首选检查,能检出直径 1 cm 以上的肿瘤。

（2）CT 平扫+增强:能通过测定病变组织的密度进行诊断,能更直观地反映解剖结构上的变异,了解双肾功能,是肾肿瘤诊断和临床分期的决定性检查。

(3)静脉肾盂造影:是血尿患者的一线检查方法,虽然对肾肿瘤检出敏感性不高,但有时能看到肾癌引起的肾盂肾盏受压或破坏情况,能了解对侧肾脏功能情况,这是切除病肾的先决条件。

(4)MRI:可进行肾癌临床分期和诊断腔静脉瘤栓。

(5)肾动脉造影:对肾囊肿与肾实质肿瘤,肾细胞癌与肾错构瘤的鉴别有一定作用,造影同时可行肾动脉栓塞,减少术中出血及癌栓扩散。

(6)实验室检查:可见肾癌患者尿中可有红细胞,部分患者尿中可找到癌细胞,目前尚缺乏特异性的肾癌标记物。

(7)膀胱镜检查:在血尿发作时可窥清血尿来源于哪侧肾。

℞ 治疗程序

治疗程序见图 6-13。

肾癌的主要治疗原则是手术治疗,放疗、化疗的疗效较差,靶向治疗对晚期肾癌患者的治疗具有一定的意义。

1. 手术治疗 肾癌一经确诊,应尽早行根治性肾切除术。手术时尽快阻断肾蒂血管,避免肿瘤细胞扩散。肾切除同时,尚应切除肾周脂肪、筋膜组织及肾上腺以及淋巴结。有孤立肺部转移以及腔静脉瘤栓的患者并非手术禁忌证。对于直径≤4 cm 的肾肿瘤,未侵犯集合系统,可考虑做保留肾单位的肾部分切除术。

2. 药物治疗

(1)化疗:化疗对肾细胞癌的效果较差,联合化疗可提高疗效。

(2)免疫治疗:白细胞介素 2、干扰素等细胞因子治疗可以降低肾癌的复发率。

(3)靶向治疗:对于晚期转移性透明细胞癌可以显著延长中位生存期。

3. 放疗 有骨转移、局部复发者,姑息放疗可缓解疼痛、改善生活质量。

℞ 处 方

1. 化疗

氟尿嘧啶(5-FU) 500 mg/m^2 iv gtt qd 连续 5 天 2~3 周重复

或 长春新碱(VCR) 1.5 mg/m^2 iv gtt qw 连续 8 周

或 顺铂(DDP) 35 mg iv gtt qd 连续 5 天,2 周后 20 mg qd 连续 5 天

2. 免疫治疗

α-干扰素 300 万 U im 每周连续 5 次 6 周为一疗程 间隔 1~2 个月可重复使用

或 白细胞介素 2 10 万 U/kg ih q8h 每周用 5 天 共 6 周

331

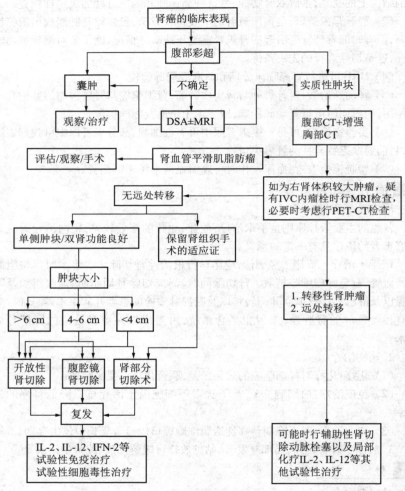

图 6-13　肾癌的治疗程序

警　示

1. 肾肿瘤有"内科医生肿瘤"之称，部分患者以肾外表现为主要症状，应避免误诊，影响预后主要是疾病的病理分期。

2. 孤立肾肿瘤、双侧肾肿瘤以及肾肿瘤小于 4 cm 可行肾部分切除。

3. VHL 患者肾肿瘤的处理应遵守"3 cm 准则"，即 3 cm 以上的肿瘤才进行手术治疗。

4. 目前,放疗主要应用于以下情况的肾癌患者:① 年纪轻、病史短、肿瘤增长快、毒性症状明显者行术前放疗可缩小肿瘤体积;② 癌肿已扩展到邻近器官或肿瘤切除不彻底的病例,术后放疗可减少局部复发;③ 晚期肾癌,不能手术切除,放疗可减轻疼痛、血尿及肿瘤毒性症状。

5. 近年来进行的体外化疗敏感试验对筛选化疗药物可能有一定益处。

二、肾胚胎瘤

肾胚胎瘤又称肾母细胞瘤或 Wilms 瘤,是婴幼儿的腹内最常见肿瘤。最多见于 3 岁以下的儿童,3~5 岁发病率显著降低,5 岁以后则少见,成人罕见。男女发病率无明显差异,双侧同时发病者约 10%。肾胚胎瘤是一种上皮和间质组成的恶性混合瘤,常有一个大的实性瘤体,外有包膜,内含多种组织,如腺体、神经、肌肉、胫骨、脂肪等。

诊断要点

1. 症状 消瘦和腹部包块是本病最重要的症状。腹部包块最初常在为孩子洗澡或换衣服时摸到,以后腹部包块迅速长大,同时见患儿精神欠佳,食欲缺乏、烦躁哭闹、明显消瘦、低热,有时患儿血压升高,在短期内出现恶病质征象。由于肿瘤一般不侵犯肾盂,故明显血尿者较少,少数患儿尿中可查到红细胞。

2. 体征 体检时腹部包块表面较平坦,质硬。

3. 辅助检查 彩超、CT 扫描检查可明确肿块与肾脏关系及肿块是囊性还是实性,这对诊断本病有重要意义。腹部平片有时可见线形钙化。静脉肾盂造影很少有用。在鉴别诊断中,主要需同先天性肾积水相鉴别,彩超、CT 扫描检查可明确这一病变。如果疑及透明细胞肉瘤以及横纹肌肉瘤应做骨扫描以及脑 CT 检查。偶尔需要抽取骨髓与成神经细胞瘤相鉴别。

治疗程序

本病强调手术、化疗与放疗相结合的综合治疗。

1. 手术治疗 肾胚胎瘤一经确诊,应尽早经腹做肾切除术。

2. 药物治疗 术后切口愈合后即可开始化疗。

3. 放疗 手术以及化疗后如(怀疑)有残留灶可行放疗,术后一段 10 天内放疗,小于 6 月龄不宜放疗。

处方

放线菌素 D(AMD) 15~25 μg/(kg·d) iv 连用 5 天 以后每 3 个月重复 1 个疗程 共 7 个疗程

或 长春新碱(VCR) 40~60 μg/(kg·d) iv 总剂量为 100~300 μg/kg

ℛ 警　　示

1. 本病的主要特点是常伴先天性发育异常（如 Wangon 综合征）。

2. 手术中应对对侧肾进行探察。双肾肿瘤的治疗方案为：先活体组织检查，再化疗；6 周至 6 个月后如有可能，再行双侧部分肾切除。

3. 对病变广泛的肿瘤追求切除全部肿瘤并无必要，因术后化疗与放疗可根除残留灶（以银夹作标记）。

4. 送检标本应保持新鲜。

5. 在手术、放疗和化疗联合治疗下，肾胚胎瘤的长期生存率已有明显提高。如为病程早期，5 年生存率在 90% 以上。但对单纯手术或病程较晚的患儿，5 年生存率很不理想。治疗后 5 年不复发者以后复发的机会大为减少。

三、肾盂及输尿管癌

肾盂癌系发生在肾盂或肾盏上皮的一种肿瘤，约占所有尿路上皮肿瘤的 5%，多数为移行细胞癌，少数为鳞癌和腺癌。移行细胞癌可在任何被覆有移行上皮的尿路部位先后或同时出现，因此在诊断及理论上应视为一个整体，不能孤立地对待某一局部的移行细胞癌。本病发病年龄多在 40 岁以上，男女发病率之比约 3:1。输尿管癌发病率低于肾盂癌，多发于输尿管下段，诊疗原则与肾盂癌基本相同。

ℛ 诊 断 要 点

1. 临床表现　间歇性的无痛性肉眼血尿，血尿严重时可见输尿管管型血块，1/3 患者表现为腰部钝痛。查体常无阳性体征。

2. 辅助检查

（1）膀胱镜检查：血尿发作时膀胱镜检查可见患侧输尿管口喷血，尿液细胞学检查可见肿瘤细胞。静脉肾盂造影或逆行肾盂造影可见肾盂、肾盏或输尿管内有不规则的充盈缺损。

（2）彩超、CT 检查：可见肾盂实质占位性病变，不透光的阳性肾结石可同肾盂癌相混淆，但前者在尿路造影片上的缺损阴影大多呈圆形或卵圆形，边缘光滑。而肾盂癌的占位缺损边缘为不规则，尿细胞学检查可查见癌细胞。

（3）经尿道输尿管肾盂镜以及活体组织检查：可对疑难病例明确诊断。

ℛ 治 疗 程 序

1. 手术治疗　肾盂癌的治疗仍以手术为主，切除病肾及全段输尿管包括输尿管开口周围的部分膀胱。

2. 药物治疗　术后定期膀胱灌注，药物应用见"膀胱肿瘤"。

R 处　方

同"膀胱肿瘤"处方。

R 警　示

1. 由于癌细胞的分化和基底的浸润程度差异较大,预后亦悬殊。分化良好、无浸润的肾盂肿瘤,手术后5年生存率在60%以上,但肾盂癌手术后生存率一般低于肾癌。有报道指出,术后加用放、化疗对提高生存率有一定作用。输尿管癌应与输尿管息肉鉴别,后者多发生于20~40岁的青年人,病灶位于输尿管上段,呈长的充盈缺损,患者常有疼痛而无血尿。

2. 输尿管阴性结石可通过螺旋CT检查而容易与输尿管癌区别。

3. 输尿管内血块也可造成充盈缺损,但其影像随时间的推移而发生变化,数日或2周后IVU,则充盈缺损可能消失。

4. 伴有肾功能衰竭、孤立肾、双侧肿瘤患者应行保守性手术。

5. 肿瘤体积较小也可行保守性手术,可经输尿管肾盂镜行直视下肿瘤切除,但术后应更加严密随访。

四、膀胱肿瘤

膀胱肿瘤的发病率居泌尿系统肿瘤首位,男女之比约为4∶1,年龄多在40岁以上。本病90%以上为移行细胞癌,鳞状细胞癌和腺癌较少见,肿瘤多分布在膀胱侧壁及后壁,其次为三角区和顶部,其发生可为多灶性。膀胱肿瘤的扩散主要是向膀胱壁内深部浸润,继则发生远处转移。治疗后复发率极高,一旦复发,往往向更高的病理级别及临床分期发展。

R 诊断要点

1. 症状　成年人尤其年龄在40岁以上、出现无痛性血尿,特别是全程血尿者,都应想到泌尿系统肿瘤,而首先应考虑膀胱肿瘤的可能。

2. 体征　查体时注意膀胱区有无压痛,肛门与腹部双合诊注意有无触及膀胱区硬块及活动情况,膀胱肿瘤未侵及肌层时,此项检查常阴性,如能触及肿块,即提示癌肿浸润已深,病变已属晚期。

3. 辅助检查

(1) 尿液脱落细胞学检查:可见肿瘤细胞,该检查方法简便,可作为血尿患者的初步筛选,但如果肿瘤细胞分化良好者,常难与正常移行细胞相鉴别,故检出的阳性率不高。

(2) 膀胱镜检查:对本病临床诊断具有决定性意义,通过该项检查,可直接看到肿瘤的位置、大小、数目并进行活体组织检查以明确诊断。

(3) 彩超、CT扫描、静脉肾盂造影等:对全面了解本病及排除上尿路有无肿瘤等都具有重要的意义。

治疗程序

1. 手术治疗

（1）经尿道膀胱肿瘤电切术（TURBT）：对单发、Ta 低级别尿路上皮癌、直径 <3 cm 的表浅肿瘤及中高危非肌层浸润性膀胱肿瘤可经尿道施行肿瘤电灼或电切术。

（2）膀胱部分切除术：对已侵犯肌层的肿瘤可选择此种治疗方法，切除包括肿瘤的全层膀胱壁，切缘距肿瘤不少于 2 cm，肿瘤若邻近输尿管口则一并切除，另行输尿管膀胱移植术，但需要配合放、化疗。

（3）根治性膀胱全切同时行盆腔淋巴结清扫术：是 $T_2 \sim T_{4a}$、N_{0-x}，M_0 的肌层浸润性膀胱癌的金标准，其他如高危非肌层浸润性膀胱癌、BCG 灌注治疗无效的原位癌、反复复发的肌层浸润性膀胱癌。膀胱切除后尿流改道方式较多，如非可控性尿流改道方式：双侧输尿管腹壁皮肤造口术、结肠膀胱术、回肠膀胱术、膀胱重建术（回肠原位膀胱术），可控性肠管膀胱（回结肠膀胱、尿粪合流如直肠膀胱术）等。

2. 药物治疗

（1）化疗：主要为局部化疗，有经髂内动脉内灌注和经膀胱内灌注等方法。目前，较普遍的化疗用药还是多经膀胱内灌注。近年来越来越多的肌层浸润性膀胱癌术前或术后需要静脉化疗。

（2）免疫治疗：卡介苗膀胱内灌注对预防肿瘤复发有明显疗效。据报道，干扰素、白细胞介素等全身应用及膀胱内灌注对预防肿瘤术后复发亦有较好作用。

3. 放射治疗　对于患者全身状况较差不能耐受手术、根治性手术已不能彻底切除肿瘤或肿瘤不能完整切除或不愿意做全膀胱切除的手术患者的病情控制具有一定的意义。

处　　方

1. 局部方案

NS	50 ml	膀胱灌注　每周 1 次　共 8 次
丝裂霉素	20～40 mg	以后 2 周 1 次　再灌注 4 次

或

NS	50 ml	膀胱灌注　每周 1 次　共 8 次
羟基喜树碱	20 mg	

或

NS	30 ml	膀胱灌注　每周 1 次　共 8 次
表柔比星	30 mg	

2. GC 方案

吉西他滨　800～1000 mg/m² 　iv gtt　第 1、8、15 天

顺铂　　　 70 mg/m² 　iv gtt 　第 2 天

4 周重复上述疗程,共用 2~6 周期

3. MAVC 方案

甲氨蝶呤　 30 mg/m² 　iv gtt 　第 1、15、22 天

长春新碱　 3 mg/m² 　iv gtt 　第 2、15、22 天

多柔比星　 30 mg/m² 　iv gtt 　第 2 天

顺铂　　　 70 mg/m² 　iv gtt 　第 2 天

4 周重复上述疗程,共用 2~6 个周期

4. 免疫治疗

| NS | 40 ml | 膀胱灌注 每周 1 次,6 次;再 2 周 1 次,4 次; |
| 卡介苗(BCG) | 75~150 U | 再 1 个月 1 次,6 次;再 3 个月 1 次,共进行 4 年 |

ℛ 警　　示

1. 患者出现膀胱刺激症状往往提示有原位癌存在。有肾积水的患者预后不佳,肿瘤多为肌层浸润性病变。

2. 5% 的膀胱癌患者合并上尿路肿瘤,部分患者合并肾积水,IVU 是膀胱肿瘤的常规检查。

3. 50% G_3T_1 肿瘤复发率高,是高危表浅性膀胱肿瘤,治疗上应作为浸润性膀胱癌对待。

4. 膀胱部分切除术只适合于极少数患者(2.5%~6.0%),手术指征是肿瘤位于膀胱憩室内、输尿管开口周围或肿瘤位于经尿道手术操作盲区的患者、有严重尿道狭窄或无法承受结石位的患者。

五、前列腺癌

本病多发生于 50 岁以上男性,大部分发生于前列腺外周带,大多数为多病灶,98% 为腺癌,其他如鳞癌、肉瘤。许多患者是体检时经直肠指检或血清 PSA 检查发现升高而进一步就诊,早期发现可治愈,晚期或预期寿命<10 年患者可采用内分泌治疗,但最后大多进展至雄激素非依赖性前列腺癌。

ℛ 诊 断 要 点

1. 症状　早期症状不明显,晚期可表现为下尿路梗阻、尿路刺激症状、骨转移症状,也可在前列腺电切标本中发现。

2. 体征　直肠指检发现前列腺外周带可触及硬结,质地坚硬。

3. 辅助检查

(1)血清前列腺特异性抗原(PSA)以血清游离前列腺特异性抗原(fPSA)提示升高。

（2）超声（经腹或经直肠）发现前列腺外周带低回声结节并进一步判断肿瘤体积的大小。

（3）彩超引导下的前列腺系统性穿刺活体组织检查可明确诊断，前列腺穿刺活体组织检查指征：① 直肠指检触及结节，任何 PSA 值；② 彩超发现前列腺低回声结节或 MRI 发现异常信号；③ PSA>10 ng/ml；④ PSA 4~10 ng/ml，f/tPSA 异常。

（4）磁共振（MRI）检查可以显示前列腺完整性，是否侵犯前列腺周围组织及器官，可显示盆腔淋巴结是否侵犯的情况及骨转移的病灶。

（5）ECT（全身性放射性核素骨扫描）可诊断骨转移。

ℛ 治疗程序

治疗程序见图 6-14。

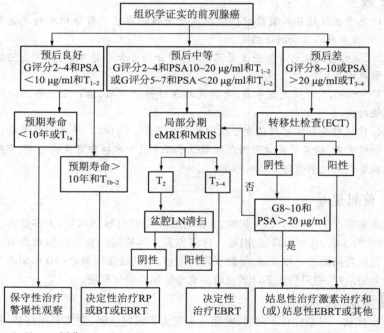

G：Gleason 评分　　　　　　　　　　　　　PSA：前列腺特异抗原
MRIS：磁共振频谱分析　　　　　　　　　　eMRI：直肠内磁共振成像检查
RP：根治性前列腺切除术　　　　　　　　　BT：短距离内放射治疗
EBRT：外照射治疗　　　　　　　　　　　　LN：淋巴结

图 6-14　前列腺癌的治疗程序

治疗方案的选择应根据患者的年龄,全身状况,肿瘤的分期、分级等情况综合考虑。

1. 根治性治疗 预期寿命≥5 年,$T_1a \sim T_2c$ 低中危的局限性前列腺癌患者,小体积高危(T_3a 或 Gleason 评分≥8 或 PSA≥20 ng/ml)前列腺癌患者,可选择根治性前列腺切除术或根治性放疗。手术可经腹膜外途径或腹腔镜途径进行。

2. 放射治疗 可行外照射,或内植入(短距治疗)放疗。

3. 内分泌治疗 ① 去势治疗,手术去势,即睾丸切除术;药物去势。手术去势目前已很少使用。② 抗雄激素药物治疗。

4. 激素非依赖性前列腺癌的治疗

(1) 二线内分泌治疗:主要是加用或停用抗雄激素、抗雄药物互换、雌激素等。

(2) 药物化疗:以多西他赛为基础的化疗方案为一线治疗方案。

5. 前列腺癌骨转移的治疗 双磷酸盐代表药物:唑来磷酸。

6. 姑息性治疗

(1) 经尿道前列腺电切术(TURP):用于解除下尿路梗阻。

(2) 姑息性放疗:主要用于局部晚期肿瘤。也可用于解除转移性骨痛。

7. 化疗 辅助性治疗,效果不佳。

8. 其他治疗 包括冷冻治疗、免疫治疗分子靶向治疗等。

ℛ 处 方

处方 1 内分泌治疗 黄体生成素释放激素类似物(LHRH - A)

　　醋酸亮丙瑞林(抑那通) 3.75 mg ih 每4周1次

或 醋酸曲普瑞林(达菲林) 3.75 mg ih 每4周1次

或 醋酸戈舍瑞林(诺雷德) 3.6 mg ih 每4周1次

处方 2 抗雄激素药物

　　氟他胺 250 mg po tid

或 比卡鲁胺(康士得) 150 mg po qd

处方 3 1. 激素治疗

　　多西他赛 75 mg/m^2 iv gtt 每3周1次

　　泼尼松 5 mg po bid

2. 骨转移治疗

　　唑来磷酸 4 mg iv gtt 每3周1次

ℛ 警 示

1. 直肠指诊是最重要的诊断方法,不应忽视。

2. 己烯雌酚可引起心脏并发症,应慎用。

3. 根治性放疗的适应证较根治性手术为宽。但两者均可引起尿失禁、勃起功能障碍等严重并发症。

六、阴茎癌

阴茎癌过去在我国相当多见，发病率是男性生殖系统肿瘤的第一位，近年来发病率已有明显降低。阴茎癌是一种可预防的肿瘤。阴茎癌主要是鳞状上皮癌，约占 95%，极个别为基底细胞癌和腺癌，人乳头瘤病毒是阴茎癌致癌因素。阴茎癌恶性程度较低，发生转移较晚。罕见转移，但膀胱、前列腺、直肠等肿瘤可转移至阴茎。

𝓡 诊 断 要 点

1. 病史　包皮口长期流脓或发炎，或包皮环切后伤口长期不愈时应考虑此病，绝大多数发生于包茎或包皮过长的患者。

2. 临床表现　诊断本病，一般多无困难。早期癌变时，阴茎头或包皮上皮肥厚，多数病例发现时出现丘疹溃疡或菜花状隆起，继而糜烂，边缘硬而不整齐，有脓性分泌物，分泌物多有恶臭。

3. 辅助检查　当病变仅有硬结尚未破溃，如有包皮覆盖，则应行包皮环切术将病变部位暴露，局部活体组织病理检查，可明确诊断。

𝓡 治 疗 程 序

诊断一经明确，即行手术治疗，阴茎癌的治疗前必须做出准确的肿瘤分期及分级，明确肿瘤的浸润范围和所属淋巴结是否转移，放疗和化疗作为一种配合手术的辅助措施，对提高治愈率和生存率有一定作用。

1. 手术治疗　如肿瘤较局限，可行阴茎部分切除术，切缘距肿瘤 2 cm 之外。如病变已波及大部分阴茎，则行阴茎全切除术，术中将尿道开口移植在会阴部，取蹲位排尿。

2. 放疗　放疗作为术后辅助措施，可提高治疗效果。

3. 化疗　见处方。

𝓡 处 　 方

1. 放疗

根治性放疗　6000~7000 cgy　每 6~7 周 1 次

姑息性放疗　3000~4000 cgy　每 2~3 周 1 次

2. 化疗

顺铂　100 mg/m^2　iv　第 1 天静脉注射（4 个疗程，每次间隔 3 周）

氟尿嘧啶　1.0 g/m^2　iv　第 1 天静脉注射，每周 2 次（4 个疗程，每次间隔 3 周）

ℛ 警　示

1. 术前诊断依靠活体组织检查,在病理诊断前不应切除患者阴茎。

2. 注意双侧腹股沟淋巴结有无肿大,但淋巴结肿大多为炎性反应。

3. 如在考虑切除肿瘤边缘以外 2 cm 的安全区后仍有足够的功能性尿道长度(阴茎长度大于 3 cm)时,可行阴茎部分切除术。

4. 阴茎癌患者的淋巴结肿大多与炎症有关,应先进行抗生素治疗,如肿大淋巴结消退,则随访观察 4~6 周,如未消退,应进行活体组织检查,如阳性,应进行淋巴结清扫。

5. 阴茎癌无两侧腹股沟淋巴结转移者,经手术治疗,治愈率为 90%,已有淋巴结转移者,5 年生存率为 19%~38%。另外,年轻病例、癌肿转移早者预后差。

七、睾丸肿瘤

　　睾丸肿瘤比较少见,约占泌尿系统肿瘤的 5%,发病年龄多在 20~40 岁之间,右侧多于左侧,隐睾患者睾丸肿瘤发生率较正常人群高 30~50 倍。睾丸肿瘤约 95% 为生殖细胞肿瘤,其中精原细胞瘤占 55.8%、胚胎癌 22.7%、畸胎癌 9.3%、畸胎瘤 3.2%、绒毛膜上皮癌 2.4% 以及混合瘤 3.6%。其中以精原细胞瘤分化最好、绒毛膜上皮癌分化最差、恶性程度最高。

ℛ 诊断要点

1. 临床表现　睾丸肿瘤常无明显症状,或由于单个结节或睾丸内无痛性肿胀的睾丸,典型的表现为睾丸肿胀或变硬。原发性急性睾丸炎经抗炎治疗无效者,也应考虑患此病的可能。检查触诊时睾丸肿大,但仍保持原形,表面光滑,质硬而沉重,附睾输精管无异常。

2. 辅助检查

(1)影像学检查:B 超是首选检查,胸部 X 线,腹部及盆腔 CT 用于判断肿瘤是否有转移。

(2)实验室检查:睾丸肿瘤须与鞘膜积液、睾丸扭转、精索囊肿、睾丸损伤后血肿机化、附睾睾丸炎等相鉴别。

(3)肿瘤标记物:AFP、HCG、LDH 是最常用的睾丸肿瘤标志物,不仅有诊断意义,而且可用于治疗后随访。

ℛ 治疗程序

1. 手术治疗　睾丸肿瘤治疗以根治性睾丸切除术为主。睾丸非精原细胞肿瘤,对放射线不敏感,手术切除病变睾丸后,尚须进行腹膜后淋巴结清扫。

2. 放疗　精原细胞瘤对放疗敏感,手术高位切除病变睾丸后可行腹部放疗。

3. 化疗　高肿瘤负荷的生殖细胞肿瘤患者需行化疗。

℞　处　　方

1. PEB 方案

顺铂(DDP)	20 mg/m^2	iv gtt		第 1~5 天
依托泊苷(鬼臼乙叉苷,VP-16)	100 mg/m^2	iv gtt	qd	第 1~5 天
博来霉素(BLM)	30 mg/次	im	qd	第 2、9、16 天

3 周重复上述疗程,共用 2~4 个周期

2. VIP 方案

顺铂	20 mg(m^2·d)	iv gtt	第 1~5 天
依托泊苷	100 mg/(m^2·d)	iv gtt	第 1~5 天
异环磷酰胺	1.2 g/(m^2·d)	iv gtt	第 1~5 天

3 周重复上述疗程,共用 4 个周期

3. TIP 方案

紫杉醇	250 mg/(m^2·d)	第 1 天持续 24 小时静脉输注
异环磷酰胺	1.2 g/(m^2·d)	iv gtt　第 1~5 天
顺铂	20 mg/(m^2·d)	iv gtt　第 1~5 天

4 周重复上述疗程,共用 4 个周期

℞　警　　示

1. 绝对禁忌经阴囊睾丸活体组织检查。

2. 隐睾的患者睾丸肿瘤的发生率明显高于正常人。

3. 注意药物毒性,定期监测。顺铂有肾、耳、神经毒性;依托泊苷可致骨髓抑制、白血病。

4. 任何怀疑有睾丸肿瘤的患者都应尽快行睾丸切除术。

5. 睾丸精原细胞瘤患者的 5 年治愈率可达 90% 左右,即使复发的后腹膜转移肿瘤,经放射治疗治愈率仍可达到 50% 以上。

6. 非精原细胞的睾丸生殖细胞肿瘤,预后不佳,5 年生存率仅 1/3 左右。

（卫中庆　丁留成）

342

第八节　男科疾病

一、勃起功能障碍

勃起功能障碍(ED)是指阴茎不能达到或维持足够的勃起以完成满意的性生活,病程在 3 个月以上。ED 根据国际勃起功能评分表(IIEF)可按其程度分为

轻(12~21分)、中(8~11分)、重(5~7分)三度。勃起是各种性刺激导致中枢神经系统产生的冲动经传出神经达阴茎海绵体,通过各种神经递质阴茎海绵体平滑肌松弛,阴茎动脉扩张、血流增加和静脉回流受阻等完整的神经、心理及血流动力学过程。在这一过程中,任何功能障碍或者阴茎结构上的任何缺陷都可能造成和导致勃起功能障碍。勃起功能障碍按病因可分为:心理性 ED、器质性 ED 和混合性 ED。

ℛ 诊 断 要 点

1. 病史 注意性生活史,既往内外科疾病史,手术及创伤史,服药情况和吸烟、酗酒等不良嗜好等。了解有无合并早泄、晨勃和夜间勃起,性欲减退、射精异常、有无性高潮及夫妻关系等情况。

2. 评估 根据勃起功能国际问卷(IIEF-5)可初步评估其勃起功能障碍程度。

3. 全面体格检查 可发现与 ED 有关的神经系统、内分泌系统、心血管系统及泌尿生殖器官的缺陷及了解精神心理状况,同时需密切注意了解患者服药史。

4. 实验室检查 推荐行雄激素水平测定,必要时可行空腹血糖、血尿常规、血脂测定、肝肾功能对发现糖尿病、血脂代谢异常和慢性肝肾疾病。

5. 特殊检查 包括夜间阴茎涨大试验、阴茎肱动脉血压指数、阴茎海绵体注射血管活性药物试验、彩色双功能超声检查、阴茎海绵体测压、选择性阴茎动脉造影及勃起功能障碍的神经检测等。

ℛ 治 疗 程 序

1. 一般治疗 解除患者思想焦虑,进行心理治疗及性感集中训练。

2. 特殊治疗 负压吸引助勃装置的应用。将特制阴茎套套在阴茎上,抽吸成负压时,阴茎充血胀大,被动勃起。

3. 药物治疗 包括内分泌治疗,扩血管治疗等。

4. 处科治疗 ① 假体植入:有半硬式假体和可膨胀性假体;② 阴茎血管重建;③ 静脉结扎。

ℛ 处 方

1. 用于内分泌性 ED 治疗

丙酸睾酮 250 mg im 每3~4周1次

和(或)HCG 1000~2000 U ih 每周3次

2. 非激素药物治疗占主导地位,用于各类 ED 治疗

(1) 作用于中枢药物

育亨宾 20~30 mg po qd

或 酚妥拉明 40~80 mg po qd

或　　溴隐亭　　　1.2~5 mg　po　bid

（2）作用于外周的口服药物，代表药物为特异性磷酸二酯酶 V 抑制剂

西地那非（万艾可）　　25~100 mg　po　性交前 1 小时

3. 外用药物，霜剂和膏剂使平滑肌松弛和血管扩张

硝酸甘油贴膜　　性交前贴在阴茎上

4. 海绵体注射疗法，血管活性药物松弛阴茎海绵窦平滑肌和（或）阴茎动脉平滑肌

前列腺素 E_1	5~10 μg	用 30G 的 TB 针头由腹侧 1~3 点位置或
和（或）罂粟碱	15~30 mg	9~11 点位置避开中线进针，注射药剂
和（或）酚妥拉明	1 mg	后，拔出针头轻压局部约 30 秒

ℛ 警　　示

1. 多数 ED 患者存在心理性因素，针对性的性心理治疗在 ED 治疗中所占位置越来越重要。各种药物及其他辅助治疗也必须和心理治疗相结合才能发挥更好的效果。性心理治疗要求夫妻双方共同参与，解除性生活不协调的因素，强调非性交的情感交流。

2. 性感集中训练适用于几乎所有 ED 患者，通常包括非生殖器官性感集中训练，生殖器官性感集中训练，阴茎插入训练等，该法可使 ED 改善率为 20%~80%。

3. 口服药物是 ED 治疗中最简单、最容易接受的一线治疗方法。药物很多，但因 ED 病因复杂及临床上准确判定病因有一定困难，所以药物治疗效果难以肯定。万艾可的上市是药物治疗最有意义的代表，其原理为特异性磷酸二酯酶抑制剂，可提高 CGMP 浓度，增强 NO 作用，从而使阴茎平滑肌松弛，产生阴茎勃起。万艾可对心理性、器质性和混合性 ED 均有效，但不影响性欲。心功能不全者应慎用硝酸甘油。

4. 负压吸引装置具有无创性，并发症少，使用不受限制和可接受等优点，主要缺点有疼痛，射精困难。凝血障碍者应慎用。

5. 海绵体注射疗法适用于各种原因的 ED，可在医生指导下自行注射，可单独用药或联合用药。一般情况下，每月不超过 10 次，须防止海绵体纤维化或瘢痕化以及阴茎持续勃起。注射应避免从正中进针，损伤阴茎浅静脉引起阴茎皮下血肿。

6. 随着新药问世和对 ED 发病机制的了解增多，外科治疗逐渐减少，但对各种治疗无效者最终的方法为假体植入。

二、男性不育症

WHO 对男性不育的定义是指经过 12 个月以上未采取避孕措施的性生活，

由于男方原因造成女方不孕者。不育因素 20% 完全归因于男子,30% 与夫妻双方有关,约 50% 的不育因素与女子有关。

诊断要点

1. 既往史　全面了解患者的职业、生活习惯、既往疾病史、药物史及发育史、性生活情况、家族史以及配偶的生育史等。

2. 现病史　发病情况(发病情形、发病环境、病情缓急、有无诱因、精神状况、情绪波动、工作和生活压力),症状的部位、性质、持续时间和程度等。

3. 全身体检　重点检查第二性征,神经系统和生殖系统,注意睾丸、附睾及精索的发育情况。

4. 实验室检查

(1)精液分析,了解精液的量、pH、精子浓度、总精子数、活力、形态、存活率、白细胞数等。

(2)测定 α 葡糖苷酶、锌、柠檬酸、酸性磷酸酶及果糖含量等。

(3)精子功能测定包括精子-子宫颈黏液相互作用试验,精子穿透试验等。

(4)细胞遗传学检查包括染色体核型分析、性染色质检测、染色体显带分析等。

(5)内分泌的生殖激素及甲状腺、肾上腺及糖尿病疾病等相关指标测定。

(6)免疫学的抗精子抗体检测、细胞免疫功能检测、精浆免疫抑制活性物质检测等。

5. 影像学检查　包括阴囊内容物彩超、精索静脉及输精管造影等。

6. 病理检查　睾丸活体组织检查。

治疗程序

1. 一般治疗　加强夫妻双方的性知识及性技巧教育,消除双方因不育造成的焦虑和抱怨心理。强调双方同时治疗。

2. 药物治疗　见处方。

3. 手术治疗

(1)矫正外生殖器尿道下裂、尿道狭窄等。

(2)采用精索静脉高位结扎术、精索静脉分流术等治疗精索静脉曲张。

(3)宜在 2 岁前行隐睾下降固定术。

(4)对梗阻性无精症采用输精管再通术等相应的手术。

4. 特殊治疗　辅助生殖技术应用:① 夫精人工授精;② 供精人工授精;③ 卵细胞胞浆内精子注射。

处　　方

处方 1　激素治疗适用于丘脑下部促性腺功能低下或正常雄激素水平的少精

症患者

促性腺激素释放激素（GnRh）　500 μg　im　qd　连用 1~2 个月

或　人绒毛膜促性腺激素（HCG）　1500~2500 U　im　每周 3 次　连用 4 周至 4 个月

处方2　睾酮反跳疗法,适用于某些少精症

丙酸睾酮　50 mg　im　qod　共 1~3 个月

或　庚酸睾酮　200~250 mg　im　每周 1~2 次　共 6~8 周

处方3　抗雌激素药物,治疗选择性 FSH 缺陷症、特发性不育症和精索静脉曲张手术后生精功能未恢复者

枸橼酸氯米芬　50 mg　po　qd　连服 3 个月

或　枸橼酸氯米芬　25 mg　po　qd　连服 25 天、休息 5 天为一疗程,共需连用 6 个疗程

处方4　用于免疫性不育症

1）肾上腺皮质激素应用

泼尼松　5 mg　po　tid　连续服 3~12 个月

2）同处方2

处方5　用于特发性男性不育

左卡尼汀　100 mg　po　bid　连服 3 个月

警　示

1. 男性不育症的治疗方法有多种,诊断明确,有的放矢的治疗为最根本的方法。

2. 生殖道感染治疗同"前列腺炎"用药;性功能障碍治疗同 ED 章节治疗。

3. 睾酮反跳疗法,在用药一段时间后,使睾丸生精功能暂时性停止,以致造成无精子或严重少精子状态。停药 6 个月内,在短暂时间内精子计数明显增加,并可超过治疗前水平,但应注意药物不良反应。

4. 对于免疫不育症治疗,除采用肾上腺皮质激素应用以外,精液体外处理亦有一定疗效,包括精子洗涤、IgA、蛋白酶消化、糜蛋白酶/半乳糖和抗独特型抗体去除精子表面抗原抗体等。

5. 辅助生殖技术应用近年得到很好的应用。夫精人工授精主要用于射精困难或射精障碍者;供精人工授精用于无法治疗的严重少精子症、无精子症、有家族性遗传病史及多次夫精人工授精失败者;卵细胞胞浆内精子注射适用于梗阻性无精症、严重少精子症等精液质量异常者。精子可取自切开的附睾和睾丸活体组织检查组织。

三、精索静脉曲张

精索蔓状静脉丛扩张、弯曲、延长称为精索静脉曲张。多见于青年人,多发生于 16~25 岁之间,发病率在 15%左右,99%发生于左侧,双侧约占 11%。原发者平卧时很快消失,继发者常不消失或消失很慢。临床上可将精索静脉曲张分为三度:Ⅰ度(轻度):站立时看不到阴囊皮肤有曲张静脉突出,但可摸到阴囊内曲张之静脉,平卧时曲张之静脉很快消失。Ⅱ度(中度):站立时可看到阴囊上有扩张的静脉突出,可摸到阴囊内有较明显曲张的静脉,平卧时包块逐渐消失。Ⅲ度(重度):阴囊表面有明显的粗大血管,阴囊内有明显的蚯蚓状扩张的静脉,静脉壁肥厚变硬;平卧时消失缓慢。精索静脉曲张有时可影响生育。精索静脉曲张者 9%有不育,男性不育者有 39%是精索静脉曲张引起的。严重者可引起睾丸萎缩。

诊断要点

1. 临床表现 轻者可完全无症状,仅在查体时发现。患者可有神经衰弱症状,如头痛、乏力、神经过敏等。有的患者有性功能障碍,患侧阴囊或睾丸有坠胀感或坠痛,阴囊肿大,站立时患侧阴囊及睾丸低于健侧,阴囊表面可见扩张、迂曲的静脉。触之有蚯蚓团状软性包块,平卧可使症状减轻或消失。

2. 辅助检查 泌尿系统彩超检查判断精索静脉中血液反流现象及睾丸体积大小,精液常规分析确定睾丸功能异常,抗精子抗体检查判断有无免疫性因素,对继发性精索静脉曲张应注意检查腹部,应做静脉肾盂造影排除肾脏肿瘤。

治疗程序

1. 一般治疗 无症状的轻度精索静脉曲张不需治疗。

2. 特殊治疗 较度精索静脉曲张或伴有神经衰弱者可托阴囊、冷敷等。

3. 手术治疗 较重的精索静脉曲张、精子数连续 3 次在 2000 万以下或有睾丸萎缩者,平卧时曲张之静脉可消失者,可行精索内静脉高位结扎术。手术途径有:① 经腹股沟管精索内静脉高位结扎术;② 经髂窝于腹膜后、髂外动脉前找到精索内静脉予以结扎;③ 经皮腔内栓塞;④ 腹腔镜手术;⑤ 显微外科技术。

处 方

无特殊处方。

警 示

1. 腹腔镜手术治疗精索静脉曲张具有损伤小、恢复快、效果确切等优点,在有条件的单位已完全取代开放性手术。

2. 开放性手术中经腹股沟途径,简便,常用。可同时结扎扩张的精索外静脉和睾丸引带静脉,如术中用手术显微镜,效果更好,复发率低,并发症少。

3. 经髂窝途径,优点是此处误伤精索内动脉亦不会引起睾丸萎缩。缺点是不能同时处理交通支。

4. 栓塞静脉治疗精索静脉曲张的缺点是静脉有畸形,有侧支循环时则不适用,而且需要特殊设备。

5. 曲张静脉结扎应完全,否则容易复发。

6. 注意区分原发性与继发性精索静脉曲张。

四、睾丸鞘膜积液

正常睾丸鞘膜囊内有少量液体(2~3 ml),起滑润、保护睾丸的作用。如果液体过多即为鞘膜积液。包括交通性鞘膜积液(也称先天性鞘膜积液)、精索鞘膜积液、睾丸鞘膜积液等。

℞ 诊断要点

1. 症状　鞘膜积液的主要表现是局部包块逐渐长大。可有坠痛、胀痛、牵扯痛。积液过多、包块过大者可引起阴茎内缩、影响排尿与性生活,影响患者生活质量。

2. 体征　睾丸鞘膜积液和精索鞘膜积液一般为球形或卵圆形。婴儿型鞘膜积液呈梨形,交通性鞘膜积液呈球形或梨形,平卧时可缩小或消失。包块表面光滑、有弹性、呈囊样感,张力小者可有波动感。除交通性鞘膜积液外,肿块都不能还纳。鞘膜积液透光试验通常为阳性。

3. 穿刺抽液　可以明确诊断,但穿刺前必须明确病变不是疝,透光试验为阳性。穿刺前最好先做彩超检查。

℞ 治疗程序

1. 一般治疗　婴儿期各种鞘膜积液均有自愈的机会,所以2岁以内一般不需手术。小的、无症状的成人鞘膜积液也可暂不治疗。

2. 特殊治疗　穿刺抽液并注入硬化剂:在阴囊前壁穿刺、抽出囊内液体,然后注入下列硬化剂。

3. 手术治疗　睾丸鞘膜积液、婴儿型鞘膜积液、精索鞘膜积液可用鞘膜翻转术或鞘膜大部切除术。交通性鞘膜积液应经腹股沟切口,近内环处结扎腹膜鞘状突并将远端鞘膜囊翻转或切除。对继发性鞘膜积液必须治疗原发病。

℞ 处　　方

奎宁(13.33%)　注入鞘膜囊内　每周1次　共2~4次

或　无水乙醇　注入鞘膜囊内　每周1次　共2~4次

℞ 警　　示

1. 如鞘膜囊壁增厚、内容物混浊、出血,也可以不透光。疝、睾丸肿瘤、阴囊血肿透光试验通常为阴性,但小儿疝也可能透光。所以,不能贸然进行穿刺。

2. 有时硬化剂注射后可引起附睾炎、睾丸炎等并发症。交通性鞘膜积液是禁忌证,囊壁很厚、多房性囊肿或伴有附睾、睾丸病变者也不适用。所以,至今仍未被广泛接受。

3. 睾丸鞘膜积液的手术虽是小手术,但仍有并发症发生的危险,Lord 折叠手术是标准术式,可避免术后血肿。

（卫中庆　丁留成）

第九节　肾上腺外科疾病

一、皮质醇增多症

皮质醇增多症是由于肾上腺皮质分泌过量糖皮质激素所引起的体内脂肪、蛋白质和糖代谢紊乱,产生一系列特征性的临床症候群。一般垂体引起的肾上腺皮质增生称为库欣病,肾上腺皮质肿瘤称为库欣综合征。皮质醇增多症可分为 ACTH 依赖性和 ACTH 非依赖性两大类。

诊断要点

1. 临床表现　向心性肥胖、多血质和紫纹、肌肉萎缩和软弱无力、高血压、月经和性功能紊乱、毛发增多或脱发和痤疮、糖代谢紊乱、背痛和骨质疏松、血象和电解质改变、精神和心理改变。

2. 实验室检查　血常规、电解质、24 小时尿游离皮质醇、血皮质醇、血浆ACTH 测定。皮质醇增多症不单表现为血皮质醇浓度的增高,其主要特征是体内皮质醇分泌的昼夜节律性丧失,体内 ACTH 和血浆皮质醇之间相互制约和依存的正常生理关系紊乱。24 小时尿游离皮质醇、血皮质醇浓度常作为筛选指标。

3. 影像学检查　X 线、彩超、CT、MRI、同位素扫描对发现垂体微腺瘤、区分肾上腺肿瘤和肾上腺增生、排除异位 ACTH 肿瘤有重要价值。

4. 诊断试验　大剂量地塞米松抑制试验是目前皮质醇增多症病因鉴别的主要手段;血 ACTH 测定、甲吡酮试验、促肾上腺皮质激素释放激素兴奋试验可区别 ACTH 分泌过多和肾上腺性皮质醇增多。

治疗程序

1. 一般治疗　原则为去除病因,减少体内皮质醇的生成。

2. 手术治疗

（1）引起库欣病的垂体肿瘤应首选经蝶窦显微外科摘除肿瘤术,手术失败或不能手术者则行垂体放疗或双侧肾上腺次全切除术或药物治疗。

（2）肾上腺腺瘤、肾上腺腺癌则分别行腺瘤切除、腺癌根治术。

（3）异位 ACTH 肿瘤宜行肿瘤切除术。

3. 药物治疗　是一种辅助治疗方法,用于术前准备或其他治疗效果不佳时,主要通过干扰酶系统阻滞皮质醇合成或直接作用垂体下丘脑水平。

ℛ 处　方

氨鲁米特（氨基导眠能）　　0.75～1.0 g/d　po　分 3～4 次
或　密妥坦　　　　　　　　6～10 g/d　po　分 3 次
或　甲吡酮　　　　　　　　1.0 g　po　qd

ℛ 警　示

1. 由于患者术前血中皮质醇高,一旦手术切除腺瘤或增生的肾上腺体后,体内皮质醇分泌锐减,易发生肾上腺危象。故术前、术后需要应用糖皮质激素（见表 6-1）。

表 6-1　肾上腺手术前、后糖皮质激素的应用

时　间	激素用量（mg）	径路和时间
手术前 1 日	甲泼尼龙 100	肌内注射（每侧臀各 50 mg）
手术当日晨	甲泼尼龙 50	肌内注射
术　中	氢化可的松 200	静脉注射
术后当日	氢化可的松 100	静脉注射
术后 1、2 日	氢化可的松 200	静脉注射（晨 125 mg　下午 75 mg）
术后 3、4 日	氢化可的松 150	静脉注射（晨 100 mg　下午 50 mg）
术后 5、8 日	氢化可的松 100	静脉注射（晨 75 mg　下午 25 mg）
术后 9、14 日	泼尼松 25	口服（晨 15 mg　下午 10 mg）
术后 15、60 日	泼尼松 15	口服（晨 10 mg　下午 5 mg）

2. 皮质醇增多症理想的治疗效果是消除皮质醇引起的各种症状、切除危害生命的有功能的肿瘤、保存正常垂体和肾上腺的功能、治疗后不复发或替代治疗;治疗不及时 5 年内死亡率为 50%,肾上腺腺癌预后差。

3. 对肾上腺增生和肾上腺腺瘤体积较小者行腹腔镜下切除术创伤较小,值得提倡。

4. 患者术后随访应注意有无肾上腺功能低下体征,避免过量肾上腺皮质激素治疗。

二、原发性醛固酮增多症

原发性醛固酮增多症是以体内醛固酮分泌增加和引起肾素分泌被抑制的综

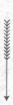

合征。临床以高血压、低钾血症为特征。大多由肾上腺腺瘤、肾上腺腺癌、原发性肾上腺增生引起。

ℛ 诊断要点

原发性醛固酮增多症诊断分为三部分,包括筛选诊断、确定诊断、应用影像学及生化测定鉴别原发性醛固酮增多症的各类亚型,以确定治疗方案。

1. 临床表现 临床上有以下情况要考虑原发性醛固酮增多症:儿童、青少年继发性高血压;高血压经降压治疗疗效不明显者;高血压伴低钾血症;高血压患者出现周期性麻痹。可进一步测定血钠、血钾浓度和 24 小时尿醛固酮浓度和血浆肾素活性。

2. 辅助检查

(1)醛固酮抑制试验和醛固酮激发试验有助于进一步明确诊断。

(2)彩超、CT、MRI、肾上腺同位素碘化胆固醇扫描、地塞米松抑制试验常用来鉴别肾上腺腺瘤和特发性增生。

ℛ 治疗程序

1. 药物治疗 适用于手术疗效不满意、不能耐受手术或拒绝手术者;术前准备;特发性肾上腺皮质增生。

2. 手术治疗

(1)肾上腺腺瘤引起的原发性醛固酮增多症应行肾上腺腺瘤摘除术。

(2)特发性增生做一侧肾上腺切除术或肾上腺次全切除术。

ℛ 处 方

螺内酯(安体舒通) 60 mg po tid

血压接近正常、代谢紊乱纠正后改为 20 mg po tid

和(或)硝苯地平 10 mg po tid

与螺内酯合用可降低血醛固酮的水平,控制血钾

ℛ 警 示

1. 在补钾或应用螺内酯过程中应严密观察血钾的变化,尤其对病程久、伴肾功能减退者,以免发生高钾血症。

2. 腺瘤应做摘除,预后良好;如为增生亦做次全肾上腺切除术,但疗效不如腺瘤摘除;所用皮质激素剂量不如库欣综合征大,时间偏短。

3. 通常血压在 1~6 个月逐步降至正常,必要时辅以降压药物;长期高血压(病程大于 10 年)、年龄较大者血压恢复不理想。

4. 对引起原发性醛固酮增多症的肾上腺腺瘤行后腹腔镜下腺瘤摘除术创伤较小,值得提倡。

三、嗜铬细胞瘤

嗜铬细胞瘤绝大多数位于肾上腺髓质,其余发生在肾上腺外副神经节组织。瘤细胞能分泌大量的儿茶酚胺,导致以阵发性或持续性高血压和代谢紊乱为特征的临床症状。临床以 20~60 岁多见。

𝓡 诊断要点

1. 临床表现　以头痛、心悸、出汗三联症状和高血压、高代谢、高血糖三高症为特征。凡出现下列情况者,应进行特殊检查:凡交替性发作有头痛、出汗、胸腹痛、视力减退、神经质等可疑征象者,消瘦患者患波动性高血压,青年高血压,基础代谢率高而非甲状腺功能亢进者,病程短暂的恶性高血压并发糖尿病者,有嗜铬细胞瘤家族史,对神经节阻滞剂有良好反应者。

2. 药物试验　有激发试验和抑制试验两种。激发试验用于阵发性高血压患者不发作时;抑制试验用于持续性高血压和阵发性高血压发作时。

3. 髓质激素测定　24 小时尿内儿茶酚胺含量、24 小时尿内 VMA、血内髓质激素测定对诊断均有帮助。

4. 影像学诊断　彩超、CT、MRI、IVU 有助于确定病变位置。

𝓡 治疗程序

1. 一般治疗　注意休息,避免恶性刺激,加强营养支持。

2. 手术治疗　大多数肾上腺嗜铬细胞瘤为良性,可行肿瘤侧肾上腺切除或瘤体剜除术,双侧肾上腺嗜铬细胞瘤可行双侧瘤体剜除术或一侧肾上腺全切,另一侧肾上腺次全切除术。肾上腺外嗜铬细胞瘤应根据其部位选择相应切口切除之。

3. 药物治疗　对有严重并发症不能耐受手术者、发生转移的恶性嗜铬细胞瘤患者,根据高血压严重程度适量口服苯苄胺及普萘洛尔,恶性嗜铬细胞瘤可用 [131] 碘-间碘苯甲胍治疗。

𝓡 警　　示

1. 嗜铬细胞瘤围手术期的处理是手术治疗的重要组成部分。① α 肾上腺素能受体阻滞剂的应用:酚苄明 20~60 mg qd,分 2~3 次口服,10~14 天;心率快加用肾上腺素能 β 受体阻滞剂普萘洛尔,可有效控制血压和心率。② 补充血容量:术前 3 天开始扩容,输注平衡盐液或全血。③ 手术中、手术后注意血压控制、血流动力学监测。

2. α 肾上腺素能受体阻滞剂可引起直立性低血压,肾上腺素能 β 受体阻滞剂对儿茶酚胺心肌病患者可引起肺水肿。

3. 一般采用气管插管全身麻醉,术中肿瘤显露要充分,剥离操作要轻柔,避

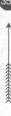

免用力挤压。血压升高时可快速输液、应用降压药。结扎最后 1 支血管前应快速扩容。心率快可加用普萘洛尔或利多卡因。

4. 术后应密切观察肾上腺皮质功能，防止肾上腺危象。需按时补充皮质激素，维持一段时间后再逐步撤离。

四、肾上腺无功能性肿瘤

肾上腺无功能性肿瘤是指发生于肾上腺内无内分泌功能或内分泌功能不突出的一系列肿瘤的统称，包括肾上腺髓性脂肪瘤、肾上腺神经母细胞瘤、肾上腺节细胞神经瘤、肾上腺纤维脂肪瘤、肾上腺畸胎瘤等。主要从皮质或髓质的主细胞发生，间质发生的肿瘤如纤维瘤、脂肪瘤极为罕见；转移癌是肿瘤全身广泛转移的一部分，都没有实际的临床意义。

诊断要点

1. 临床表现　患者基本上无特殊不适症状和体征，少数患者当肿瘤较大时可有上腹部不适、包块等表现。

2. 影像学检查　如彩超、CT、MRI 等提示肾上腺有明确的肿块，境界清或不清，并对邻近器官产生压迫或浸润表现。肾上腺髓性脂肪瘤的 CT 特征为肾上腺内存在接近脂肪密度的类圆形肿块，边沿光滑，CT 值为 $-120 \sim -5$ HU，增强扫描无明显变化；肾上腺神经节母细胞瘤多发生在儿童，CT 可准确判断肿瘤位置、大小及淋巴结受累，对周围组织器官的浸润程度。

3. 其他　肾上腺皮质、髓质功能内分泌检查所有项目均在正常范围内。

治疗程序

1. 一般治疗　发现肾上腺无功能性肿瘤后如不适合手术治疗应密切观察随访，定期复查影像学、内分泌功能项目。

2. 手术治疗　不同病因的无功能性肾上腺肿瘤采用不同的治疗方法。大于 3.5 cm 的肾上腺髓性脂肪瘤应及时手术切除；肾上腺神经节母细胞瘤根据分期行根治性切除术。

警　示

1. 瘤体大于 3 cm 的肾上腺神经节母细胞瘤手术切除前应按嗜铬细胞瘤准备，以策安全。

2. 肾上腺神经节母细胞瘤患者术后须行放疗或化疗，或放疗+化疗的综合治疗以期延长生存时间。

（卫中庆）

第十节　排尿、控尿障碍性疾病

人类的排尿运动包括储尿及排尿两个阶段,分别称为储尿期及排尿期。储尿期尿道关闭,膀胱呈松弛状,尿道阻力大于膀胱压力,尿液得以储于膀胱内;排尿期正好相反,膀胱收缩,尿道舒张,尿液得以排泄。储尿和排尿需要在神经系统调控下完成,因此神经系统病变、膀胱或尿道病变均可能导致控尿、排尿障碍性疾病。本书已在相应的章节论及男性前列腺增生症、尿道狭窄及女性膀胱颈梗阻等排尿困难性疾病,本节重点描述各种类型的尿失禁及神经源性膀胱尿道功能障碍的诊治。

一、女性压力性尿失禁

当咳嗽、打喷嚏、体位变动或腹压突然增加时,尿液不自主地由尿道溢出的情况,称为压力性尿失禁。其特点是平时能正常控制排尿,当不伴膀胱逼尿肌收缩而膀胱内压超过尿道压力时,发生不随意的漏尿。由于女性尿道短,盆底括约肌较男性为弱,加之女性因分娩、更年期雌激素水平下降、肥胖及盆腔手术等改变了正常结构,而易于发生压力性尿失禁。

许多老年妇女受尿失禁的困扰,给生活带来不便。女性压力性尿失禁占整个尿失禁的58%左右。

📖 诊 断 要 点

1. 病史　询问病史时要注意尿失禁的程度,诱发因素,经阴道的分娩史,是否有盆腔手术史,是否绝经及排尿次数等。

2. 临床表现　一般根据程度可分Ⅰ～Ⅲ度:Ⅰ度仅在咳嗽、打喷嚏时尿液漏出,Ⅱ度为上阶梯或快走时尿失禁,Ⅲ度为站立或平卧翻身时即有尿失禁。临床上将压力性尿失禁分为解剖性压力性尿失禁与尿道内在括约机功能缺陷性尿失禁。

3. 辅助检查　重点进行阴道前壁的活动度和肛门括约肌的松紧度的检查。可进行诱发试验和指压试验,但对尿失禁类型的鉴别诊断价值有限;棉签试验（Q-Tip试验）可了解膀胱颈部的活动度,尿动力学尤其是影像尿动力学检查不作为压力性尿失禁的常规检查,一般可用于病情复杂或需要手术治疗的患者。膀胱尿道侧位造影和膀胱尿道造影可以了解有无憩室、尿瘘等病变,还可测量尿道长度和尿道膀胱夹角。

📖 治 疗 程 序

1. 一般疗法　行为疗法,主要进行盆底肌肉锻炼,提肛训练;亦可采用电刺激理疗、生物反馈治疗,抗尿失禁装置等。

2. 药物疗法　主要是对雌激素水平低下者补充雌激素,用 α 肾上腺素能兴奋剂(管通)增加尿道阻力,减轻症状。

3. 手术疗法　矫正压力性尿失禁手术方式有多种,选用何种疗法,取决于病例的情况及术者对式式的掌握经验。无论如何改良,归纳起来手术方法可分为五类:① 阴道前壁修补术;② 耻骨后膀胱尿道悬吊术,经典手术有 MMK 手术及 Burch 手术;③ 膀胱颈针悬吊术,经典有 Stamey 式手术;④ 尿道中段无张力吊带悬吊术,是目前开展最广泛,效果最确切的手术方式;⑤ 尿道局部注射疗法。

𝓡　处　方

结合	雌激素(倍美力)软膏	0.5 g	qn	每晚塞阴道
或	雌三醇(欧维婷)软膏	0.5 g	qn	每晚塞阴道
	盐酸米多君(管通)	2.5 mg	po	tid

𝓡　警　示

1. 原则上只有真性压力性尿失禁,才适合行手术治疗。因此,术前诊断确切,排除急迫性尿失禁,或者纠正急迫性因素尤为重要。

2. 症状较轻者,宜采用提肛锻炼、理疗、生物反馈等非手术疗法,肥胖、老年患者应首先采用非手术治疗,非手术治疗无效,再考虑手术治疗。

3. 各类术式的选择,应据患者的尿失禁的类型,选择相应的术式,严格掌握适应症状,方可提高疗效。

4. 各种术式都可能发生术后出血、感染、膀胱尿道的损伤,术后排尿困难、尿潴留等情况。经积极的对症处理,都可以解除上述并发症。

二、膀胱过度活动症及急迫性尿失禁

尿频、尿急是临床常见的排尿异常。通常将 24 小时次数多于 8 次,夜尿多于 2 次,而每次尿量小于 200 ml 称为尿频;突发的急迫排尿感,而急于如厕,称为尿急;急迫性尿失禁是指有强烈的尿意,又不能由意志控制而尿液经尿道流出的尿失禁现象。女性尿频、尿急及急迫性尿失禁的发病率高于男性。近年将由尿频、尿急、急迫性尿失禁等症状组成的症候群统称为膀胱过度活动症(overactive bladder, OAB),这些症状中尿急是核心症状,该组症状可单独出现,也可以复合形式出现。有许多的因素均可表现为排尿的 OAB 症状,此定义的目的,是为了对此类症状及疾病有一规范化的诊断及治疗,提高治疗效果。

𝓡　诊断要点

1. 临床症状　尿频、尿急为特征,先有强烈尿意后有尿失禁,可在咳嗽、喷嚏、腹压增加时诱发,伴有紧迫感。部分患者可有遗尿,由膀胱炎、结石、肿瘤等

355

引起者,还可伴有血尿、脓尿;膀胱出口梗阻者有排尿困难,尿线无力等。

2. 体征 体格检查时应注意有无阴道膨出,鞍区感觉消失;测定球海绵体反射亢进及肛门反射亢进等,测定残余尿、做尿垫试验。

3. 排尿日记 用于记录每次排尿的具体时间、排尿量,有无尿失禁及失禁量。

4. 影像学检查 KUB 可以确定结石的存在,IVU 可提出有无上尿路损害,排泄判断膀胱尿道造影对诊断下尿路梗阻及输尿管反流有重要意义;B 超有助于肾积水膀胱及前列腺病变;CT 及 MRI 检查有助于对脊髓及骶尾部神经的了解。

5. 内镜检查 对感觉急迫性尿失禁的病因学诊断十分重要,可发现膀胱炎症,结石或肿瘤等。

6. 尿动力学检查 是诊断和鉴别诊断最可靠的检查,可区别出压力性尿失禁、混合性尿失禁,确定运动及感觉急迫性尿失禁。常采用的技术包括自由尿流率、充盈性膀胱测压、尿道压力测定、漏尿点压测定等。

ℛ 治疗程序

1. 病因治疗 对于有明确病因的感觉急迫性尿失禁及 OAB 患者,进行病因治疗,如解除下尿路梗阻,去除膀胱结石,切除肿瘤,控制膀胱炎症等,同时给予对症处理,以减少尿频、尿急症状。

2. 药物治疗 目的是抑制逼尿肌收缩,降低膀胱内压,增加膀胱容量。常用药物有 M 受体的抗胆碱能药。

3. 膀胱训练 通过膀胱训练抑制膀胱收缩,增加膀胱容量。

4. 生物反馈治疗 应用生物反馈仪,将体内信息放大,为患者自身利用,纳入意识控制之下,主动进行排尿或控尿。

5. 电刺激治疗 通过对储尿和排尿的神经反射通路或效应器官施以适当的电刺激,达到治疗之目的。骶神经电刺激疗法(Interstim)是顽固性膀胱过度活动症的新选择。

6. 手术治疗 对上述治疗无效,病情特别严重,有上尿路扩张导致肾脏损害者。如膀胱逼尿肌肉毒素注射术,膀胱扩大术,选择性骶 2~4 神经根切除术,膀胱横断术、尿路改道术等。

356

ℛ 处 方

酒石酸托特罗定(舍尼亭) 2 mg po bid
琥珀酸索利那新(卫喜康) 5 mg po qd 必要时 10 mg po qd
米拉贝隆缓释片(贝坦利) 50 mg po qd 必要时 100 mg po qd

ℛ 警 示

1. 尿频、尿急、急迫性尿失禁的治疗,有时是十分棘手的难题,明确病因,

OAB 的规范化方案对有的放矢的治疗尤为重要。

2. 膀胱训练的正确方法很重要,白天多饮水、尽量忍尿、延长排尿间隔时间,入夜后少饮水,适量服用安眠药物。文献报道,本方法对原因不明的原发性运动急迫性尿失禁的疗效更佳。

3. 生物反馈治疗要求患者的配合很重要。置入阴道内的反馈治疗仪以声、光、图像等形式,表达膀胱的活动,使患者直接感知膀胱活动,反馈性逐渐学会自我控制。

4. 手术治疗因为是侵入性不可逆治疗,应慎重采用。

5. 弄清急迫性尿失禁与压力性尿失禁的区别的意义在于压力性尿失禁可以通过手术来恢复尿道及其周围组织的正常解剖关系,达到治疗的目的。而急迫性尿失禁主要依靠药物和行为的治疗,使膀胱的自发性收缩得到抑制。如果这两种尿失禁同时存在,那么诊断和治疗起来就比较复杂。

三、神经源性膀胱尿道功能障碍

人类的排尿活动受神经系统调控。因神经病变或损害引起的膀胱或尿道功能障碍,称为神经源性膀胱尿道功能障碍。此疾病依据不同角度有多种分类。迄今为止,各种分类法均有顾此失彼的特点:① 据神经病变的神经源性排尿功能障碍分为脊上、骶上、骶下、周围神经病变等;② 据神经损害后的感觉和运动功能改变分为感觉障碍、运动障碍、无抑制性膀胱、反射性神经膀胱及自主性神经膀胱等;③ 据尿动力学的逼尿肌与尿道功能状态分为逼尿肌反射亢进与逼尿肌无反射,括约肌协同正常与失调等。

诊断要点

神经源性膀胱尿道功能障碍的诊断主要包括三大方面:① 对病变的部位、程度及范围的神经病变诊断;② 储尿、排尿的功能障碍的类型、程度、上尿路是否有并发症的膀胱尿道功能障碍的诊断;③ 其他相关器官、系统功能障碍的诊断。除了根据病史、体征和其他的影像检查外,尿动力学检查在诊断中占有极重要的位置,它不但可以显示出膀胱尿道功能障碍的各种表现,还可提示出障碍的发病机制,为手术治疗提供重要依据。神经病变的部位、范围的诊断除依据病史、体检外,电生理检查是很重要的内容,尤其糖尿病、隐性脊柱裂、脑血管病变等对诊断有疑问者。目前,确定骶髓排尿中枢与膀胱尿道之间的神经支配完整性的检查方法已基本成熟,但确定脊髓排尿中枢与大脑之间的神经支配完整性的检查方法还有待进一步完善。

治疗程序

神经源性膀胱尿道功能障碍的治疗视不同情况,治疗方法和疗效差别较大。

近年来,随着神经科学的进步和尿动力学的发展,针对神经,以恢复神经功能的治疗和针对膀胱尿道功能的治疗都有较大的进步。

（一）治疗原则

1. 积极治疗原发病变,同时采取保护膀胱尿道功能的措施,使膀胱尿道功能随着原发病的治愈而恢复。

2. 神经病变不能恢复者,针对膀胱尿道功能障碍类型进行治疗,以达到"平衡膀胱"的目的。

3. 其他治疗包括保护逼尿肌,预防和治疗上尿路并发症,减轻肾积水,提高生活质量,积极治疗其他并发症,如尿路感染及尿路结石。

（二）治疗方法

1. 一般治疗　① Crede 手法排尿自我挤压膀胱的扳机点排尿;② 反复挤捏阴茎,耻骨上持续轻叩,指诊肛门刺激;③ 盆底肌训练;④ 外集尿器、阴茎夹及尿垫使用。

2. 导尿及尿液引流　① 间歇性自家清洁导尿,是目前认为最有效的尿液引流方法,有无菌导尿法和清洁导尿法;② 留置导尿或耻骨上造瘘术,因并发症多、疗效差一般较少采用。

3. 药物治疗　① 抑制逼尿肌收缩药,缓解尿失禁、降低膀胱压力保护上尿路、对抗膀胱反射亢进诱发的自主神经反射亢进症状,常用药物有舍尼亭、卫喜康等;② 增加尿道关闭能力的药物,可试用盐酸米多君（管通）、雌激素等;③ 促进膀胱排空药物,如增加逼尿肌收缩的药物新斯的明,降低尿道阻力药如 α 受体阻滞剂等。

4. 外科手术治疗　① 经尿道膀胱颈切开术;② 经尿道外括约肌切开术;③ 经尿道括约肌部记忆支架放置术;④ 尿流改道及膀胱替代治疗;⑤ 神经阻断治疗;⑥ 人工括约肌安置术;⑦ 骶神经调控;⑧ 脊髓栓系综合征的神经松减术。

ℛ 警　示

目前,神经源性膀胱的治疗尚无突破性进展,选取何种治疗方案,受当时、当地的技术条件、患者的心理希望程度、经济能力等多种因素影响。间歇性自家清洁导尿被广泛接受。药物治疗无法完全治愈,仅能改善有关症状。对脊髓损害和脊髓休克期排尿困难、尿潴留的处理应避免使用手法排尿、扳机点排尿外集尿器（将使膀胱长期处于过度充盈状态,损害逼尿肌收缩）及长期留置导尿（不利于膀胱功能的恢复而引起膀胱挛缩）。

（卫中庆）

四、膀 胱 膨 出

膀胱膨出属于前盆腔脏器膨出,是指膀胱向阴道前壁的膨出。膀胱膨出通常发生在耻骨子宫颈结缔组织中线薄弱的情况下。

诊断要点

1. 临床表现　部分膀胱膨出患者无明显自觉症状,仅在查体过程中发现。大部分患者因自觉阴道口组织堵塞或者有组织物脱出阴道就诊,伴或不伴有盆腔压迫感或坠胀感。很多患者存在下尿路症状,如压力性尿失禁,尿频,尿急。50%以上患者有不同程度的排尿困难,主要因为膀胱和后尿道脱垂扭转导致尿道梗阻,表现为排尿费力,尿不尽,有些患者需要上推脱垂物帮助排空膀胱。

2. 体格检查　患者以膀胱截石位进行检查,注意有无子宫颈病变,鼓励患者做 Valsalva 动作以观察到最大限度的膨出,根据膨出情况进行 POP 分度。

3. 辅助检查　尿动力学检查,盆底超声,MRI 和膀胱尿道造影。

治疗程序

1. 一般治疗

(1) 行为治疗:包括改变生活方式,避免负重,纠正慢性便秘、控制咳嗽。

(2) 盆底肌肉训练。目的在于预防脱垂加重,减轻症状,增加盆底肌肉强度、耐力和支持力,避免或者延缓手术干预。可采用生物反馈治疗。

(3) 应用器具如子宫托等,主要适用于无法耐受手术的患者,但是关于子宫托的选择和应用目前缺少共识。

2. 手术治疗　可选择单纯阴道前壁修补术、前盆腔重建术(网片支持)或者骶骨阴道固定术。

【处方】无特殊药物处方。

警　　示

1. 部分患者存在膀胱脱垂合并压力性尿失禁,需要一并处理。

2. 部分患者存在隐匿性尿失禁,即术前未主诉尿失禁症状,但在通过手术修复膀胱脱垂后出现尿失禁。需要在查体过程中,通过恢复脱垂膀胱的解剖位置预测发生隐匿性尿失禁的可能性,以便实施预防性的治疗措施。

五、尿瘘

生殖道与泌尿道之间的任何部位形成通道就构成了尿瘘,其中最常见的就是膀胱阴道瘘和尿道阴道瘘。引起尿瘘的原因包括:产伤、手术、放疗、恶性肿瘤、特异性感染、阴道异物等。在欠发达国家,尿瘘主要由产伤引起;在我国,尿瘘主要继发于泌尿外科、妇科手术。

诊断要点

尿瘘的诊断并不困难,其中漏尿是尿瘘的主要症状,尿液不自主从阴道流出。

1. 临床表现 患者可表现为持续性漏尿、体位性漏尿、类似压力性尿失禁或膀胱充盈性漏尿等。漏出量因瘘孔大小和部位而异，多数患者在任何体位均有持续漏尿，同时患者排尿量通常很少。较高位的膀胱瘘孔患者在站立时无漏尿，而平卧时则漏尿不止。瘘孔极小者在膀胱充盈时方漏尿。输尿管阴道瘘的患者有经常发作的间断、多少不等的漏尿。一侧输尿管阴道瘘由于健侧输尿管的尿液进入膀胱，因此在漏尿同时仍有自主排尿。漏尿发生的时间也因病因不同而有区别，感染坏死型尿瘘多在产后及手术后 7~14 天开始漏尿。在漏尿前数天阴道分泌物有臭味或持续不断。手术直接损伤者术后即开始漏尿。放射损伤所致漏尿发生时间晚且常合并粪瘘。膀胱阴道瘘和尿道阴道瘘很少发热，而输尿管阴道瘘能引起发热。部分输尿管阴道瘘，腹内常有尿液渗入腹腔，可引起腹痛进行性加重、恶心、呕吐和食欲不振，还会出现腹胀和麻痹性肠梗阻。

2. 辅助检查 三棉球试验、亚甲蓝试验、靛胭脂试验等颜色指示试验，静脉肾盂造影、膀胱造影、输尿管逆行造影及 MR 尿路成像等影像学方法或者直接膀胱镜进行辅助诊断。

ℛ 治疗程序

1. 一般治疗 手术损伤后 7 天内发现的小的尿瘘可以通过持续引流促进上皮化而自然愈合。引流时间为 2 周至 3 个月不等，其中 15%~20%患者可以自行愈合。

2. 手术治疗 根据瘘孔的位置、大小和术者的经验不同，可以选择单纯经阴道、单纯经腹、经腹经阴道联合、腹腔镜下及机器人辅助等多种方式的尿瘘修补术。

ℛ 处 方

无特殊药物处方。

ℛ 警 示

1. 对于损伤超过 10~15 天，瘘管已经上皮化者，非手术治疗通常失败。

2. 尿瘘可造成患者生理、心理创伤，应提高预防尿瘘的意识。例如，对于怀疑有产伤可能的患者，主动留置导尿管 10 天，保证膀胱空虚，利于血液循环恢复，预防尿瘘发生。妇科手术时，对盆腔粘连严重、估计手术困难时，术前放置输尿管导管，术中易于辨认。

六、遗尿症

遗尿是指除正常自主性排尿外，睡眠中出现无意识的排尿。在新生儿及婴幼儿为生理性，3 岁以后一般已能控制排尿。5 岁以上儿童夜间不能从睡眠中醒来控制排尿而发生无意识排尿行为则可诊断为夜间遗尿。

诊断要点

1. 临床表现　遗尿多发生在睡眠的前 $1/3 \sim 1/2$ 时间内,次数不一,可每晚 1 次或数晚 1 次;遗尿多在梦境中发生,遗尿后惊醒,亦可无梦遗尿,晨起方知夜间发生了遗尿。需了解患者白天的排尿状况、出生时是否足月、训练排尿开始时间、家庭环境、既往史及服药史等。体格检查时除了解患者一般发育情况、智力情况、有无先天性尿路疾病、无肛疾病等外,着重了解患者有无中枢神经系统及周围神经系统疾病的体征,如有无脊柱裂、脊髓脊膜膨出等先天性发育异常。

2. 相关检查:常规检查包括尿常规及细菌学培养。特殊检包括尿动力学、X 线、MRI、肌电图、脑电图等。

治疗程序

1. 一般治疗　对患儿进行必要的心理疏导、排尿训练、遗尿报警器及膀胱训练等。

2. 药物治疗　有针对夜间多尿的抗利尿治疗,针对中枢神经发育不全进行的治疗,针对膀胱逼尿肌过度活动的治疗等。

3. 中医中药治疗　包括针灸、单方中药和复方中药汤剂等。

4. 手术治疗　对保守治疗无效者,谨慎选择膀胱逼尿肌横断术等手术治疗。

处　方

去氨加压素　首量为 200 μg,睡前服用

若疗效不显著可增至 $300 \sim 400$ μg,连续服用 3 个月后停用至少 1 周,以便评估是否需要继续治疗

甲氯芬酯　100 mg　po　tid　精神过度兴奋、高血压者忌用

警　示

1. 遗尿症对生活质量及心理的影响不容忽视,它可影响患儿的自尊心与自信心,引起患儿注意力不集中、焦躁,给患儿及家庭造成严重影响和负担。应积极治疗以缩短病程,消除不良后果,恢复患者自尊和自信。

2. 手术治疗患者需要进行严格筛选。

(沈百欣　卫中庆)

》》》第七章《《《

骨 科

第一节 骨 折

一、锁骨骨折

锁骨骨折是常见骨折之一,各种年龄均可发生,占全身骨折的6%左右。

诊断要点

1. 病史 有外伤史。

2. 临床表现 骨折局部肿胀、疼痛、畸形。伤侧上肢不能主动用力上举和后伸。骨折部位压痛,可触及骨摩擦感;骨折分离严重时,骨折端可隆起于皮下。

3. X线摄片 可明确骨折的类型和移位程度。

治疗程序

1. 一般治疗

(1)局部制动:儿童青枝骨折或不完全骨折,用颈腕吊带悬吊2~3周。成人无移位的裂隙骨折行"8"字绷带固定4~6周。

(2)手法复位外固定:锁骨骨折重叠移位小于1 cm,于血肿内麻醉,手法复位。方法如下:患者背坐在椅子上,抬头挺胸,双肩后伸,术者立于患者背侧,双侧腋窝、伤处置棉垫,用"8"字绷带或锁骨带固定4~6周。定期复查,调整外固定松紧度。

2. 药物治疗 消肿、镇痛,促进骨折愈合。

3. 手术治疗

(1)适应证:① 有喙锁韧带断裂的锁骨外端或外1/3移位明显的骨折。② 合并锁骨下血管、神经损伤。③ 开放性骨折。④ 合并同侧肩胛颈骨折导致结构不稳定的。⑤ 多发伤或双侧锁骨骨折患者,为利于术后早期活动的。⑥ 不能耐受长期外固定的。

(2)手术方法:锁骨骨折切开复位内固定,根据骨折部位选用张力带钢丝或钢板螺丝钉固定,术毕患肢悬吊固定4~6周。

𝓡 **处　　方**

双氯芬酸(英太青)　50 mg　po　bid

或　塞来昔布(西乐葆)　200 mg　po　bid

伤科接骨片　4 片　po　tid

𝓡 **警　　示**

1. 外固定前应检查有无神经、血管损伤症状,并记录。

2. 外固定时,双侧腋窝置棉垫,防止腋窝血管神经受压。外固定期间,应注意观察患肢远端感觉运动情况,桡动脉搏动强弱情况。若发生血管神经受压,应及时解除外固定,必要时行手术治疗。

3. 切开复位内固定时,不宜用单根克氏针或钢丝,因固定不牢,易导致骨折延迟愈合或不愈合。行张力带钢丝内固定时,克氏针尾端应折弯埋于皮下,以防止移位或退至皮下顶压皮肤,甚至克氏针移位进入胸腔。行钢板螺丝钉固定时,其骨折两端应有各至少 3 枚螺钉,以保证足够的固定强度,有利于患肢早期活动。

4. 固定期间应鼓励患者做手指,腕、肘关节屈伸活动,解除外固定后行肩关节功能锻炼。

二、肩胛骨骨折

肩胛骨骨折较少见,占全身骨折的 0.2% 左右,且多发生在肩胛骨体部和颈部。

𝓡 **诊断要点**

1. 病史　有明显的外伤史。

2. 临床表现　受伤部位肿胀,肩关节活动时疼痛加重。骨折部位压痛。

3. X 线摄片　可明确骨折的部位和移位情况。

𝓡 **治疗程序**

1. 一般治疗

(1) 局部制动:一般无明显移位或移位不大的肩胛骨骨折,不需手法复位,仅用三角巾悬吊伤肢即可。制动 3~4 周,然后开始进行功能锻炼。

(2) 手法复位局部制动:严重移位的肩胛颈骨折,在局麻下手法复位或将伤肢外展、外旋70°位牵引,重量为 2~4 kg,持续 3~4 周,然后改用三角巾悬吊 2~3 周。

2. 药物治疗　消肿、镇痛,促进骨折愈合。

3. 手术治疗

(1) 适应证:① 在冠状或横截面超过 40°成角或移位超过 1 cm 不稳定的和

363

移位的肩胛颈骨折。② 合并同侧锁骨骨折。③ 肩峰和喙突的骨折移位超过 5~8 mm。④ 肩盂和盂缘骨折,关节内骨折有 3~5 mm 的移位。⑤ 骨折的疼痛性不愈合。

（2）手术方法:根据骨折的具体类型,选用空心钉或接骨板固定,术毕三角巾悬吊 3~4 周。

ℛ 处　方

双氯芬酸(英太青)　50 mg　po　bid

或　塞来昔布(西乐葆)　200 mg　po　bid

龙血竭　2 片　po　tid

ℛ 警　示

1. 肩胛骨骨折多为粉碎性,亦有横形或斜形,一般无明显移位或移位程度不大,很少需要手术切开复位,行三角巾悬吊即可获得骨性愈合,悬吊期间嘱患者做手指屈伸活动,解除制动后,鼓励患者做肩关节的功能锻炼,对少数肩关节运动受限者,需进行康复治疗。

2. 如行手术治疗,术中需用 C 臂机进行至少 2 个平面的透视检查,以避免内固定物进入关节内;手术入路中,要避免重要血管、神经的损伤。

三、肱骨外科颈骨折

肱骨外科颈骨折较常见,各种年龄均可发生,但以老年人多见。根据暴力大小,骨折分为裂隙型、外展型、内收型,常合并肩关节前脱位。

ℛ 诊断要点

1. 病史　跌倒时手或肘部着地引起。

2. 临床表现　① 肩部肿胀、疼痛、功能障碍。② 局部压痛,被动活动时疼痛加重。有时可听到骨擦音。纵向叩击试验阳性。③ 合并肩关节前脱位时,部分患者有腋神经或臂丛神经损伤。

3. 辅助检查　肩关节前后位和全胸位片可明确骨折的类型和骨折移位程度。如 X 线摄片不能显示主要骨折特征及关节面受损情况,可做 CT 加三维重建检查。

ℛ 治疗程序

1. 一般治疗

（1）局部制动:无移位或轻度移位的骨折、老年人的外展嵌插型骨折,用三角巾悬吊并固定伤肩 4~6 周。

（2）手法复位外固定:骨折明显移位时,需行手法复位,局部血肿内麻醉或臂丛麻醉,患者仰卧位,助手握住伤肢前臂近端,肘关节屈曲 90°,另一助手用宽布带绕过腋窝做对抗牵引,根据骨折类型及移位情况,纠正成角,旋转及侧方移位,然后行外展架或超肩石膏托固定,摄 X 线片复查,若对位满意,则定期骨科门诊复查。

2. 药物治疗 消肿、镇痛,促进骨折愈合。

3. 手术治疗

(1) 适应证:① 骨折严重移位,手法复位失败者。② 骨折断端不稳定或疑有软组织嵌入。③ 病程较长,肿胀明显,不能手术复位。④ 合并肩关节前脱位。⑤ 年轻患者,其结节骨折移位超过 5 mm,骨干移位超过 2 cm,或肱骨头成角移位超过 40°。

(2) 手术方法:肩关节前内侧切口,术中注意保护头静脉,骨折复位后,根据骨折类型选用松质骨螺钉或支撑钢板内固定。合并肩关节前脱位时,首先取出肱骨头,继之复位,内固定,再按肩关节前脱位整复。手术后切口内置引流管接负压袋,患肢行三角巾悬吊,4~6 周解除外固定进行肩关节功能锻炼。

𝓡 处 方

双氯芬酸(英太青)　50 mg　po　bid

或　塞来昔布(西乐葆)　200 mg　po　bid

伤科接骨片　4 片　po　tid

𝓡 警 示

1. 肱骨外科颈骨折,应摄 X 线肩关节前后位及全胸位片。

2. 手法复位外固定后需定期复查,一般每周 1 次,如骨折再移位,尤其是青壮年则切开复位内固定。

3. 肱骨外科颈骨折合并肩关节前脱位,应仔细检查有无神经损伤,除腋神经外,其他神经亦须检查,必要时做肌电图检查,以明确诊断。

4. 切开复位内固定时,尽量减少骨块的暴露,并做植骨的准备,选用松质骨螺钉或支撑钢板固定,忌用克氏针内固定。克氏针固定不但固定不牢,且易产生并发症。如无其他合适材料,而选用克氏针做内固定时,应将其尾端折弯,防止其游走而损伤其他组织。

5. 对于复杂的粉碎性骨折的老年患者,可考虑行人工假体置换。

四、肱骨大结节骨折

单纯肱骨大结节骨折较少,常与肩关节前脱位和肱骨外科颈骨折同时发生,而前者多见。

𝓡 诊断要点

1. 临床表现 多为跌伤引起。肩关节外侧肿胀疼痛,局部压痛。肩关节活动障碍,特别是外展位。合并肩关节前脱位呈典型"方肩"畸形,Dugas 征阳性。

2. X 线摄片　可明确骨折移位程度,是否合并其他骨、关节损伤。

ℛ 治疗程序

1. 一般治疗

(1) 局部制动:无移位的单纯肱骨大结节骨折,老年患者(≥60 岁)且移位小于 1 cm 用三角巾悬吊 3~4 周。

(2) 手法复位外固定:合并肩关节前脱位者,脱位复位后,肱骨大结节一般均能复位。X 线摄片证实复位满意,患肢行三角巾悬吊,伤肩固定3~4 周。

2. 药物治疗　消肿、镇痛,促进骨折愈合。

3. 手术治疗

(1) 适应证:① 有移位的肱骨大结节骨折,手法复位失败者。② 合并肱骨外科颈骨折移位时。③ 年轻患者,大结节骨块移位大于 5 mm。

(2) 手术方法:肩关节前内侧切口,显露骨折块,复位,用空心钉或张力带内固定,合并肱骨外科颈骨折时,采用钢板内固定,术毕患肢悬吊 3~4 周。

ℛ 处　　方

双氯芬酸(英太青)　50 mg　po　bid

或　塞来昔布(西乐葆)　200 mg　po　bid

龙血竭　2 片　po　tid

ℛ 警　　示

1. 肱骨大结节骨折较少,需手术治疗者更少,合并肩关节前脱位时,常在肩关节复位时肱骨大结节亦随之复位。合并肱骨外科颈骨折时,需切开复位,钢板内固定。

2. 单纯肱骨大结节骨折,外固定 3~4 周,解除后进行肩关节功能锻炼。合并肩关节前脱位时,必须仔细检查有无神经损伤,并记录,同时向患者交代。

3. 手术应解剖复位,内固定应牢固、可靠,以利于患者术后功能的恢复。

五、肱骨干骨折

肱骨干骨折好发于肱骨的中段,其次为下段,上段最少,而中下 1/3 处骨折易合并桡神经损伤。

ℛ 诊断要点

1. 临床表现　跌伤史或直接挤压伤。局部肿胀畸形,功能障碍。上臂有反常活动和骨擦感。合并桡神经损伤,有垂腕、虎口部位痛觉减退或消失。

2. X 线摄片　可明确骨折类型和移位程度。

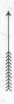

治疗程序

1. 一般治疗

（1）局部制动:无移位的肱骨干骨折行管形石膏或功能支具固定8~12周。

（2）手法复位外固定:臂丛麻醉,术者与助手做对抗牵引,先纠正骨折端的重叠、成角及旋转移位,再纠正侧方移位。若骨折在三角肌止点以下应外展位固定,或用外展支架。中下段骨折用U形或O形石膏固定,并用三角巾悬吊前臂。定期复查,如发生再移位宜手术治疗。

2. 药物治疗　消肿、止痛,促进骨折愈合。

3. 手术治疗

（1）适应证:① 肱骨干骨折手法复位失败者。② 肱骨干骨折,断端疑有软组织嵌入。③ 肱骨干多段骨折。④ 肱骨干骨折合并桡神经损伤。⑤ 肱骨干开放性骨折。⑥ 同一肢体有多处骨折和关节损伤。⑦ 双侧肱骨干骨折。⑧ 病理性骨折。⑨ 血管损伤。⑩ 骨不愈合。

（2）手术方法:采用上臂外侧切口,分开肱二头肌、肱三头肌间隙,在其中下段解剖桡神经并保护,骨折复位后用钢板或交锁髓内钉固定。

处　　方

双氯芬酸(英太青)　50 mg　po　bid

或　塞来昔布(西乐葆)　200 mg　po　bid

伤科接骨片　4片　po　tid

合并桡神经损伤时,促进神经功能恢复

甲钴胺(弥可保)　500 μg　po　tid

维生素 B_1　　　　20 mg　po　tid

警　　示

1. 肱骨干骨折,特别是中下1/3处骨折,易合并桡神经损伤,术前应详细检查记录。

2. 切开复位内固定时,常规解剖桡神经并加以保护,防止损伤。神经与内固定物相接触时,应将神经浅置。在闭合性骨折时,桡神经损伤多为压迫引起,很少为断裂,一旦解除压迫,神经功能将逐渐恢复。同时服用神经营养药,可促进神经功能恢复。若神经功能在伤后3~6个月仍未恢复,可结合肌电图检查进行手术探查,行神经松解术。

3. 内固定要求牢靠,钢板内固定时,以6孔为宜,也可采用交锁髓内钉固定。若骨折接近上、下关节时,选用解剖型钢板内固定。忌单用螺丝钉内固定,骨折块禁用钢丝捆扎。

4. 肱骨干骨折愈合较慢,一般需要3个月或更长时间,术后是否需要外固定则根据骨折类型和内固定是否牢靠而定。解除外固定后,尽早进行肩、肘关节功能锻炼。

六、肱骨髁上骨折

肱骨髁上骨折系指肱骨远端内、外髁上方的骨折,小儿多见,根据受伤机制不同,通常将骨折分为伸展型和屈曲型。

ℛ 诊断要点

1. 临床表现　有跌伤史,肘关节肿胀、畸形、功能障碍。肘关节上方压痛,活动时疼痛加重。可触及骨擦感和反常活动。合并神经损伤时,有受神经所支配的感觉运动障碍。

2. X线摄片　可明确骨折类型和移位程度。

ℛ 治疗程序

1. 一般治疗

(1) 局部制动:无移位的肱骨髁上骨折石膏固定2~3周。

(2) 手法复位外固定:骨折移位、受伤时间尚短,先行手法复位。在全身麻醉或臂丛麻醉下,术者和助手做对抗牵引,先纠正侧方移位,然后再纠正前后移位。原则上伸展型骨折屈曲位固定,屈曲型骨折伸直位固定。定期复诊,抬高患肢,并密切观察肢体远端感觉运动及血液循环情况。

(3) 骨牵引及外固定:因受伤时间较长,肿胀严重,失去手法复位机会,则行尺骨鹰嘴牵引术。重量为2~3 kg。待消肿5~7天后再行手法复位,石膏外固定,定期复诊。若骨折再移位,选用手术治疗。

2. 药物治疗　消肿、止痛,促进骨折愈合。

3. 手术治疗

(1) 血管探查术:① 适应证:骨折复位后,肢体远端疼痛、麻木、桡动脉搏动减弱、感觉异常等早期缺血性肌挛缩表现。② 手术方法:取肘正中S形切口,解剖正中神经和肱动脉,切断肱二头肌腱膜,松解肱动脉。若动脉破裂则行修补术,如血管痉挛,变细,用利多卡因行血管外膜封闭,温盐水湿敷,并同时行骨折内固定。

(2) 切开复位内固定术:① 适应证:肱骨髁上骨折,手法复位失败或再移位,合并桡神经损伤。② 手术方法:取肘关节外侧或后侧切口,术中常规解剖保护尺神经,骨折复位后,用2枚细克氏针交叉固定,针尾埋于皮下或裸于皮外,肘关节功能位石膏固定2~3周,解除石膏后即进行肘关节功能锻炼,待骨折愈合后,拔除克氏针。

处 方

双氯芬酸(英太青) 50 mg po bid

或 塞来昔布(西乐葆) 200 mg po bid

强力脉痔灵(迈之灵) 150 mg po bid

警 示

1. 肱骨髁上骨折,特别是伸展型,若处理不当,易导致 Volkman 挛缩,其后果十分严重。肱骨髁上骨折手法复位石膏外固定后,应向家长作详细的口头和文字交代:如肢体远端疼痛加重,手指发麻,感觉异常,手指伸直时疼痛加重等早期缺血性挛缩时,应立即来院复诊。疑有缺血性肌挛缩,应立即解除外固定,并采取积极措施。若复诊期间骨折再移位,则手术治疗。对这类患者采取积极措施,严密观察,必要时手术探查。

2. 若无早期缺血性肌挛缩,于伤后 3 天复查,然后每周摄 X 线片 1 次。由于肱骨下段扁而薄,骨折复位后容易再移位,一旦移位则采取手术治疗。肘关节后侧切口,术中需解剖尺神经并保护之,注意内侧克氏针不要与尺神经紧贴以防损伤。外固定时间 2~3 周,解除后,进行肘关节功能锻炼。肱骨髁上骨折合并神经损伤,依次为正中神经、尺神经、桡神经。骨折复位后大多数能自行恢复,首诊时应详细检查有无神经损伤,并记录在案。

七、肱骨髁间骨折

肱骨髁间骨折是肘关节的一种严重损伤,好发于青壮年。骨折常为粉碎性,复位困难,无论采用何种治疗方法,肘关节都将遗留不同程度的功能受限。

诊 断 要 点

1. 临床表现 外伤史,多为暴力引起。肘关节肿胀、畸形、功能障碍。肘关节呈半屈曲状,前臂多处于旋前位。肘部广泛压痛,肘后三角形骨性标志紊乱,合并神经损伤时,有感觉运动障碍。

2. X 线摄片 可明确骨折类型和移位程度,以及有无合并肘部其他骨与关节损伤。

治 疗 程 序

1. 一般治疗

(1) 局部制动:无明显移位的肱骨髁间骨折行石膏托固定 4~6 周。

(2) 尺骨鹰嘴骨牵引术:明显移位或粉碎性骨折,臂丛麻醉下,先手法复位。自肱骨内、外侧向中央挤压,使侧方分离骨块尽量复位。再做尺骨鹰嘴牵引,重量 2~3 kg,牵引 3~4 周,改用石膏固定 2~3 周,也可维持骨牵引共 4~6 周。在牵引下被动活动肘关节,去除外固定后,辅以理疗和功能锻炼。

2. 药物治疗　消肿、镇痛,促进骨折愈合。

3. 手术治疗

（1）适应证:青壮年肱骨髁间骨折手法复位失败或开放性骨折。

（2）手术方法:肘关节后侧入路,解剖尺神经并保护之。术中根据骨折类型决定尺骨鹰嘴截断或不截断,骨折复位,保持关节面平整,以钢板、螺丝钉或空心钉内固定。尺骨鹰嘴截断者,用张力带钢丝内固定,术后石膏外固定 4~6 周,解除外固定后进行物理康复治疗。

℞ 处　　方

双氯芬酸(英太青)　　50 mg　po　bid

或　塞来昔布(西乐葆)　　200 mg　po　bid

强力脉痔灵(迈之灵)　　150 mg　po　bid

℞ 警　　示

1. 肱骨髁间骨折多为粉碎性骨折,常累及关节面,手法复位效果不理想。应采取积极措施,特别对青年人,术中须解剖尺神经并保护之。

2. 为获得直视下关节面的平整,术中可截断尺骨鹰嘴,根据骨折类型,选用钢板、松质骨螺钉固定,尺骨鹰嘴使用张力带钢丝固定。

八、肱骨内外髁骨折

肱骨外髁骨折包括肱骨外上髁、肱骨小头骨骺,乃至滑车外侧部分。肱骨内髁骨折指包括肱骨滑车及内上髁,是一种少见的损伤。

℞ 诊断要点

1. 临床表现　有跌伤史,肘部肿胀、疼痛、功能障碍。肘关节呈半屈曲位,局部压痛。

2. X 线摄片　可明确骨折类型和移位程度。

℞ 治疗程序

1. 一般治疗

（1）局部制动:无移位的肱骨内、外侧髁骨折行石膏固定 3 周。

（2）手法复位外固定:对肱骨外髁骨折二度,肱骨内髁骨折 Ⅱ、Ⅲ 型,先试行手法复位。在麻醉下施行,石膏托固定。摄 X 线片复查,定期复查。

2. 药物治疗　消肿、镇痛,促进骨愈合。

3. 手术治疗

（1）肱骨外髁骨折适应证:三度骨折移位或旋转移位,手法复位失败者。

（2）肱骨内髁骨折适应证:旋转移位的 Ⅲ 型骨折,手法复位失败者。

（3）手术方法:肘关节内、外侧切口,内侧切口需解剖尺神经并加以保护,骨折复位后以细克氏针交叉固定或松质骨螺钉及可吸收螺钉内固定,术后石膏托固定 3 周。

处　方

双氯芬酸(英太青)　50 mg　po　bid

龙血竭　2 片　po　tid

警　示

1. 肱骨内、外髁骨折系儿童肘部骨折,而肱骨外髁骨折常见,骨折后常移位。肱骨外髁骨折复位,不能牵引,以防骨块翻转,仅以拇指将骨块向肘关节间隙推挤,手法复位外固定后应定期复查,若移位则行手术治疗。

2. 肱骨内、外髁骨折均为关节内骨折,术中需解剖复位,并克氏针固定。术后石膏托固定 3 周,摄 X 线片复查后解除外固定,骨折愈合后,拔除克氏针。指导家长进行患儿肘关节功能锻炼。肱骨外髁骨折因延误治疗将发生骨不连和肘外翻畸形,以及迟发性尺神经损害。

九、尺骨鹰嘴骨折

尺骨鹰嘴骨折是肘部常见损伤,成人多见,大多数为骨折线波及半月状关节面的关节内骨折,由于肱三头肌牵拉作用,骨折容易发生分离。

诊断要点

1. 临床表现　有外伤史,肘关节背侧肿胀、压痛。肘关节呈半屈曲状,不能主动伸直。可触及骨折断端。

2. X 线摄片　可明确骨折移位程度及有无其他骨关节损伤。

治疗程序

1. 一般治疗

(1) 局部制动:无移位的尺骨鹰嘴骨折,石膏托固定 4~6 周。

(2) 手法复位外固定:轻度移位骨折,置肘关节接近伸直位,肱三头肌放松,使骨折复位,石膏固定 3~4 周,然后改肘关节功能位固定 2~3 周。固定期间定期摄 X 线片复查,如断端分离应切开复位内固定。

2. 药物治疗　消肿、镇痛,促进骨愈合。

3. 手术治疗

(1) 适应证:骨折移位明显或粉碎性骨折。

(2) 手术方法:肘关节背侧切口,骨折复位后,横断或短斜形骨折可行张力带钢丝内固定,粉碎性骨折可行接骨板固定,术后 3~5 天即可主动伸屈肘关节。

371

ℛ **处　　方**

双氯芬酸（英太青）　50 mg　po　bid

龙血竭　2 片　po　tid

伤科接骨片　4 片　po　tid

ℛ **警　　示**

1. 尺骨鹰嘴骨折系关节内骨折,应解剖复位。

2. 手术治疗时,于尺骨鹰嘴骨折远端下方背侧横形钻孔,穿入钢丝,骨折复位后自尺骨鹰嘴向远端钻入 2 枚克氏针,长度超过骨折线 5 cm。钢丝"8"字固定,肘关节伸直位拧紧,克氏针尾端折弯成直角埋于肱三头肌腱内,术后不须石膏外固定,可早期活动。单纯用克氏针内固定容易松动,且需石膏外固定。

十、桡骨头骨折

桡骨头骨折是肘部常见的损伤,成人多见。

ℛ **诊断要点**

1. 临床表现　有跌伤史,肘关节外侧局限性肿胀、压痛。前臂旋转时疼痛加重。

2. X 线摄片　可明确骨折类型和移位程度。

ℛ **治疗程序**

1. 一般治疗

（1）局部制动:无移位的 I 型骨折,用石膏固定肘关节于功能位 4 周。

（2）手法复位外固定:II 型骨折(桡骨头骨折合并有分离),手法复位,石膏外固定。X 线摄片复查,若复位失败,则手术治疗。

2. 药物治疗　消肿、镇痛。

3. 手术治疗

（1）适应证:桡骨头骨折III型合并有移位。

（2）手术方法:肘关节后外侧切口,尽可能复位骨折块,用 1.5 mm 和 2.0 mm 螺钉进行固定,如合并桡骨颈骨折,行微型的 T 板或 L 板做支持固定。严重粉碎性骨折,可作桡骨头置换术。术后 1 周行肘关节功能锻炼。

ℛ **处　　方**

双氯芬酸（英太青）　50 mg　po　bid

ℛ **警　　示**

1. 桡骨头骨折累及关节面1/3 以下者采用非手术治疗。

2. I 期(初始)损伤,手术应尽可能保留桡骨头,以利于维持关节周围韧带和关节囊的张力,对功能有利,即使内固定手术失败,后期切除桡骨头,功能仍较好。

3. 如果后期行桡骨头切除术,切口分为肘外侧和后外侧。外侧切口,术中应避免桡神经深支损伤,而后外侧切口安全,桡神经深支损伤机会少。桡骨头粉碎性骨折,手术切除时,应将桡骨头骨块拼合在一起,检查是否完整,以免骨块遗留关节腔内。必要时行 C 臂机透视,以便切除完整。桡骨头切除应在桡骨粗隆之近端,若切除过多,则影响肘关节屈曲。

十一、尺桡骨双骨折

尺桡骨双骨折多见,青少年占多数。骨折后发生侧方重叠,成角畸形及旋转移位,复位要求较高,否则影响前臂的旋转功能。

ℛ 诊断要点

1. 临床表现 有外伤史,前臂肿胀、畸形、功能障碍。前臂局部压痛,可触及骨擦感或假关节。

2. X 线摄片 可明确骨折类型及移位程度,摄片应包括上下尺桡关节,以免漏诊。

ℛ 治疗程序

1. 一般治疗

(1) 局部制动:对无移位的尺桡骨骨折用石膏托固定肘关节功能位,固定时间 8~12 周。固定期间定期摄 X 线片,了解有无再移位。

(2) 手法复位外固定:

1) 儿童尺桡骨青枝骨折:用手法向相反方向折断,对侧骨皮质须完全折断,纠正成角畸形,石膏固定 4~6 周。

2) 成人尺桡骨骨折移位:根据骨折部位及类型,两助手做对抗牵引,术者进行整复。若尺桡骨上段骨折可先整复尺骨,下 1/3 骨折先整复桡骨。先整复相对稳定的骨折,再整复不稳定的骨折。手法复位应在 C 臂机引导下操作,使复位更加直观准确。石膏固定肘关节于功能位,根据骨折的部位,置前臂中立位、旋前或旋后位。定期摄 X 线片,了解骨折有无再移位。

2. 药物治疗 消肿、镇痛,促进骨折愈合。

3. 手术治疗

(1) 适应证:尺桡骨骨折手法复位失败,同一肢体多发性骨折,尺桡骨多段骨折,合并骨筋膜室综合征。

(2) 手术方法:尺桡骨骨折选用前臂背侧切口,术中分别显露尺骨、桡骨骨折断端,复位后用 6~8 孔钢板内固定。术后石膏固定。做手指主动屈曲活动。

R 处　方

塞来昔布(西乐葆)　200 mg　po　bid

强力脉痔灵(迈之灵)　150 mg　po　bid

伤科接骨片　4片　po　tid

R 警　示

1. 尺桡骨双骨折、移位,整复比较困难,行石膏或夹板固定,注意其松紧度。急诊患者不宜用管形石膏,固定期间,要特别注意观察手指血运、皮肤温度、颜色、感觉及手指活动,有骨筋膜室综合征早期表现时,若疼痛剧烈,手指麻木,不能活动,桡动脉搏动减弱等,须立即解除外固定,必要时行手术探查或切开减压术。外固定期间,需定期摄 X 线片复查,若骨折再移位,则手术治疗。儿童青枝骨折,手法复位不应矫枉过正,否则易发生畸形。

2. 做前臂下段背侧切口时,注意不要损伤桡神经浅支,而做掌侧切口时,须保护正中神经。内固定应采用钢板螺钉,一般6~8孔,尺骨内固定忌用骨圆针,因其固定不牢,临床易发生骨延迟愈合或骨不愈合;另外针尾留在皮外,亦容易引起局部感染;且内固定不坚固,需外加固定保护,直至骨折愈合,过早活动可致螺钉松动甚至断裂。尺桡骨骨折合并腕关节、肘关节骨与关节损伤常见,故摄 X 线片时应包括上下尺桡关节。

十二、孟氏骨折

孟氏(Monteggia)骨折系指尺骨上 1/3 骨折合并桡骨头脱位的一种联合损伤。该损伤可见各种年龄,但以儿童及青少年多见。

R 诊断要点

1. **临床表现**　有明确外伤史。肘部及前臂上段肿胀、畸形。肘部外侧压痛,前臂旋转功能障碍。合并桡神经深支麻痹,拇指指间关节,示指、中指、小指掌指关节不能主动伸直。

2. **X 线摄片**　可明确骨折类型。

R 治疗程序

1. **一般治疗**　主要是手法复位。对尺骨上段骨折合并桡骨头脱位,术者与助手做对抗牵引,纠正尺骨短缩。先复位桡骨头,再纠正尺骨侧方移位。石膏托固定肘关节于功能位。定期复查。

2. **药物治疗**　消肿、镇痛,促进骨折愈合。

3. **手术治疗**

(1)适应证:孟氏骨折手法复位失败或手法复位后再移位、脱位。必须尽早手术内固定。

（2）手术方法:前臂背侧切口,尺骨骨折复位后,用钢板螺钉固定。以 6~8 孔钢板为宜,桡骨头脱位做肘关节后外侧切口,注意桡神经深支保护。桡骨头复位后,做前臂旋转,看桡骨头是否再脱位,如不稳定,用 1 枚细克氏针自肱骨小头穿至桡骨头,术后肘关节旋后位石膏固定 3 周。克氏针于术后 3~4 周拔除。

℞　处　　方

塞来昔布（西乐葆）　200 mg　po　bid

伤科接骨片　4 片　po　tid

℞　警　　示

1. 孟氏骨折应常规检查有无桡神经深支麻痹,损伤后表现为拇指指间关节,示指、中指、小指掌指关节不能主动伸直。神经损伤一般为压迫引起,一旦复位后,大多数神经功能可自行恢复。

2. 孟氏骨折手法复位后应定期摄 X 线片复查有无再移位发生。手术治疗时,尺骨骨折用钢板螺钉固定,忌用克氏针固定,因其固定不牢,易导致骨折延迟愈合或不愈合。桡骨头脱位亦应切开探查,必要时用细克氏针暂时固定。

3. 儿童孟氏骨折的特点是尺骨骨折发生在近端,且大多数在尺骨鹰嘴处。桡骨头向外侧脱位,此型容易漏诊,应仔细阅片。正常情况下,桡骨头纵轴延长线通过肱骨小头中央,若该线不通过肱骨小头,则表示桡骨头脱位。怀疑时,摄健侧肘关节正侧位 X 线片,进行对比。

十三、盖氏骨折

盖氏（Galeazzi）骨折系指桡骨中下 1/3 骨折合并下尺桡关节脱位。儿童盖氏骨折可合并尺骨远端骨骺分离,而不发生下尺桡关节脱位。

℞　诊断要点

1. 临床表现　有外伤史,前臂下端及腕部肿胀压痛。前臂旋转功能障碍。

2. X 线摄片　可明确骨折脱位程度,X 线片应包括腕关节。

℞　治疗程序

1. 一般治疗　手法复位,术者与助手持续做对抗牵引,先纠正桡骨短缩和移位,前臂旋后位,挤压尺骨远端使其复位,石膏固定,摄 X 线片复查,外固定8~12 周。

2. 药物治疗　消肿、镇痛,促进骨愈合。

3. 手术治疗

（1）适应证:手法复位失败或骨折端嵌入软组织。

（2）手术方法:前臂背侧切口,骨折复位后,6 孔钢板螺钉内固定。下尺桡关节脱位手法复位:用 1 枚细克氏针将尺骨远端与桡骨做暂时固定。术后石膏旋后位固定 3~4 周,拔除克氏针。

℞ 处　　方

塞来昔布(西乐葆)　200 mg　po　bid
伤科接骨片　4 片　po　tid

℞ 警　　示

1. 盖氏骨折手法复位时,置前臂旋后位,骨折复位后定期摄 X 线片复查,如发生再移位,则手术治疗。

2. 内固定选用 6 孔钢板螺钉固定桡骨,细克氏针固定下尺桡关节脱位,需石膏外固定 3~4 周。解除外固定后,进行腕、肘关节功能锻炼。晚期下尺桡关节脱位前臂旋转功能受限时,行尺骨远端切除术或尺骨缩短术。

十四、桡骨远端骨折

桡骨远端骨折指桡骨远端关节面 3 cm 以内的骨折,根据受伤机制不同分为柯雷斯(Colles)骨折、史密斯(Smith)骨折和巴尔通(Barton)骨折。柯雷斯骨折多见,特别是中老年女性更易发生。青少年因骨骺未闭合,而发生桡骨远端骨骺分离。

℞ 诊断要点

1. 临床表现　跌倒时手掌着地,是最常见的原因。表现为腕关节肿胀、畸形、压痛,腕关节功能障碍。合并正中神经不全麻痹时有桡侧手指麻木感。

2. X 线摄片　可明确骨折类型和移位程度。

℞ 治疗程序

1. 一般治疗

(1) 局部制动:无移位的桡骨远端骨折石膏固定 4~6 周。

(2) 手法复位外固定:柯雷斯骨折移位,术者和助手持续做对抗牵引,术者用拇指将远端向掌侧按压,同时自桡侧向尺侧按压,纠正背侧及桡侧移位。石膏固定腕关节掌屈尺偏位,定期复查。

2. 药物治疗　消肿、止痛,促进骨愈合。

3. 手术治疗

(1) 适应证:中老年女性,骨折塌陷或粉碎性骨折时,手法复位不能恢复桡骨长度,关节内骨折,合并桡骨骨折,原始骨折移位>1 cm 或短缩>5 cm 或原始背倾角<20°。

(2) 手术方法:前臂下段,背侧切口,注意保护桡神经浅支。骨折复位后,根据具体情况选用 T 形钢板内固定,或有限内固定外加固定支架,后者对桡骨长度恢复预防塌陷疗效更佳。

R **处　　方**

塞来昔布(西乐葆)　200 mg　po　bid

龙血竭　2 片　po　tid

伤科接骨片　4 片　po　tid

R **警　　示**

1. 柯雷斯骨折临床多见,尤其是中老年女性更多。骨折后呈典型的银叉状畸形,骨折远断端向背侧及桡侧移位。复位时应将腕关节固定在掌屈尺偏位。复位时,应恢复腕关节的解剖关系,即桡骨茎突比尺骨茎突长 1.0~1.5 cm,桡骨远端关节面尺倾角 20°~25°,掌倾角 10°~15°。石膏固定范围远端为掌指关节平面,近端在前臂上端。柯雷斯骨折可合并正中神经受压,一般骨折复位后,神经功能常自行恢复。

2. 外固定期间应定期复查,并交代患者观察手指血运及疼痛情况,若手指麻木、疼痛难忍,即来院复查,做相应处理。复位后 3 天复查,然后每周再复查,调整石膏松紧度,3 周更换石膏置腕关节伸直位,继续固定 3 周。外固定后,即鼓励患者做手指屈伸活动,防止 Sudeck 骨萎缩,表现为手部肿胀、疼痛、皮肤萎缩,手指活动受限。

3. 青少年桡骨远端骨骺分离,手法复位方法同成人柯雷斯骨折。

4. 史密斯骨折较少见,跌倒后手背着地,骨折远端向掌侧移位。手法复位置腕关节背伸位,外固定 4~6 周。若骨折不稳定再移位,则行切开复位内固定。腕掌侧切口,解剖并保护正中神经,骨折复位后,用 T 形钢板固定。

5. 巴尔通骨折为涉及桡骨关节面的骨折,常同时合并桡腕关节脱位,分为掌侧型和背侧型,手法复位不易保持稳定,需手术治疗。

十五、舟状骨骨折

舟状骨骨折多见于青壮年,舟状骨腰部发生骨折最多,其次为舟骨结节及舟骨近端。舟状骨骨折容易漏诊导致骨不连。

R **诊断要点**

1. 临床表现　有外伤史,腕背侧疼痛。鼻烟窝处饱满,并有压痛。腕关节活动受限。

2. X 线摄片　一般可明确骨折类型及有无移位,舟状骨轴位片可进一步提高骨折的诊断率。

R **治疗程序**

1. 一般治疗　① 局部制动:临床怀疑舟状骨骨折,先行石膏固定,7~10 天后摄 X 线片复查,以免漏诊。舟状骨骨折,特别是腰部骨折,骨折不易愈合。

② 石膏固定时,应包括拇指指间关节,近端至前臂中段,腕关节尺偏位。固定时间 8~12 周,并定期复查,直至骨折愈合。

2. 药物治疗　消肿、镇痛,促进骨折愈合。

3. 手术治疗

（1）适应证:新鲜舟状骨骨折经保守治疗 3~4 个月未愈,合并腕部酸痛、乏力者。

（2）手术方法:腕部桡背侧切口,切除桡骨茎突,与骨折线相垂直凿一骨槽,放置骨栓,克氏针或松质骨螺钉固定,术后石膏固定。

ℛ 处　　方

塞来昔布（西乐葆）　200 mg　po　bid
伤科接骨片　4 片　po　tid

ℛ 警　　示

舟状骨骨折是腕部较常见的骨折,损伤后,由于局部症状较轻或合并其他部位骨折,往往容易漏诊,延误治疗甚至骨折不愈合。故强调临床检查时应仔细,鼻烟窝是否饱满,有无压痛,并与健侧对比。X 线摄片应包括舟状骨轴位片。如临床怀疑骨折,而 X 线片无骨折征象,应先行石膏固定,7~10 天后再摄 X 线片,若有骨折,再继续固定,如诊断仍有困难,则摄取双侧 X 线片对比,或 CT 扫描。石膏固定置腕关节掌屈尺偏位,固定时间 8~12 周。

十六、掌骨骨折

掌骨骨折是手部常见骨折之一,多为直接暴力引起。由于骨间肌、蚓状肌和屈指肌的牵拉,骨折端向背侧成角。第一掌骨基底部骨折,第一掌骨基底部骨折伴脱位（Bennett 骨折）,掌骨颈骨折也较常见。

ℛ 诊断要点

1. 临床表现　有外伤史,手背肿胀、疼痛、畸形、局部压痛,有时可触及骨擦感。手指活动受限。

2. X 线摄片　可明确骨折类型和移位程度。

ℛ 治疗程序

1. 一般治疗

（1）局部制动:无移位的掌骨干骨折石膏固定 4~6 周。

（2）手法复位外固定:手法复位,手指屈曲位固定 4~6 周。定期复查。

2. 药物治疗　消肿、镇痛,促进骨折愈合。

3. 手术治疗

（1）适应证:掌骨骨折手法复位失败者,多发性掌骨骨折合并手筋膜室综合征,Bennett 骨折。

（2）手术方法：掌骨背侧切口。骨折复位后用微型钢板固定,掌骨远、近端骨折用克氏针交叉固定。Bennett 骨折先用克氏针固定骨折,另用 1 枚克氏针经掌骨基底与大多角骨固定。

对掌骨多发性骨折合并手筋膜室综合征,手背纵形切口,于第二、三、四、五掌骨间隙切开,切开深筋膜减压,骨折复位后用微型钢板或克氏针内固定,深筋膜不缝,皮肤切口全层疏松缝合。如张力大,暂时开放切口,待消肿后,Ⅱ期缝合或游离植皮。

𝓡 处 方

塞来昔布（西乐葆） 200 mg po bid
伤科接骨片 4 片 po tid

𝓡 警 示

1. 掌骨骨折由于受到内在肌的牵拉,骨折端向背侧移位。手法复位时,应将手指屈曲位,石膏固定 4~6 周,并定期复查。掌骨颈骨折复位时,掌指关节屈曲 90°牵引,并保持此体位,石膏固定。若掌指关节伸直位固定,不仅不能复位,还会加重成角畸形。第一掌骨基底部骨折复位时,第一掌骨必须充分外展,然后推压骨折远端使其复位,保持此体位石膏外固定。复位时因牵拉拇指背伸,其结果骨折仍然移位,还造成拇指掌指关节半脱位。

2. 手术治疗时,首选微型钢板或交叉克氏针固定,忌用单枚克氏针做髓内固定。Bennett 骨折复位后容易再移位,需手术治疗。术中先将骨折复位,用 1 枚克氏针固定,恢复关节面平整,腕掌关节脱位整复后,再用 1 枚克氏针经掌骨基底与大多角骨固定,术后置第一掌骨外展拇指对掌位石膏固定 4~6 周。

十七、指骨骨折

指骨骨折临床常见,若处理不当,易致临近关节水肿、僵硬、肌腱粘连,严重影响手的功能。

𝓡 诊 断 要 点

1. 临床表现 有外伤史,手指肿胀、畸形、局部压痛。可触及骨擦感。手指屈伸功能障碍。

2. X 线摄片 可明确骨折类型和移位程度。

𝓡 治 疗 程 序

1. 一般治疗

（1）局部制动：无移位的指骨骨折,手指屈曲位外固定 4~6 周。

（2）手法复位外固定：复位后固定 4~6 周,并定期复查。

379

2. 药物治疗　消肿、镇痛,促进骨折愈合。

3. 手术治疗

(1) 适应证:指骨骨折复位后再移位,远节指骨基底背侧撕脱骨折,骨折片超过关节面1/3者。

(2) 手术方法:手指侧方标准切口或指背竖"⌐"形切口,保护神经血管束。骨折复位后,用微型钢板或克氏针交叉固定,石膏外固定。

R 处　方

塞来昔布(西乐葆)　200 mg　po　bid

伤科接骨片　4 片　po　tid

R 警　示

1. 指骨骨折,首先行手法复位外固定,掌侧成角必须纠正,否则易引起屈肌腱粘连、磨损,甚至断裂。外固定期间需定期复查,若发生再移位,则行手术内固定。

2. 选用微型钢板或交叉克氏针,禁用单枚克氏针做髓内固定,因其固定不牢,极易导致关节功能受限。

3. 中节指骨骨折根据骨折线在指浅屈肌止点的近、远端而分别采用屈指和伸指位固定。

4. 远节指骨骨折复位后以小夹板固定。

5. 远节指骨基底背侧撕脱骨折,应固定近指间关节屈曲位,远指间关节过伸位,宜用薄铝片固定。若骨折片超过关节面的1/3,则切开复位内固定,骨折愈合后须加强手指功能锻炼。

十八、股骨颈骨折

股骨颈骨折是由股骨头至股骨颈基底之间的骨折,属于关节囊内骨折。

R 诊断要点

1. 临床表现　有外伤史,轻度屈髋、屈膝及外旋畸形,患肢短缩。疼痛及纵向叩击痛。功能障碍:移位骨折患者在伤后不能坐起或站立,但也有一些无移位的线状骨折或嵌插骨折患者,在伤后仍能走路或骑自行车。

2. 类型　Garden 等根据完全骨折与否和移位情况分为四型:① Ⅰ型:不完全骨折无移位;② Ⅱ型:完全骨折无移位;③ Ⅲ型:完全骨折并有部分移位;④ Ⅳ型:完全骨折完全移位,两侧的骨折端完全分离。

3. X 线摄片　股骨颈骨折确诊需要髋关节正侧位 X 线片,尤其对线状骨折或嵌插骨折更为重要。

治疗程序

1. 一般治疗　牵引治疗一般用胫骨结节牵引,牵引重量为体重的 1/10～1/7,一般牵引 6～8 周,防止患肢外旋和内收;去牵引后,可逐渐练习扶双拐下地,患肢不负重,直至骨折愈合。

2. 药物治疗　消肿、镇痛,促进骨折愈合。

3. 手术治疗

(1) 内固定治疗:对于有移位的骨折,可以采用内固定治疗,内固定方法有以下两种:

1) 闭合复位 3 枚空心钉内固定:适用于 60 岁以下股骨颈骨折。

2) 动力加压滑动髋螺钉(DHS)内固定:适用于股骨颈基底部或骨质相对疏松的患者。

(2) 内固定同时植骨:对于愈合较困难或陈旧性骨折,为了促进其愈合,于内固定同时植骨。植骨方法有两种:① 游离植骨:如取腓骨条由大转子下插入股骨头,或用松质骨填充骨缺损等;② 带蒂植骨:较常用的是股方肌蒂植骨术。

(3) 人工股骨头置换术或人工全髋关节置换术:适用于 60 岁以上股骨颈骨折,由于内固定后常发生骨折不愈合和股骨头缺血性坏死,对于老年有行走能力的患者选择人工假体置换。

处　方

塞来昔布(西乐葆)　200 mg　po　bid

龙血竭　2 片　po　tid

伤科接骨片　4 片　po　tid

警　示

1. 有些无移位的骨折在伤后立即拍摄的 X 线片上可能看不见骨折线,等 2～3 周后,因骨折处部分发生骨质吸收现象,骨折线才清楚地显示出来。

2. 股骨颈骨折采用牵引治疗时,在牵引或骨折愈合过程中患肢应做到"三不":不向患侧卧位,不盘腿,不负重。

3. 新鲜有移位的股骨颈骨折采用人工假体置换,虽然避免了骨不连接和缺血性坏死,但也可能伴发多种并发症,如感染、松动等,相应治疗方法比较复杂。而且假体置换手术创伤大,失血量多,围手术期死亡率高。

4. 股骨颈骨折人工假体置换术适应证

(1) 60 岁以上的老年患者。

(2) 骨折不能达到满意复位和稳定的内固定。

(3) 股骨颈骨折内固定术后,数周内固定丧失。

(4) 陈旧性股骨颈骨折。

十九、股骨头骨折

股骨头骨折可单独发生,但更多合并于髋关节脱位。

诊断要点

1. 临床表现　有外伤史,患侧腹股沟部压痛,患髋活动受限。髋关节前脱位可合并股骨头上方的骨折,髋关节后脱位时,可发生股骨头前内下方的骨折,或头上部的骨折。

2. X线摄片　可明确骨折类型和移位程度。

治疗程序

1. 药物治疗　消肿、镇痛,促进骨折愈合。

2. 手术治疗

(1) 单一骨块骨折:常合并髋关节脱位,应争取时间及时闭合复位。脱位复位后,如股骨头骨折骨块经X线片证实复位良好,可行牵引治疗;如骨块复位不满意,或关节内有碎骨片,则应行切开复位,并以螺丝钉固定骨块,碎骨片应予切除。如摄CT片,证实为髋臼窝内的小骨片,因其不会进入关节内,可置之不理。

(2) 粉碎骨折:如股骨头为粉碎骨折,尤其为头负重区的骨折,因不能复位固定,切除骨块效果不好,可行人工股骨头置换术。如髋臼也有损伤,可先行牵引治疗,6周后再行全髋关节置换术。

处　　方

塞来昔布(西乐葆)　200 mg　po　bid

强力脉痔灵(迈之灵)　150 mg　po　bid

或　甘露醇　250 ml　iv gtt　q12h

伤科接骨片　4片　po　tid

二十、股骨转子间骨折

股骨转子间骨折系指由股骨颈基底部至小转子水平之间的骨折。多见于老年人,属于关节囊外骨折。

诊断要点

1. 临床表现　患者多为老年患者,伤后髋部疼痛,不能站立和行走。下肢短缩,外旋畸形明显,无移位的嵌插骨折或移位较少的稳定骨折,上述症状比较轻微。体检可见患侧大转子升高,局部可见肿胀及瘀斑,局部压痛明显。叩击足跟部常引起患处剧烈疼痛。

2. X线摄片　可明确骨折类型和移位程度。

3. 临床类型　Evans分型:根据骨折线的走行方向分型。

（1）Ⅰ型骨折:骨折线顺转子走行。

（2）Ⅱ型骨折:骨折线逆转子走行。该型骨折由于内收肌的牵拉,股骨干有向内侧移位的倾向。

治疗程序

1. 一般治疗 主要是指牵引治疗,适用于各种类型的骨折。对无移位的稳定性骨折并有较重内脏疾患不适于手术者;骨折严重粉碎,不适宜内固定者及患者要求牵引治疗者均适用。牵引时患肢置于轻度外展,旋转为中立位或轻度外旋位,牵引重量开始为体重的1/7,复位满意后改用4~5 kg维持。牵引时间为8~12周。待骨折愈合后去除牵引,练习活动。

2. 药物治疗 消肿、镇痛,促进骨折愈合。

3. 手术治疗 近年来多采用内固定疗法。手术治疗的目的是要达到骨折端坚固和稳定的固定。特别对于年龄较高,不能耐受长时间卧床的患者更为适用。施行内固定后,可以早期离床活动,减少卧床并发症,降低死亡率,防止髋内翻。手术内固定方法有:

（1）滑动加压髋螺丝钉内固定系统(DHS):适用于各种类型的转子间骨折。术后可以早期活动和负重。

（2）髓内钉装置固定系统(PFNA):适用于各种类型的转子间骨折。其优点是:手术操作范围小,骨折端无需显露,手术时间短,出血量小,同时由于内固定位于髓腔内,比滑动加压髋螺丝钉内固定系统弯矩小。

处 方

塞来昔布(西乐葆)　200 mg　po　bid

强力脉痔灵(迈之灵)　150 mg　po　bid

伤科接骨片　4片　po　tid

警 示

牵引治疗的死亡和髋内翻的发生率较高,因此在牵引期间,应加强护理,防止发生肺炎及压疮等并发症。同时防止或减少髋内翻的关键之一是确保牵引的效果,经常检查牵引肢体的外展角度及牵引重量,不要过早去除牵引,对于不稳定的转子间骨折,应适当延长牵引时间。

二十一、股骨干骨折

股骨干骨折是指由转子下2~5 cm至股骨髁上2~5 cm的骨干骨折。

诊断要点

1. 临床表现 有严重的外伤史,患肢局部疼痛、肿胀、畸形、功能障碍,股骨有假关节活动。

383

2. X 线摄片　可以显示骨折的部位、类型和移位方向,可明确诊断。检查时必须注意同侧髋部及膝部体征,如有无合并股骨颈骨折,髋关节脱位,坐骨神经或腘动静脉损伤等,以免漏诊。

℞ 治疗程序

1. 一般治疗　根据患者有无休克及合并全身其他部位的严重损伤给以急救处理。若须转运或搬运时,应将整个患肢与健肢用布带绑在一起,或用外侧从踝向上到腋下,内侧达会阴部的长木板暂时固定整个肢体。

（1）闭合复位髋"人"字石膏固定:适用于儿童青枝骨折,须注意有可能发生成角畸形。

（2）骨牵引:骨牵引的方法常用于股骨干骨折其他终极治疗的前期阶段。先行一段时间的骨牵引,使骨折轻微分离,待患肢肿胀消退后,再采取其他手术方法。

2. 药物治疗　消肿、镇痛,促进骨折愈合。

3. 手术治疗

（1）外固定器固定:适用于大面积污染的骨折。

（2）髓内钉固定:髓内钉具有维持复位后的解剖力线,促使肢体早期负重、早期关节活动及肌肉功能恢复等优点。可适用于小转子以下(小转子无骨折),距膝关节间隙 9 cm 以上的各种类型股骨干骨折。

（3）钢板螺丝钉固定治疗:多用于股骨干中下段骨折,术后可早期活动,功能恢复快。估计术后可能发生迟缓愈合者,可同时植骨以促进骨折愈合。

℞ 处　　方

塞来昔布（西乐葆）　200 mg　po　bid

强力脉痔灵（迈之灵）　150 mg　po　bid

或　甘露醇　250 ml　iv gtt　q12h

伤科接骨片　4 片　po　tid

℞ 警　　示

1. 股骨干骨折多由强大暴力所致,故在诊断时需注意有无其他合并伤,尤其是胸腹腔脏器闭合性损伤存在的可能。

2. 股骨干骨折无论采用哪种方法治疗,都必须强调早期股四头肌的收缩及膝关节的屈伸锻炼。对于用坚固的钢板和交锁髓内钉固定,术后常无需固定保护,一般术后第 2 日即可在 CPM 机上锻炼膝关节,并逐渐增加练习的次数和屈膝的角度,这不仅有利于骨折的愈合,而且可以避免日后发生膝关节僵硬。

3. 采用钢板螺丝钉固定治疗股骨干骨折时,应遵循几个基本原则:① 无创技术:钢板置于骨膜下时,推开骨膜的范围要局限,在粉碎骨折中,碎骨块连同任何有血运的软组织都要慎重保留。② 解剖复位,对于蝶形骨块,可将其与骨折一端先固定。③ 钢板固定时,应置于骨折的张力侧。

二十二、股骨髁间骨折

股骨髁间骨折为双髁骨折,是关节内骨折,骨折线呈 Y 形或 T 形,亦可为粉碎型。

ℛ 诊断要点

1. 临床表现 有外伤史,伤后膝关节肿胀,疼痛,活动障碍,关节积血。

2. X 线摄片 可确定诊断并显示髁部骨折移位情况。股骨髁间骨折时可合并膝关节韧带或半月板的损伤,有时也可合并神经血管损伤,必须注意检查。

ℛ 治疗程序

1. 一般治疗 加压包扎,然后采用胫骨结节牵引或石膏托固定。

2. 药物治疗 消肿、镇痛,促进骨折愈合。

3. 手术治疗 移位的髁间骨折,常需切开复位。手术治疗方法有如下几种。

(1)动力髁螺丝钉固定(DCS):适用于股骨内侧至少有 4 cm 完整内侧骨皮质的股骨髁上和髁间骨折。

(2)双钢板固定:非常低位的股骨髁间骨折合并广泛的关节面及干骺端粉碎,单纯用外侧钢板固定稳定性不够,可增加内侧钢板。

(3)逆行髓内钉固定:适用于简单的髁间骨折及髁上骨折。

(4)外固定支架:适用于多发伤、开放性骨折或严重软组织创伤的股骨远端骨折。

ℛ 处 方

塞来昔布(西乐葆) 200 mg po bid

龙血竭 2 片 po tid

伤科接骨片 4 片 po tid

ℛ 警 示

1. 股骨髁间骨折属关节内骨折,故手术力求恢复关节面的平整,达到解剖复位,减少创伤性关节炎的发生。

2. 内固定固定牢固,术后第 2 天即可开始膝关节活动的练习,同时也可开始股四头肌及腘绳肌主动活动锻炼。直到骨折愈合后方可允许足部点地逐渐负重。如果骨折固定不可靠,可用长腿石膏托固定,直到骨折充分愈合为止。

二十三、髌骨骨折

诊断要点

1. 临床表现　有外伤史,膝部肿胀、疼痛,不能主动伸膝。检查时,关节有积液征,有时可触到髌骨断端或骨折裂隙。骨折无移位时,局部症状较轻。间接暴力多引起横断骨折,直接暴力多引起粉碎性骨折。

2. X 线摄片　检查可明确诊断。膝关节侧位片可显示骨折的类型,髌骨切线位片可显示纵形骨折及边缘骨折。边缘骨折应与骨折不愈合和副髌骨相鉴别,后者常为双侧性,位于髌骨外上缘,边缘整齐光滑。

治疗程序

1. 一般治疗　膝部用冰袋冷敷,患肢长腿石膏托固定于伸直位。

2. 药物治疗　消肿、镇痛,促进骨折愈合。

3. 手术治疗

(1) 髌骨周围钢丝或丝线缝合固定:适用于横断骨折及大多数粉碎性骨折。

(2) "AO"张力带缝合及改良张力带钢丝固定:适用于有分离的横断骨折。

(3) 髌骨部分切除术:适用于上极或下极骨折。切除较小的上极或下极骨折后,将股四头肌腱或髌韧带与骨断端缝合,并注意缝合股四头肌腱扩张部。

(4) 聚髌器内固定:适用于各种类型的髌骨骨折。

(5) 全髌骨切除术:适用于髌骨严重粉碎性骨折,没有较大的可用骨块能够保留。

处　　方

塞来昔布(西乐葆)　200 mg　po　bid

龙血竭　2 片　po　tid

伤科接骨片　4 片　po　tid

警　　示

1. 采用第(1)种手术方法治疗髌骨骨折时,难以达到坚固的固定,故只能延迟至术后 3~4 周才能开始膝关节活动。患者术后需用伸直位石膏固定。

2. 采用第(2)种手术方法治疗髌骨骨折时,克氏针增强髌骨骨折的旋转稳定性,将钢丝置于适当的位置,可将造成骨折块移位的分离力及剪切力转换为骨折部位的压力,可使骨折更快地愈合并允许膝关节术后立即活动及功能锻炼。

3. 采用第(3)种手术方法治疗骨折时,应尽可能多地保留髌骨,将较大的骨折片拉拢在一起,以增加残余髌骨的体积,移除粉碎的骨折块,在残余髌骨上钻孔,以重新固定伸膝装置。

4. 聚髌器为一种镍钛记忆合金,有 5 个爪子在冰水里可以变形,故可以塑形,在常温及高温下,恢复至原来形状。通过其 5 个爪子可以固定住骨折的远、近端。

5. 采用第(5)种手术方法治疗骨折时,可影响股四头肌肌力,导致肌肉萎缩,影响伸膝装置功能,故应慎重。

二十四、胫骨平台骨折

诊断要点

1. 临床表现 有外伤史,膝关节肿胀、疼痛、活动受限,伴有关节内积血。

2. 分类 按骨折部位分为内髁骨折、外髁骨折、双髁骨折,按骨折形态分为压缩骨折、劈裂骨折、粉碎骨折。

3. X 线摄片 可确定骨折类型。应注意韧带、半月板以及神经血管损伤的可能。

治疗程序

胫骨平台骨折手术治疗流程见图 7-1。

1. 一般治疗 超关节夹板或石膏固定,牵引下早期活动膝关节。

2. 药物治疗 消肿、镇痛,促进骨折愈合。

3. 手术治疗 手术指征:① 平台骨折塌陷超过 5 mm,侧方移位超过 5 mm。② 膝伸直位存在侧方不稳定,膝内翻或外翻畸形超过5°。③ 开放性骨折或轴性对线不良。④ 骨折伴骨筋膜室综合征。

(1)切开复位松质骨螺丝钉或支撑钢板螺丝钉内固定术,同时行松质骨植骨填充骨块缺损区,适用于各种类型的胫骨平台骨折。

(2)通过闭合复位或有限的切开复位,用外固定架固定,适用于胫骨平台骨折严重粉碎或者软组织损伤严重者。

(3)关节镜辅助复位及松质骨螺丝钉固定,适用于单纯劈裂或塌陷骨折。

处 方

塞来昔布(西乐葆) 200 mg po bid

强力脉痔灵(迈之灵) 150 mg po bid

或 甘露醇 250 ml iv gtt q12h

伤科接骨片 4 片 po tid

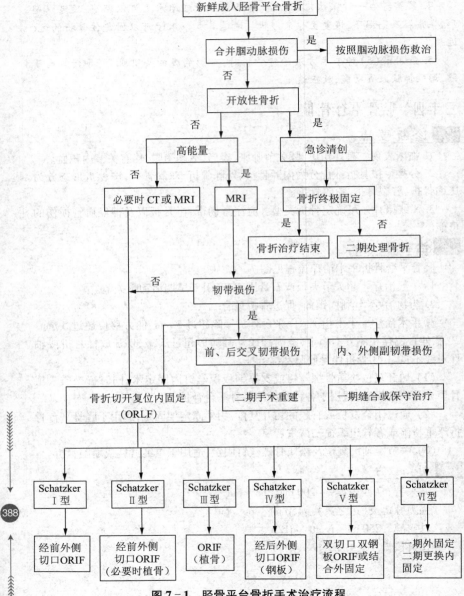

图 7-1 胫骨平台骨折手术治疗流程

警 示

1. 采用第(1)种手术方法时,术中使塌陷的骨折块复位,这样在干骺端就形成一个大的空腔,必须予以植骨填充。如果不植骨,将会发生骨折块再移位及骨块下沉。如果骨折仅由伴有少量粉碎或无粉碎及轻微的中央部塌陷的1~2块大骨折块所组成,则复位后可直接松质骨螺丝钉固定。如果外侧骨皮质脆弱或骨质疏松,使用垫圈可防止螺丝钉头松动而失去固定作用。如果使用松质骨螺丝钉,其长度必须足够,确保能穿透对侧髁的皮质。

2. 外固定架固定潜在缺点之一是存在穿针部位感染的危险,为了防止化脓性关节炎,应避免将钢钉和钢针穿入关节囊内。

3. 关节镜手术治疗胫骨平台骨折,软组织剥离较少,提供了极好的关节面显露,并能诊断及治疗并发的半月板损伤。

4. 高能量骨折或骨折脱位,要注意可能伴有动脉及神经损伤,术前应注意检查。

二十五、胫腓骨干骨折

诊断要点

1. 临床表现 有外伤史,局部肿胀、压痛明显,伴有畸形及异常活动,单纯腓骨骨折有时局部压痛并不重,易被误诊为软组织损伤。因直接暴力导致的开放骨折,常常伴有软组织损伤和皮肤损伤。在诊断骨折的同时,应注意检查判断软组织损伤的范围和程度,以及有无神经血管损伤。

2. X线摄片 有助于骨折及骨折类型的诊断。对胫骨上端骨折以及腓骨颈骨折,应注意动脉及腓总神经损伤的可能。

治疗程序

1. 一般治疗 长腿石膏固定或骨牵引,注意末梢循环及感觉。

2. 药物治疗 消肿、镇痛,促进骨折愈合。

3. 手术治疗

(1) 钢板和螺丝钉固定:一般使用加压或锁定钢板,适用于短斜形、横形骨折,对蝶形或粉碎性骨折甚至多段骨折也可适用。

(2) 髓内钉固定:胫骨交锁髓内钉可用于膝下 7 cm 至踝上 4 cm 的胫骨骨折。

(3) 外固定:适用于开放性骨折的固定及合并软组织、血管、神经、肌肉损伤的处理。

4. 胫腓骨干开放性骨折的治疗

(1) 全身治疗:① 预防性抗生素的应用;② 破伤风抗毒血清的应用;③ 气

性坏疽抗毒血清的应用。

（2）局部治疗：① 正确判断皮肤和软组织的损伤程度和存活能力；② 清创术；③ 骨折的固定；④ 治疗合并的损伤；⑤ 闭合伤口。

ℛ 处　方

塞来昔布（西乐葆）　200 mg　po　bid

强力脉痔灵（迈之灵）　150 mg　po　bid

或　甘露醇　250 ml　iv gtt　q12h

伤科接骨片　4 片　po　tid

ℛ 警　示

1. 采用手术治疗时，钢板应该放在所固定骨干存在张力的一侧。加压钢板固定，术后一般不必用石膏外固定，但是负重仍必须在骨折坚强愈合后才能开始。

2. 采用胫骨交锁髓内钉治疗胫骨骨折时，有扩髓和不扩髓两种髓内钉。扩髓髓内钉与不扩髓髓内钉相比，破坏皮质骨血运的程度更高，并增加了发生感染的可能性，但其具有促进骨折愈合的倾向。而不扩髓髓内钉具有以下优点：手术时间短、出血少，合并严重闭合性软组织损伤者能较少地干扰其骨内膜血供等。但由于较细的髓内钉作为不扩髓钉使用，产生了骨折延迟愈合及断钉等金属原因的失败。

3. 骨折愈合的初始阶段依赖于周围软组织的血液供应，开放性粉碎性骨折更是如此。必须维持骨折及软组织的稳定以利毛细血管持续进入损伤部位。

4. 开放性胫骨骨折治疗成功的关键是系统、彻底地清除全部的异物和失活的软组织及骨组织，然后行脉冲式冲洗。由于有血运的软组织及骨是抗感染及提供重建床的基本条件，胫骨固定应尽可能地减少对血运的干扰。不扩髓髓内钉及外固定支架是最常被用于治疗胫骨开放性骨折的方法。对于合并骨缺损的开放性骨折，需要在环形外固定架下行植骨或骨瓣转移。

二十六、踝部骨折

ℛ 诊断要点

1. 临床表现　有外伤史，踝关节肿胀、畸形及压痛，功能障碍。

2. X 线摄片　可确定骨折类型。需注意有无高位腓骨骨折及下胫腓韧带损伤的可能。

ℛ 治疗程序

1. 一般治疗　手法复位，采用与受伤机制相反的方向，用小腿石膏或 U 形石膏固定，4 周后拆除石膏。去石膏后练习踝关节活动，伤后 2～3 个月开始负重。

2. 药物治疗 消肿、镇痛,促进骨折愈合治疗。

3. 手术治疗

(1)适应证:① 闭合复位不成功,不能达到解剖复位要求者;② 骨折不稳定者;③ 关节间隙有碎骨片,应取出小骨片;④ 开放性骨折,清创后是否同时做内固定。需视软组织损伤程度而定。

(2)手术方法:

1)内踝骨折:松质骨加压螺丝钉内固定或克氏针张力带钢丝固定。

2)外踝骨折:根据骨折类型选用螺丝钉或钢板螺丝钉固定。

3)后踝骨折:拉力螺丝钉固定。

4)双踝骨折:先将外踝或腓骨骨折复位内固定,再固定内踝。

5)三踝骨折:先固定外踝骨折块,再固定后踝骨折,最后固定内踝骨折。

ℛ 处 方

塞来昔布(西乐葆) 200 mg po bid
强力脉痔灵(迈之灵) 150 mg po bid
或 甘露醇 250 ml iv gtt q12h
伤科接骨片 4 片 po tid

ℛ 警 示

1. 双踝骨折 破坏了内外侧的踝关节(距小腿关节)稳定结构,骨折移位后减少了胫距关节解除面积,并改变了关节运动力学。虽常能做到闭合复位,但消肿后不能维持正常的解剖位置,且闭合复位治疗不愈合率较高,故对于大部分有移位的双踝骨折,主张切开复位内固定治疗。

2. 三踝骨折 如果后踝骨折块大于25%~30%的负重面,应行解剖复位及内固定。如果骨折块累及的关节面小于1/4,此时胫骨前部关节面较大,足以提供稳定的负重面,并且距骨能被保持在正常位置。此时,一般不会出现后遗症。将腓骨解剖复位并加强内固定后,常使后踝骨折获得满意复位。

二十七、距骨骨折

ℛ 诊断要点

1. 临床表现 有外伤史,局部肿胀、压痛、活动受限。

2. 临床类型 骨折分以下五种类型:① 距骨颈骨折;② 距骨体骨折;③ 距骨头骨折;④ 距骨后突骨折;⑤ 距骨骨软骨骨折。

3. X线摄片 足正位、侧位、斜位X线片可以明确诊断。

𝓡 治 疗 程 序

1. 一般治疗 对无移位的骨折,可用小腿石膏固定6~8周,对移位的骨折或合并有脱位者,可先试行闭合复位。闭合复位失败,应及时行切开复位内固定。

2. 药物治疗 消肿、镇痛,促进骨折愈合。

3. 手术治疗

（1）螺丝钉或克氏针内固定:适用于距骨颈骨折及距骨骨软骨骨折。

（2）四关节融合术或胫跟融合术或胫距融合术:适用于距骨体严重粉碎骨折无法复位时。

（3）骨折片切除:适用于距骨后突骨折不愈合且有症状及距骨骨软骨骨折移位之碎骨片。

𝓡 处   方

　　塞来昔布（西乐葆）   200 mg   po   bid

　　强力脉痔灵（迈之灵）   150 mg   po   bid

或　甘露醇   250 ml   iv gtt   q12h

　　伤科接骨片   4 片   po   tid

𝓡 警   示

1. 距骨表层大部分被关节软骨覆盖,由于这个原因,几乎距骨所有的骨折都会累及关节面。距骨上面每个单位面积的负重比其他任何骨都大,因此距骨骨折进行准确复位,重建关节面是基本要求。

2. 距骨骨折伴有距骨体脱位,或距骨体骨折时易发生距骨缺血性坏死,如距骨关节面尚完好时,可延长固定或延缓负重的时间。如距骨关节面已有塌陷变形,则需行四关节融合术、胫跟关节融合术。

二十八、跟骨骨折

𝓡 诊 断 要 点

1. 临床表现 有外伤史,足跟部疼痛,承重困难,跟骨周围肿胀,皮下瘀斑,局部压痛明显。足跟的高度变低,横径增宽,外踝下方之正常凹陷消失,距下关节活动受限。

2. X线摄片 跟骨侧位、轴位及足正位X线片。

𝓡 治 疗 程 序

1. 一般治疗 卧床休息,抬高患肢,加压包扎、冷敷,早期活动足部关节。

2. 药物治疗 消肿、镇痛,促进骨折愈合。

3. 手术治疗

（1）切开复位，克氏针或螺丝钉内固定:适用于跟骨结节纵形骨折及横形骨折。

（2）骨折片切除术:适用于跟骨前结节骨折,载距突骨折。

（3）切开复位,钢板螺丝钉内固定术+植骨术:适用于波及跟距关节的骨折。

（4）斯氏针撬拨复位+管形石膏固定:适用于波及跟距关节的骨折中跟骨结节角度变小,但骨折不是粉碎性的病例,即跟骨舌形骨折。

（5）跟骨骨折切开复位植骨术:适用于跟骨骨折,后关节面塌陷者。

（6）距跟关节融合术:适用于跟骨严重粉碎骨折,波及跟距关节,不能复位或虽经复位而跟骨后关节面移位未能整复,严重影响功能者。

℞ 处 方

塞来昔布（西乐葆） 200 mg po bid

强力脉痔灵（迈之灵） 150 mg po bid

或 甘露醇 250 ml iv gtt q12h

伤科接骨片 4 片 po tid

℞ 警 示

跟骨骨折的治疗方法虽然很多,但每个方法都有其局限性,到目前为止,还没有一个理想的方法适用于所有的骨折。对于 50 岁以上的患者,一般认为复位固定后的功能恢复差,不论骨折类型,均主张用早期功能锻炼治疗,而不予复位固定。对于不波及跟距关节面的骨折,除少数病例须开放复位外,大多数采用非手术方法治疗。

二十九、足舟骨骨折

℞ 诊 断 要 点

1. 临床表现 有外伤史,伤后足部肿胀、压痛、活动受限。

2. 临床类型 ① 舟骨结节骨折;② 舟骨背侧缘撕脱骨折;③ 舟骨体部骨折。

3. X 线摄片 可明确诊断。

℞ 治 疗 程 序

1. 一般治疗 无移位的舟状骨骨折均以短腿石膏固定 4~6 周。

2. 药物治疗 消肿、镇痛,促进骨折愈合。

3. 手术治疗

（1）切开复位克氏针内固定:适用于移位的舟骨结节骨折及舟骨体部骨折。

（2）骨折片切除术:适用于舟状骨背侧缘撕脱性骨折。

（3）关节融合术:适用于舟骨体部骨折关节面损伤严重者及舟骨体部骨折后舟骨缺血性坏死者。

ℛ 处 方

  双氯芬酸(英太青) 50 mg po bid

  龙血竭 2 片 po tid

  伤科接骨片 4 片 po tid

ℛ 警 示

  1. 舟骨结节骨折应与副舟骨相鉴别,前者一般骨折块移位不大,骨折面参差不齐,后者外形光滑,且多为双侧对称性。

  2. 舟骨体部骨折后,因为破坏了足纵弓的关键结构,即使能达到解剖复位,但由于其关节囊及韧带结构的损伤,也会导致发生平足。加之骨质疏松及小关节僵硬,常使足遗有较长时间的病残,如此则会产生距-舟-楔关节的创伤性关节炎,以后可做距-舟和舟-楔关节的融合术。

三十、跖骨骨折

ℛ 诊 断 要 点

  1. 临床表现 外伤史,足部局部肿胀、压痛、活动受限。

  2. X 线摄片 可确定骨折类型。

ℛ 治 疗 程 序

  1. 一般治疗 对于无移位的跖骨骨折,可以用石膏固定 4~6 周。

  2. 药物治疗 消肿、镇痛,促进骨折愈合。

  3. 手术治疗

  （1）切开复位克氏针或钢板螺丝钉内固定:适用于移位的跖骨干骨折和跖骨颈骨折。

  （2）跖骨头切除术:适用于跖骨颈陈旧性骨折或跖骨颈骨折畸形愈合影响负重时。

ℛ 处 方

  双氯芬酸(英太青) 50 mg po bid

  龙血竭 2 片 po tid

  伤科接骨片 4 片 po tid

ℛ 警 示

  疲劳骨折是骨本身耐受不了增加的应力,而导致其内部结构破坏的结果,以第五跖骨多见,多发生在青少年,在剧烈运动后及长途行走后逐渐发生。主诉前足疼痛,1~2周后疼痛加重。早期X线片常不能发现骨折线,2~3周后因骨端骨质吸收,骨折线明显。症状不重时,无需特殊治疗,可休息6~8周。如症状明显,可用石膏固定6~8周。

三十一、趾骨骨折

诊断要点
1. 临床表现　有外伤史,局部肿胀、压痛、活动受限。
2. X线摄片　可明确诊断。

治疗程序
1. 一般治疗　一般趾骨骨折无需特殊处理,如有骨折移位较大,可行手法复位,与邻趾固定,再用石膏托保护3周。
2. 药物治疗　消肿、镇痛,促进骨折愈合。
3. 手术治疗
(1) 细针穿刺引流:适用于跗趾末节趾骨骨折伴甲下严重积血伴疼痛。
(2) 截趾手术:适用于趾骨严重粉碎及开放骨折。
(3) 切开复位,克氏针或微型钢板螺钉内固定:适用于跗趾近节趾骨骨折,骨折块明显移入第一跖趾关节内。

处　方
双氯芬酸(英太青)　50 mg　po　bid
龙血竭　2片　po　tid
伤科接骨片　4片　po　tid

三十二、胸腰椎骨折

诊断要点
1. 病史　有外伤史。对致伤机制、高度、姿势、着地部位、地面状态、早期急救措施等均应全面了解。
2. 临床表现　主要为局部痛、压痛、传导叩痛及活动受限等,并注意有无脊髓损伤(有无双下肢感觉运动异常,有无大小便困难等)。
3. 辅助检查
(1) X线摄片:有助于明确诊断。需摄正、侧位X线片,必要时摄斜位X线片。
(2) CT检查:主要用于判定椎管与骨折的关系。
(3) MRI检查:主要用于判定脊髓损伤情况,可判定预后。

395

ℛ 治疗程序

1. 一般治疗

（1）就地确定有无休克及脊髓神经损伤,是处理脊柱伤的关键。

（2）立即制动,一旦确定脊髓骨折,应立即将其平托至硬质担架上,禁用两人抬患者的方式搬运患者。

（3）判定有无其他合并伤,以免延误治疗而危及生命。

（4）快速送院救治。

2. 药物治疗　镇痛,减轻创伤后反应。

3. 手术治疗

（1）原则:复位、固定、融合及功能锻炼。

（2）适应证:① 胸腰椎不稳定骨折;② 合并脊髓损伤的胸腰椎骨折。

ℛ 处　　方

当确定不伴有其他损伤时,可使用

双氯芬酸(英太青)　50 mg　po　bid

合并急性脊髓损伤者,可在 24 小时内应用甲泼尼龙冲击疗法

用法:前 1 小时:30 mg/kg 在 30 分钟内快速滴入,休息 30 分钟

后 23 小时:5.4 mg/kg 在 23 小时内滴完。

ℛ 警　　示

1. 对稳定的胸腰椎骨折可行保守治疗。

2. 对手术内固定者一定要做脊椎融合术,恢复脊柱稳定性。

3. 在静脉滴注甲泼尼龙的过程中,必须监测患者血压、心率及呼吸的变化,(否则)有引起心律失常的危险。

三十三、骨盆骨折

ℛ 诊断要点

1. 病史　除骨盆边缘撕脱性骨折和尾骨骨折外,都有强大暴力的创伤史。

2. 临床表现　① 局部疼痛,有压痛或触痛、肿胀、瘀斑(会阴部瘀斑提示耻骨或坐骨骨折)、臀部、下肢、腰部活动障碍。② 骨盆分离试验与骨盆挤压试验阳性。③ 骨盆骨折有移位时,胸骨剑突与髂前上棘之间距离两侧不等,或脐与内踝尖端之间距离两侧不等。④ 常有低血压和休克,或合并有腹膜后血肿、腹膜后大动静脉损伤、腹腔内脏器损伤、膀胱或后尿道损伤,直肠损伤、腰骶神经丛或坐骨神经等神经损伤。⑤ 可有全身其他部位的损伤。

3. 辅助检查　X 线平片和 CT 检查可显示骨折线存在、骨折类型和移位情况。其中 CT 检查是目前诊断的金标准。

R 治疗程序

治疗程序见图 7 - 2。

1. 一般治疗 卧床休息 3~4 周。适用于：① 骨盆边缘骨折,例如髂骨翼骨折无移位者,髂前上、下棘撕脱骨折者,坐骨结节撕脱骨折者；② 骶尾骨骨折无移位或轻度移位者,可在骶尾部垫气圈或软垫；③ 骨盆环单处骨折无明显移位者,同时用多头带做骨盆环形固定。

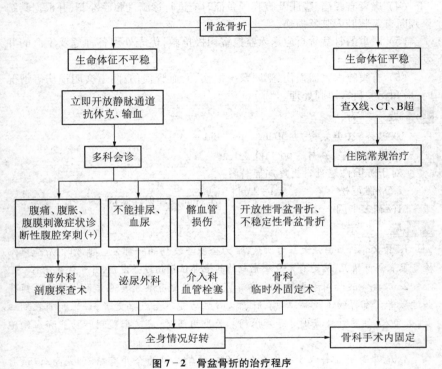

图 7 - 2 骨盆骨折的治疗程序

2. 特殊治疗

（1）新鲜骶尾骨骨折有移位者,可在局部麻醉下经肛门插入手指,将远端骨折块向后推挤复位。

（2）单纯性耻骨联合分离较轻者,可用骨盆兜悬吊固定 6~8 周。

（3）合并耻骨联合分离或同侧耻骨上、下肢骨折的骶髂关节脱位或髂骨翼骨折中远侧部分向上轻度移位者,在同侧做股骨髁上牵引。

3. 药物治疗 缓解疼痛,促进骨折愈合。

4. 手术治疗 切开复位内固定术和(或)外固定支架固定术:适用于骨盆边缘性

骨折移位明显者、单纯性耻骨联合分离较明显者、骨盆环双处骨折伴骨盆变形者。

5. 并发症的治疗

（1）监测血压、脉搏、呼吸等生命体征,观察病情变化。

（2）在上肢或颈部建立输血补液通道。

（3）观察排尿情况。患者不能自行排尿时应导尿。根据导尿管是否顺利插入及尿液颜色,判断有无泌尿系统损伤及相应的损伤部位。

（4）患者有腹痛、腹胀及腹膜刺激征时应进行诊断性腹腔穿刺,并根据其结果判断有无腹腔内脏器损伤。

（5）严重的骨盆骨折应送入监控室积极抢救,优先处理各种危及生命的并发症。

（6）有腹腔内脏器损伤、泌尿系统损伤、大血管损伤、阴道会阴损伤等情况时,应和相关科室协同处理。

℞ 处　方

双氯芬酸(英太青)　　50 mg　po　bid

伤科接骨片　4 片　po　tid

对于陈旧性尾骨骨折疼痛显著者

2.5%泼尼松	1~2 ml	尾骨周围注射　每周 1~2 次
1%利多卡因	5 ml	

℞ 警　示

1. 骨盆骨折多由强大暴力所致,常为全身多发伤的一部分。接诊时,应先仔细检查患者全身情况,确定有无危及生命的其他部位损伤或并发症,并予优先治疗。

2. 双氯芬酸禁用于胃肠道溃疡者、已知对双氯芬酸或其他非甾体类消炎镇痛药过敏者。有胃肠道疾病,哮喘,肝、肾、心脏功能不全或病史者,妊娠和哺乳期妇女、老年人、细胞外液减少者等须慎用。长期用药时,应定期监测肝功能和血细胞计数。

3. 尾骨周围注射以 5 次为 1 个疗程。其禁忌证为合并有糖尿病、高血压、溃疡病、肺结核者。

4. 多头带骨盆环形固定和骨盆兜悬吊固定不宜用于侧方暴力所致的骨折。

5. 股骨髁上牵引需加牵引重量,为患者体重的 1/8~1/7,待骨折或脱位复位后改换维持重量为原重量的一半。牵引时间为 6~8 周。股骨髁上牵引注意事项:① 穿针时应由内向外,避免损伤股动、静脉。② 穿针不能经过膝关节腔,以免发生继发感染。③ 每日对比两侧肢体长度,定期摄 X 线平片,防止发生过牵。待骨折或脱位复位后立即改为维持重量。④ 保持针眼干燥。

（袁同洲）

第二节 关节脱位与损伤

一、肩关节前脱位

占肩关节脱位的 95%,分为盂下脱位、喙突下脱位、锁骨下脱位、胸腔内脱位。

诊 断 要 点

1. 临床表现 有间接暴力外伤史,肩部肿痛、功能障碍,弹性固定、方肩畸形,肩峰下空虚,腋窝通常可触及脱位的肱骨头。Dugas 征阳性。

2. X 线摄片 肩关节 X 线片可确诊。

治 疗 程 序

肩关节脱位的诊疗程序见图 7-3。

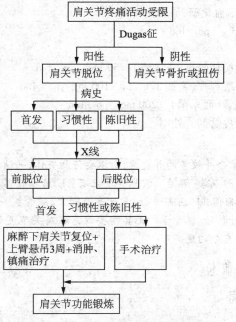

图 7-3 肩关节脱位的诊疗程序

1. 一般治疗 在臂丛或全身麻醉下手法复位大多可获成功。

(1)复位方法:① 足蹬法(Hippocrates 法):患者仰卧,术者双手握住患肢腕

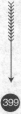

部纵轴方向牵引,稍外旋和外展,同时足跟置腋窝部向上蹬,肱骨头即可复位(牵引推拿复位法);② 牵引回旋复位法(Kocher 法):患者仰卧或坐位,助手扶住双肩,术者右手握伤肢肘部,左手握腕,屈肘 90°。上臂外展位牵引并外旋,逐渐内收至肘贴到胸壁,听到弹响或有弹跳感即已复位,再将上臂内旋位。

（2）复位成功后判断:复位成功后,肩关节疼痛减轻、畸形消失,活动功能明显改善,Dugas 征转为阴性,复查 X 线片可证实。

（3）固定:复位后患臂三角巾悬吊 3 周。

（4）功能锻炼。

2. 药物治疗　消肿、镇痛,减轻身体不适。

3. 手术治疗

（1）适应证:① 闭合复位失败。② 合并血管、神经损伤。③ 合并肩胛盂、肱骨解剖颈、外科颈、大结节骨折,复位不满意。④ 合并肩袖完全断裂。

（2）手术方法:详见相关骨科手术学。

℟ 处　　方

1. 中成药(活血化瘀,消肿止痛)

迈之灵　0.3 g　po　bid

2. 镇痛药

双氯芬酸钠缓释胶囊(英太青)　50 mg　po　bid

盐酸曲马多缓释片(奇曼丁)　50~100 mg　po　bid

塞来昔布胶囊(西乐葆)　200 mg　po　bid

丁丙诺啡透皮贴剂　外用　qw

℟ 警　　示

肩关节脱位常合并较多的并发症,所以要仔细查体,并结合彩超、CT 和 MRI 等影像学手段,以防漏诊、漏治。常见并发症有:① 肩袖损伤;② 肱二头肌腱滑脱;③ 血管、神经损伤;④ 肩部骨折:常见有肩胛盂、肱骨头、大结节、小结节、喙突、肱骨解剖颈、外科颈、肱骨干。尤其需要注意在肩关节复位时易发生臂丛神经损伤,需复位前充分沟通。

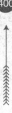

二、肩关节后脱位

℟ 诊断要点

1. 临床表现

（1）有外伤史,直接暴力直接作用于肱骨头前方,间接暴力即跌倒手掌撑地时上臂强力内旋。

（2）上臂常呈内收、内旋位,肩关节外展、外旋严重受限。

（3）肩关节前方空虚塌陷,喙突更显突出,肩后方饱满,冈下可摸到肱骨头。

2. X 线摄片 肩关节正位+空位 X 线片极有价值,正位片肱骨头呈内旋位,大结节消失,头盂半月形阴影消失。穿胸位可见肱骨头向后移位。

℞ 治 疗 程 序

1. 一般治疗

（1）复位:麻醉状态下,助手一手向后压住固定患者肩胛骨,另一手拇指向前下推压肱骨头,术者两手握住患肢腕部,沿肱骨纵轴轻度前屈牵引,并外旋上臂即可复位。

（2）固定:三角巾悬吊制动 3 周,不稳定者可用肩"人"字石膏外展位固定。

（3）功能锻炼:3 周后开始进行。

2. 手术治疗 闭合复位失败者需手术切开复位(手术方法详见相关骨科手术学)。

℞ 处 方

同肩关节前脱位处方。

℞ 警 示

1. 肩关节后脱位罕见,但漏诊率高达 60%,必须引起注意。

2. 注意有无肱骨头前内侧骨折或肩胛冈骨折。

三、复发性肩关节脱位

又称习惯性肩关节脱位。

℞ 诊 断 要 点

1. 临床表现 青壮年多见,绝大多数为前脱位;常发生在上臂外旋、外展位,如穿衣、乘车拉上方扶手时,突然自发性脱位。脱位容易,复位也容易,反复发生。疼痛症状较轻,患者常可自己复位。

2. X 线摄片 肩关节 X 线摄片可确诊。

℞ 治 疗 程 序

1. 一般治疗 脱位后给予即刻复位,避免脱位动作重复。加强肩袖肌肉和其他肩周肌肉锻炼。

2. 手术治疗 大多需要手术治疗,手术方式较多(详见相关骨科手术学)。

℞ 处 方

同肩关节前脱位处方。

℞ 警 示

1. 注重首次脱位处理,防止习惯性肩关节脱位发生。

2. 手术有可能使肩关节功能部分受限,要综合考虑稳定性和灵活性,严格掌握手术指征。

四、陈旧性肩关节脱位

肩关节脱位时间超过 3 周称陈旧性脱位。

𝓡 诊断要点

根据病史、体征、X 线表现,诊断一般不难。

𝓡 治疗程序

1. 一般治疗

（1）闭合复位很少成功,脱位 1~2 个月的年轻患者,在充分的准备下（先行牵引手法松解粘连）,可尝试手法复位,但手法要轻柔,切忌使用暴力。

（2）中年以上,无严重症状或功能障碍者,鼓励其功能锻炼,不做特殊处理。否则可考虑肱骨头切除术。

2. 手术治疗

（1）适应证:① 切开复位适用于脱位 6 个月以内的青壮年患者。② 肱骨头切除适合于老年且对功能要求较低的患者。③ 人工肱骨头置换适用于并发解剖颈骨折后肱骨头坏死或骨折不愈合患者。④ 肩关节融合术适用于年轻的体力劳动者。

（2）手术方法:详见相关骨科手术学。

𝓡 处　　方

同肩关节前脱位处方。

𝓡 警　　示

1. 陈旧性肩关节脱位的手术效果并不理想,应仔细查体,力求避免初诊时漏诊造成的陈旧性脱位。

2. 该病例大多经过多次手法复位,合并肩部骨折和神经损伤的发生率较高。

五、肩锁关节脱位

𝓡 诊断要点

1. 临床表现　① 外伤史,多为直接暴力引起;② 肩锁关节局部疼痛,压痛明显,完全脱位者因锁骨外侧端上移,呈阶梯状畸形。

2. X 线摄片　双侧肩锁关节正位片,尤其是应力位 X 线摄片（即站立位,双手或双腕悬吊 2~3 kg 重量摄片）更有价值。

3. 分度　Ⅰ度:肩锁韧带部分撕裂,喙锁韧带完整,X 线无异常发现。Ⅱ度:

肩锁韧带断裂,喙锁韧带完整,即半脱位。X线片显示:锁骨外侧端轻度上移,但不超过其直径的宽度,或表现为关节间隙轻度增宽。Ⅲ度:肩锁韧带和喙锁韧带均断裂,即完全脱位。X线片显示:锁骨外侧端向上移位5 mm或更多。

ℛ 治疗程序

1. 一般治疗

(1)Ⅰ度和Ⅱ度肩锁关节脱位,手法复位后宽胶布固定,三角巾悬吊,或8字形石膏绷带固定4周。

(2)年老体弱,非体力劳动者或功能要求不高的Ⅲ度肩锁关节脱位患者,可按Ⅰ度和Ⅱ度损伤处理。

2. 手术治疗

(1)适应证:年龄50岁以下的Ⅲ度肩锁关节脱位、功能要求较高的患者。

(2)手术方法:① 新鲜脱位:肩锁关节切开复位内固定(张力带钢丝或钩钢板)和(或)喙突锁骨螺钉固定,韧带修复或重建;② 陈旧性脱位:动力移位,即喙突连同所附着喙肱肌、肱二头肌短头移至锁骨,有症状者也可做锁骨外侧1/3切除(具体手术方法详见相关骨科手术学)。

ℛ 处 方

塞来昔布胶囊(西乐葆)   200 mg   po   bid
迈之灵   0.3 g   po   bid

ℛ 警 示

1. 诊断时注意双侧对比,排除假阳性。

2. 新鲜脱位手术治疗中不可缺少的步骤有:① 探查肩锁关节,清除碎裂软骨盘或关节囊及韧带;② 修复或重建肩锁、喙锁韧带;③ 修复撕裂的三角肌和斜方肌附着部。

六、胸锁关节脱位

ℛ 诊断要点

1. 临床表现   有外伤史,多为侧方打击或挤压暴力所致。表现为局部疼痛、肿胀,前脱位者锁骨内侧端明显隆起,后脱位者胸骨的锁骨切迹突出。

2. 分类与分型   按锁骨内侧端移位方向,可分为前脱位、后脱位、上脱位和下脱位。其中以前脱位最为常见。按程度Rockwood分型:Ⅰ型:胸锁关节扭伤,无脱位;Ⅱ型:胸锁关节半脱位;Ⅲ型:胸锁关节全脱位,肿胀、疼痛、功能完全丧失。

3. X线摄片   胸锁关节正、侧、斜位X线片有助诊断,多半应同时摄胸片,以了解有无胸腔的合并损伤。

ℛ 治疗程序

1. 一般治疗　Ⅰ型和Ⅱ型三角巾制动,Ⅲ型首选闭合复位。

（1）复位方法:

1）前脱位:局部麻醉下手法复位。患者仰卧,患肢外展做轴向牵引,术者在锁骨内侧端加压复位。

2）后脱位:全身麻醉下患者仰卧位,在背部两肩胛骨之间放一沙袋,术者在患者锁骨外侧端施向后方向的压力,助手用手指或巾钳将锁骨内侧端向前提起复位。

（2）复位后处理:以8字形石膏绷带固定4~6周。

2. 手术治疗

（1）适应证:① 闭合复位失败者,应行切开复位内固定术;② 陈旧性胸锁关节脱位:有症状者做锁骨内侧端切除。

（2）手术方法:详见相关骨科手术学。

ℛ 处　　　方

塞来昔布胶囊(西乐葆)　200 mg　po　bid

迈之灵　0.3 g　po　bid

ℛ 警　　　示

1. 后脱位者,必须注意可能伴大血管、食管、气管和肺部损伤。

2. 切开复位手术应同时修复和加强关节囊、肋锁韧带。

七、肘关节后脱位

ℛ 诊断要点

1. 临床表现　① 有外伤史,常为间接暴力所致。典型形式为跌倒时手掌着地,肘关节完全伸直,前臂旋后;② 伤肢常呈屈肘45°体位;③ 肘部疼痛、肿胀畸形,关节活动几乎完全受限;④ 典型体征为肘后三角失去正常解剖关系。

2. X线摄片　肘关节正、侧位 X线片即可确诊。

ℛ 治疗程序

肘关节脱位的诊疗程序见图7-4。

1. 一般治疗　可在臂丛或静脉麻醉下进行手法复位。

（1）复位方法:尽早复位,大多可获成功。顺畸形方向,握住患肢的上臂和腕部做对抗牵引,逐渐屈曲肘关节并稍旋前即可复位。

（2）制动:屈肘90°功能位石膏托固定,2~3周后去除石膏托开始功能锻炼。

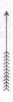

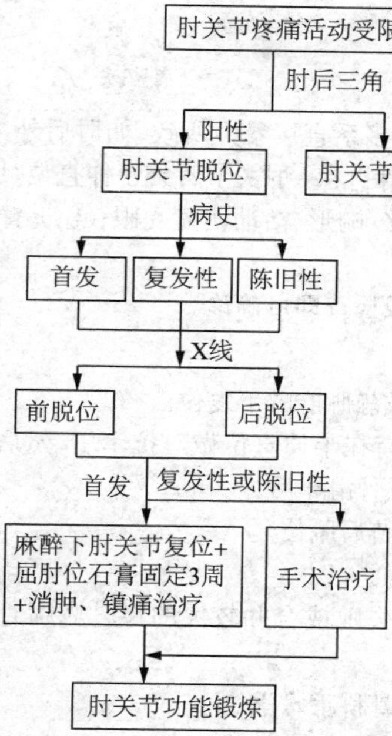

图 7-4 肘关节脱位的诊疗程序

2. 手术治疗

（1）适应证：① 肘关节脱位合并肱骨内上髁骨折或软组织嵌入阻碍复位，则需手术切开复位。② 较大的尺骨冠状突骨折移位未能随关节脱位整复者。③ 肘关节后脱位伴严重的或粉碎性桡骨头骨折，需切除桡骨头，肘关节复位。

（2）手术方法：详见相关骨科手术学。

𝓡 处 方

塞来昔布胶囊（西乐葆） 200 mg po bid

迈之灵 0.3 g po bid

𝓡 警 示

1. 注意有无合并损伤，如尺神经、正中神经、肱血管、尺骨冠状突或肱骨内髁损伤或骨折，并记录。

2. 远期有创伤性关节炎可能。

405

八、肘关节前脱位

ℛ 诊断要点

1. 临床表现　① 外伤史，多系直接暴力所致，如肘后外力打击或肘屈曲位撞击地面，大多合并尺骨鹰嘴骨折；② 肘关节常处于伸直位，肘后可触及肱骨下端鹰嘴窝；③ 肘关节疼痛、肿胀、畸形，活动明显受限；④ 上臂外观相对较短，前臂长而旋后。

2. X 线摄片　肘关节 X 线检查即可确诊。

ℛ 治疗程序

1. 一般治疗　可在臂丛或静脉麻醉下复位。

（1）复位方法：肘关节维持在半伸直位做对抗牵引，然后向背侧、向近端推挤前臂使尺骨鹰嘴突回纳到肱骨滑车后方。

（2）固定和锻炼同"肘关节后脱位"。

2. 手术治疗

（1）适应证：若闭合复位失败或合并较大的尺骨鹰嘴骨折移位，需切开复位，鹰嘴骨折需内固定。

（2）手术方法：详见相关骨科手术学。

ℛ 处　　方

无具体处方。

ℛ 警　　示

1. 注意检查是否合并血管、神经、韧带和肱三头肌损伤，并记录。

2. 远期有创伤性关节炎可能。

九、陈旧性肘关节脱位

ℛ 诊断要点

根据病史、体征和 X 线片表现，较容易诊断。

ℛ 治疗程序

1. 一般治疗

（1）复位方法：① 脱位时间在 3 周左右，在麻醉下试行轻柔的重复的手法复位，切忌暴力复位。② 脱位时间 2~3 个月、成人单纯的后脱位，可先行尺骨鹰嘴牵引，松解关节囊和周围软组织，待桡骨头和肱骨小头已不重叠，尺骨冠状突下至滑车边缘，即可在麻醉下试行手法复位。

（2）复位后的固定和锻炼同"肘关节后脱位"。

2.手术治疗

（1）适应证:① 切开复位:闭合复位失败,脱位时间长,无骨化性肌炎或骨化性肌炎已静止者。② 肘关节成形术或全人工肘关节置换术:适合脱位时间长,关节面大部分破坏,职业要求肘关节活动者。

（2）手术方法:详见相关骨科手术学。

ℛ 处 方

塞来昔布胶囊（西乐葆） 200 mg po bid

迈之灵 0.3 g po bid

ℛ 警 示

以预防为主,肘关节功能预后欠佳。

十、复发性肘关节脱位

病因通常是关节过度松弛、冠状突失用、内上髁骨折处理不当后引起的内侧副韧带松弛。

ℛ 诊 断 要 点

根据肘关节反复脱位的病史、体征和 X 线片表现,较容易诊断。

ℛ 治 疗 程 序

通常需手术治疗,增强关节的稳定性。

1.适应证 ① 肱二头肌移位术和冠状突骨挡术,适用于尺骨冠状突失用的患者。② 内上髁移位和内侧副韧带重建术适用于内侧副韧带松弛的患者。

2.手术方法 详见相关骨科手术学。

ℛ 处 方

塞来昔布胶囊（西乐葆） 200 mg po bid

迈之灵 0.3 g po bid

ℛ 警 示

1.肘关节脱位患者应仔细检查软组织肿胀情况,动脉搏动和皮肤感觉。避免血管、神经损伤和筋膜间隙综合征的漏诊。

2.肘关节前脱位虽非常少见,但该损伤外力较剧烈,软组织损伤较重,合并血管、神经损伤的概率大。

十一、桡骨头半脱位

ℛ 诊 断 要 点

1.临床表现 当肘关节伸直,在前臂旋前状态下突然受到一纵向的牵拉力量时,很容易使儿童(尤其是 4 岁以下儿童)发生桡骨头半脱位。儿童上肢受牵拉后突然疼痛哭泣,患肢拒绝活动。前臂旋转活动受限,桡骨头部压痛,应考虑桡骨头半脱位的可能。

2. X 线摄片　检查可无异常。

ℛ 治疗程序

1. 一般治疗

(1) 手法复位很容易成功,复位方法同"桡骨头脱位"。

(2) 复位后用三角巾悬吊制动数日。

2. 手术治疗

(1) 适应证:闭合复位失败,应切开复位,切开环状韧带,桡骨头复位后再行修复。

(2) 手术方法:详见相关骨科手术学。

ℛ 处　　　方

由于患者常为儿童,尽可能避免药物治疗。

ℛ 警　　　示

桡骨头半脱位患儿应询问有无牵拉病史,仔细查体,避免单纯依赖读片而漏诊。

十二、桡骨头脱位

ℛ 诊断要点

1. 临床表现　① 有外伤史,桡骨头单独脱位极少见,可能是前臂强力旋前力量造成桡骨头向前脱位;② 肘关节疼痛,桡骨头明显压痛;③ 肘关节活动受限,尤其是前臂旋转动作受限。

2. X 线摄片　肘关节 X 线检查可确诊。X 线检查应包括尺桡骨全长,要排除合并尺骨骨折(Monteggia 骨折)。

ℛ 治疗程序

1. 一般治疗　在臂丛或静脉麻醉下复位。

(1) 复位方法:复位时,逐渐屈肘至 90°,前臂旋后,在移位的桡骨头部直接加压,即可复位。

(2) 固定:屈肘 90°,前臂旋后位背侧石膏托固定,3 周后去除石膏开始功能锻炼。

2. 手术治疗

(1) 适应证:① 闭合复位失败,应切开复位。② 合并尺骨骨折(Monteggia 骨折)手法复位不满意,应切开复位内固定。

（2）手术方法：详见相关骨科手术学。

R 处 方

塞来昔布胶囊（西乐葆）　200 mg　po　bid

迈之灵　0.3 g　po　bid

R 警 示

手术治疗常需重建环状韧带。

十三、月骨脱位及月骨周围脱位

月骨脱位及月骨周围脱位占腕部损伤的 10%，是使腕过伸、尺偏及腕中部旋转的暴力所致。

R 诊断要点

1. 临床表现　① 有外伤史，腕部肿痛，局部肿胀、压痛、活动受限。② 神经压迫症状：月骨可压迫正中神经并出现相应症状。

2. X 线摄片　① 月骨脱位跌倒时腕极度背屈，月骨被头状骨和桡骨挤向掌侧脱位，侧位片头状骨与桡骨关节面接触，月骨移到桡骨关节面前缘呈倾倒的茶杯状，正位片头状骨和月骨影重叠。② 月骨周围脱位较常见。侧位 X 线片易看出，头状骨在月骨背侧，桡月位置关系无变化，舟状骨近端向背侧旋转。正位片中近、远排腕骨有重叠。③ 经舟状骨骨折的月骨周围脱位舟状骨腰部骨折，远端随头状骨向背侧移位。

R 治疗程序

1. 一般治疗　月骨周围脱位急性期易手法复位。

（1）复位方法：臂丛麻醉后持续牵引 5~10 分钟，透视下先使腕背屈，继而渐掌屈，同时固定住月骨，使头状骨回到月骨窝内，持续牵引，手旋前。若月骨脱位，术者用拇指向后用力推月骨即可复位，但不可使腕背伸。

（2）固定：腕中立位石膏托固定 3~4 周。

2. 手术治疗

（1）适应证：① 克氏针经皮固定：若手法复位后仍不稳定，可于透视下经鼻烟壶部细克氏针固定舟状骨和头状骨，或舟状骨和月骨。石膏托固定 1 周后改管形固定 8 周。② 切开复位：若手法复位失败，可切开复位。③ 切开复位内固定：伴舟状骨骨折患者可同时植骨。④ 关节融合术：适用于陈旧性骨折。

（2）手术方法：详见相关骨科手术学。

R 处 方

塞来昔布胶囊（西乐葆）　200 mg　po　bid

迈之灵　0.3 g　po　bid

R 警　示

月骨脱位及月骨周围脱位应尽早确诊，争取 3 天内复位，若受伤超过 1 周，闭合复位很难成功。

十四、髋关节后脱位

髋关节结构稳定，不易脱位。后脱位常由强大的间接暴力引起。

R 诊断要点

1. 临床表现　① 有高能量外伤史，髋部肿胀、疼痛、功能完全丧失；② 典型畸形：患肢缩短，髋关节屈曲、内收、内旋位；大转子上移体征；③ 被动活动患髋引发较剧烈疼痛及肌痉挛。

2. X 线摄片　髋关节正、侧位 X 片可确诊，斜位片有助于发现髋臼骨折，但不如 CT 检查诊断价值高。

R 治疗程序

1. 一般治疗　在全身麻醉或腰椎局部麻醉下尽早复位（最好 8 小时以内）。

（1）复位方法：患者仰卧地板，助手固定骨盆，术者顺畸形方向沿股骨纵轴牵引，逐渐屈髋、屈膝 90°，继续牵引同时做轻度髋内旋和外旋动作即可复位。

（2）复位成功后判断：复位成功后，可慢慢屈曲髋关节至 90°，若此过程中髋关节再次脱位或半脱位，表示复位不稳定。若复位后正位 X 线片髋关节间隙较健侧增宽，表示关节内有骨片或软组织嵌入，复位不完全。

（3）固定：髋关节伸直位皮肤牵引 4 周后，去除牵引，髋关节不负重功能锻炼，2 个月后开始逐渐负重功能锻炼。

2. 手术治疗

（1）适应证：① 闭合复位失败或复位后不稳定或复位不完全，应切开复位。② 合并髋臼大块骨折移位或不稳定骨折，应切开复位内固定。③ 合并股骨头骨折复位不满意。

（2）手术方法：详见相关骨科手术学。

R 处　方

无具体处方。

R 警　示

1. 检查是否合并坐骨神经损伤，复位后症状能否改善，并记录在案。

2. 远期有股骨头坏死可能，其发生概率与伤后至关节复位的时间呈正相关。

3. 牵引期间，防止下肢血栓形成。经常活动踝关节的"踝泵"功能，可促进下肢血液循环，防栓作用不可忽视；对于血液黏稠、高凝的患者，可适当选用抗凝药、活血化瘀中成药；禁用止血药。

4. 髋关节脱位一定合并关节囊损伤，其修复时间为 4 周，即牵引时间为 4 周；4 周后本着"早活动、晚负重"的原则进行功能锻炼。

5. 牵引期间应鼓励患者做膝关节、踝关节功能锻炼，防止关节僵硬。

十五、髋关节前脱位

ℛ 诊 断 要 点

1. 临床表现

（1）有高能量外伤史，股骨受到强烈的外展、外旋暴力。

（2）髋关节疼痛、活动受限。

（3）典型畸形：① 闭孔前脱位：髋关节外展、外旋、屈曲畸形；② 耻骨前脱位：髋关节外展、外旋、伸直畸形，在腹股沟部可摸到股骨头；③ 髂骨前脱位：髋关节外展、外旋、伸直畸形，在髂前上棘附近可摸到股骨头。

2. X 线摄片　髋关节 X 线片可确诊。

ℛ 治 疗 程 序

治疗原则基本和髋关节后脱位相同。在闭合复位的最后阶段，应做轻柔的内旋动作，即可复位。

十六、髋关节中央型骨折脱位

ℛ 诊 断 要 点

1. 临床表现　① 高能量外伤史；② 患肢轻度短缩；③ 髋周肌肉明显痉挛，髋关节活动严重受限；④ 被动活动患髋引发剧烈疼痛及肌痉挛。

2. X 线摄片　骨盆正位，髋关节正、侧、斜位 X 线摄片，但不如 CT 检查诊断价值高。

ℛ 治 疗 程 序

1. 一般治疗

（1）中央型脱位伴髋臼内侧壁骨折：采用胫骨结节和股骨大转子合力牵引，时间不少于 8 周。3 个月内禁止负重，早期关节功能锻炼。

（2）中央型脱位伴严重的髋臼粉碎骨折，可采用骨骼牵引下早期髋关节功能锻炼。

2. 手术治疗

（1）适应证：中央型脱位伴髋臼顶大块骨折需切开复位内固定。

（2）手术方法：详见相关骨科手术学著作。

处　方

无具体处方。

警　示

1. 注意有无合并损伤，如盆腔出血、休克。

2. 远期有股骨头坏死可能。

十七、陈旧性髋关节后脱位

诊断要点

根据病史、体征、X线表现，诊断并不困难。

治疗程序

1. 一般治疗　对脱位2~3个月者，手法复位仍有可能。可先行骨骼牵引1~2周，然后使用中西医结合缓慢的松解手法试行整复，不能暴力整复。

2. 手术治疗

(1) 适应证：① 脱位时间长，关节损坏严重的患者，考虑做股骨大转子下截骨术或髋关节融合术；② 部分老年患者可考虑人工髋关节置换术；③ 股骨头缺血性坏死、创伤性关节炎，予相应手术治疗。

(2) 手术方法：详见相关骨科手术学。

处　方

无具体处方。

警　示

1. 髋关节脱位合并同侧股骨干骨折并不少见，由于股骨干骨折掩盖了典型的髋关节后脱位畸形，后者的漏诊率高达50%~60%，故应提高警惕。

2. 髋关节脱位及骨折脱位可导致许多后遗症，主要有股骨头缺血性坏死、创伤性关节炎、异位骨化等。所以，应进行较长时间的随访。

十八、膝关节脱位

这是一种严重而少见的损伤，需做紧急处理。

诊断要点

1. 临床表现

(1) 明显外伤史。

(2) 膝部疼痛、肿胀、明显畸形，胫骨上端向前、向后或侧方移位。

(3) 存在异常活动，前脱位可过伸，侧方脱位可有异常的侧方活动。

(4) 合并损伤：① 最严重的是血管损伤，应密切观察肢体的缺血状况，如足背动脉的搏动。② 腓总神经损伤。③ 胫骨隆起或胫骨结节骨折。④ 关节囊、侧副韧带、交叉韧带或半月板损伤。

2. X 线摄片 膝关节正、侧位 X 线片及 MRI 可确诊。

治疗程序

1. 一般治疗

（1）前脱位：助手握住患肢小腿做纵向牵引，术者将股骨远端向上提升即可复位。

（2）后脱位：助手握住患肢大腿做纵向牵引，术者将胫骨近端向上提升即可复位。

（3）侧方脱位或旋转脱位：助手握住患肢大腿做纵向牵引，术者握住胫骨近端做逆移位方向整复。

（4）制动和功能锻炼：复位成功，膝关节屈曲 30°位长腿石膏固定。足背石膏开窗以便观察血循环。早期股四头肌锻炼，6~8 周去除石膏，做膝关节屈伸锻炼。

（5）神经功能观察：因多数神经损伤为牵拉损伤，只需关节整复后观察。

2. 手术治疗

（1）适应证：① 血管损伤：足背动脉搏动消失，应立即在麻醉状态下整复脱位的膝关节，若血供仍未恢复，应立即手术探查，争取在 6~8 小时内血管再通。② 韧带损伤：若膝关节脱位需手术者，应考虑修复主要韧带。③ 合并半月板损伤：半月板成形。

（2）手术方法：详见相关骨科手术学。

处 方

无具体处方。

警 示

主张早期手术治疗。手术可以探查血管、神经，修复韧带、关节囊，探查半月板，清除关节内骨及软骨碎片，处理胫骨平台骨折，从而大大减少晚期膝关节不稳。

十九、外伤性髌骨脱位

诊断要点

1. 临床表现 ① 外伤史，膝关节血肿，活动受限；② 髌骨内侧缘明显压痛；③ Fairbank 试验阳性，即检查者用手向外推挤髌骨，患者表现出恐惧感；④ 若髌骨尚未复位则表现出明显畸形。

2. X 线摄片 膝关节正侧位、髌骨轴位 X 线片可确诊。

R 治疗程序

1. 一般治疗　若脱位已自行复位者,予膝关节伸直位石膏固定 6~8 周;未复位者,可手法复位后石膏固定。

2. 手术治疗

（1）适应证:① 伴有骨折,例如髌骨骨折、股骨髁骨折等,应切开复位。② 髌骨旋转脱位。

（2）手术方法:详见相关骨科手术学。

R 处　方

无具体处方。

R 警　示

外伤性髌骨脱位手术中应清除关节内碎骨片或软骨片。早期修复髌骨内侧撕裂的软组织,股内侧肌与股四头肌扩张部加固缝合,增强髌骨内侧结构稳定性。

二十、复发性髌骨脱位

R 诊断要点

1. 临床表现　① 轻微外伤即可发生髌骨外侧脱位,且反复多次发生;② 膝关节自伸直位逐渐屈曲,髌骨逐渐向外侧滑移脱位,一旦脱位不能再主动伸膝。

2. X 线摄片　膝关节正、侧位 X 线片可确诊。

R 治疗程序

1. 一般治疗　通常需要手术治疗。

2. 手术治疗

（1）手术方式:① 软组织手术（近端重排）,外侧松解及股内侧肌前移或近端管形重排。② 髌腱止点移位。③ 半腱肌腱加强 Galeazzi-Baker 手术。

（2）手术方法:详见相关骨科手术学。

R 处　方

无具体处方。

R 警　示

尽早手术。

二十一、距骨脱位

距骨脱位一般分为:① 距骨全脱位:距骨从踝穴中完全脱出旋转,前外侧脱位最常见,可以是开放性脱位。② 距骨周围脱位:距舟关节和跟距关节脱位而胫距关节保持正常关系,可分为内侧脱位和外侧脱位,以内侧脱位常见。

诊 断 要 点

1. 临床表现 ① 有外伤史,局部肿痛、畸形、压痛、活动障碍。② 常见的距骨周围内侧脱位,足向内侧移位,外侧可摸到距骨头。③ 常合并损伤,如皮肤坏死,跗骨、距骨颈或内踝骨折,踝关节和跗跗关节韧带断裂。

2. X 线摄片 踝关节 X 线正、侧、斜位片有助于诊断。

治 疗 程 序

1. 一般治疗

(1)复位方法:距骨周围脱位和距骨全脱位均应先手法复位。

(2)固定:复位后踝关节中立位短腿石膏固定 4~6 周。

2. 手术治疗

(1)适应证:闭合复位失败者、伴血管神经损伤者或开放性脱位者,应行清创后手法复位。

(2)手术方法:详见相关骨科手术学。

处 方

无具体处方。

警 示

1. 远期距骨缺血性坏死可能。

2. 切开复位注意保护软组织及距骨血运而减少缺血性坏死的可能。

二十二、跗跗关节脱位与骨折脱位

跗跗关节脱位与骨折脱位又称 Lisfranc 损伤。可分为:① 外侧脱位:第二跗骨基底部骨折,伴有第二至第五跗骨向外侧脱位。② 分离型脱位:第二跗骨基底部骨折,伴有第一跗骨向内侧,第二至第五跗骨向外侧移位,此型可伤及足部血管,有造成足远端坏死的可能。

诊 断 要 点

1. 临床表现 ① 外伤史,足部扭伤多见;② 跗跗关节局部明显肿胀、疼痛、畸形;③ 可能存在第一跗骨基底部突起,前足缩短;④ 可能合并血管、神经损害的表现。

2. X 线摄片 足部正、斜位 X 线片可明确诊断。

治 疗 程 序

1. 一般治疗 跗跗关节脱位不明显者,仅需中立位短腿石膏固定 6~8 周。

2. 手术治疗

（1）适应证:① 若移位大于 1 mm 者,先试行手法复位,复位成功后即用 2 枚克氏针经皮交叉固定。闭合复位失败者,切开复位内固定。② 前足完全性脱位,可损伤血管。若手法复位后足部仍然缺血,是血管探查和切开复位的绝对指征。③ 陈旧性跖跗关节脱位,有疼痛者行跖跗关节融合术。

（2）手术方法:详见相关骨科手术学。

R 处　方

无具体处方。

R 警　示

跖跗关节脱位后可引起患足的外翻、扁平畸形,如跖骨基底部仍有活动度,可用足弓垫恢复足弓高度,减轻患足疼痛。

二十三、膝关节半月板损伤

R 诊断要点

1. 临床表现　① 有明确外伤史,疼痛和局部压痛常发生在关节活动到某一位置时,部位多在两侧关节间隙。② 关节交锁表现:膝关节突然卡住在某一角度不能屈伸,稍稍活动后可缓解。

2. 体征　① 膝关节过伸或过屈试验阳性。② 半月板回旋挤压试验,即麦氏试验(McMurray):在膝关节从极度屈曲到完全伸直过程中,做四种手法检查:膝内翻时,小腿内旋和外旋;膝外翻时,小腿内旋和外旋。此过程中出现膝内侧或外侧疼痛或弹响为阳性。③ 半月板研磨试验,即 Apley 试验:患者俯卧,屈膝90°,检查者握住足跟部旋转小腿,挤压研磨膝部,诱发出疼痛为阳性。

3. MRI 和关节镜检查　可帮助诊断。

R 治疗程序

1. 一般治疗

（1）伤后即刻实施 RICE 原则,即休息、冷敷、加压包扎和患部抬高。

（2）48 小时后可进行理疗和推拿、药浴等中医治疗。

（3）后期主要是加强股四头肌的功能锻炼。

2. 药物治疗　止痛,活血化瘀等。

3. 手术治疗

（1）手术方式:① 经关节镜半月板修复或切除。② 开放性半月板手术,半月板成形或半月板切除。

（2）手术方法:详见相关骨科手术学。

$\mathscr{R}$ 处 方

塞来昔布胶囊(西乐葆)　200 mg　po　bid

迈之灵　0.3 g　po　bid

$\mathscr{R}$ 警 示

半月板全切除后可引起膝关节退行性变、不稳定和慢性滑膜炎等问题,近年来对全切除态度渐趋慎重。

二十四、膝关节韧带损伤

$\mathscr{R}$ 诊断要点

1. 膝关节内侧副韧带损伤的诊断　① 暴力作用于膝外侧,膝关节外翻。② 膝内侧疼痛、肿胀,局部有明显压痛。③ 膝外翻应力试验:先在痛点用 1% 利多卡因局部封闭,然后进行检查,屈膝 30° 位应力试验阳性,表示膝关节内侧副韧带断裂。伸膝位应力试验阳性,表示膝关节内侧副韧带和前交叉韧带同时断裂。④ 双膝外翻应力位 X 线正位片、MRI 可有相应表现。

2. 膝关节外侧副韧带损伤的诊断　① 通常为膝内翻应力所致,多半为膝外侧韧带自腓骨头部撕裂或腓骨头骨折。② 膝外侧疼痛、肿胀、局部压痛。③ 膝内翻应力试验阳性。④ 双膝内翻应力位 X 线正位片、MRI 可有相应表现。

3. 膝关节前交叉韧带损伤的诊断　① 多为膝关节过伸或外展、外旋暴力所致。损伤大多为发生在胫骨附着点的撕脱骨折或断裂,常为复合损伤。② 膝关节内积血、肿胀、疼痛,活动受限。③ 前抽屉试验:往往在合并内侧副韧带同时断裂时,该体征才明显。④ Lachman 试验:对诊断孤立的前交叉韧带断裂有较高的阳性率。方法为屈膝 15°,置足于检查床,检查者分别握住患肢股骨下端和胫骨上端,将股骨向后推,胫骨向前提,胫骨上端过度前移者为阳性,提示前交叉韧带断裂。⑤ X 线检查有时可见胫骨或股骨韧带附着部骨片撕脱。

4. 膝关节后交叉韧带损伤的诊断　① 暴力直接自前方打击胫骨上端,使其向后移位致后交叉韧带断裂。② 膝关节肿胀、积血,疼痛和活动受限。③ 后抽屉试验阳性。④ 胫骨上端下沉(患者仰卧,双下肢屈髋、屈膝 90°)。⑤ 膝关节 X 线摄片、MRI 可有相应表现。

$\mathscr{R}$ 治疗程序

膝关节韧带损伤的处理原则是确切诊断、早期处理、全面修复。

1. 一般治疗

(1) 按 RICE 原则做即刻处理。

(2) 屈膝 10° 长腿管形石膏固定 6 周。

(3) 可结合理疗、肌力练习。

2. 手术治疗　对于韧带完全断裂的患者,应争取早期手术,最好2周内手术。术后石膏固定同上。

（1）适应证:① 韧带体部断裂,可用 Bunnell 缝合。② 韧带附着部断裂,可用 Bunnell 缝合+骨隧道或带线铆钉固定。③ 撕脱骨折,视骨折块大小可行螺钉、骑缝钉固定、Bunnell 缝合+骨隧道或带线铆钉固定。④ 前交叉韧带和（或）后交叉韧带断裂,常需关节镜下韧带重建或加强重建。

（2）手术方法:详见相关骨科手术学。

𝓡 处　　方

无具体处方。

𝓡 警　　示

1. MRI 在膝关节韧带损伤诊断中敏感性高,特异性稍逊,假阳性率较高。

2. 膝关节韧带损伤常合并半月板损伤,应防止漏诊。

3. 关节镜是膝关节内损伤的重要检查和治疗手段,但要把握好适应证。

二十五、膝关节韧带陈旧性断裂和膝关节不稳

膝关节不稳表现为关节松动甚至脱位感、打软腿、不能奔跑、易跌倒、肌萎缩以及反复发作的关节肿痛等。Kennedy 分类:

1. 单向不稳　① 膝内侧副韧带断裂引起内侧不稳;② 膝外侧副韧带断裂引起外侧不稳;③ 前交叉韧带断裂引起前方不稳;④ 后交叉韧带断裂引起后方不稳。

2. 旋转不稳　胫骨超常范围的旋转(常见2条以上的韧带断裂或韧带和关节囊撕裂):① 膝前内侧旋转不稳;② 膝后内侧旋转不稳;③ 膝前外侧旋转不稳;④ 膝后外侧旋转不稳。

3. 混合旋转不稳　膝关节多结构损伤:① 膝内侧向前及向后不稳;② 膝内、外侧向前不稳;③ 膝外侧向前及向后旋转不稳。

𝓡 诊断要点

1. 临床表现　① 膝关节外伤史(大于3周),了解受伤机制;② 可有膝关节无力、不稳表现。

2. 辅助检查　① X 线摄片可发现撕脱骨折;② MRI 检查可发现膝关节韧带断裂的直接征象;③ 关节镜可于镜下直观地探查损伤韧带。

𝓡 治疗程序

1. 一般治疗　即保守治疗。

（1）肌力锻炼:前交叉韧带损伤应做腘绳肌功能锻炼,后交叉韧带损伤强调股四头肌锻炼。

（2）支具：适用于严重的膝关节不稳，或拆除石膏的短期内保护。

2. 手术治疗

（1）适应证：① 韧带松弛，但连续性完好：韧带折叠缝合紧缩术或韧带上止点上移、下止点下移或韧带止点深埋。② 韧带连续性消失：韧带重建。

（2）各种韧带重建手术方法：① 内侧副韧带可以半腱肌腱、股薄肌腱、髂胫束等重建。② 外侧副韧带可用股二头肌肌腱修补。③ 前交叉韧带可用髌韧带、半腱肌腱、股薄肌腱、髂胫束、人工韧带行开放或关节镜下修复。④ 后交叉韧带可用髌腱、髂胫束、腓肠肌内侧头重建或 Augustine 手术（详见相关骨科手术学）。

ℛ 处　方

无具体处方。

ℛ 警　示

详见"膝关节前内侧旋转不稳"。

二十六、膝关节前外侧旋转不稳

ℛ 诊断要点

1. 临床表现　① 有小腿内翻、内旋损伤外伤史；② 早期疼痛、肿胀、压痛并活动受限，晚期关节松弛。③ 内旋位前抽屉试验阳性；④ MacIntosh 试验阳性：膝伸直，小腿外展，小腿内旋然后屈膝，至 20°～30°有错动感为阳性；⑤ Jerk 试验阳性：膝屈曲内旋小腿，外展小腿然后再将小腿伸直，出现错动感为阳性。

2. MRI 检查　有相关阳性表现。

ℛ 治疗程序

1. 一般治疗　30°～60°活动夹板固定，3 个月内腘绳肌锻炼，再 45°～90°股四头肌锻炼，夹板固定 6 个月。

2. 手术治疗

（1）适应证：多数主张手术治疗，有 Andrew 法、Hughston 法、Mac-Intosh 法、Ellison 法等。

（2）手术方法：详见相关骨科手术学。

ℛ 处　方

无具体处方。

ℛ 警　示

详见"膝关节前内侧旋转不稳"。

二十七、膝关节后外侧旋转不稳

ℛ 诊 断 要 点

1. 临床表现　① 有过伸损伤或内翻位过伸损伤外伤史；② 屈膝 30°位内翻有明显开口感；③ 后抽屉试验阳性。

2. MRI 检查　可见相关阳性表现。

ℛ 治 疗 程 序

1. 一般治疗　新鲜损伤后立即休息、冷敷。

2. 手术治疗　应争取早期手术治疗，手术方法详见相关骨科手术学。

ℛ 处　　　方

无具体处方。

ℛ 警　　　示

详见"膝关节前内侧旋转不稳"。

二十八、膝关节前内侧旋转不稳

ℛ 诊 断 要 点

1. 临床表现　① 有小腿外展、外旋位损伤外伤史；② 外旋位前抽屉试验阳性；③ 可伴 Pivot Shift 试验阳性。

2. MRI 检查　可有膝关节韧带损伤的相关表现。

ℛ 治 疗 程 序

1. 一般治疗　新鲜损伤按 RICE 原则做即刻处理。

2. 手术治疗

(1) 适应证：① 新鲜损伤应修复前交叉韧带和内侧副韧带。② 陈旧性断裂手术方法有 Slocum 法、Larson 法、Hughston 法、O'Donoghue 法、Nigolas 法等。

(2) 手术方法：详见相关骨科手术学。

ℛ 处　　　方

无具体处方。

ℛ 警　　　示

早期治疗效果远较晚期手术修复者满意。影响治疗效果的因素有：

1. 未做全面修复。

2. 韧带修复时体位不当。

3. 石膏固定时体位维持不佳。

4. 术后康复训练不正规。

二十九、踝关节外侧韧带损伤

℞ 诊断要点

1. 临床表现 ① 有外伤史,外踝前下方肿胀、压痛,足跖屈、内翻疼痛加剧; ② 踝关节前抽屉试验阳性:检查者一手握患侧小腿,另一手握足跟向前推挤,可感到距骨异常前移。

2. 影像学检查 ① X 线摄片:应力位 X 线片可见距骨半脱位;② MRI 检查:可见相关表现。

℞ 治疗程序

1. 一般治疗

(1) 同前 RICE 处理。

(2) 部分断裂者可胶布或石膏固定踝和足于外翻位 3 周;全断裂者石膏固定 6 周。

2. 药物治疗 同"膝关节半月板损伤"。

3. 手术治疗 新鲜损伤宜早期手术治疗

(1) 适应证:① 外韧带结构即距腓前、后韧带并跟腓韧带均损伤(麻醉状态下内翻应力位患侧较健侧距骨倾斜度大于 10°,或前抽屉试验患侧较健侧前移大于5 mm)。② 合并骨软骨骨折。③ 陈旧性损伤踝关节不稳患者可行外侧韧带重建。

(2) 手术方法:详见相关骨科手术学。

℞ 处 方

同"膝关节半月板损伤"。

℞ 警 示

注意体格检查,防止漏诊。

三十、跟腓韧带损伤

℞ 诊断要点

1. 临床表现 ① 有外伤史,外踝外下方和前下方肿胀、压痛,足内翻疼痛加重;② 踝关节前抽屉试验阳性。

2. 影像学检查 ① 踝关节内翻应力位 X 线片见距骨体向内侧倾斜;② MRI 检查可见相关表现。

℞ 治疗程序

同"踝关节外侧韧带损伤"。

421

R **警　　示**

注意体格检查,防止漏诊。

三十一、踝关节内侧韧带损伤

R 诊 断 要 点

1. 临床表现　① 有足外翻或外旋应力外伤史,完全断裂者多伴外踝骨折或腓骨下端骨折;② 内踝下方肿胀压痛,足外翻疼痛加重。

2. 影像学检查　① X 线检查可见内踝与距骨之间距离增宽,有时可见踝关节骨折或骨折脱位;② MRI 检查可见韧带损伤表现。

R 治 疗 程 序

1. 一般治疗　部分断裂用胶布或石膏将踝和足内翻位固定 4~6 周。

2. 手术治疗

(1) 适应证:① 完全断裂对运动员等要求比较高的患者可选择早期手术治疗。② 陈旧性断裂手术方法有三角韧带上止点上移和胫后肌腱重建(Wiltberger-Mallory 法)。

(2) 手术方法:详见相关骨科手术学。

R 处 　 　 方

无具体处方。

R 警 　 　 示

可结合应力位 X 线平片鉴别韧带部分或完全断裂。

（陈　琦）

第三节　肌腱和周围神经损伤

一、肱二头肌肌腱断裂

R 诊 断 要 点

1. 临床表现

(1) 病史:青壮年有外伤史,断裂部位多在腱腹交接处;老年人常合并肩关节慢性疾患。断裂部位于肌腱穿出关节囊处。

(2) 症状:伤者当时即可闻及肩部断裂声,伴剧痛,屈肘无力。病理性断裂患者可有肩臂痛加重,屈肘无力。

(3) 体征:

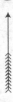

1）外伤患者：① 肩与上臂前侧明显肿胀、压痛、皮下瘀斑,肿胀消退后,肩关节前下方能触及凹陷;② 主动屈曲肘关节受限,屈肘力减弱;③ 肱二头肌肌腹下移隆起。

2）病理性患者：上臂近端压痛,主动屈曲肘关节受限,屈肘力减弱。

2. X 线摄片　屈肘位 X 线平片显示肱二头肌影增宽、缩短(需与健侧对比),无骨折或关节脱位征象。

𝓡 治疗程序

1. 一般治疗　适用于外伤性断裂的急诊处理、病理性断裂和不能耐受手术者。方法是屈肘 90°位颈腕吊带制动。病理性断裂和不能耐受手术者需制动 3 周。

2. 药物治疗　镇痛、止血。

3. 手术治疗　适用于清晰性断裂者。术式为肱二头肌长头腱修补术。

𝓡 处　　方

处方1　适用于外伤性断裂的急诊处理、病理性断裂和不能耐受手术者

　　双氯芬酸(扶他林)　25~50 mg　po　tid 或 prn

或　塞来昔布(西乐葆)　200 mg　po　tid 或 prn

或　盐酸曲马多(奇曼丁)　100 mg　po　tid 或 prn

处方2　三七片　3 片　po　tid

𝓡 警　　示

1. 药物处理的注意事项：① 双氯芬酸(扶他林)的使用详见“骨盆骨折”。② 盐酸曲马多缓释片禁用于乙醇、镇静药、镇痛剂或其他中枢作用药物急性中毒者。妊娠和哺乳期妇女、对阿片类药物高敏者、有惊厥史者慎用。

2. 对外伤性断裂,凡无手术禁忌证者均应早期手术治疗。

3. 肱二头肌肌腱修补应用 Velpeau 绷带固定肘关节于屈曲位。

二、股四头肌肌腱断裂

𝓡 诊断要点

1. 临床表现

（1）病史：有创伤史。

（2）症状：局部肿胀、疼痛,行走困难,伸膝障碍。

（3）体征：

1）膝部肿胀、皮下瘀斑,髌骨上缘股四头肌肌腱处可扪及裂隙或凹陷,压痛明显。

2）主动伸直膝关节受限或完全不能。

2. X 线平片　可见髌骨下移（和健侧比较），无骨折。

ℛ 治疗程序

1. 一般治疗　适用于股四头肌肌腱部分断裂者及不能耐受手术者。

（1）在无菌条件下抽出皮下或关节腔积血，适当加压包扎。

（2）膝关节伸直位石膏托外固定。

2. 药物治疗　镇痛止血。适用于股四头肌肌腱部分断裂者和不能耐受手术者。

3. 手术治疗　新鲜股四头肌肌腱断裂的处理应争取在损伤后 48 小时之内完成修补手术。一般可选择 2 种手术方案：腱对腱的缝合，以及腱对骨的缝合。

ℛ 处　　方

详见"肱二头肌肌腱断裂"。

ℛ 警　　示

1. 陈旧性股四头肌肌腱断裂的手术治疗结果不如急性损伤那样满意，虽然膝关节的稳定性恢复，活动度也有一定的恢复，但伸膝力量极少完全恢复。

2. 股四头肌肌腱断裂数月或数年，修补比较困难。若两断端能够对合，则可按新鲜股四头肌结节断裂方式修补。但往往发现两断端之间存在较大缺损，需用阔筋膜修补。

3. 股四头肌严重缩短，不能对合者，也可采用 V - Y 肌腱延长术。

三、跟腱断裂

ℛ 诊断要点

1. 临床表现

（1）病史：有创伤史，少数患者有腱周炎史或慢性损伤史。闭合性损伤多见于运动员和演员。

（2）症状：提跟无力，行走困难。闭合性断裂者当时即可闻及跟部有响声，伴剧痛。部分性断裂者的提跟无力、行走困难可不明显。

（3）体征：跟腱可见裂隙，足抗跖屈阻力减弱；再次行足抗跖屈阻力检查时，在断裂跟腱处侧方挤压缺乏"坚硬"感；小腿三头肌肌腹上移，较健侧显著隆起。

2. 影像学检查　X 线片示软组织影、超声以及 MRI 检查均显示跟腱缺乏连续性。

ℛ 治疗程序

治疗程序见图 7 - 5。

1. 一般治疗　适用于闭合性部分性断裂者及不能耐受手术者。方法是用前后长腿石膏托或石膏管形将膝关节制动于屈曲 30°位、踝关节（距小腿关节）

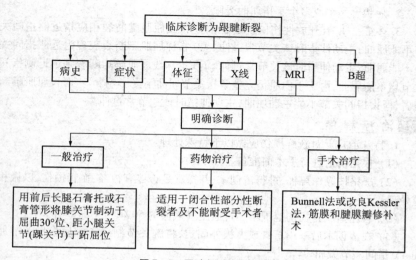

图 7-5 跟腱断裂的治疗程序

于跖屈位。

2. 药物治疗 适用于闭合性部分性断裂者及不能耐受手术者。

3. 手术治疗 适用于开放性断裂者和闭合性完全性断裂者。常用的是 Bunnell 法或改良 Kessler 法。筋膜和腱膜瓣修补术:适用于新鲜断裂且张力较大者和陈旧性断裂者。

ℛ 处 方

详见"肱二头肌肌腱断裂"。

ℛ 警 示

1. 跟腱完全性断裂者,若无手术禁忌证,应做急诊手术或早期手术。

2. 开放性损伤者应严格按操作规程,进行清创术。

3. 做直接缝合术时可增加钢丝拉出缝合法,以减少跟腱断端缝合时和缝合后的张力,有利于肌腱愈合。

4. 在做跟腱缝合或修补时,都应将膝关节屈曲 30°踝关节中度跖屈,以消除缝合时的张力,并由助手维持此体位直至术毕石膏外固定定型。

5. 手术后外固定期限为 6 周。

四、屈指肌腱损伤

ℛ 诊断要点

1. 病史 多数有创伤史,例如切割伤。

2. 症状　一个或多个手指屈曲受限。

3. 体征　① 有开放性伤口或瘢痕。② 指浅屈肌腱断裂相应指近侧指间关节不能屈曲,主动伸指时该关节常过伸。③ 指深屈肌腱断裂表现为远侧指间关节不能屈曲,主动伸指时该关节常过伸。④ 指深浅屈肌腱均断裂则远近侧指间关节均不能屈曲,由于手内肌仍完整掌指关节屈曲不受影响。⑤ 拇长屈肌腱断裂者,拇指指间关节不能主动屈曲,主动伸指时该关节常过伸。

ℛ 治疗程序

1. 特殊治疗　对新鲜损伤应做以下特殊处理。

（1）根据伤情进行手术前准备。

（2）严格按操作规程,进行清创术,并探查是否伴有神经、血管损伤,以做相应处理。

（3）若屈指肌腱损伤范围不超过肌腱横截面的50%,可不做缝合。

（4）在清创术后采用石膏或夹板外固定,将腕关节制动于掌屈掌指关节屈曲45°指间关节微屈位。

2. 手术治疗

（1）肌腱缝合术:适用于新鲜损伤和伤后2个月内的损伤,且肌腱断端较整齐,无缺损或很少缺损。但在不同区域内的损伤,手术处理有所不同。

（2）肌腱移植术:适用于:① 伤后超过2个月无法直接缝合的指深屈肌腱或拇长屈肌腱损伤;② 由于肌腱断端碎裂或缺损较多,无法一期缝合的上述肌腱损伤,只要无感染,在伤口愈合1个月后即可行肌腱移植术;③ 上述肌腱的自发性断裂。移植肌腱首选掌长肌腱,其次为第二至第四趾长伸肌腱。

（3）肌腱移位术:适用于:① 指深屈肌腱或拇长屈肌腱缺损过多的损伤;② 断腱的肌腹也丧失功能的上述肌腱损伤,常用伸腕肌腱移位;③ 上述肌腱的自发性断裂,常用邻指的指浅屈肌腱移位。

ℛ 处　　方

无具体处方。

ℛ 警　　示

1. 新鲜的肌腱损伤,应争取早期缝合,一期闭合伤口。

2. 一期修复手术的禁忌证

（1）伤口污染严重者。

（2）合并有明显的软组织血运障碍者。

（3）不整洁的损伤,肌腱断端碎裂或有缺损者。

（4）某些特殊的损伤,例如在肉食加工、皮毛加工、污水中受伤者或被动物咬伤者(除非两断端都显露在伤口内),易于直接缝合。

（5）伤后超过 12 小时者。

（6）由于技术条件有限，可以不强调做一期修复手术。

3. 肌腱缝合术的注意事项

（1）修复的原则是无张力、无扭转、无损伤。

（2）若多条肌腱断裂，应在辨认清楚对应的远、近断端后进行缝合，避免错缝后发生扭曲、交叉，影响肌腱滑动。

（3）腕部的屈指肌腱损伤多伴有正中神经损伤，缝合前需明确鉴别，以免神经与肌腱误缝。

（4）应在无张力条件下缝合肌腱，一般改变邻近关节位置即可达到。由助手维持该位置，直至术毕石膏外固定定型。例如屈指肌腱缝合后应用背侧石膏托将腕关节制动于屈 45°掌指关节屈指间关节微屈位。若缝合时张力较大，术毕还可将肘关节制动于屈 90°位。

（5）肌腱缝合点表面应光滑，避免断端纤维劈散。

（6）肌腱缝合点附近的纤维鞘、滑膜鞘、韧带等应适当切除，以减少粘连。

（7）缝合伤口前妥善止血，否则术后血肿形成，增加感染或肌腱粘连机会。

（8）肌腱缝合后还可采用适当措施，预防术后肌腱粘连，例如在缝合点外包绕生物膜，在缝合处涂布透明质酸钠或壳多糖。

4. 肌腱手术经验较多的医师，对Ⅲ区中单独的指浅屈肌腱断裂可做一期缝合术；对浅、深肌腱同时断裂者也可都做一期缝合术，缝合点以蚓状肌隔开。

5. 屈指肌腱修复手术后外固定期限为 3 周。

6. 修复肌腱后的活动是至关重要的。在坚强缝合的基础上早期活动能有效地减轻粘连。

五、伸指肌腱损伤

𝓡 诊断要点

1. **病史**　① 多数有明确的创伤史。② 自发性拇长伸肌腱断裂既往可有桡骨远端骨折史；自发性锤状指可有远侧指间关节的骨性关节炎史或类风湿性关节炎史。

2. **症状**　一个或多个手指伸直受限。

3. **体征**　① 多数有开放伤口或伤口瘢痕，前者有的可在伤口内见到肌腱断端。② 指总伸肌腱断裂者，中指、环指（即第三、四指）掌指关节不能主动伸直，示指、小指（即第二、五指）掌指关节主动伸直力下降。③ 单独示指固有伸肌腱断裂者，示指掌指关节不能单独主动伸直，和其他 3 指掌指关节一起主动伸直存在示指固有伸肌腱和指总伸肌腱同时断裂者，示指掌指关节主动伸直全部丧失。④ 小指的体征同示指。⑤ 拇长展肌腱断裂者，第一腕掌关节不能主动桡侧外展。拇短伸肌腱断裂者,拇指(即第一指)掌指关节不能主动伸直。拇长伸肌腱断裂者,拇指指间关节不能主动伸直。⑥ 伸肌腱在止点附近断裂或有撕脱骨折者呈现钝状指畸形,陈旧性中央腱束断裂有"扣眼"样畸形。

𝓡 治疗程序

1. 一般治疗　陈旧性或自发性的Ⅴ区损伤(有或无撕脱骨折)致锤状指畸形,但对生活和工作无明显影响者,可不做治疗。

(1) 特殊治疗:若伸指肌腱损伤范围不超过肌腱横截面的50%,可采用石膏托或夹板外固定。

(2) 石膏或夹板外固定治疗:以下两种伸指肌腱Ⅴ区断裂者适用于石膏或夹板外固定治疗:① 新鲜的闭合性肌腱断裂;② 新鲜的闭合性伸指肌腱止点撕脱骨折,其骨折片不足关节面的1/3。其外固定时应将伤指制动于近侧指间关节屈曲位、远侧指间关节过伸位。该制动位置同样适用于Ⅴ区损伤者修复手术后的外固定。

2. 手术治疗

(1) 肌腱缝合术:适用于新鲜损伤和伤后2个月内的损伤,且肌腱断端较整齐、无缺损或很少缺损。在不同区域内的损伤,手术处理亦有所不同。

(2) 骨折片切开复位内固定术:① 细针固定:适用于新鲜和陈旧性伸指肌腱止点撕脱骨折,其骨折片超过关节面1/3,且远侧指间关节能被动伸直者;② 细钢丝可抽出式缝合法固定:适用于陈旧性伸指肌腱止点撕脱骨折,其骨折片不足关节面1/3。

(3) 远侧指间关节融合术:适用于陈旧性Ⅴ区损伤(有或无撕脱骨折)致锤状指畸形,其远侧指间关节不能被动伸直,且影响生活和工作者。

3. 余详见"屈指肌腱损伤"。

𝓡 处　　方

无具体处方。

𝓡 警　　示

1. 伸指肌腱区以外断裂的修复手术后外固定时间为3周。

2. 伸指肌腱Ⅴ区断裂修复手术后外固定时间为6周。

3. 区伸肌腱止点撕脱骨折切开复位术和远侧指间关节融合术后外固定时间应根据骨愈合的时间而定。

4. 余详见"屈指肌腱损伤"。

六、前臂肌肉缺血性挛缩

ℛ 诊断要点

1. 临床表现

（1）病史：常有肘部和前臂骨折、脱位或软组织广泛损伤史。

（2）症状：① 手和手指变形，伸腕伸指障碍。② 有神经损伤者则有相应的运动、感觉障碍。

（3）体征：① 畸形：前臂呈倒置酒瓶状，且旋前位，腕和手指屈曲。② 前臂近侧屈肌萎缩、质硬，皮肤可有瘢痕。前臂旋后、腕背伸、手指伸直等主动和被动运动都受限或不能。③ 正中神经受累者则有拇指内收、旋后、虎口挛缩畸形，大鱼际肌萎缩，拇指掌外侧展、对掌、对指受限或不能，桡侧三个半手指有感觉障碍和自主神经功能障碍。④ 尺神经受累者则有环、小指爪形指，小鱼际肌与骨间肌萎缩。尺侧一个半手指有感觉障碍和自主神经功能障碍。⑤ 正中神经和尺神经同时受累者则更有爪形手畸形。⑥ 儿童时期得病，病程长者，则前臂明显细、短，手小（和健侧比）。

2. 鉴别诊断　排除有类似临床表现的其他疾病，例如正中神经损伤、尺神经损伤、肌腱粘连、脊髓灰质炎后遗症、脑瘫后遗症等。

ℛ 治疗程序

1. 一般治疗　观察肌肉功能和神经功能恢复的情况。观察期限成人为前臂肌肉缺血性挛缩形成后 6 个月至 1 年，儿童为 1 年。

2. 手术治疗

（1）肌肉、神经探查术：一旦诊断明确，应争取时间改善患肢血运，尽早去除外固定物或敷料，适当伸直屈曲的关节，毫不顾惜骨折对位。如仍不能改善血运时，则应即刻行减压及探查手术。

（2）肌腱延长术：适用于指深屈肌仅肌腹一侧有瘢痕组织形成，而大部分肌腹正常者。

（3）肌腱移位术：① 指浅屈肌腱移位术：适用于仅指深屈肌肌腹瘢痕化，指浅屈肌肌腹瘢痕化；若同时有拇长屈肌肌腹瘢痕化者，则增加掌长肌肌腱移位术。② 腕屈肌腱移位术：适用于指深屈肌、拇长屈肌、指浅屈肌等的肌腹均瘢痕化而腕屈肌肌腹正常者，常规术式是桡侧腕屈肌腱移位至指深屈肌腱，掌长屈肌腱移位至拇长屈肌腱。③ 腕伸肌腱移位术：适用于屈侧肌肉均瘢痕化而腕伸肌正常者，常规术式：桡侧腕屈肌腱移位至指深屈肌腱，肱桡肌腱移位至拇长屈肌腱。

（4）吻合血管、神经的背阔肌皮瓣移植术：适用于屈侧肌肉均瘢痕化，伸侧

429

肌肉也已受累而不宜移位者。

（5）骨缩短术：包括近排腕骨切除术、尺骨远端切除术和桡骨缩短术,适用于腕屈曲畸形严重、腕关节挛缩或腕骨变形者。

（6）神经松解术：适用于神经受瘢痕组织压迫、包围,仍存在一定功能者。

（7）神经移植术：适用于神经受瘢痕组织压迫、包围,功能完全丧失者。

（8）骨间膜切除术：适用于前臂旋前畸形严重,术中消除所有挛缩肌肉的因素后,因骨间膜挛缩而仍不能旋后者。

ℛ 处　　方

无具体处方。

ℛ 警　　示

1. 本病常引起手部功能的严重障碍,预防甚为重要。提高对前臂骨筋膜室综合征的认识,并及时给予正确的处理是防治本病发生的关键。

2. 肌腱手术后肌腱的张力,以原挛缩屈曲的手指在腕关节中立位时能被动伸直为度。

3. 肌腱移位术的注意事项

（1）指深屈肌腱、拇长屈肌腱在近肌腹处切断。指浅屈肌腱、腕屈肌腱、腕伸肌腱在腕部切断,采用编织缝合法。

（2）余参见"桡神经损伤"。

4. 神经移植术中,移植神经来源于腓肠神经或前臂内侧皮神经。在正中神经和尺神经同时受累,且功能都完全丧失时,若手术探查见2条神经均有长段瘢痕形成,可采用取一段外观正常、无瘢痕的尺神经移植,以修复正中神经。

5. 神经手术的注意事项参见"桡神经损伤"。

6. 手术后外固定时间为3~4周。

七、桡神经损伤

ℛ 诊断要点

1. 临床表现

（1）病史：患者常有以下一项：① 患肢桡神经行径附近的骨折或关节脱位史。② 枪弹伤,切割伤。③ 牵拉或压迫而使其受伤,例如上肢外展过久或头枕上臂入睡等。④ 手术损伤。

（2）症状：① 伸腕、伸指、伸拇指无力或不能。② 腕背和手背桡侧的知觉迟钝、麻木或其他异常。

（3）体征：① 有垂腕和(或)垂指畸形。② 肱三头肌和(或)前臂伸肌萎缩,肌张力降低,肌力减弱或丧失。主动伸肘、伸腕、伸第一至第五掌指关节和拇指指间关节、拇指桡侧外展等活动受限或不能。③ 手背桡侧半和桡侧两个半手指背侧,特别是手背虎口区的皮肤感觉减退、消失或过敏。④ 神经干叩击试验(Tinel 征)阳性。

2. 辅助检查 ① 电生理学检查(肌电图和神经传导速度等)结果提示有桡神经损伤。② 部分病例 X 线平片等检查显示桡神经的行径附近有骨折或关节脱位或其他骨性异常。

3. 鉴别诊断 排除有类似临床表现的其他疾病,例如臂丛神经损伤、颈椎病、脊髓灰质炎后遗症、脑瘫后遗症、麻风、癔症性瘫痪等。

治疗程序

1. 一般治疗 适用于不合并有骨折或关节脱位的闭合性损伤者、合并有尚不需要手术治疗的骨折或关节脱位的闭合性损伤者、不能耐受手术治疗者。

(1)观察神经功能的恢复情况。

(2)用支具(夹板或石膏托)维持各有关关节在功能位,预防畸形发生及因畸形使瘫痪肌肉的肌腹被动拉长。

(3)对活动受限或不能活动的关节进行被动活动,每日数次(若用弹性牵引支具更好),并辅以理疗,以预防各关节发生僵硬。

(4)有骨折或关节脱位者宜先进行闭合复位和(或)外固定。

2. 特殊治疗 进行电刺激疗法。

3. 药物治疗 促进神经功能恢复。

4. 手术治疗

(1)神经探查术:适用于各类神经损伤,特别是闭合性损伤中,对神经的具体情况尚不明了的损伤。手术时根据探查结果,结合临床表现等,决定神经修复的手术方式。

(2)神经端端缝合术:适用于神经断裂伤,也适用于神经外观虽保持连续,但内部完全为瘢痕组织替代,且临床表现为功能完全丧失的牵拉伤、挫伤、缺血性损伤、药物性损伤等。

(3)神经移植术。

(4)神经植入术:适用于远侧断端毁损、近侧断端尚保留,但已无法采用端端缝合术或移植术修复的神经损伤。

(5)神经松解术:① 神经外松解术:适用于神经外观保持连续,因神经外膜以外的粘连、瘢痕组织、骨痂及其他硬韧组织压迫、包围引起的神经损伤;② 神经内松解术:适用于手术中发现神经束间有瘢痕组织的神经损伤。

(6)神经减压术:适用于神经外观连续,探查时发现有神经肿胀、神经内血肿、神经外膜和(或)束膜显著增厚、神经干和(或)神经束质硬、变细的神经损伤。

(7)功能重建术:适用于严重、广泛而无法修复的及修复后 1~2 年仍未恢

431

复功能的及伤后病程达 2 年以上的桡神经损伤。

ℛ 处　方

　　甲钴胺（弥可保）　500 μg　im　qd

或　甲钴胺（弥可保）　500 μg　po　bid

　　维生素 B_6　40～50 mg　po　tid

　　维生素 B_1　20 mg　po　tid

　　甲巯咪唑（地巴唑）　10～20 mg　po　tid

　　三磷酸腺苷（ATP）　20～40 mg　po　tid

ℛ 警　示

1. 并不是每一例桡神经损伤都同时存在所有的功能障碍,因此诊断后还应确定损伤的平面和损伤的程度,以指导选择治疗方法和评估预后。

2. 非手术治疗一般以 3 个月为 1 个疗程。若神经功能有恢复,则可继续下 1 个疗程的非手术治疗;若无恢复,应手术治疗。

3. 神经手术的适应证

（1）开放性神经损伤者。

（2）闭合性神经损伤符合下述条件之一者:① 经非手术治疗 3 个月仍无功能恢复征象;② 功能障碍继续加重;③ 伴有与神经损伤有关的疼痛不断加剧;④ 丧失的主要功能虽有恢复,但在继续观察中进展停滞或恢复不良;⑤ 神经损伤和骨折或关节脱位有关,该骨折或关节脱位需要手术治疗。

（3）神经修复术后,符合下述条件之一者,有再手术适应证:① 在预定的时间内无功能恢复,或时间过长超过应恢复的期限;② 功能已有部分恢复,但进展停滞;③ 伴有与神经损伤有关的疼痛。

4. 神经手术时机

（1）开放性损伤:若全身状况和伤口局部条件允许,应尽可能在急诊清创时探查神经,并根据具体情况决定神经修复时机:① 伤口较整齐,伤后时间短,污染不重,在清创后能闭合伤口,且估计不会发生感染和皮肤坏死,可做一期修复术;② 上述以外的情况,需待伤口愈合 2～3 周后做二期修复术;③ 伤口感染,需待伤口愈合 3 个月后做二期修复术。

（2）闭合性损伤:① 一般非手术治疗 3 个月仍无神经功能恢复征象,应手术治疗,不宜无限制地延长观察时间;② 在非手术治疗期间,若神经功能障碍越来越严重或神经性疼痛不断加剧,应及时手术;③ 若系牵拉伤或严重挫伤引起,只要全身条件允许,可在伤后 2 周左右做手术;④ 若系需要手术治疗的骨折或关节脱位引起,应早期做切开复位术,同时探查神经。

（3）对闭合性损伤还可根据计算法确定手术时机:即适宜手术时间(d)＝需

要等待观察的最短时间(d)+神经再生过程可能发生误差的时间(d)。其中需要等待观察的最短时间为损伤平面至其以下第一分支入肌点之间的距离(mm)/神经再生速度(1 mm/d)。

5. 神经手术注意事项

(1) 避免加重原有的神经损伤。

(2) 进行神经缝合术(包括神经移植术和神经植入术)、神经松解术和神经减压术时,应采用显微外科技术,使手术操作精细,减少对神经表面和内部的误伤,并提高断面对合的准确度。

(3) 进行神经缝合时两个断面应均是健康的神经组织,特别在陈旧性损伤,应切除两断端的瘢痕组织和创伤性神经瘤,直至两断面均可见神经束呈颗粒状突起,束间组织松软,有血管分布为止。

(4) 应在无张力条件下进行神经缝合。手术中可采用游离近、远侧神经干,改变邻近关节的屈伸位置,神经改道,缩短骨骼等措施,消除两断端间的距离,达到无张力缝合。

(5) 神经缝合后位置于血运丰富的组织床中,必要时可局部转移带蒂的肌肉或脂肪组织,以避免置于瘢痕组织中或骨骼、内固定物的表面。

(6) 术毕应采用石膏托等将邻近关节制动于使神经缝合点处于无张力状态的位置,维持3~4周。

6. 肌腱移位术注意事项

(1) 做肌腱移位术时动力肌肌力应不低于4级。

(2) 做肌腱移位术时应保留1条腕屈肌腱不切断移位,以免全部腕屈肌腱移位后引起术后腕关节过度背伸。为此,手术前应明确3条腕屈肌腱是否都存在且都正常。

(3) 肌腱移位时所通过的皮下"隧道"不能太宽,能通过移位的肌腱即可。

(4) 肌腱移位缝合后应有较大的张力,即在麻醉状态下,无任何主动或被动的协助,能表现出重建的功能(例如伸腕、伸指、伸拇)。因此,应选择好缝合点,调整好张力。

(5) 移位肌腱和伸拇肌腱、伸指肌腱的缝合点不能过低接近腕背韧带,以免阻碍充分的屈拇、屈指活动。

(6) 应在无张力条件下缝合肌腱,即应将腕关节背伸,第二至第五掌指关节和拇指指间关节过伸,并由助手维持该体位直至术毕石膏外固定定型为止。

八、正中神经损伤

R 诊断要点

1. 临床表现

（1）病史：常有以下一项：① 患肢正中神经行径附近的开放性损伤史或其他创伤史。② 患肢有肱骨髁上骨折、前臂骨折、腕部骨折或关节脱位等病史。

（2）症状：① 前臂旋前，腕屈曲，拇指、示指、中指握持无力或不能，虎口张开受限。② 手掌面桡侧半及桡侧三个半手指掌面的皮肤知觉迟钝、麻木或疼痛，手指发凉。

（3）体征：① 拇指内收、旋后畸形。病程长者有猿手、虎口挛缩畸形。② 前臂屈肌和（或）大鱼际肌萎缩。③ 手掌面桡侧半和桡侧三个半手指掌面，特别是示指与中指的远端一半的皮肤感觉减退、消失或过敏，部分病例有烧伤或冻伤瘢痕。④ 上述区域的皮肤有自主神经功能障碍。⑤ 神经干叩击试验（Tinel 征）阳性。

2. 辅助检查

（1）电生理学检查：肌电图和神经传导速度等，结果提示有正中神经损伤。

（2）X 线平片检查：部分病例显示正中神经行径附近有骨折或关节脱位，或其他骨性异常。

3. 鉴别诊断　排除有类似临床表现的其他疾病，例如臂丛神经损伤、颈椎病、脊髓空洞症、运动神经元病、脊髓灰质炎后遗症、脑瘫后遗症、麻风、癔症性瘫痪等。

ℛ 治疗程序

1. 一般治疗和药物治疗　详见"桡神经损伤"。

2. 手术治疗

（1）神经手术：详见"桡神经损伤"。

（2）功能重建术：适用于严重、广泛而无法修复的或修复后 1~2 年仍无功能恢复的，或伤后病程达 2 年以上的正中神经损伤。术式因损伤平面的不同而不同。正中神经高位损伤时，手术需分两次进行。

1）第一期手术目的是重建前臂旋前、屈指屈拇功能，方法是肌腱移位术。

2）第二期功能重建手术和正中神经低位损伤的功能重建术的目的相同，即重建拇指对掌功能。

（3）肌腱移位术：适用于第一腕掌关节被动活动良好，有可利用的动力肌者。

ℛ 处　　方

详见"桡神经损伤"。

ℛ 警　　示

1. 利用肌腱移位术重建拇指对掌功能注意事项

（1）移位肌腱的方向（即其穿行的皮下"隧道"的方向）应尽量和拇短展肌

方向一致,即朝着拇指掌指关节桡侧的方向。

(2)移位肌腱的止点:移位肌腱远端应先和拇短展肌腱缝合,在拇指指间关节伸直位时再缝合到拇长伸肌腱之尺侧。

(3)术中应检查移位肌腱的方向、止点和张力是否合适。即在屈腕位,先将移位肌腱和拇短展肌腱缝合2针,然后伸腕,若方向、止点和张力合适,拇指应呈现掌侧外展位,否则即方向、止点和张力不合适,需重新调整。

(4)掌长肌腱移位时,需连带部分掌腱膜一并切取、游离至腕管的近端。

(5)环指的指浅屈肌腱移位时,需先将肌腱游离至前臂远端后再移位,而不能仅游离至腕管的远端在掌部移位。

(6)桡侧腕屈肌腱或尺侧腕屈肌腱移位时,由于肌腱较短,需要用拇短伸肌腱作为牵引腱。

(7)术毕采用石膏托将腕关节制动于腕掌屈30°拇指掌侧外展位,固定3~4周。

2.利用掌骨间植骨术重建拇指对掌功能的注意事项

(1)植骨块两端需修剪成榫头状,以便插入第一、二掌骨相对面的骨孔内。该骨孔应位于两掌骨的近中1/3处,且略偏掌侧,使植骨后拇指处于掌侧外展位。术毕采用石膏托将腕关节制动于功能位、拇指掌侧外展位,固定期限至骨愈合10周。

(2)有虎口挛缩者,在做拇指对掌功能重建术前应先做或同时做虎口成形术。其术式有"3"字形成形术、游离皮片移植术、局部皮瓣(带或不带血管蒂)转移术、远处皮瓣转移术、吻合血管的皮瓣移植术等多种。应根据虎口挛缩程度、局部皮肤和软组织的条件、供区和受区的血管条件、患者的年龄与要求等来选择。

3.余详见"桡神经损伤"。

九、尺神经损伤

R 诊断要点

1.临床表现

(1)病史:常有以下一项:① 患肢尺神经行径附近的开放性损伤史或其他创伤史。② 患肢肱上骨折史、肱骨内髁骨折史、前臂骨折史、腕部骨折史。

(2)症状:① 腕屈曲、环指和小指屈曲无力,环指、小指完全伸直困难,手指完成精细动作困难。② 手掌面尺侧半和尺侧一个半手指掌面的皮肤知觉迟钝、麻木或疼痛,手指发凉。

(3)体征:① 病程长者有环指和小指(部分病例还有中指和示指)的爪形指畸形。② 小鱼际肌、骨间肌萎缩。③ 手掌尺侧半的掌面和背面、尺侧一个半手指,特别是小指远侧两节半的皮肤感觉减退、消失或过敏,部分病例有烧伤或冻伤瘢痕。④ 上述区域皮肤有自主神经功能障碍。⑤ 神经干叩击试验(Tinel征)、拇指夹物试验(Froment 征)、手指夹纸试验等阳性。

2. 辅助检查

(1) 电生理检查:肌电图和神经传导速度等,结果提示有尺神经损伤。

(2) X 线平片等检查:部分病例显示尺神经行径附近有骨折或关节脱位,或其他骨性异常。

3. 鉴别诊断　排除有类似临床表现的其他疾病,例如臂丛神经损伤、颈椎病、脊髓空洞症、运动神经元病、脑瘫后遗症、脊髓灰质炎后遗症、麻风、癔症性瘫痪等。

ℛ 治 疗 程 序

1. 一般治疗和药物治疗　详见"桡神经损伤"。

2. 手术治疗

(1) 神经手术:详见"桡神经损伤"。

(2) 功能重建术:适用于严重、广泛而无法修复的,或修复后 1~2 年仍无功能恢复的,或伤后 2 年以上的尺神经损伤。方法为肌腱移位术。

ℛ 处　　　方

详见"桡神经损伤"。

ℛ 警　　　示

1. 肌腱移位术的注意事项

(1) 利用指浅屈肌腱移位者,每一肌腱需纵向分成两股,环指者(或中指者)移位至环指与小指,中指者(或示指者)移位至示指、中指。

(2) 每一腱条需通过各指桡侧的蚓状肌管。在腕关节功能位、掌指关节屈曲、指间关节伸直位时,各腱条和伸指肌腱帽桡侧的侧腱束缝合。并由助手维持该体位直至术毕石膏外固定定型。

(3) 利用桡侧腕短伸肌者,由于肌腱较短,需另外切取 2 条或 4 条伸趾肌腱作为牵引腱,从手背经蚓状肌管后和伸指肌腱帽的侧腱束缝合。缝合时的体位及术毕石膏固定同上。

2. 余详见"桡神经损伤"。

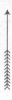

十、腋神经损伤

ℛ 诊 断 要 点

1. 临床表现

(1) 病史:有肩部外伤史。

（2）症状：三角肌麻痹、萎缩，方肩畸形，肩关节下垂半脱位，肩外展功能丧失。三角肌表面皮肤感觉障碍。

（3）体征：神经干叩击试验（Tinel 征）阳性，病程长者有麻痹性肩关节半脱位。

2. 辅助检查

（1）电生理学验查：肌电图和神经传导等，腋神经动作电位消失，三角肌失神经支配。

（2）X 线平片等检查：显示腋神经行径附近有骨折或关节脱位，或其他骨性异常。

3. 鉴别诊断　排除有类似临床表现的其他疾病，例如臂丛神经损伤、脊髓空洞症、运动神经元病、脑瘫后遗症、脊髓灰质炎后遗症、颈椎病、麻风、癔症性瘫痪等。

℞ 治疗程序

1. 一般治疗和药物治疗　详见"桡神经损伤"。

2. 手术治疗

（1）神经手术：详见"桡神经损伤"。

（2）功能重建术：适用于严重而无法修复者、修复后 1~2 年仍无功能恢复者、伤后病程达 2 年以上者。手术目的是重建肩外展功能，术式为斜方肌移位术。

℞ 处　　方

详见"桡神经损伤"。

℞ 警　　示

1. 斜方肌移位术注意事项

（1）游离斜方肌前应先在肩胛间外侧端截骨，使肩峰连同斜方肌一并游离。

（2）锁骨外侧端应截除 2 cm 左右，但勿损伤喙锁韧带。

（3）斜方肌移位固定时，需将肩关节外展 90°，助手需将该体位保持至手术结束肩外展石膏固定定型为止。

2. 余详见"桡神经损伤"。

十一、肌皮神经损伤

℞ 诊断要点

1. 临床表现

（1）病史：常有以下一项：① 患肢肌皮神经行径附近有开放性损伤史、手术史或其他创伤史。② 患肢有肩关节前脱位、肱骨外科颈骨折等病史。

（2）症状：① 上肢屈肘力减弱。注意在肌肉发达的患者中，肱桡肌可代偿为屈肘肌，屈肘动作仍可存在。② 前臂外侧皮肤知觉异常。

（3）体征：① 上臂屈肌萎缩、肱二头肌张力降低、肌力减弱或丧失。② 前臂外侧皮肤感觉减退、消失或过敏。③ 神经干叩击试验（Tinel 征）阳性。

2. 辅助检查

（1）电生理学检查：肌电图和神经传导速度等，结果提示有肌皮神经损伤。

（2）X 线平片等检查：显示肌皮神经行径附近有骨折或关节脱位，或其他骨性异常。

3. 鉴别诊断　排除有类似临床表现的其他疾病，例如臂丛神经损伤、脊髓空洞症、运动神经元病、脑瘫后遗症、脊髓灰质炎后遗症、颈椎病、麻风、癔症性瘫痪等。

ℛ 治疗程序

1. 一般治疗和药物治疗　详见"桡神经损伤"。

2. 手术治疗　神经手术详见"桡神经损伤"。

ℛ 处　　方

详见"桡神经损伤"。

ℛ 警　　示

1. 肌皮神经是上肢重要的神经，单独损伤很少见。

2. 肌皮神经损伤后的最大康复问题是肱二头肌瘫痪，对日常生活和工作的影响较大，因此治疗重点应放在肱二头肌的功能恢复上。

3. 要注意防止肘关节伸展挛缩，可应用屈肘吊带。酌情应用物理治疗和神经营养药物治疗。

4. 单纯肌皮神经损伤时，由于桡神经支配的肱桡肌正常，仍能主动屈肘，因此不必施行屈肘功能重建术。

十二、臂丛神经损伤

ℛ 临床分类

1. 电生理学检查　电生理学一般分为上臂丛损伤（Erb 损伤）、下臂丛损伤（Klumpke 损伤）和全臂丛损伤。

2. 分类　1985 年，Leffert 按臂丛损伤的机制与损伤部位做出以下分类。

（1）开放性臂丛损伤。

（2）闭合（牵拉）性臂丛损伤

1）锁骨上臂丛损伤：① 神经节以上臂丛损伤（节前损伤）；② 神经节以下臂丛损伤（节后损伤）。

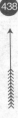

438

2）锁骨下臂丛损伤。

3）放射性臂丛损伤。

4）产瘫。

诊断要点

1. 临床表现

（1）病史：常有以下一项：① 牵拉伤：如上肢被皮带卷入致伤；② 对撞伤：如被快速汽车撞击肩部或肩部被飞石所击伤；③ 切割伤或枪弹伤；④ 挤压伤：如锁骨骨折或肩锁部被挤压。⑤ 产伤：分娩时胎位异常或产程中牵拉致伤。

（2）临床表现：判断有无臂丛神经损伤有下列情况出现时应考虑臂丛损伤的存在：

1）上肢 5 支神经（腋、肌皮、正中、桡、尺）中任何 2 支的联合损伤（非同一平面的切割伤）。

2）手部 3 支神经（正中、桡、尺）中任何 1 支合并肩关节或肘关节功能障碍（被动活动正常）。

3）手部 3 支神经（正中、桡、尺）中任何 1 支合并前臂内侧皮神经损伤（非切割伤）。

2. 辅助检查

（1）神经电生理检查：肌电图（EMG）及神经传导速度（NCV）对有无神经损伤及损伤的程度有重要参考价值。

（2）X 线检查：显示臂丛神经附近有骨折或关节脱位，或其他骨性异常。

（3）脊髓造影加计算机断层扫描（CTM）：可显示造影剂外渗到周围组织间隙中，硬脊膜囊撕裂脊膜膨出、脊髓移位等。

（4）MRI：除能显示神经根的撕裂以外，还能同时显示合并存在的脊膜膨出、脑脊液外漏、脊髓出血、水肿等，血肿在 T_1WI 和 T_2WI 上均为高信号脑脊液及水肿在 T_2WI 上呈高信号，而在 T_1WI 上呈低信号。

3. 鉴别诊断　排除有类似临床表现的其他疾病，例如脊髓空洞症、运动神经元病、脑瘫后遗症、脊髓灰质炎后遗症、颈椎病、麻风、癔症性瘫痪等。排除因肱骨下段骨折、前臂骨筋膜室综合征、卡压等原因引起的正中神经和尺神经合并损伤。

治疗程序

治疗程序见图 7-6。

1. 一般治疗　适用于闭合性损伤者和不能耐受手术者。

（1）观察臂丛神经功能恢复的情况：观察时间一般在 3 个月左右。

（2）预防肌肉萎缩和关节僵硬：采用电刺激、超短波、红外线、按摩、推拿等

439

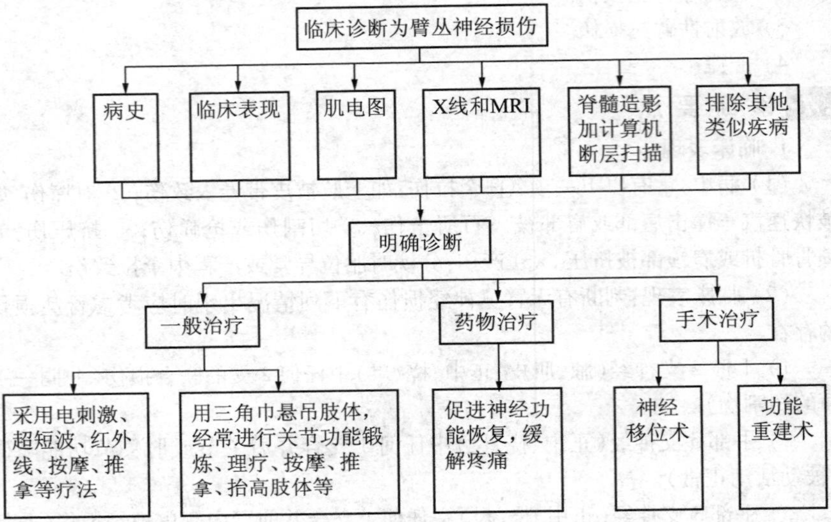

图 7-6 臂丛神经损伤的治疗程序

疗法,并进行关节功能锻炼(特别是关节的被动活动)。

(3) 防治肢体肿胀:用三角巾悬吊肢体,经常进行关节功能锻炼、理疗、按摩、推拿、抬高肢体等。

(4) 灼性痛的物理疗法:用超短波、碘离子透入、激光等疗法。

2. 药物治疗　促进神经功能恢复,缓解疼痛。

3. 手术治疗

(1) 神经移位术:适用于具备以下条件者:① 无法用一般手术方法修复的椎间孔处的臂丛神经根部节前或节后损伤;② 病程在 2 年内,受损神经支配的肌肉萎缩不十分严重,临床检查尚可扪及肌腹;③ 用于移位的神经功能健全,并在手术中用电生理学检查证实。用于移位的神经有膈神经、副神经、颈丛运动支、肋间神经、健侧或同侧颈 7 神经根(或臂丛中干的前股或后股)。

(2) 其他神经手术:详见"桡神经损伤"。

(3) 功能重建术:适用于:① 臂丛神经部分性损伤严重而无法修复者,或病程 2 年以上者;② 经各种治疗(包括神经移位术)后功能未完全恢复者(以上两种情况中,上肢尚保留有一组或多组肌肉功能,可通过手术将功能价值较小的一组肌肉移位,重建上肢重要功能;③ 臂丛神经完全性损伤病程 2 年以上者、虽病程不足 2 年但肌肉萎缩严重者、经各种治疗(包括神经移位术)而 3 年以上无任何功能恢复者,需采用吻合血管、神经的肌皮瓣移植术。

℞ 处 方

1. 有疼痛症状者

双氯芬酸(扶他林)　25～50 mg　po　tid 或 prn

或　塞来昔布(西乐葆)　200 mg　po　bid 或 prn

2. 疼痛较明显者

盐酸曲马多(奇曼丁)　100 mg　po　bid 或 prn

帕瑞昔布钠(特耐)　40 mg　im 或 iv　qd

3. 神经阻滞疗法,适用于有灼性痛症状者

2.5%泼尼松(得宝松)　2.0 ml

2.0%利多卡因　2.5 ml　　臂丛神经损伤部位注射　qd

或　2.0%利多卡因　7～10 ml　　星状神经节阻滞　每周2次

25%泼尼松　2.0 ml

4. 神经营养剂

维生素 B_1　20 mg　po　tid

维生素 B_{12}　500 mg　po　bid

5. 利尿剂

氢氯噻嗪(双氢克尿塞)　25 mg　po　tid

℞ 警 示

1. 药物治疗的注意事项

(1) 双氯芬酸(扶他林)禁用于胃或肠道溃疡者、已知对双氯芬酸或其他非甾体类消炎镇痛药物过敏者。有胃肠道疾病、哮喘、肝肾或心功能不全或病史者、卟啉症、妊娠和哺乳期妇女、老年人、细胞外液减少者需慎用。长期用药时,应定期监测肝功能和血常规。

(2) 塞来昔布(西乐葆)禁用于活动期消化道溃疡者、对本药过敏者、因服用阿司匹林和其他非甾体消炎镇痛药诱发哮喘、鼻炎或荨麻疹者。有支气管哮喘史、心功能不全、妊娠和哺乳期妇女应慎用。并用抗凝剂者应监测凝血酶原时间。塞来昔布含有磺胺基团,因此对于已知对磺胺过敏者应禁用西乐葆胶囊。

(3) 盐酸曲马多缓释片禁用于乙醇、镇静药、镇痛剂或其他中枢作用药物急性中毒者。妊娠和哺乳者、对阿片类药物高敏者、有惊厥史者慎用。

2. 神经阻滞疗法的禁忌证

(1) 穿刺部位的皮肤和深层组织有感染病灶者。

(2) 有出血倾向或正在进行抗凝治疗者。

(3) 对所用药物过敏者。

(4) 不合作者,包括精神失常者。

（5）低血容量者不宜进行星状神经节阻滞。

（6）有糖尿病、溃疡病、肺结核、高血压等疾病者，禁用固醇类激素。

3. 神经阻滞疗法的注意事项

（1）神经阻滞前常规进行血常规检查和心电图检查。

（2）对曾长期用解热镇痛药者应查出、凝血时间。

（3）医生必须熟悉神经阻滞区域内的局部解剖关系和体表标志，准确掌握操作技术，严格操作规程。

（4）在操作前应向患者做好解释工作，取得患者合作。特别是嘱其在发生触电样放射痛或异感时，应立即告诉医生，而不要移动身体，以免针尖误伤邻近组织。

（5）摆放患者于理想体位，既能满足医生操作的需要，又使患者感到舒适。

（6）严格执行无菌操作。

（7）正确定位。一般应在皮肤消毒前先确认穿刺点并做标记，消毒后再予确认，无误后方可穿刺，并掌握针尖刺入的方向和深度。

（8）在穿刺针向深部刺入过程中，要常回吸有无回血。若有，应拔出穿刺针，并压迫止血，然后再改变方向穿刺。

（9）在穿刺和注药过程中，重视患者的主诉，以便及时发现病情变化。

（10）阻滞后应观察 10~15 分钟，无不良反应方可让患者离开。

（11）不要同时进行双侧臂丛神经阻滞或双侧星状神经节阻滞。

4. 手术治疗的适应证和时机

（1）开放性损伤（例如切割伤、火器伤、手术伤）和药物性损伤者，应早期手术。

（2）闭合性损伤（例如对撞伤、牵拉伤、压砸伤）且已明确为神经根部节前损伤者，应及早手术。

（3）闭合性节后损伤，符合以下条件之一者，应及时手术：① 保守治疗 3 个月后功能无明显恢复；② 功能恢复呈跳跃式，例如肩关节功能未恢复，肘关节功能先恢复；③ 功能恢复过程中，中断 3 个月无任何进展。

（4）产伤者，出生后 6 个月无明显功能恢复或仅部分功能恢复，即可手术。

5. 手术的注意事项

（1）进行神经缝合的患者术毕均需采用头胸石膏或支架固定，神经移植术的固定期限为 3~4 周。神经缝合术和神经移位术的固定期限为 6 周。

（2）神经手术的其他注意事项详见"桡神经损伤"。功能重建术的注意事项详见前述上肢各主要神经损伤。

十三、腓总神经损伤

诊断要点

1. 临床表现

（1）病史：常有引起腓总神经损伤的创伤史，例如腓骨头部或颈部的骨折、膝关节脱位、腘窝切割伤、撞击伤、手术伤、下肢石膏或夹板的压迫伤等。

（2）症状：① 足下垂，走路呈跨越步态；② 踝关节不能背伸及外翻，足趾不能背伸；③ 小腿外侧及足背皮肤感觉减退或缺失；④ 胫前及小腿外侧肌肉萎缩。⑤ 神经干叩击试验（Tinel 征）阳性。

2. 辅助检查

（1）电生理学检查：肌电图和神经传导速度等，结果提示有腓总神经损伤。

（2）X 线摄片：显示腓总神经的行径附近有骨折或关节脱位，或其他骨性异常。

3. 鉴别诊断　排除有类似临床表现的其他疾病，例如腰椎间盘突出症、腰椎管狭窄症、坐骨神经损伤、运动神经元病、脊髓灰质炎后遗症、脑瘫后遗症、麻风、癔症性瘫痪等。

治疗程序

1. 一般治疗和药物治疗　详见"桡神经损伤"。

2. 手术治疗

（1）神经手术：详见"桡神经损伤"。

（2）功能重建术：适用于无法修复的或修复后 1～2 年仍无功能恢复的，或伤后 2 年以上的腓总神经损伤，且其足下垂、内翻畸形尚未引起足部关节固定性挛缩或僵硬者。手术方法为肌腱移位术，术式是胫后肌腱前移术。

（3）畸形矫正术：适用于晚期腓总神经损伤，且其足下垂和（或）足内翻畸形已引起足部关节固定性挛缩或僵硬者。术式有：① 胫距关节融合术，适用于踝关节有固定性挛缩或僵硬者；② 足三关节融合术，适用于仅距跟关节或合并距舟关节、跟骰关节固定性挛缩或僵硬者；③ 足踝四关节融合术，适用于胫距关节和距下关节均有固定性挛缩或僵硬者。

处 方

同"桡神经损伤"。

警 示

1. 胫后肌腱前移术的注意事项

（1）切取胫后肌腱时应尽量长些，以免肌腱长度不够。

（2）切开胫骨与腓骨之间的骨间膜时，刀尖不要深入，以免损伤骨间膜后的胫后动、静脉与胫神经。

（3）胫后肌腱前移后新止点选择：① 若胫前肌和腓骨长、短肌都完全瘫痪，则应选在第三楔状骨；② 若胫前肌有一定肌力，腓骨长、短肌完全瘫痪，则应选在骰骨。

（4）建立新止点时，应在楔状骨或骰骨钻孔道，用细钢丝牵引胫后肌腱进入该孔道，细钢丝在足底抽紧打结。绝不能简单地将肌腱和楔状骨或骰骨的骨膜做缝合。

（5）建立新止点时应将足置于背伸位，并由助手持续维持该体位，直至术毕石膏外固定定型后，方可松手。

2. 足部关节融合术的注意事项

（1）由于足背皮下软组织薄，该部位切开皮肤后应一直切到骨表面，再将软组织从骨表面推开，而不能切开皮肤后做潜行分离皮瓣，以免皮肤发生坏死。

（2）切开和推开软组织时，避免损伤足背动脉和伸肌腱，必要时可切断第三腓骨肌腱。

（3）截骨前应将各关节均显露清楚。

（4）截骨时应将各关节软骨面彻底切除。

（5）对距跟关节截骨达内侧时，应掌握深度，避免损伤毗邻的胫后动、静脉和胫神经。

（6）术毕即用石膏靴固定踝关节在中立位，无跖屈或背伸，无内翻或外翻，且在石膏定型后即将石膏前侧（足背侧）纵行全层切开，直达外层敷料，以避免因术后足部肿胀影响足部血液循环。

3. 余详见"桡神经损伤"。

十四、胫神经损伤

℞ 诊断要点

1. 临床表现

（1）病史：有膝部及其附近的创伤史，例如股骨干下 1/3 骨折、胫骨上 1/3 骨折、膝关节脱位、小腿骨筋膜室综合征、腘窝切割伤、手术伤等。

（2）症状：① 足跖屈、内翻、足趾跖屈无力或不能。② 小腿后侧、足外侧、足底的皮肤知觉迟钝、麻木或其他异常。

（3）体征：① 有跟行足或仰趾足畸形。② 小腿后侧肌群和足底肌萎缩、肌张力降低、肌力减弱或丧失。主动跖屈踝关节、屈踇、屈趾、内翻足等活动受限或不能。③ 小腿后侧、足外侧和足底的皮肤感觉减退、消失或过敏。④ 上述区域的皮肤有自主神经功能障碍，足跟或足底可出现溃疡。⑤ 神经干叩击试验

（Tinel征）阳性。

2. 辅助检查

（1）电生理学检查：肌电图和神经传导速度等,结果提示有胫神经损伤。

（2）X线摄片：显示胫神经的行径附近有骨折或关节脱位,或其他骨性异常。

3. 鉴别诊断　排除有类似临床表现的其他疾病,例如腰椎间盘突出症、腰椎管狭窄症、坐骨神经损伤、运动神经元病、脊髓灰质炎后遗症、脑瘫后遗症、麻风、癔症性瘫痪等。

℞ 治疗程序

1. 一般治疗和药物治疗　详见"桡神经损伤"。

2. 手术治疗

（1）神经手术：详见"桡神经损伤"。

（2）功能重建术：适用于无法修复的或修复后1~2年仍无功能恢复的,或伤后2年以上的胫神经损伤,且其跟行足畸形尚未引起踝关节固定性挛缩或僵硬者。手术方法为肌腱移位术,术式为：① 绳肌腱延长移位术：适用于腓肠肌、比目鱼肌完全瘫痪者。② 腓骨长肌腱改道术：适用于腓肠肌、比目鱼肌尚有一些肌力者。

（3）畸形矫正术：适用于晚期胫神经损伤,且其跟行足畸形已引起踝关节固定性挛缩或僵硬者。手术方法和术式为胫距关节融合术。

℞ 处　方

同"桡神经损伤"。

℞ 警　示

1. 肌腱移位术的注意事项

（1）跟腱在冠状面切成前后两半后,为防止粗糙面与周围组织发生粘连,应将该两半部的粗糙面都朝里缝成管状。

（2）跟腱后半部游离长度足够后,应在向上反折处内外侧各做横褥式缝合1针,以防跟腱在冠状面继续向上撕裂。

（3）腘绳肌腱和跟腱后半部缝合时应采用编织缝合法,且各腱都应适当抽紧。

（4）上述肌腱缝合时,应将膝关节屈曲约25°足跖屈位,并由助手维持至术毕石膏外固定定型为止。外固定时应增大膝屈曲和足跖屈位置。腓骨长肌改道术中仅需将足跖屈位。

2. 胫距关节融合术注意事项详见"腓总神经损伤"。

3. 余详见"桡神经损伤"。

445

十五、坐骨神经损伤

ℛ 诊断要点

1. 临床表现

（1）病史：有臀部或大腿的创伤史，例如髋关节后脱位、髋臼骨折、股骨干骨折、切割伤、挤压伤、手术伤、火器伤等，或有臀部注射史。

（2）症状：① 患肢软弱，膝屈曲、足背伸、跖屈、内翻、外翻、趾伸屈无力或不能。② 小腿和足部的皮肤知觉迟钝、麻木或其他异常。

（3）体征：① 连枷足畸形。② 大腿后侧肌群、小腿肌群、足部肌群萎缩，肌张力降低，肌力减弱或丧失。主动屈曲膝关节、活动踝关节和足趾等受限或不能，跛行。③ 小腿前外侧和后侧、足背和足底的皮肤感觉减退、消失或过敏。④ 上述区域的皮肤有自主神经功能障碍，足跟或足底可出现溃疡。⑤ 神经干叩击试验（Tinel 征）阳性。

2. 辅助检查

（1）电生理学检查：肌电图和体感诱发电位等，坐骨神经支配肌肉的肌电图检查多为失神经电位而健侧正常。

（2）X 线摄片：显示坐骨神经的行径附近有骨折或关节脱位，或其他骨性异常。

3. 鉴别诊断　排除有类似临床表现的其他疾病，例如腰椎间盘突出症、腰椎管狭窄症、腓总神经损伤、胫神经损伤、运动神经元病、脊髓灰质炎后遗症、脑瘫后遗症、麻风、癔症性瘫痪等。

ℛ 治疗程序

1. 一般治疗和药物治疗　详见"桡神经损伤"。

2. 手术治疗

（1）神经手术：详见"桡神经损伤"。

（2）畸形矫正术：适用于无法修复的或修复后 2 年仍无功能恢复的或伤后 2 年以上的坐骨神经损伤。手术目的是恢复踝关节的稳定性，手术方法为踝关节融合术。

ℛ 处　　方

同"桡神经损伤"。

ℛ 警　　示

1. 详见"桡神经损伤"和"腓总神经损伤"。

2. 臀部坐骨神经损伤是周围神经损伤中最难处理和疗效最差的损伤之一。其各段损伤与局部解剖关系密切。治疗应持积极态度，根据损伤情况，采取相应的治疗方法。

（王　刚）

第四节　骨和关节炎症

一、急性血源性骨髓炎

急性血源性骨髓炎是最常见的骨感染类型,是骨膜、皮质骨及骨髓受到化脓性细菌感染引起的急性炎症。

ℛ 诊断要点

1. 临床表现

（1）病史:追溯病史,有的曾有感染灶。

（2）症状:多有弛张性高热,有时并发寒战,脉搏快;早期局部剧烈疼痛和搏动性疼痛;肌肉保护性痉挛。

（3）体征:患部皮温升高,有深压痛;相邻关节常呈半屈曲状。

2. 辅助检查

（1）实验室检查:① 血常规:白细胞计数及中性粒细胞比例增高;② 血沉加快;③ 血培养阳性率达 50%~75%。

（2）X 线摄片:起病 10~12 天后 X 线片中可见干骺端虫蚀样骨破坏,并可伴骨膜反应。

（3）局部分层穿刺:对早期诊断有重要价值。常能获得准确的细菌学培养。

（4）MRI:在早期即可显示病变部位骨内和骨外的变化。

（5）ECT 骨扫描:对于早期诊断有帮助。

ℛ 治疗程序

1. 一般治疗　早期患肢制动,保持功能位,以免畸形和病理骨折的发生。

2. 支持疗法　提高免疫力,可少量多次输入新鲜全血、免疫球蛋白;补液,维持体内水、电解质及酸碱平衡。

3. 药物治疗　应早期、大量、联合使用广谱抗生素,并根据细菌学药敏检测结果,再调整敏感的抗生素。

4. 手术治疗　钻孔加开窗引流术。手术适应证:① 有脓肿形成需要切开引流;② 抗感染治疗后病情无改观。

ℛ 处　方

处方 1　用于血培养结果前

氨苄西林　3.0 g　iv gtt　bid（皮试）

头孢唑林　3.0 g　iv gtt　bid

庆大霉素　8万U　iv gtt　q8h

阿米卡星　0.4 g　iv gtt　qd

处方 2　根据血培养,选用一种敏感抗菌药物

头孢呋辛　1.5 g　iv gtt　q8h

头孢曲松　1.0 g　iv gtt　bid

环丙沙星　0.2 g　iv gtt　bid

头孢哌酮(舒巴坦)　2.0 g　iv gtt　bid

亚胺培南西司他丁钠　1.0 g　iv gtt　bid

ℛ 警　　示

1. 急性血源性骨髓炎常源于其他感染病灶所引起的败血症。治疗时,要防止其他重要脏器感染灶的漏诊。

2. 抗菌药物使用应最少持续至体温正常、白细胞数恢复正常、症状及体征明显改善或消失后2周再停药。

3. 目前的用药倾向是短期给予静脉输注抗菌药物,然后改为口服抗菌药物,并检测血清抗菌药物浓度。

4. 病变早期即应使患肢维持于功能位,以免发生病理骨折及后期的关节畸形。

5. 手术过程中尽量不剥离骨膜,勿用刮匙刮骨髓腔。

二、慢性血源性骨髓炎

多由急性血源性骨髓炎治疗不当或不及时演变而来,部分为开放性骨折或植入物所致的骨内感染。

ℛ 诊断要点

1. 临床表现

(1) 病史:多有急性血源性骨髓炎、开放性骨折或者战伤史。

(2) 症状:患处出现红、肿、热、痛;可出现窦道并流脓或死骨。

(3) 体征:局部肿胀,有明显压痛;骨端或邻近关节处可有畸形和肌肉萎缩。

2. 辅助检查　① X线摄片:可见骨腔不规则,有大小不等的死骨,死骨周围有密度减低区,病变周围可见广泛的骨质增生。② 窦道造影:显示窦道的深度、径路、分布范围及与死腔的关系;③ 诊断的金标准是通过活体组织检查之后做细菌培养和药敏试验。

ℛ 治疗程序

1. 一般治疗　改善全身状况,如高蛋白饮食、少量多次输血等,增强抵

抗力。

2. 药物治疗　同"急性血源性骨髓炎"。

3. 手术治疗

（1）带蒂肌瓣填充术：条件是病灶周围软组织条件要好。

（2）滴注引流法：适用于大多数患者。

（3）骨移植术：开放性网状骨移植术；带血管的游离骨移植术。

（4）病灶切除术：病骨部分切除，不影响功能者，可局部切除，如腓骨中上段、髂骨、肋骨、股骨大粗隆、桡骨头、尺骨下端和肩胛骨等部分的骨髓炎。

（5）聚甲基丙烯酸甲酯（PMMA）抗菌药物珠链技术：最好植入能一期闭合的伤口，并建议最迟 6 周左右取出 PMMA。

（6）截肢术：适用于病程长、受累骨范围广泛、肢体废用或窦道周围恶变者。

ℛ 处　　方

详见"急性血源性骨髓炎"。

ℛ 警　　示

1. 选择死骨摘除时，要观察有无充分的新生骨形成，避免形成过大的骨缺损。

2. 手术中清除病灶要彻底，所形成的腔要呈蝶形，以利于引流。

3. 行肌瓣充填时，应尽可能保留血管、神经。

4. 闭式冲洗的成功关键是要确保引流管的通畅。

5. 术后患肢予以固定，防止发生病理性骨折。

三、局限性骨脓肿

又称 Brodie 脓肿，是亚急性骨髓炎的一种局部形式，经常发生于成人的下肢长骨。

ℛ 诊断要点

1. 临床表现　主诉为长期间歇性疼痛，伴有病变区域的局部压痛；局部红肿、疼痛。

2. 辅助检查　① 血常规：白细胞计数及中性粒细胞比例可稍升高；② X 线片：一般表现为溶骨性病变，周围有一圈硬化缘，X 线表现变化较大，易与许多肿瘤相混淆。

ℛ 治疗程序

1. 一般治疗　患肢制动。

2. 药物治疗　抗菌药物治疗。

3. 手术治疗　病灶清除术。

ℛ 处　方

1. 症状较轻者

阿莫西林(羟氨苄青霉素)　25 mg　po　tid(青霉素过敏者禁用)

或　头孢拉定　0.25 g　po　tid

2. 伴有全身症状者

氨苄西林　3.0 g　iv gtt　bid(皮试)

或　头孢唑林　3.0 g　iv gtt　bid(皮试)

或　阿米卡星　0.4 g　iv gtt　qd

ℛ 警　示

骨脓肿周围的硬化使抗菌药物对于细菌的作用减弱,因此大多数均需经手术治疗。

四、化脓性关节炎

为关节内化脓性感染,即化脓性细菌引起的关节内感染。

ℛ 诊断要点

1. 临床表现　急骤发病,寒战、高热、全身不适等菌血症表现;受累关节剧痛,关节周围压痛明显;关节周围肌肉痉挛,关节处于半屈曲位,不能活动;局部红肿,皮温增高。

2. 辅助检查　① 血常规:白细胞计数及中性粒细胞比例升高,② 血沉:加快;③ 血培养:可为阳性;④ 关节穿刺液培养:可培养出致病菌并发现敏感的抗菌药物;⑤ X 线片:早期可见关节间隙增宽,后期可见关节间隙变窄,并有软骨下骨破坏,晚期有增生和硬化。

ℛ 治疗程序

原则是早期诊断,及时正确处理,保全生命,尽量保留关节功能。诊疗程序见图 7-7。

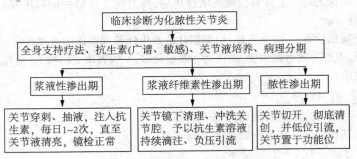

图 7-7　化脓性关节炎的诊疗程序

1. 一般治疗　患肢皮牵引防止发生病理骨折或关节畸形;补液、输血等全身支持疗法。

2. 药物治疗　关节液培养前,选用广谱抗菌药物(表7-1);关节液培养后,根据药敏试验结果选用针对性抗菌药物(表7-2)。

表7-1　化脓性关节炎关节液培养结果前,经验性抗菌药物选择

组　别	抗菌药物选择
新生儿	萘夫西林+头孢噻肟或庆大霉素
<5岁儿童	萘夫西林或头孢呋辛
>5岁儿童	萘夫西林
青年和成年人,可能有性传播疾病(STD)	头孢曲松或头孢噻肟
成年人,没有STD	萘夫西林+头孢噻肟或庆大霉素
成年人,人工关节置换术后感染	万古霉素+头孢他啶或氨曲南或环丙沙星或庆大霉素

表7-2　化脓性关节炎关节液培养药敏试验,选用敏感抗菌药物

致病菌	一线抗菌药物
MSSA	萘夫西林
MRSA	万古霉素
化脓性链球菌	青霉素(苄青霉素)
淋球菌	头孢曲松
β-内酰胺酶阴性的流感嗜血杆菌	氨苄西林
β-内酰胺酶阳性的流感嗜血杆菌	头孢噻肟
肠杆菌属	根据药敏结果
铜绿假单胞菌	哌拉西林、美洛西林或替卡西林任选一,再加氨基糖苷类

3. 局部治疗　关节腔穿刺+冲洗术。

4. 手术治疗　关节切开引流、闭式冲洗+负压吸引术。

R 处　方

　　头孢噻肟　1.0~2.0 g　iv gtt　q8h(皮试)

或　万古霉毒　0.5 g　iv gtt　q8h

或　庆大霉素　8万U　iv gtt　q8h

或　萘夫西林　2.0 g　iv gtt　bid(皮试)

或　头孢曲松　1.0 g　iv gtt　bid（皮试）

或　美洛西林　6.0 g　iv gtt　q6 h（皮试）

𝓡 警　示

1. 应早期将关节固定于功能位,避免发生关节畸形及病理性脱位,可防止感染扩散,减轻肌肉痉挛及疼痛。

2. 抗菌药物应用至少维持至体温下降2周后,用药时监测血药浓度,高于抗微生物浓度8倍以上以保证满意效果。

3. 关节穿刺冲洗使用较粗的针尖。

4. 局部炎症消退后,及早开始肌肉收缩锻炼,无不良反应可开始自动运动,防止关节粘连,但活动不能过于频繁。

5. 关节已有畸形时,应用牵引逐步矫正,禁止粗暴手法。

6. 后期如关节于非功能位强直或有病理性脱位,可行矫形手术改善功能。

五、类风湿性关节炎

类风湿性关节炎是一种慢性、全身性、自身免疫性综合征。最常见的是手和足的小关节,女性多见。为多发性、对称性关节病变。

𝓡 诊断要点

2009年修订的类风湿性关节炎诊断标准(表7-3),总评分6分及以上诊断可成立。

表 7-3　类风湿性关节炎的诊断标准

	受累关节数(0~5)	
1	中大关节	0
2~10	中大关节	1
1~3	小关节	2
4~10	小关节	3
>10	至少1个为小关节	5
	血清学抗体检测(0~3)	
RF 或抗 CCP 均阴性		0
RF 或抗 CCP 至少1项低滴度阳性		2
RF 或抗 CCP 至少1项高滴度阳性		3
	滑膜炎持续时间(0~1)	
<6 周		0
≥6 周		1

急性期反应物(0~1)	
CRP 或 ESR 均正常	0
CRP 或 ESR 增高	1

注:受累关节数:不包括远端指间关节、第一腕掌关节及第一跖趾关节;中大关节:肩、肘、髋、膝及踝关节;小关节:掌指关节、近端指间关节、第一指间关节、第二至第五跖趾关节及腕关节。

ℛ 治疗程序

1. 一般治疗　可做理疗、按摩、针灸、拔火罐、药浴等,严重者需用石膏或夹板将受累关节制动,以减轻疼痛和预防畸形;缓解期适当进行身体锻炼和关节活动。

2. 药物治疗　应用非甾体类抗炎药(NSAIDs)、免疫抑制剂、激素等。

3. 手术治疗

(1)滑膜切除术:指征是患者有疼痛,关节没有明显的结构破坏,药物治疗无效。

(2)关节矫形术:

1)手部类风湿性关节炎:内在肌松解纠正鹅颈畸形,伸肌腱松解或切断纠正纽扣指畸形。

2)掌指关节尺偏:内在肌松解移位或掌骨头部分切除治疗掌指关节尺偏。

3)类风湿性足病:相应于踇外翻、跖趾关节脱位、爪形趾、锤状趾等的关节矫形术。

4)类风湿性肩、肘关节炎:肩峰下滑囊切除和肩峰成形术,肘关节滑囊切除和桡骨头切除术。

5)膝关节内、外翻畸形:胫骨近端或股骨远端截骨术。

(3)人工关节置换:多用于晚期髋、膝、肩、肘、掌指、跖趾关节因炎症而发生畸形或强直的患者。

(4)关节融合术:不适宜关节置换术的患者或置换手术失败的患者。

ℛ 处　　方

1. 非甾体类抗炎药(NSAIDs):一线抗风湿药,最为常用。但只缓解症状,不阻止疾病进展,应加用慢作用抗风湿药

阿司匹林　0.5~1.0 g　po　tid

或　布洛芬缓释胶囊(芬必得)　0.3~0.6 g　po　tid

或　双氯芬酸钠(扶他林)　75 mg　po　tid

或　塞来昔布(西乐葆)　0.2 g　po　bid

2. 改善病情药物（DMARDs）

柳氮磺吡啶　0.25～1.00 g　po　bid 或 tid

氯喹　0.25 g　po　qd

羟氯喹　0.2 g　po　bid

或　金诺芬（瑞得）　3～6 mg　po　qd

3. 免疫抑制剂

甲氨蝶呤（MTX）　2.5～15.0 mg　po　qw

或　环磷酰胺（CTX）　50 mg　po　tid　或　750～1000 mg/m^2　im　1 次/月

或　环孢素　25～100 mg　po　bid

4. 糖皮质激素主要用于以下三种情况：① 类风湿性关节炎血管炎：包括多发性单神经炎、类风湿肺、浆膜炎、Felty 综合征；② 过渡治疗：其他药物起效前的重症患者；③ 局部应用：腱鞘或关节腔注射

泼尼松　10 mg　po　qd　症状缓解后逐渐减量

5. 中药制剂

风湿马钱片　0.68 g（4 片）　po　qd

或　雷公藤总苷片　10～20 mg　po　tid

6. 联合用药

泼尼松　5 mg　po　qd

甲氨蝶呤（MTX）　第 1 周　2.5～5.0 mg　po　单次

　　　　　　　　　第 2 周　5～10 mg　po

　　　　　　　　　第 3 周　7.5～15.0 mg　po

羟氯喹　200 mg　po　bid

柳氮磺吡啶　第 1 周　0.25 g　po　tid

　　　　　　　第 2 周　0.5 g　po　bid

　　　　　　　第 3 周　0.5 g　po　tid

　　　　　　　第 4 周　1.0 g　po　tid　该量维持至症状缓解

7. 单一用药

布洛芬缓释胶囊　0.3～0.6 g　po　bid（急性期）

金诺芬　前 2 周　3 mg　po　qd　以后　6 mg　po　qd

或　甲氨蝶呤、羟氯喹、柳氮磺吡啶中任选一种

 警　示

1. 主要药物用法

（1）柳氮磺吡啶：一般从每日 0.5～0.7g 开始，逐渐增至每日 2～3 g，用药后 1～2 个月可起效，连续 6 个月无效应换药。

（2）氯喹或羟氯喹：常用剂量氯喹 250 mg qd，羟氯喹 200 mg bid。可由小剂

量开始,1~2 周后增至足量。

（3）金诺芬:3 mg qd 或 6 mg qd,一般 4~6 个月起效。

（4）青霉胺:125 mg qd 或 250 mg qd（1 周后）维持,3 个月后起效,多于 1 年内完全缓解。

（5）甲氨蝶呤:2.5~5.0 mg 每周 1 次,逐渐加量,一般增至 15 mg 每周 1 次,3~2 周起效,维持 1~2 年。

（6）环孢素:初始剂量每日 1 ~ 2 mg/kg,缓慢加量,每日最多不超过 3.5 mg/kg。

2. 主要药物不良反应 多数改善病情的药物、免疫抑制剂和糖皮质激素均有明显不良反应,其中以金制剂不良反应最轻。

（1）柳氮磺吡啶:恶心、呕吐、腹泻、抑郁、头痛、皮疹、肺炎、白细胞计数降低、丙氨酸氨基转移酶升高、精子减少。

（2）甲氨蝶呤:恶心、口炎、腹泻、脱发、肺炎、丙氨酸氨基转移酶升高、肺和肝纤维化、血液异常、复视、视网膜病变。

（3）抗疟药:恶心、呕吐、皮疹、白细胞计数减少、头痛、神经和肌肉病变。

（4）青霉胺:恶心、呕吐、口腔溃疡、味觉丧失、蛋白尿、血尿、血常规示三系降低。

（5）环磷酰胺:恶心、呕吐、骨髓抑制、出血性膀胱炎、精子减少、脱发。

（6）环孢素:肾毒性、胃肠道反应、头痛、感觉异常、丙氨酸氨基转移酶升高。

3. 围手术期药物使用 见表 7 - 4。

表 7 - 4 类风湿性关节炎围手术期用药

药物	注意事项
NSAIDs	术前停用 5 个半衰期 术前 7~10 天应停用阿司匹林
皮质激素	根据手术可能造成的应激程度调整手术期用量 所有手术围手术期都可继续使用
甲氨蝶呤	控制不住的糖尿病患者,老年患者,合并肝、肾、肺疾病患者,中、大手术前 1~2 周停用
柳氮磺吡啶	所有手术均可继续使用
羟氯喹	所有手术均可继续使用

4. 功能锻炼 是类风湿性关节炎患者关节功能得以恢复及维持的重要环节。类风湿性关节炎的治疗有各种模式,如金字塔模式、锯齿模式、上台阶模式和下台阶模式等,应根据患者具体病情,灵活选择,制订个体化方案。

5. 基因治疗及造血干细胞移植 也正在成为治疗类风湿性关节炎的发展

方向。

六、骨性关节炎

骨性关节炎是一种常见的关节疾病,水分增加、蛋白黏多糖成分减少、胶原基质的改变导致了关节软骨破坏。

诊断要点

1. 髋 OA

（1）临床标准：① 近 1 个月大多数时间有髋痛；② 内旋 < 15°；③ ESR < 45 mm/h；④ 屈曲 < 115°；⑤ 外旋 > 15°；⑥ 晨僵时间 < 60 分钟；⑦ 年龄 > 50 岁；⑧ 内旋时疼痛。

满足①+②+③条或①+②+④条或①+⑤+⑥+⑦+⑧条者,可诊断髋 OA。

（2）临床+放射学+实验室标准：① 近 1 个月大多数时间有髋痛；② ESR ≤ 20 mm/h；③ X 线示骨赘形成；④ X 线髋关节间隙狭窄；⑤ 晨僵 ≤ 30 分钟。

满足①+②+③条或①+②+④条或①+③+④条者,可诊断髋 OA。

2. 膝 OA

（1）临床标准：① 近 1 个月大多数时间有膝关节疼痛；② 有骨摩擦音；③ 晨僵时间 ≤ 30 分钟；④ 年龄 ≥ 38 岁；⑤ 有骨性膨大。

满足①+②+③+④条,或①+②+⑤条或①+④+⑤条者,可诊断膝 OA。

（2）临床+放射学+实验室标准：① 近 1 个月大多数时间有膝关节疼痛；② X 线示有骨赘形成；③ 关节液检查符合 OA；④ 年龄 ≥ 40 岁；⑤ 晨僵 ≤ 30 分钟；⑥ 有骨摩擦音。

满足①+②条或①+③+⑤+⑥条或①+④+⑤+⑥条者,可诊断膝 OA。

3. 手 OA ① 近 1 个月大多数时间有手关节疼痛,发酸,发僵；② 10 个指关节中,有骨性膨大的关节 ≥ 2 个；③ 掌指关节肿胀 ≤ 2 个；④ 远端指间关节骨性膨大 > 2 个；10 个指间关节中,畸形关节 ≥ 1 个。

满足①+②+③+④条或①+②+③+⑤条者,可诊断手 OA。注：10 个指间关节为双侧第二、三远端及近端指间关节,双侧第一腕关节。

4. 全身性骨性关节炎的诊断 至少 3 个关节发病,通常发生在指间关节。有两种类型：

（1）结节型：多见于老年妇女,有家族遗传倾向,远端指间关节有 Heberden 结节形成。

（2）非结节型：多见于男性,发生在近端指间关节,血沉轻度增快。

程　序

R 一般治疗　①减轻受累关节负荷:可使用拐杖、助步器等;②合理的关节锻炼:非负重状态下活动;③有氧运动:步行、游泳、骑自行车等有助于保护关节功能;④保护关节:佩戴护膝、用合适的鞋垫、穿合适的运动鞋;⑤针灸、推拿、按摩等减轻疼痛症状和缓解关节强直。

2. 药物治疗　①抗炎镇痛;②镇痛剂;③糖皮质激素适用于出现滑膜炎关节腔积液时关节腔内注射;④透明质酸(玻璃酸钠)关节腔内注射,对于膝 OA 建议行关节镜清理后注射;⑤局部外用药;⑥骨关节炎慢作用药(DMOAD)。

3. 手术治疗　①关节镜下关节腔冲洗术;②关节清理+裸露面钻孔;③修复软骨缺损的各类移植手术:骨软骨和自体软骨细胞移植;④截骨术:适用于年轻患者;⑤关节融合术;⑥人工关节置换术:对于 60 岁以上、正规药物治疗反应不佳的进展性 OA 患者可予以关节置换。

R 处　方

1. 镇痛剂

对乙酰氨基酚　0.3~0.6 g　po　bid 或 tid

或　盐酸曲马多(奇曼丁)　50~100 mg　po　bid

2. 抗炎镇痛 NSAIDs 类药物

布洛芬缓释胶囊(芬必得)　0.3~0.6 g　po　bid

或　双氯芬酸钠(扶他林)　75 mg　po　qd

或　塞来昔布(西乐葆)　200 mg　po　bid

3. 糖皮质激素适用于出现滑膜炎关节腔积液时关节腔内注射

倍他米松(得宝松)　1 ml　关节腔内注射

4. 透明质酸(玻璃酸)适用于非药物疗法和单纯镇痛剂疗效不佳的膝关节 OA

玻璃酸钠(阿尔治)　1 支　关节腔内注射　每周 1 次,连续 5 次

或　玻璃酸钠(施沛特)　1 支　关节腔内注射　每周 1 次,连续 5 次

5. 局部外用药,减轻关节疼痛,不良反应小

双氯芬酸二乙胺乳胶剂　外涂至痛处　3~4 次/天

或　辣椒碱软膏　外涂至痛处　3~4 次/天

R 警　示

1. 糖皮质激素和许多非甾体类抗炎药均抑制软骨基质合成,应尽量少用或不用,非甾体类药物应该用最低有效剂量,短疗程。

2. 糖皮质激素在同一关节不应反复注射,注射间隔时间不应短于 4~6 个月。

3. 强调早期治疗及相应疾病的协同治疗,如伴随的骨质疏松。

4. 强调减肥、功能锻炼的重要性,加强自我管理。

七、痛风关节炎

痛风是嘌呤代谢紊乱和(或)血尿酸升高所引起的一组综合征,临床表现为关节的急慢性炎症、痛风石、泌尿系统结石以及痛风性肾病。

℞ 诊断要点

1. **临床表现** 好发于中老年肥胖男性,多伴明显诱因如劳累、饮酒、高嘌呤饮食、创伤或某些药物(维生素 B_1、维生素 B_{12}、胰岛素、青霉素)。

(1)急性关节炎期:起病急骤,突发关节肿胀和剧痛,在 24～48 小时达到高峰,受累关节及软组织明显发红、发热和肿胀,剧痛难忍,以及关节活动受限,70%患者首发于踇趾第一跖趾关节,其次为足背、踝、膝、指、腕等关节,病程初期大多累及单关节。

(2)慢性关节炎期:累及多数关节,关节肿痛不能完全消退,关节周围软组织内有痛风结节形成,关节呈不规则结节样肿胀。

2. **辅助检查**

(1)实验室检查:血尿酸男性大于或等于 416 μmol/L(7 mg/dl),女性大于或等于 357 μmol/L(6 mg/dl)。

(2)关节腔穿刺检查:95%以上急性痛风性关节炎关滑液中可发现尿酸盐结晶。

(3)X 线摄片:早期仅表现软组织肿胀,后期特征性痛风结节、痛风石,关节端出现小囊样或穿凿样缺损,边缘锐利,周围骨质密度与结构正常。

℞ 治疗程序

1.**一般治疗** ① 低嘌呤饮食,限制动物内脏、鱼、虾、蟹、肉类食物;② 严格忌酒;③ 多进食碱性食物:如油菜、白菜、胡萝卜、瓜类;④ 注意休息;⑤ 避免使用抑制尿酸排泄药物,如阿司匹林、维生素 B_1、维生素 B_{12};⑥ 避免诱发因素,如过劳、紧张、寒冷、穿鞋过紧、关节损伤等;⑦ 积极治疗与痛风相关的疾病,如高血脂、高血压、冠心病、糖尿病、肥胖等。

2. **药物治疗** ① 急性期治疗:应尽早使用抗炎、镇痛药;② 间歇期及慢性期治疗:有痛风石、泌尿系统结石、痛风性肾病或频繁发作的关节炎患者需采取降尿酸治疗。

3. **手术治疗** 晚期可选择人工关节置换或其他关节成形术。

℞ 处　方

1. 急性期治疗

依托考昔 60 mg po qd

舒林酸 0.2 g po bid

或 双氯芬酸 25~50 mg po tid

或 阿西美辛 90 mg po qd

秋水仙碱 首剂 1 mg po 以后每小时 0.5 mg,直至疼痛缓解或出现严重胃肠反应不能耐受时,改为维持剂量 0.5 mg,每日 1~3 次,24 小时内不宜超过 6 g

若非甾体类药物治疗无效或产生不良反应,可考虑肾上腺皮质激素

泼尼松 5~10 mg po bid

2. 间歇期及慢性期治疗

(1)促尿酸排泄药:

丙磺舒 第 1 周 0.25~0.50 g po bid

第 2 周 0.5~2.0 g po bid,最大剂量不超过 3.0 g/d

(2)抑制尿酸生成药:

别嘌醇 初始 50 mg po bid

第 3 周 100 mg po bid

第 4 周 100 mg po tid,最大剂量不超过 600 mg/d

ℛ 警 示

1. 秋水仙碱不良反应较大,且治疗剂量与中毒剂量接近,常导致剧烈胃肠道反应、骨髓抑制、肝肾损害、严重的过敏反应,有时甚至危及生命,所以出现以上不良反应时应立即停药。

2. 应用丙磺舒时注意以下三点:① 大量饮水;② 加用碱化尿液药:碳酸氢钠:1.0 g po tid 或枸橼酸-枸橼酸钠:10~20 mg po tid 或乙酰唑胺:0.25 g po tid;③ 伴活动性溃疡、磺胺类药过敏、肾功能低下和痛风关节炎急性发作期患者不宜使用。

3. 别嘌醇不良反应也较大,主要有皮疹、药物热、剥脱性皮炎、肝肾功能受损、骨髓抑制。由于痛风患者尿酸升高多属排泄不良型,别嘌醇不作为常规使用。仅适用于:① 尿酸生成过多型;② 肾功能中度以上损害;③ 对促尿酸排泄药反应不佳;④ 血尿酸值特别高。

八、肥大性脊椎炎

系指因脊椎退行性改变,或以退行性变为主,引起椎节骨与关节广泛性增生性变,并继发一系列临床症状与体征者;本病为一种全身性疾患的一部分,此种全身性疾患统称为肥大性关节炎或骨关节病,又称骨关节炎、退化性关节炎或增生性关节炎,是由于关节退化、关节软骨被破坏所致的慢性关节炎。

ℛ 诊断要点

90%为超过 60 岁的老年患者,男多于女,重体力劳动者多,活动量及负荷大者多,本病与遗传因素有一定关系。

1. 临床表现

(1) 晨起腰痛,活动后减轻。约80%主诉晨起感到腰部酸胀及疼痛,一般多可忍受,伴活动受限,自觉腰部僵硬。但稍许活动后,疼痛减轻,再步行数百米后又疼痛缓解或消失,腰部活动范围也恢复如常。

(2) 多活动后疼痛,休息后减轻。当此类患者腰部过多活动或负重后,即觉腰痛,并逐渐加重,伴活动受限,稍作适当休息,症状即明显改善。

(3) 腰部僵硬及腹胀感尤为明显。此类患者的主诉为腰椎关节活动受限、不灵活及发酸、发胀。

(4) 除腰部僵硬、活动受限及叩击有舒适感外一般无其他特别症状。

2. 辅助检查　X 线检查示呈典型的退变性改变;必要时可行 CT 或 MRI 检查。

ℛ 治疗程序

1. 一般治疗　① 卧硬板床;② 腰背肌锻炼:每日不少于 3 次,每次至少50 次;③ 腰围保护:使用具有弹性的软腰围较理想,但发作期应改用较硬的皮腰围;④ 按摩疗法:按摩疗法可改善局部血循环,有利于本病的恢复。

2. 药物治疗　抗炎、镇痛药物。

3. 手术治疗　① 椎管或神经根管减压术:适于增生明显伴有严重根性症状者;② 脊椎融合术:适于伴有椎节明显不稳或后方小关节损伤性关节炎者。

ℛ 处　　方

双氯芬酸二乙胺乳胶剂　外涂至痛处　3~4 次/天

ℛ 警　　示

注意与腰肌劳损、腰背部肌纤维组织炎、腰椎间盘突出症、风湿病、类风湿性脊椎炎、强直性脊椎炎、脊椎结核及骶髂关节病变等鉴别。

九、强直性脊柱炎

是一种主要累及中轴骨骼的慢性炎症性疾病,以骶髂关节炎为标志。有明显的家族聚集现象,并与 HLA－B27 密切相关。

ℛ 诊断要点

1. 临床表现　① 起病隐匿、缓慢,好发于 15~30 岁,男多于女;② 骶髂关节及下腰痛;③ 腰椎三个方向的活动受限(前屈、侧屈和后伸);④ 胸廓扩张受限,在第 4 肋间隙测量<2.5 cm;⑤ 周围大关节炎症,以髋关节最为常见;⑥ 反复发

作的虹膜炎、结膜炎。

2. 辅助检查

（1）实验室检查:血沉增快,CRP 可增高,多数 HLA－B27 阳性,类风湿因子阴性。

（2）X 线摄片:骶髂关节间隙初期假性增宽,关节边缘呈锯齿状,软骨下松质骨有硬化致密改变,以后关节面渐趋模糊,间隙逐渐变窄,直至双侧骶髂关节完全融合为止;脊柱呈典型的竹节样改变;髋和肩关节间隙显著变窄。

ℛ 治 疗 程 序

1. 一般治疗　卧硬板床,取仰卧位睡眠,站立时佩戴支具,体操训练等。

2. 药物治疗　抗炎镇痛 NSAIDs 类药物;糖皮质激素适用于肩、髋等关节炎疼痛时关节腔内注射;TNF 抑制剂适用于持续高度活动的 AS 患者。

3. 手术治疗　截骨手术适用于严重畸形者。

ℛ 处 　 方

1. 抗炎镇痛 NSAIDs 类药物

阿司匹林　0.5～1.0 g　po　tid

或　布洛芬缓释胶囊(芬必得)　0.3～0.6 g　po　bid

或　双氯芬酸钠(扶他林)　75 mg　po　qd

或　塞来昔布(西乐葆)　100 mg　po　bid

2. 糖皮质激素适用于肩、髋等关节炎疼痛时关节腔内注射

倍他米松(得宝松)　1 ml　关节腔内注射

3. TNF 抑制剂适于持续高度活动的 AS 患者

依那西普(恩利) 25 mg　po　每周 2 次

或　英夫利西单抗(类克)　首次给予 5 mg/kg　iv gtt,首次给药后的第 2 周和第 6 周及以后每隔 6 周各给予 1 次相同剂量

4. 中药制剂

雷公藤总苷片　10～20 mg　po　tid

ℛ 警 　 示

1. 如无禁忌证,在疾病初期或炎症反应严重时规律、足量使用 3 个月以上、至少两种 NSAIDs 类药物。

2. 不建议全身使用糖皮质激素。

3. 虽然传统应用柳氮磺砒啶和甲氨蝶呤治疗 AS,但是目前没有明确的循证医学证据提示二者对 AS 的中轴疾病有疗效。

4. 对于 AS 患者,如果出现任何可觉察的脊柱对线异常,应考虑骨折可能。

5. AS 患者颈椎骨折应将患者颈部固定在发现时的位置上,防止后伸位引起

神经损伤。

6. 强直性脊柱炎手术的致残率和死亡率非常高。

十、脊柱结核

是最常见的骨关节结核，占 40%～50%，好发于儿童及青少年，最常见于腰椎。在脊柱结核中，又以椎体结核占绝大多数，约 99%，而单纯的椎弓结核仅占 1%。

ℛ 诊断要点

1. 临床表现　① 全身乏力、盗汗、午后低热；② 局部疼痛或肢体放射痛；③ 姿势异常、斜颈畸形、拾物试验阳性等；④ 脊柱畸形（后凸常见），脊椎活动受限；⑤ 寒性脓肿或窦道形成；⑥ 脊髓受压、截瘫。

2. 辅助检查　① 血沉加快；② 5 岁前结核菌素试验阳性对诊断有意义；③ X 线片可见椎间隙变窄、椎体破坏、边缘不整，死骨形成，椎旁寒性脓肿；④ MRI 对脊柱结核的早期发现具有重要意义。

ℛ 治疗程序

1. 一般治疗　局部制动、避免负重、休息，加强营养。

2. 药物治疗　化疗。

3. 手术治疗　病灶清除+植骨融合术；CT 引导下经皮微创手术+局部治疗。

ℛ 处　　方

处方需个体化。

1. 标准化疗方案：异烟肼、利福平、吡嗪酰胺、乙胺丁醇/链霉素，强化 3 个月，异烟肼、利福平、吡嗪酰胺继续 9～15 个月，总疗程 12～18 个月

2. 短程化疗方案：疗程 9 个月

连续组：4SHRE/5HRE，间歇组：4SHRE/5H3R3E3，一般用于初治脊柱结核

3. 超短程化疗方案：疗程 4 个半月

化疗方案 2SHRZ/2.5H2R2Z2

近期效果好，远期复发率高达 15%

ℛ 警　　示

1. 脊柱结核为继发性病变，是全身结核的局部表现，因此不能忽视全身治疗。

2. 早期发现、早期治疗可预防截瘫及脊柱畸形的发生，是成功治疗的关键。

3. "早期、联合、足量、规律、全程"的原则依然适用于指导脊柱结核的治疗。

十一、关节结核

占骨关节结核第二位，为 30%～40%，由血源性感染或骨结核直接蔓延引

起,男性略多,好发于青少年。最常见髋、膝关节,多为单关节发病,依病变受限侵犯关节部位,分为滑膜型、骨型和全关节型。

𝓡 诊 断 要 点

1. 临床表现 ① 侵犯关节多为膝、髋和肘等关节;② 全身乏力、盗汗、午后低热;早期局部疼痛,逐渐加重,晚期消失;局部肿胀,后期窦道形成;③ 关节功能障碍。

2. 辅助检查 ① 血沉加快;② 5 岁前结核菌素试验阳性对诊断有意义;③ X 线片可见关节间隙变窄或消失,软骨下骨成多囊样改变,可伴有死骨。

𝓡 治 疗 程 序

1. 一般治疗 患肢制动(牵引、外固定)。

2. 药物治疗 抗结核治疗同"脊柱结核"。

3. 手术治疗 病灶清除加关节成形术:适用于上肢及老年患者,缺点是肌力差;病灶清除加关节融合术:适用于下肢。

𝓡 处 方

同"脊柱结核"。

𝓡 警 示

1. 关节结核为继发性病变,往往是全身结核感染的局部表现,因此不能忽视全身治疗。

2. 对于关节结核采用保守治疗虽能达到治愈的目的,但关节功能丧失,因此除老年患者、不能耐受手术者,都应选择手术治疗。

3. 早期诊断、早期治疗是最大限度保留关节功能的关键所在。

(何　斌)

第五节　骨肿瘤

一、骨 瘤

是骨的成骨过程中发生异常,引起骨组织过度增殖所产生的一种少见的良性肿瘤,绝大多数发生于颅骨和下颌骨,有时长入鼻窦,表现为骨性肿块,为真性肿瘤,无软骨帽和滑囊。

𝓡 诊 断 要 点

1. 临床表现 ① 发病年龄多在 21~30 岁,男女比例约为 1.3∶1;② 好发于颅骨与颌骨,发生于长骨者称为颅骨区外骨瘤;③ 局部可有轻微疼痛;④ 患部变形或有隆起的包块;⑤ 可合并梗阻症状(鼻、眼、上颌窦等)。

2. 辅助检查 ①X线摄片:可见骨表面或腔内有新生骨团块;②病理检查:镜下见新生骨组织及纤维组织。

3. Enneking分期 多为1期。

ℛ 治 疗 程 序

1. 一般治疗 无症状者随访观察(每6个月摄X线片1次)。

2. 手术治疗 完整切除肿瘤。

ℛ 警 示

1. 仅当肿瘤呈持续性生长、瘤体较大、有明显症状或严重影响美容者,需手术治疗。

2. 肿瘤切除范围包括宿主骨皮质全层、骨内外膜及骨表面纤维膜,特别是发生于长骨者,否则肿瘤易复发。

二、骨样骨瘤

是一种良性成骨性肿瘤,特点是体积小,有自限性生长倾向和不相称的疼痛,病变的中心有一血管骨样组织的核心,周围有一硬化骨带。

ℛ 诊 断 要 点

1. 临床表现 ①多见于11~20岁,男女比例约为1.7∶1;②好发于四肢长骨骨干的皮质内及脊柱的后柱;③疼痛为其主要症状,夜间剧痛;④发生于脊柱者尚可造成脊柱侧弯(病变常在凹侧)、脊柱僵硬、斜颈;⑤发生于关节内造成关节局部压痛、滑膜肿胀、活动受限等症状。

2. 辅助检查 ①X线摄片:可见直径<1 cm圆形或卵圆形透明病灶(瘤巢)周围被硬化骨所包绕;②CT平扫:可以可靠地显示瘤巢的具体部位,诊断价值较大;③病理学检查:镜下可见大量的骨样组织,并有少量的成骨细胞覆盖于骨样组织的表面;④核素扫描:对病变部位检查敏感、可靠,可使骨样骨瘤出现双密度征。

3. Enneking分期 常为1~2期。

ℛ 治 疗 程 序

1. 一般治疗 症状较轻者可随访观察(每3~6个月摄X线片1次)。

2. 药物治疗 可应用水杨酸制剂作为诊断性治疗,夜间剧痛服用小量水杨酸即可使疼痛缓解。

3. 手术治疗 瘤巢切除,必要时植骨(当切除范围较大、影响骨的稳定性时)。

ℛ 处 方

阿司匹林肠溶片 50 mg po tid

R **警　示**

1. 骨样骨瘤患者术前做核素扫描和 γ 闪烁照片应作为常规检查。

2. 骨样骨瘤可出现和恶性肿瘤相似的剧烈疼痛甚至夜间痛,而且在 X 线片中往往不易看到瘤巢,因此水杨酸制剂的应用可作为诊断性治疗并具有重要的诊断价值。

3. 手术治疗成功的关键是一定要切除瘤巢及周围的反应性硬化骨。

三、骨母细胞瘤

是一种少见的成骨性肿瘤,在 Mayo 医院的资料中,不到全部骨肿瘤的 1%。过去曾称为"巨型骨样骨瘤"或"成骨性纤维瘤",曾认为是一种良性肿瘤,但有报道指出有一种侵袭性的骨母细胞瘤存在,故认为骨母细胞瘤是良性的这一概念不够准确。为了避免误解,应把其归入原发性有恶性倾向的肿瘤之列。

R **诊断要点**

1. 临床表现　① 多见于 10~30 岁,男女比约为 3:1;② 脊柱病变占总数的 40%~50%;③ 可有疼痛症状,可类似于骨样骨瘤;④ 发生于脊柱者可有神经功能障碍或侧弯畸形。

2. 辅助检查　① X 线摄片:无固定征象,可以是骨溶解也可以是骨硬化,或两者皆有,常伴有骨膨胀、骨皮质变薄和软组织肿块;② 病理学检查:镜下病变类似于骨样骨瘤,由显微血管基质组成,可产生类骨质和原始编织骨,骨小梁表面排列有一层成骨细胞。

3. Enneking 分期　多为 2~3 期。

R **治疗程序**

1. 一般治疗　1 期无症状者可随访观察(每 3~6 个月摄 X 线片 1 次)。

2. 药物治疗　出现疼痛者可给予镇痛治疗。

3. 手术治疗　肿瘤刮除+植骨。

4. 放疗　适于无法手术、术后复发或需行辅助治疗的患者。

R **处　　方**

布洛芬缓释胶囊(芬必得) 0.3~0.6g　po　bid
或　双氯芬酸钠缓释片(扶他林)　75 mg　po　qd
或　塞来昔布(西乐葆)　200 mg　po　bid

R **警　示**

1. 骨母细胞瘤采用刮除术后,局部复发率较高,且易恶变,因此一定要用辅助剂(酚、乙醇等)。

2. 发生于脊柱者常需行椎板切除减压,必要时应用内固定。

3. 骨母细胞瘤要慎用放疗,否则极易引起肉瘤样变。

4. 定期复查患处及胸部 X 线片。

四、软骨瘤

软骨瘤根据发生部位分为内生性软骨瘤和骨膜软骨瘤,可以是单发也可以是多发,软骨瘤也可以伴有软组织血管瘤。

℞ 诊断要点

1. 临床表现　① 常在 30~40 岁多发,男女发病率相同;② 好发于短管状骨髓腔及长骨干骺端与骨干交界处;③ 大多长期无症状,部分出现肿痛、畸形或病理性骨折。

2. 辅助检查　① X 线摄片:显示偏于骨端的髓腔内溶骨性、膨胀性病变,呈局限的、边界整齐的卵圆形透明阴影,常为中心位,骨皮质变薄,周围有增生硬化边缘;阴影内可见散在钙化点;② 病理学检查:显微镜下见分叶状透明软骨,软骨细胞成熟程度变化较大;常有钙化。

3. Enneking 分期　多为 2 期。

℞ 治疗程序

1. 一般治疗　发生病理性骨折且无明显移位,可先行外固定,待骨折愈合后再手术。

2. 手术治疗　可行病灶刮除+植骨术。但恶变为软骨肉瘤时,应行截肢术。

℞ 处　　方

无具体处方。

℞ 警　　示

1. 发生于长骨者常较活跃,刮除术中要加辅助剂(酚、乙醇等)。

2. 手术中勿将软骨块移植到软组织中,术中注意无瘤操作。

3. 对软骨瘤治疗切忌放疗,否则极易恶变。

4. 如需第二次手术需将第一次入路经过的软组织一并切除。

5. 如有恶变或复发可采用局部整块切除,必要时可做截肢术。

五、软骨母细胞瘤

软骨母细胞瘤为来源于幼稚软骨细胞的良性肿瘤,占原发骨肿瘤的0.81%,占良性肿瘤的 1.46%,多发病变极少见。

℞ 诊断要点

1. 临床表现　① 好发年龄为 10~25 岁,男女比例约为 2:1;② 多见于长骨的骺端,可合并病理性骨折;③ 间断性疼痛和邻近关节的肿胀。

2. 辅助检查　① X 线摄片:呈现骨骺或骨突处有一位于中心或者偏心的溶骨性病变;② CT 检查:能显示病灶的特征,可清楚显示病变与关节面以及骺板的关系,可以清楚地显示钙化点;③ 血液检查:显示少数患者可有白细胞计数增多、血沉加快;④ 病理学检查:镜下可见多角形和椭圆形呈分叶状细胞,并见软骨样和骨样组织,钙化区散在于细胞间。

3. Enneking 分期　多为 2~3 期。

ℛ　治疗程序

1. 一般治疗　病理性骨折如对位对线良好,可先行外固定。

2. 手术治疗　刮除病灶+植骨;病变较大者可行大块截除+大块植骨。

ℛ　处　　方

无具体处方。

ℛ　警　　示

1. 病理学检查需与软骨肉瘤或骨肉瘤相鉴别。

2. 病变广泛者刮除术后局部复发率较高。

3. 禁忌放疗,因极易导致恶变。

4. 伴有关节内种植的复发性软骨母细胞瘤,需行关节外的大块切除。

六、骨软骨瘤

是最常见的良性骨肿瘤,约占良性骨肿瘤的 40%,是发生于骨表面的一骨性突起,其顶端有一软骨帽覆盖,可发生恶变,可分为单发性和多发性两种,多发性骨软骨瘤有明显的恶变倾向。

ℛ　诊断要点

1. 临床表现　① 多见于青少年;② 好发于长骨干骺端附近,可多发;③ 一般无症状,偶可在无意中发现骨性包块或病理性骨折后发现。

2. 辅助检查　① X 线摄片:在长管骨干骺端可见突出的骨性突起,其皮质和松质骨与正常骨相连,彼此髓腔相通,软骨帽可呈不规则钙化;若出现广泛的不规则钙化,骨瘤再度生长,骨质破坏,应考虑恶变可能性;② 病理学检查:大体标本可见肿瘤外覆盖有软骨帽,镜下见软骨层瘤细胞排列像骨骺软骨细胞。

3. Enneking 分期　多为 1 期,易恶变。

ℛ　治疗程序

1. 一般治疗　无症状者随访观察,定期复查。

2. 手术治疗　肿瘤连同软骨膜及纤维膜一并切除。

ℛ 处　　方

无具体处方。

ℛ 警　　示

1. 出现疼痛者常有以下原因：蒂骨折，滑囊炎，压迫神经或血管，肿瘤恶变等。

2. 软骨帽超过 1 cm 者，高度怀疑恶变可能。

3. 对于儿童患者，手术中应尽可能切除肿瘤，且连同软骨帽及纤维膜一并切除。

4. 家族遗传性、多发性骨软骨瘤及近躯干者，恶变率较四肢要高 10 倍。

5. 对复发的骨软骨瘤应做病理检查，排除软骨肉瘤可能。

七、骨巨细胞瘤

是常见的原发性骨肿瘤之一，是一种潜在恶性肿瘤。该肿瘤具有较强的侵蚀性，对骨质有很大溶蚀破坏作用，具有复发、恶变或转移倾向。

ℛ 诊断要点

1. 临床表现　① 好发于 20～40 岁，男性略多于女性；② 多见于长骨的骨端；③ 患部疼痛、压痛、肿胀和功能障碍，常发生病理性骨折；④ 脊柱部位病变可有神经压迫症状。

2. 辅助检查　① X 线摄片：显示侵及骨骺的溶骨性病灶、偏心性、膨胀性，且无硬化边缘，无反应性新骨生成，病变部骨皮质变薄，呈肥皂泡样改变；② 病理检查：镜下见多核巨细胞及基质细胞。

3. Enneking 分期　多为 2～3 期。

ℛ 治疗程序

1. 一般治疗　对于发生病理性骨折者先给予牵引或者外固定。

2. 药物治疗　出现疼痛者可予以对症处理。

3. 手术治疗

（1）刮除植骨或骨水泥填充术：适用于 2～3 期病变，刮除时一些 3 期肿瘤可能无效般采用积极的扩大性刮除术。

（2）肿瘤骨截除术：适用于肿瘤破坏超出关节面横径 1/2，或刮除术后复发者，截除术后骨缺损可行植骨融合或人工关节，异体关节替代。

（3）截肢术：对明确恶性或软组织受累广泛无法保肢者。

ℛ 处　　方

布洛芬缓释胶囊（芬必得）　0.6 g　po　bid
硫酸吗啡控释片　10 mg 或 20 mg　po　q12h

警 示

1. 骨巨细胞瘤常有局部侵袭性。多数为 2~3 期的病变。在选择刮除术时,建立一个至少与病变等大的骨皮质窗是非常重要的。使用磨钻(电钻)在各个方向将瘤腔扩大 1~2 cm 已成为目前的标准术式,术中应小心避免损伤软骨下骨而进入关节。

2. 骨巨细胞瘤对放疗中等敏感,但大多数骨巨细胞瘤的恶变都因为放疗所致。因此,除特殊部位手术治疗难以成功者,应慎用放疗。

3. 提高首次治疗的彻底性与可靠性是减少肺部转移的主要措施。

八、骨肉瘤

也称成骨肉瘤,是一种最常见的恶性骨肿瘤,在原发性骨肿瘤中发病率仅次于浆细胞骨髓瘤,居第 2 位,组织学特点是多数情况下肿瘤细胞成骨样或不成熟骨。

诊断要点

1.临床表现 ① 好发于青少年,男性多于女性,约 2∶1;② 好发于长骨的干骺端;③ 疼痛和肿胀是最常见的症状,早期多为隐痛,持续性,活动后疼痛加重,夜间疼痛明显;局部表面皮温增高,压痛,静脉怒张等体征。

2. 辅助检查 ① 实验室检查:骨肉瘤患者常检测血沉、碱性磷酸酶、微量元素分析铜锌比作为动态观察指标。② X 线摄片:表现具有多样性,一般病变内有溶骨及硬化两种病变为典型表现。骨膜反应可呈 Codman 三角或是日光放射状表现。③ 病理检查:骨肉瘤的主要诊断依据是要有肉瘤性的基质组织,以及由它直接转变而形成的骨样组织及骨小梁。

治疗程序

治疗程序见图 7-8。

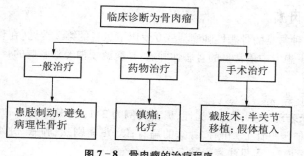

图 7-8 骨肉瘤的治疗程序

1. 一般治疗　患肢制动，以免发生病理性骨折。
2. 药物治疗　镇痛、化疗。
3. 手术治疗　① 截肢术；② 半关节移植；③ 假体植入。

℞ 处　　方

1. 疼痛剧烈者给予镇痛治疗

布洛芬缓释胶囊（芬必得）　0.6 g　po　bid

硫酸吗啡控释片　10 mg 或 20 mg　po　q12h

2. 新辅助化疗（术前化疗+手术治疗+术后化疗，大剂量甲氨蝶呤联合多柔比星、顺铂方案）

多柔比星（阿霉素，ADM）　30 mg/m² iv gtt　qd　连用 3 天

顺铂（DDP）100 mg/m²　iv gtt

甲氨蝶呤（MTX）　12g/m²　iv gtt　避光（4~6 小时）

长春新碱（VCR）　2 mg　iv gtt

异环磷酰胺　3.0/m²　iv gtt

℞ 警　　示

1. 继发性骨肉瘤常见于老年人，常见的病因包括 Paget 病和曾进行过放射治疗。

2. 初诊时需行 X 线片检查，患者症状持续存在或加重时需重摄 X 线片。

3. 应该做胸部 X 线片或 CT 排查肺转移。

4. 术前应排查肿瘤跳跃转移和远隔转移，以免病灶残留。

5. 约 50% 的高度恶性骨肉瘤患者在初次手术后都有某种类型的复发，约 10% 的患者经广泛切除或广泛截肢后出现局部复发。

6. 药物化疗加适当的手术治疗后，初诊时无转移的长期生存率在 60%~75%，低度恶性的生存率在 90%。

九、尤文肉瘤

是第 4 种常见的骨恶性肿瘤，是 30 岁以下患者的第 2 常见（在骨肉瘤之后）和 10 岁以下患者中最常见的骨恶性肿瘤；是起源于神经外胚层的骨或软组织的小细胞肿瘤。

℞ 诊 断 要 点

1. 临床表现　① 多见于男性，男女比例为 2∶1；② 最常见部位包括长骨干骺端（常延伸侵犯骨干）和肩、骨盆的扁骨；③ 疼痛剧烈、肿胀、肿块发展较快；④ 局部皮温增高，可见浅表静脉充盈。

2. 辅助检查　① 实验室检查：白细胞计数增多，血沉增快，贫血等；② X 线

摄片:可见呈纵轴方向的骨破坏,破坏为溶骨性改变,可见葱皮样骨膜反应;
③ 病理学检查:镜下见由大小形态较一致的密集成索状或巢状的小圆细胞所组成,核较大,核分裂常见,并形成假菊形团。

3. Enneking 分期　多为 2 期。

治疗程序

1. 一般治疗　局部制动,防止发生病理性骨折。

2. 药物治疗　镇痛治疗及化疗。

3. 手术治疗　单纯采用外科手术治疗的方法日趋减少。

(1) 截肢术:适用于间室外或累及重要血管、神经的肿瘤。

(2) 保肢术:瘤段切除+骨缺损重建。

4. 特殊治疗　放疗为高敏治疗,是治疗尤文肉瘤的主要措施。

处　方

1. 疼痛剧烈者给予镇痛治疗

布洛芬缓释胶囊(芬必得)　0.6 g　po　bid

硫酸吗啡控释片　10 mg 或 20 mg　po　q12h

2. 化疗(术前化疗+手术治疗+术后化疗,大剂量甲氨蝶呤联合多柔比星、顺铂方案)

多柔比星(阿霉素,ADM)　30 mg/m^2　iv gtt　qd　连用 3 天

顺铂(DDP)　100 mg/m^2　iv gtt

甲氨蝶呤(MTX)　12g/m^2　iv gtt　避光(4~6 小时)

长春新碱(VCR)　2 mg　iv gtt

异环磷酰胺　3.0/m^2　iv gtt

警　示

1. 早期的临床症状可与炎症相似,破坏影像也相似,因此一定要尽早加以鉴别,影像学检查很重要。

2. 合理地使用放疗使保肢的成功率有所提高。

3. 肿瘤发生于脊柱者,放疗有可能造成脊髓损伤。

4. 肺内发生孤立的转移灶也可在化疗后手术切除。

十、多发性骨髓瘤

是浆细胞异常增生的恶性肿瘤,特征为骨髓浆细胞瘤和一株完整性的单克隆免疫球蛋白或 Bence-Jones 蛋白质过度增生。多发性骨髓瘤常伴有多发的溶骨性损害,在黑种人患者较多见。

诊断要点

1. 临床表现　①多见于50~70岁男性；②最常发生于脊柱，依次是肋骨和骨盆；③局部疼痛剧烈，发展快，可发生病理性骨折，发生于脊椎者可出现截瘫；④可出现贫血、"非典型肾炎"、肺或泌尿系统感染等全身症状。

2. 辅助检查　①实验室检查：红细胞计数减少、血红蛋白降低，嗜酸性细胞和淋巴细胞可稍高；血沉增快；高球蛋白血症，多为IgA型、IgG型；高钙血症及尿酸增多。②尿检显示Bence-Jones蛋白尿。③骨髓涂片检查：显示浆细胞增多。④X线摄片：多发性溶骨性穿凿样骨质缺损区或骨质疏松、病理性骨折。⑤病理学检查：片状浆细胞，浆细胞小、圆形、蓝染，核呈钟面状，胞质丰富，核周透明或呈光圈状。⑥血清免疫电泳，如有单克隆丙种球蛋白通常能确诊。

治疗程序

1. 一般治疗　患肢制动，以免发生病理性骨折。增加营养改善全身状况，预防发生感染，治疗贫血等；无症状骨髓瘤患者予以观察，每3个月复查1次。

2. 药物治疗　镇痛、化疗。自体造血干细胞移植和异基因干细胞移植。具有显著效果的新药应用。

3. 手术治疗　长骨行预防性内固定，防止发生病理性骨折。

处　方

1. 疼痛剧烈者给予镇痛治疗
布洛芬缓释胶囊（芬必得）　0.6 g　po　bid
硫酸吗啡控释片　10 mg或20 mg　po　q12h
2. 传统化疗方案，M2方案
第1天　卡莫司汀　0.5~1.0 mg/(m^2·d)　iv gtt
第1~7天　苯丙氨酸氮芥　0.1 mg/(kg·d)　po
第1~14天　泼尼龙　1.0 mg/(kg·d)　po
第21天　长春新碱　0.03 mg/kg　iv gtt

警　示

1. 绝大多数浆细胞骨髓瘤为多发性，因此要慎用截肢术。
2. 发生于四肢长骨者，极易发生病理性骨折，需行预防性内固定。

十一、骨转移肿瘤

　　是指原发于骨外器官、组织的恶性肿瘤，通过血液循环或淋巴系统，转移到骨骼所产生的继发肿瘤。骨骼是恶性肿瘤发生转移的常见部位，仅次于肺和肝，列第3位。75%以上的骨转移肿瘤来源于乳腺癌、前列腺癌、肺癌、肾癌和甲状腺癌等。据统计，有15%~30%的癌症可发生骨转移，在性别、年龄上与原发灶相同,常见于中老年人,40~60岁居多。

诊断要点

1. **临床表现** ① 多见于50岁以上老年患者,10岁前主要是肾母细胞瘤和神经母细胞瘤;② 我国骨转移性肿瘤常见转移部位依次为:骨盆、股骨、脊柱、肋骨、肱骨、肩胛骨、胫骨、颌骨、胸骨、锁骨及颅骨;③ 疼痛为常见症状,疼痛程度不一;④ 病理性骨折可为首发症状,发生于脊柱者可出现脊髓或马尾症状;⑤ 表浅部分病例可见肿胀及包块,较少,约占5%;⑥ 常伴有其他脏器的癌症病史。

2. **辅助检查** ① 贫血、消瘦、低热、血沉快、白球蛋白比例倒置;② 血钙升高、血磷降低,酸性磷酸酶或碱性磷酸酶增高;③ X线片可见虫蚀样骨破坏,可有溶骨、成骨或混合性改变,无骨膜反应,软组织包块少见,病理性骨折常见;④ ECT灵敏度高、骨转移瘤的检出率达90%以上;⑤ MRI诊断骨转移瘤比X线、CT、ECT更敏感;⑥ 穿刺活体组织检查是诊断肿瘤的可靠手段,也是鉴别诊断的主要手段;⑦ 肿瘤标记物检测、肿瘤放射免疫显像和利用PCR在骨转移瘤中应用增多,对诊断原发癌及肿瘤的微转移有较大帮助。

治疗程序

1. **一般治疗** 患肢制动,以防发生病理性骨折,积极查找原发病灶。
2. **药物治疗** 疼痛剧烈者给予镇痛治疗;抑制破骨细胞,减慢骨转移病变生长;防止骨骼发生新的转移。
3. **手术治疗** 病灶刮除术、骨水泥填充和内固定术,术后并用化疗。
4. **特殊治疗** 局部放疗,适用于不能耐受手术者;介入疗法;激素治疗。

处 方

1. 疼痛剧烈者给予镇痛治疗
布洛芬缓释胶囊(芬必得)   0.6 g   po   bid
硫酸吗啡控释片   10 mg 或 20 mg   po   q12h
2. 抑制破骨细胞,减慢骨转移病变生长;防止骨骼发生新的转移
帕米磷酸二钠(阿可达)   90 mg   iv gtt   4周1次

警 示

1. 预计存活超过3个月,为了减轻患者痛苦、提高生活质量,都有手术指征。
2. 对于肢体的转移癌,手术的目的是预防性内固定,防止发生病理性骨折。
3. 对于脊柱的转移癌,手术的目的是防止发生截瘫。
4. 即使患者有癌症病史,也必须活体组织检查最先发现的骨骼病变,确定原发灶和转移灶的关系。
5. 骨骼常需放疗,置换的假体应用骨水泥固定。

6. 术后 3 周,如果切口愈合良好,可安排做这个术野的放疗。

十二、骨囊肿

也称孤立性骨囊肿或单房性骨囊肿或单纯性骨囊肿等,是一种常见的良性骨肿瘤样病变,囊壁为一层纤维包膜,囊内为黄色或褐色液体。

ℛ 诊断要点

1. 临床表现　① 多见于 5~20 岁,男女比例约为 2∶1;② 好发于长骨的干骺端,以肱骨和股骨近端为主,膝关节周围少见;③ 很少有症状,常为无意中发现或病理性骨折时发现。

2. 辅助检查　① X 线摄片:可见溶骨性膨胀骨破坏,无骨膜反应及软组织包块,发生病理性骨折时,骨碎片向囊内移位,称碎片陷落征;② 病理学检查:镜下见纤维结缔组织形成的囊壁,其间可有多核巨细胞。

3. Enneking 分期　多为 1~2 期。

ℛ 治疗程序

1. 一般治疗　发生病理性骨折者先给予外固定,待骨折愈合后再行 2 期处理。

2. 手术治疗　病灶刮除+植骨术。

3. 特殊治疗　穿刺后腔内注射甲泼尼龙。

ℛ 处　　方

无具体处方。

ℛ 警　　示

1. 骨囊肿在成人可移行至骨干。

2. 10 岁以内的骨囊肿常属于活跃期,手术后易复发,应慎重。

3. 手术中需彻底刮除纤维包膜,以防复发。

4. 合并病理性骨折者,有时骨囊肿可自行愈合,若骨折愈合后仍残留囊肿,则应做手术。

5. 术中可能有大量出血,术前应做好准备。

十三、骨嗜酸性肉芽肿

也称朗格汉斯细胞增生症,一般是指局限于骨的组织细胞增殖症,是以大量组织细胞增殖和嗜酸性粒细胞浸润为特征的肉芽性病变。

ℛ 诊断要点

1. 临床表现　① 多发于 5~10 岁儿童;② 好发于颅骨、骨盆及脊柱,亦可发生于长骨的干骺端,可多发;③ 局部可有疼痛、肿胀,累及脊柱者可出现后凸畸形或脊髓症状。

2. 辅助检查 ① 实验室检查:白细胞计数可稍增高,其中嗜酸性粒细胞比例常偏高,血沉加快;② X 线摄片:孤立界限分明的溶骨性改变,可有骨膜反应;③ 病理检查:镜下见组织细胞及嗜酸性粒细胞,组织细胞内可含脂类和胆固醇结晶。

3. Enneking 分期 多为 1~2 期。

ℛ 治疗程序

1. 一般治疗 单骨性病变有自愈倾向,随访观察。

2. 药物治疗 在病灶内注入甲泼尼龙,包括已确诊、局部复发或继发病灶,注射疗法均有效。

3. 特殊治疗 随访 2 年以上,无自愈倾向者,可行放疗。

4. 手术治疗 ① 不能明确诊断者可行活体组织检查术,并植骨;② 发生于脊柱引起脊髓或神经症状者可行病灶切除、减压术。

ℛ 处 方

无特殊治疗处方。

ℛ 警 示

1. 大多数病变无需手术治疗,采用放疗。

2. 发生于脊柱病例行放射治疗有发生脊髓炎可能。

3. 病灶内注入激素或者植骨前必须排除感染。

4. 扁平椎多采用非手术治疗,因绝大多数可自行消退。

5. 全身疾病若呈侵袭性发展,可能需化疗。

十四、骨纤维异常增殖症

也称骨纤维结构不良,系一种先天性类似于错构瘤的骨纤维发育异常的疾病,组织学上由脆弱的类骨质及含骨小梁的纤维组织构成。

ℛ 诊断要点

1. 临床表现 ① 多见于 5~15 岁,男女比例约为 1∶3;② 好发于股骨近端、胫骨、肋骨、颌骨和尺桡骨;③ 偶有疼痛或肢体畸形,大都为无意中发现;④ 偶有多发者,合并有内分泌系统失调并出现皮肤色素沉着者亦称为 Albright 综合征。

2. 辅助检查 ① X 线摄片:可见边界清楚的溶骨性破坏,膨胀、皮质变薄,密度可为毛玻璃样改变,有时可见囊状膨胀性骨破坏、丝瓜瓤样改变、虫蚀样骨破坏和硬化改变;② 病理学检查:病变中央为带状的疏松纤维组织,周围有一圈活跃成骨细胞形成的骨小梁带。

3. Enneking 分期　多为 1~2 期。

℞ 治疗程序

1. 一般治疗　对无症状的典型病例行随访观察。

2. 手术治疗　① 刮除植骨术：适用于有症状、不能明确诊断、有病理性骨折风险者；② 截骨矫形＋植骨内固定术：适用于肢体畸形者。

℞ 处　　方

无具体处方。

℞ 警　　示

1. 刮除术慎用于儿童，因为局部复发率较高，且需加用辅助剂（酚、乙醇等）。

2. 极少数病例可恶变为纤维肉瘤或骨肉瘤。

3. 手术治疗的目的在于预防和矫正畸形，病理性骨折可进行手术治疗。

4. 放疗有诱发恶变可能。

（何　斌）

第六节　其他骨科疾病

一、滑囊炎

滑囊炎由直接暴力损伤引起，或经反复、长期、持续的摩擦和压迫，使滑囊劳损导致炎症。另外，感染病灶所带的致病菌可引起化脓性滑囊炎，痛风合并肘关节部位的鹰嘴和膝关节部位的髌前滑囊炎。

℞ 诊断要点

1. 临床表现

（1）病史：常无明显外伤史。

（2）症状：关节附近出现一个逐渐增大的圆形或椭圆形囊性包块，伴疼痛。如患处有明显疼痛，发红，发热肿胀，应排除感染。

（3）体征：表浅者可扪及清楚的边缘，波动明显；深位者边缘不清，波动不显。

2. 辅助检查　穿刺可抽出清晰滑液（慢性）或血性黏液（急性）。

℞ 治疗程序

1. 一般治疗　局部制动，休息。局部热疗，促进血液循环。

2. 药物治疗　适用于轻型者，继发感染者同时行抗感染治疗。

3. 手术治疗

（1）单纯滑囊切除术：适用于非手术治疗无效时。

（2）切开引流，滑囊切除术：适用于继发感染者。

（3）矫正畸形后行滑囊切除术：适用于骨骼畸形所致滑囊炎，如跟后滑囊炎。

ℛ 处 方

1. 消炎镇痛，适用于轻型者

双氯芬酸（扶他林） 25～50 mg po bid

或 塞来昔布（西乐葆） 200 mg po bid

2. 适用于轻型者，无菌性炎症者

倍他米松（得宝松） 1.0 ml ┃ 囊内注射 每周1次

2% 利多卡因 1.5 ml ┃ 2～3次为1个疗程

3. 滑囊炎继发感染者在消炎镇痛的同时可行抗感染治疗

头孢拉定 0.5 po tid

或 NS 100 ml ┃

头孢拉定 2.0 g ┃ iv gtt bid

ℛ 警 示

1. 非甾体类消炎镇痛药（NSAIDs）宜在饭后服用或与食物同服，伴有消化道溃疡者，应选用无明显胃肠道损害的 COX－2 特异性抑制剂，如塞来昔布（西乐葆）等。

2. 囊内注射禁用于细菌性炎症、高血压、消化性溃疡、糖尿病等。使用普鲁卡因前需做皮试。

3. 囊内注射一般不超过2个疗程，注射部位必须严格无菌，注射后应立即加压。

二、狭窄性腱鞘炎

狭窄性腱鞘炎系指腱鞘因机械性摩擦而引起的慢性无菌性炎症而致鞘壁增厚、粘连和狭窄，伴有活动障碍的疾病。

ℛ 诊 断 要 点

1. 手指屈肌腱鞘炎 又称弹响指或扳机指。① 多见于妇女及手工劳动者，起病缓慢，逐渐进展。② 发病部位在掌骨头相对应的屈指肌腱纤维鞘管的起始部。③ 表现为弹响指或扳机指，表现为患指局部疼痛，伸屈受限，当勉强伸直可发出弹响声。④ 掌指关节掌侧压痛及有米粒大结节。

2. 桡骨茎突部狭窄性腱鞘炎 又称为 de Quervain 病。① 男女比例约为1∶6，起病缓慢，逐渐加重。② 桡骨茎突部局限性疼痛，可放射至手、肘或肩臂，提物乏力。③ 握拳尺偏试验（Finkelstein 试验）阳性。

𝓡 治疗程序

1. 一般治疗　减少手、腕部活动,理疗。

2. 药物治疗　适用于症状轻者。

3. 手术治疗　局部麻醉下狭窄腱鞘切开术,见于非手术治疗无效者或反复发作腱鞘已狭窄者。

𝓡 处　　方

1. 局部外用

双氯芬酸（扶他林）乳胶剂　外用

或　复方南星止痛膏　外用

2. 消炎镇痛,适用于症状轻者

双氯芬酸（扶他林）　50 mg　po　bid

或　塞来昔布（西乐葆）　200 mg　po　bid

3. 激素

倍他米松（得宝松）　　0.5~1.0 ml	鞘内注射　　每周 1 次
0.5%~1.0%利多卡因　1.5 ml	2~3 次为 1 个疗程

𝓡 警　　示

同"滑囊炎"。

三、腱鞘囊肿

腱鞘囊肿是手和足部关节或腱鞘内滑液增多后发生的囊性疝出。病因不清,可能与外伤、慢性劳损有关。可为单囊或多囊。

𝓡 诊断要点

1. 症状　① 多见于青年及中年,女性多于男性,起病缓慢;② 最多见于腕背,其次腕掌、手掌、指掌和足背;③ 多数病例有局部胀痛或不适。

2. 体征　可触及一圆形包块,表面光滑,有囊样感或波动感。

𝓡 治疗程序

1. 一般治疗　① 局部制动,少数囊肿可以自行消失;② 外力击破或针刺破,但多复发。

2. 药物治疗　见于有局部胀痛者。

3. 手术治疗　囊肿摘除术为常用的可靠方法,适用于非手术治疗无效者。

𝓡 处　　方

1. 消炎镇痛,适用于轻型者

　双氯芬酸(扶他林)　　25~50 mg　po　bid

或　塞来昔布(西乐葆)　　200 mg　po　bid

　2. 适用于轻型者,无菌性炎症者

2.5%倍他米松(得宝松)　　1.0 ml　｜囊内注射　每周 1 次

1.0%利多卡因　　　　　　1.5 ml　｜2~3 次为 1 个疗程

℞ 警　　示

1. 非甾体类消炎镇痛药使用的注意事项同"滑囊炎"。

2. 对小的囊肿可用手指挤压使其破裂吸收;或用粗针头抽液后,向囊内注入透明质酸酶或醋酸氢化可的松类药物,然后加压包扎,疗效良好,但有时容易复发。

3. 手术切除时应将整个囊肿连同周围部分正常的腱鞘、腱膜等组织一并切除,尽可能做到完整切除,以免复发。

四、肱骨外上髁炎

肱骨外上髁炎是肱骨外上髁部伸肌总腱处的慢性损伤性筋膜炎,因网球运动员较常见,故又称网球肘。

℞ 诊断要点

1. 临床表现

(1) 病史:多见于长期反复用力做手和腕活动的职业。起病缓慢,无急性损伤史。

(2) 症状:肘关节外侧痛,向前臂外侧放射。

(3) 体征:① 伸肌腱牵拉试验(Mills 试验)阳性;② 有一局限而敏感的压痛点。

2. 辅助检查　X 线摄片检查多属阴性,偶见肱骨外上髁处骨质密度增高的钙化阴影或骨膜肥厚影像。

℞ 治疗程序

1. 一般治疗

(1) 症状轻微者,应注意休息,尽量停止使用肘部、腕部力量的动作。

(2) 理疗、磁疗。

(3) 严重者石膏制动,以缓解无菌性炎症。

2. 药物治疗　同"狭窄性腱鞘炎"。

3. 手术治疗　大多能自愈,极少需要手术治疗。

(1) 伸肌总腱松解适用于症状严重,保守治疗无效的极少数患者。

(2) 前臂远侧将桡侧伸腕短肌腱做 Z 形延长,以松解该肌起点张力。

R 处 方

同"狭窄性腱鞘炎"。

R 警 示

1. 非甾体类消炎镇痛药使用的注意事项同"滑囊炎"，既往胃溃疡病史患者，可考虑扶他林外用。

2. 局部封闭定位准确，直达骨膜者疗效较好。

五、肩关节周围炎

肩关节周围炎简称肩周炎，是肩关节周围肌肉、韧带、肌腱、滑囊、关节囊等软组织损伤、退变而引起的关节囊和关节周围软组织的一种慢性无菌性炎症。俗称凝肩、五十肩。

R 诊断要点

1. 临床表现

（1）一般特点：多发生在 40 岁以上中老年人。且多见于体力劳动者，起病缓慢，进行性加重，病程长。

（2）症状：肩部疼痛，急性期时疼痛剧烈，夜间加重，活动与休息均可出现。肩活动严重受限，尤其外展、上举、背伸。

（3）体征：多数患者在肩关节周围可触到明显的压痛点，压痛点多在肱二头肌长头腱沟。多合并肌肉痉挛与萎缩。

2. 辅助检查 X 线检查可无明显异常。年龄较大或病程较长者，X 线平片可见到肩部骨质疏松，或冈上肌腱、肩峰下滑囊钙化征。

R 治疗程序

1. 一般治疗

（1）急性期上肢悬吊制动。

（2）在疼痛能忍受的范围内有计划地进行功能锻炼。

（3）针灸、理疗、推拿按摩。

2. 药物治疗 同"狭窄性腱鞘炎"。

3. 手术治疗 适用于长期保守治疗无效者。

（1）肱二头肌长头腱固定或移位术：病变主要位于肱二头肌长头腱者。

（2）喙肱韧带切断术：上臂外旋外展功能严重受限者。

R 处 方

同"狭窄性腱鞘炎"。

ℛ 警　　示

1. 局部封闭对压痛点明显者有效,压痛点广泛者疗效欠佳。

2. 患侧肩功能锻炼极为重要,应积极有计划地进行。

3. 对肩外原因引起的肩痛或凝肩,应主要治疗原发病。

六、疲劳骨折

长期、持续、反复的轻微伤力集中于骨骼某一点使其发生慢性骨折,称为疲劳骨折。

ℛ 诊 断 要 点

1. 临床表现　① 常与职业有关。常发生在新兵训练或长途行军之后。② 好发于第二跖骨干和肋骨,第三、四跖骨、腓骨远侧、胫骨近侧和股骨远侧也可发生。③ 损伤部位出现逐渐加重的疼痛为其主要症状。④ 疼痛部位摸到一骨性包块,压痛明显。

2. 辅助检查　出现症状的1~2周内 X 线片常无明显异常,3~4 周后压痛部位有一横行骨裂,周围骨痂形成。当临床疑有疲劳骨折,而 X 线检查又是阴性时,其早期诊断方法是进行放射性同位素骨显像。

ℛ 治 疗 程 序

1. 一般治疗

(1) 局部制动,石膏外固定,正确进行功能锻炼。

(2) 理疗,改善血液循环,促进骨折愈合;近年有人建议用微电流或骨诱导、生长因子等方法来促进骨折愈合。

2. 药物治疗　消炎镇痛,适用于症状轻者。

ℛ 处　　方

1. 外用

双氯芬酸乳胶剂　外用

或　复方南星止痛膏　外用

2. 消炎镇痛,适用于症状轻者

双氯芬酸(扶他林)　25~50 mg　po　bid

或　塞来昔布(西乐葆)　200 mg　po　bid

ℛ 警　　示

1. 非甾体类消炎镇痛药使用的注意事项同"滑囊炎"。

2. 一经确诊,应早期石膏外固定6~8周,延迟治疗可能发生无菌性坏死。

3. 合理治疗能获良好效果,但在恢复训练前必须制订妥善的治疗计划,纠正错误的动作、姿势,以免二次伤害;老年人肋骨疲劳骨折时,还应治疗慢性咳嗽。

七、月骨无菌性坏死

月骨无菌性坏死又称 Kienbock 病,不属于骨骺的慢性损伤,而是骨的慢性损伤。

𝓡 诊断要点

1. 临床表现 ① 好发于 20~30 岁的青年人。② 多见于腕部活动频繁者,尤其是某些手工业工人。③ 缓慢起病,腕关节疼痛,乏力,活动时加重,休息后缓解。④ 腕背部轻度肿胀,月骨区明显压痛,叩击第三掌骨时月骨区疼痛。腕关节背伸活动受限明显。

2. 辅助检查 X 线片早期无异常,数月后可见月骨密度增加,形态不规则,周围腕骨骨质疏松。

𝓡 治疗程序

1. 一般治疗

(1) 理疗。

(2) 腕关节石膏固定在背伸 20°~30° 位,适用于早期患者,固定时间通常需 1 年左右。

2. 药物治疗 消炎镇痛,同"疲劳骨折"。

3. 手术治疗

(1) 月骨切除术、人工假体植入术或腕骨局部融合术:适用于月骨已完全坏死变形者。

(2) 桡腕关节融合术:适用于桡腕关节骨关节病严重者。

𝓡 警　　示

1. 非甾体类药物的使用注意事项同"滑囊炎"。

2. 放射性同位素骨显像可早期发现月骨处有异常放射性浓聚,有助于早期诊断。

3. 腕关节外固定后,应定期做 X 线或核素骨扫描检查,直到月骨形态和血供恢复为止。过早去除外固定,病变易复发。

八、髌骨软骨软化症

髌骨软骨软化症是髌骨软骨慢性损伤后,软骨软化和进行性破裂,最后与之相对的股骨髁软骨也发生相同的病理改变,形成髌股关节的骨关节病。

𝓡 诊断要点

1. 临床表现 ① 多见于青年运动员。② 起病缓慢,表现为髌骨深面的间歇性压痛。半蹲实验(+)。③ 髌骨内侧关节面压痛。

2. 辅助检查　X线片早期无异常,晚期为骨关节炎表现。

R 治疗程序

1. 一般治疗　患侧膝关节制动 1~2 周,同时股四头肌功能锻炼,局部理疗。

2. 药物治疗　消炎、镇痛。

3. 手术治疗

（1）开放手术:① 关节外手术:如外侧关节囊松解术、髌韧带转位术和胫骨结节前移术等;② 关节内手术:如髌软骨病灶环切、髌骨床钻孔、病变软骨刨削等。

（2）关节内手术:包括灌洗、刨削、膝外侧松解等。病变轻者疗效较好。

R 处　方

氨糖美辛　0.2~0.4 g　po　bid

玻璃酸钠(施沛特)　2 ml　关节内注射　每周 1 次　4~5 次为 1 个疗程

R 警　示

1. 非甾体类消炎镇痛药中含有氨基葡萄糖,既可止痛,又有利于软骨修复。

2. 关节内注射醋酸泼尼松虽可缓解症状,但对软骨修复不利,应慎用。

3. 关节镜下手术创伤小,病残较轻,有条件者可采用。

4. 有先天性畸形者可早期手术治疗,增加髌骨在关节活动中的稳定性。

九、胫骨结节骨软骨病

本病又称 Osgood-Schlatter 病,为胫骨结节骨骺损伤而产生的骨骺炎,甚至会出现缺血、坏死。

R 诊断要点

1. 临床表现　① 好发于 10~15 岁男孩,一侧多见。发病前多有剧烈运动或外伤史。② 胫骨结节处逐渐出现疼痛,肿块。疼痛与活动有关。③ 胫骨结节明显隆起,皮肤无炎症,股四头肌抗阻力运动时疼痛加剧。

2. 辅助检查　X线片示胫骨结节骨骺增大、致密或碎裂。

R 治疗程序

1. 一般治疗　休息、减少膝关节剧烈活动,辅以理疗。

2. 药物治疗　一般无需口服镇痛剂。

3. 手术治疗　少用。胫骨结节切除术或移位术见于胫骨结节过大患者,需待骨骺完全闭合后施行。

R 处　方

无具体处方。

ℛ 警　示

1. 不宜局部注射糖皮质激素封闭,因骨骺内难以注入,而注入皮下不会有效。

2. 胫骨结节骨软骨病在 18 岁后胫骨结节与胫骨上端骨化后症状即自行消失,但局部隆起不会改变。

十、股骨头骨软骨病

本病又名为 Legg-Calve-Perthes 病、扁平髋等,为股骨头骨骺的缺血性坏死。在全身骨软骨病中发病率较高,病残也较重。

ℛ 诊 断 要 点

1. 临床表现　① 好发于 3~10 岁儿童,男女比例约为 6∶1,单侧多见。② 髋部疼痛,逐渐加重,伴跛行。③ 患髋外展,后伸,内旋受限明显,Thomas 征阳性。

2. 辅助检查　① X 线片示股骨头密度增高,骨骺破裂,变扁,股骨颈增粗等。② 放射性同位素扫描可早期发现放射性稀疏。

ℛ 治 疗 程 序

1. 一般治疗　① 卧床休息和牵引;② 矫形支具的应用;③ 石膏外固定。

2. 药物治疗　消炎镇痛,同“疲劳骨折”。

3. 手术治疗　手术方法很多,主要有以下几种:

(1) 股骨上端内翻截骨术:适用于Ⅲ型和Ⅳ型病变,以及因其他原因不能采用支具或石膏实现股骨头包容的Ⅱ型病变。

(2) Salter 髂骨截骨术:手术适应证是整个骨骺受累的 6 岁以上患儿或有髋关节半脱位者。

(3) 滑膜切除术:手术指征:Ⅱ型、Ⅲ型病变;12 岁以下儿童;Ⅳ型病变早期。

ℛ 处　　方

同“疲劳骨折”。

ℛ 警　示

1. 卧床休息或牵引 3~4 周时恢复关节活动是必要的,只有恢复关节正常范围活动后,方可考虑进一步治疗。

2. 过去应用长期的髋“人”字形石膏固定,由于对小儿发育及关节功能影响太大,故目前已少用或不用。用支架将患髋固定在外展 40°、轻度内旋位。

3. 应根据病变不同时期、患儿不同年龄选择适当手术方法。

十一、脊椎原发骨骺骨软骨病

又名扁平椎,或 Calve 病,可发生在脊椎的任何部位,但以胸椎中段最常见。反复、集中的慢性致伤力均在本病的发生、发展中起到重要作用。

R 诊 断 要 点

1. 临床表现　① 多见于 2~8 岁儿童,以胸椎中段最常见。② 患儿常出现倦怠,活动减少,夜啼。③ 背部疼痛,相应棘突压痛。④ 后期出现脊柱后凸畸形。

2. 辅助检查　X 线片示受累椎体呈薄饼状,椎间隙增宽。

R 治 疗 程 序

1. 一般治疗　休息。

2. 辅助治疗　脊柱支具治疗。

R 警 示

1. 本病为自限性,病变椎体可在数年后逐渐恢复正常厚度。

2. 应注意与其他易产生椎体塌陷的疾病鉴别。

十二、脊椎次发性骨骺骨软骨病

次发性骨骺骨软骨病又名 Scheuermann 病或青年圆背,易发生在胸椎中段,往往是多个椎体受累,与椎间盘变性关系较大。

R 诊 断 要 点

1. 临床表现　① 青年男性多见。② 临床症状不明显,偶有疼痛。③ 胸段脊柱后突,病变段棘突可轻度压痛。

2. 辅助检查　X 线片示多个相邻椎体前缘变窄,密度增高,椎间隙狭窄。

R 治 疗 程 序

1. 一般治疗　休息。

2. 辅助治疗　脊柱支具治疗。

3. 手术治疗　后凸畸形矫形手术,如脊柱后方多水平 V 形截骨术或经椎弓根椎体截骨术。

R 警 示

1. 在病变进展中,休息、脊柱支架等方法可减小畸形程度。畸形固定后大多无需特别治疗,个别后凸严重,影响心、肺功能者可考虑手术治疗。

2. 本病有自限性,但病变停止发展后畸形不会消失。

485

十三、胸廓出口综合征

胸廓出口综合征是锁骨下动、静脉和臂丛神经在胸廓上口受压迫而产生的一系列症状。

ℛ 诊断要点

1. 临床表现

（1）症状：① 臂丛神经受压：上肢或颈肩部酸痛、不适，无力，手指不灵活。手部麻木、刺痛。② 血管受压：怕冷。颜色苍白，桡动脉搏动减弱，患肢远端水肿，发绀。

（2）体征：① 畸形：环指与小指爪形指，或爪形手。② 运动功能障碍：上肢肌肉和大、小鱼际肌萎缩，运动受限，肌张力降低，肌力减弱。以手内在肌功能障碍较为多见。③ 感觉功能障碍：以手尺侧和前臂内侧感觉减退、消失或过敏较为多见。④ 自主神经功能障碍：多见于手尺侧和前臂内侧皮肤出现苍白、发绀、温度降低，皮肤纹理和指纹变浅而光滑，皮肤无汗干燥。⑤ 特殊检查中一项或多项呈阳性：包括 Wright 征、Adson 征、Mosleg 征、锁骨上压迫试验、肋锁挤压试验、Roose 征等。

2. 电生理学检查　电生理检查可判断神经损伤的水平，而且有助于鉴别肌源性或神经源性病变。电生理学检查结果显示上肢部分肌肉的肌电图异常和（或）尺神经锁骨段和（或）正中神经锁骨段的神经传导速度减慢。

3. 辅助检查　若有以下一项者，则有助于诊断本综合征

（1）颈椎正位 X 线片可发现有无颈肋及第 7 颈椎横突过长。

（2）胸片及锁骨的切线位片可发现有无锁骨及肋骨的畸形。

（3）MRI 检查有助于发现锁骨上区是否存在肿瘤及有否纤维束带压迫血管神经。

4. 鉴别诊断　可以排除有类似临床表现的其他疾病，例如肘管综合征、腕尺管综合征、腕管综合征、颈椎病等。

ℛ 治疗程序

1. 一般治疗　适用于自觉症状轻微者、无神经损伤的表现。

（1）休息：上肢应避免重体力劳动，悬吊上肢，适当休息。

（2）适当体位：改变体位即双上肢交叉抱于胸前、双肩略抬高。

（3）颈椎牵引：一般牵引重量在 5~7 kg，以患者感到舒适为度，每日 1~2 次，每次 30~45 分钟，连续 1 个月。

2. 药物治疗　消炎、镇痛，促进神经功能恢复。

3. 手术治疗　包括以下三个主要步骤。

（1）臂丛神经探查术：包括：① 探查臂丛神经和毗邻结构的关系,有无变异或异常;② 确定造成神经卡压的因素;③ 探查神经的病理性改变。

（2）卡压因素清除术：按卡压因素的不同予以不同术式。主要有：① 前、中、小斜角肌切断术:适用于大多数需要手术的患者;② 颈肋切除术:适用于有颈肋者,常需要同时做前、中、小斜角肌切断术;③ 第 7 颈椎横突部分切除术:适用于第 7 颈椎横突过长且手术探查证实其顶压臂丛神经者,常需同时做前、中、小斜角肌切断术;④ 肿块切除术:适用于臂丛神经邻近有与神经卡压有关的肿块者。

（3）臂丛神经松解、减压术：根据探查所见神经的病理性改变,选择下列术式之一：① 臂丛神经外松解术,适用于神经和毗邻结构有粘连者或神经受瘢痕组织或其他硬韧组织压迫、包围者;② 臂丛神经减压术,适用于神经外膜增厚、神经干变细、表面有压痕、质地变硬者。

ℛ 处 方

1. 适用于有轻度临床表现者、不能耐受手术者

| 倍他米松（得宝松） 1 ml | |
| 0.5%~1%利多卡因 3 ml | 颈部压痛点注射 每周 1 次 |

2. 适用于有轻度临床表现者、不能耐受手术者及手术后治疗

甲钴胺（弥可保） 500 μg im qd

或 甲钴胺（弥可保） 500 μg po tid

维生素 B$_6$ 40~50 mg po tid

维生素 B$_1$ 20 mg po tid

地巴唑 10~20 mg po tid

三磷酸腺苷（ATP） 20~40 mg po tid

ℛ 警 示

1. 颈部压痛点注射,以 4~6 次为 1 个疗程,一般可连续应用 1~2 个疗程（1 个半月至 3 个月）。在此期间可同时用处方 2。

2. 压痛点注射应避免将药物注入神经内,否则可引起药物性神经损伤。

3. 压痛点注射禁忌证:有糖尿病、高血压、溃疡病、肺结核等疾病者和不合作者（包括精神失常者）。

4. 手术适应证

（1）上肢和（或）颈肩背疼痛影响工作和生活,经非手术治疗无效或复发者。

（2）上肢肌肉萎缩、肌力明显减弱者。

（3）手部 和（或）前臂内侧感觉明显减退者。

（4）臂丛神经邻近有与神经卡压有关的肿块者。

（5）X线检查显示有颈肋或第7颈椎横突过长者。

5. 手术时机

（1）经1~2个疗程（1个半月至3个月）非手术治疗无效时应手术治疗。

（2）有明显的临床表现者，一经确诊，应及时手术。

6. 手术注意事项

（1）避免误伤臂丛神经，在切割、牵开时尤应注意保护。

（2）在对臂丛下干手术时，应先将锁骨下动、静脉分离并牵向内侧保护之，避免误伤。

（3）在臂丛下干下方操作时（例如切断小斜角肌），应注意保护胸腔顶部胸膜。冲洗创面时注意有无气体从胸腔逸出。

（4）在切开颈外三角脂肪垫时应用电刀，且应避免误伤胸导管或颈淋巴干。关闭切口前检查有无乳糜液外渗。

（5）关闭切口前应仔细止血，关闭切口时避免刺破血管，常规放置引流物，避免血肿形成。

（6）有些病例可有一个以上卡压因素，术中应全面、仔细探查，避免漏诊。

十四、腕管综合征

腕管综合征是正中神经在腕管内受压而引起的手指麻木等症状。当局部骨折脱位、韧带增厚或管内的肌腱肿胀、膨大引起腕管相对变窄，致使腕部正中神经慢性损伤产生腕管综合征。

ℛ 诊断要点

1. 临床表现

（1）症状：① 桡侧三个半手指疼痛、麻木或其他知觉异常，白天劳动后夜间加剧，甚至睡眠中痛醒。② 拇指活动乏力或不灵活。

（2）体征：① 畸形：拇指内收畸形，病程长者可出现虎口挛缩。② 运动功能障碍：大鱼际肌萎缩，拇指主动外展，对掌、对指受限，拇短展肌和拇对展肌的肌张力降低，肌力减弱。③ 感觉功能障碍：桡侧三个半手指，特别是正中神经的单一神经分布区即示指与中指远端一节半掌面的皮肤痛觉、触觉、温度觉、实物觉等减退或消失或过敏，两点分辨觉增大。④ 上述区域皮肤有不同程度的自主神经功能障碍。⑤ 特殊检查中一项或多项呈阳性：包括 Tinel 征、Phalen 征、伸腕试验、止血带试验等。

2. 辅助检查

（1）电生理学检查：结果提示正中神经在腕部有损害。但应注意，若结果正常，不能作为否定腕管综合征诊断的依据。

（2）X线检查：显示腕部有陈旧性骨折或关节脱位，或骨折畸形愈合，或腕关节骨性关节炎，或有突向腕管的骨赘，或腕横韧带钙化。

3. 其他　若有以下一项者则有助于诊断本综合征。

（1）腕部正中神经邻近肿块，叩击或触压肿块时引起桡侧三个半手指的放射痛或电击感。

（2）30~50岁办公室女性。

（3）因职业需要腕部反复掌屈和背伸活动。

（4）既往腕部有酸痛肿胀史。

（5）妊娠妇女，风湿性关节炎、糖尿病、高血压和甲状腺功能失调的患者，也可能是易患人群。

4. 鉴别诊断　排除有类似临床表现的其他疾病，例如腕部正中神经挫伤、胸廓出口综合征、旋前圆肌综合征、颈椎病（神经根型）等。

ℛ 治疗程序

1. 一般治疗　适用于轻型者、不能耐受手术的中型和重型者。

（1）局部制动：在掌侧用夹板或石膏托将腕关节固定于中立位或功能位3周。

（2）理疗：可用红外线或中频脉冲电疗等。

（3）对因职业引起者，进行有关保健知识的宣传教育，建议改变工作习惯或工种。

2. 特殊治疗　适用于急性受压型，针对病因治疗。

（1）对腕部骨折或关节脱位尚未复位者，应在臂丛阻滞后进行手法复位和外固定。

（2）对腕关节过度掌屈位或过度背伸位制动者，应立即重新制动于轻度掌屈位或背伸位。

（3）对外固定物束扎过紧者，应立即松开，重新缚扎，松紧适度。

3. 药物治疗　消炎、镇痛，促进神经功能恢复。

4. 手术治疗　包括以下三个主要步骤：

（1）腕管切开减压和探查术：包括：① 切断腕横韧带；② 探查腕管四壁和内容物，有无变异或异常结构；③ 确定造成正中神经卡压的因素；④ 探查正中神经的病理性改变。

（2）卡压因素清除术：按卡压因素的不同有不同术式。主要有：① 肿瘤或囊肿切除术，适用于腕管内或邻近有肿块者；② 滑膜切除术，适用于屈指肌腱滑膜显著水肿肥厚者；③ 骨赘切除术，适用于有和正中神经卡压有关的骨赘者；④ 腕横韧带部分切除术，适用于腕横韧带显著肥厚或钙化者；⑤ 骨折或关节脱位复位与内固定术，适用于有和正中神经卡压有关的腕部骨折或关节脱位者。

489

（3）神经的松解和减压术：根据探查所见神经的病理性改变，选择不同术式：① 神经外松解术，适用于神经和毗邻结构有粘连，或神经受瘢痕组织或其他硬韧组织压迫、包围的病例；② 神经减压术，适用于神经外膜显著增厚或瘢痕化、神经干变细、表面有压痕、质地变硬的病例；③ 神经内松解术，适用于神经外膜切开后发现神经束间有瘢痕组织的病例；④ 神经束膜切开减压术，适用于神经外膜切开后发现神经束膜增厚、神经束变细或环形狭窄、质地变硬的病例，及神经束间的瘢痕组织与神经束粘连紧密、神经内松解术难以进行的病例。

℞ 处　方

1. 适用于轻型者、不能耐受手术的中型和重型者

| 倍他米松（得宝松）　0.5 ml | 腕管内注射　每周 1 次 |
| 2%利多卡因　　　　1.5 ml | |

2. 适用于轻型者、不能耐受手术的中型和重型者、不需要手术治疗的急性受压型者及手术后的治疗。药名及用法详见"胸廓出口综合征"

℞ 警　示

1. 腕管内注射的疗程、注意事项、禁忌证等详见"胸廓出口综合征"。

2. 手术治疗适应证

（1）经非手术治疗无效或复发的轻型。

（2）中型和重型。

（3）腕部可触及和正中神经卡压有关的肿块。

（4）电生理学检查结果提示正中神经腕段有显著损害。

（5）X 线摄片等辅助检查显示腕部有和正中神经卡压有关的骨性异常。

（6）经非手术治疗后症状不能缓解的急性受压型。

（7）由需要手术治疗的骨折或关节脱位引起的急性受压型。

3. 手术时机

（1）轻型者经 1~2 个疗程(1 个半月至 3 个月)非手术治疗无效时应手术治疗。

（2）采用非手术治疗的急性受压型若治疗 3~4 天无效时应及时手术治疗。

（3）由需要手术治疗的腕部骨折或关节脱位引起的急性受压型，应在做急诊切开复位术时探查正中神经。

（4）其他病例，一经确诊，应及时手术。

4. 手术注意事项

（1）手术切口应在大鱼际纹的尺侧，避免误伤正中神经掌皮支。若术中发现误伤该支，应将其完全切断并切除一段，避免术后形成痛性神经瘤。

（2）在正中神经尺侧缘切断腕横韧带，避免误伤正中神经各分支。

（3）显露正中神经主干和各分支时需仔细解剖分离，并注意变异，避免

误伤。

（4）有些病例可有一个以上卡压因素，术中应全面、仔细探查，避免遗漏。

（5）在腕管远侧操作时，应避免误伤掌浅弓。

十五、肘管综合征

肘管综合征是指尺神经在肘部肱骨的尺神经沟处的一种慢性损伤，引起尺神经支配区出现的一组症状和体征。又称作为迟发性尺神经炎、肘部创伤性尺神经炎、肘部迟发性尺神经麻痹。

ℛ 诊 断 要 点

1. 临床表现

（1）症状：① 手背尺侧、小鱼际、小指及环指尺侧半感觉异常首先发生，通常为麻木或刺痛。② 小指对掌无力及手指收、展不灵活。③ 环指和小指握力减弱，伸直费力或不能。

（2）体征：① 畸形：环指与小指呈爪形指畸形。② 运动功能障碍：小鱼际肌与骨间肌萎缩。尺侧腕屈肌、环指与小指的指深屈肌的肌张力降低，肌力减弱。③ 感觉功能障碍：尺侧一个半手指的掌面和对应的手掌面、手背尺侧和尺侧两个半手指背面的皮肤痛觉、触觉、温度觉和实物觉等减退或消失或过敏，两点分辨觉增大。④ 特殊检查中一项或多项呈阳性：包括手指夹纸试验、拇指夹物试验（Froment 征）、屈肘试验、神经干叩击试验（Tinel 征）等。

2. 辅助检查　电生理学检查结果提示尺神经在肘部有损害。应注意，若结果正常，亦不能作为否定肘管综合征诊断的依据。

3. 其他　若有以下一项者则有助于诊断本综合征。

（1）肘外翻畸形。

（2）肘后内侧有肿块，叩击或触压肿块时引起手尺侧的放射痛或电击感。

（3）肘后尺神经增粗，质地变硬，叩击或触压时引起手尺侧的放射痛或电击感。

（4）肘关节屈伸时伴有尺神经向前与向后的滑移。

（5）因职业需要肘部长期做反复屈伸活动，或需要经常保持屈肘位（甚至同时肘后内侧受压）；或有夜间长时间屈肘睡眠的习惯。

（6）既往肘部有创伤史、骨折史或关节脱位史。

（7）X 线检查显示肘部有陈旧性骨折或骨折畸形愈合（例如陈旧性肱骨内上髁骨折或肱骨髁上骨折畸形愈合并肘外翻），或肘关节创伤性关节炎、骨性关节炎、类风湿性关节炎，或有突向肘管的骨赘，或有骨化性肌炎。

4. 鉴别诊断　可以排除有类似临床表现的其他疾病，例如颈椎病、胸廓出口综合征、腕尺管综合征、脊髓空洞症、运动神经元病等。

ℛ 治疗程序

1. 一般治疗　适用于有轻度临床表现者,例如仅有轻度的感觉功能障碍和手外在肌功能障碍、不能耐受手术者。

（1）局部制动:在肘部后侧适用夹板或石膏托,将肘关节固定于屈肘60°以下位置,连续应用3周。

（2）理疗:可用红外线或中频脉冲电疗等。

（3）对因职业或睡眠习惯引起者,进行保健知识的宣传教育,建议改变工作习惯或工种,改变睡眠习惯。

2. 药物治疗　消炎、镇痛,促进神经功能恢复。

3. 手术治疗　包括以下四个主要步骤。

（1）肘管切开和探查术:包括:① 切断肘管表面的纤维性筋膜组织;② 探查肘管四壁和内容物,有无变异或异常结构;③ 确定造成尺神经卡压的因素;④ 探查尺神经的病理性改变。

（2）卡压因素清除术:按卡压因素的不同予以不同术式。主要有:① 肿瘤或囊肿切除术,适用于尺神经邻近有和神经卡压有关的肿瘤或囊肿者;② 迷走血管切断术,适用于尺神经表面有迷走血管骑跨致卡压者;③ 纤维索带切断术,适用于尺神经表面有和神经卡压有关的纤维索带者。

（3）神经松解、减压术:根据探查所见神经的病理性改变,选择不同术式,详见"腕管综合征"。

（4）尺神经前置术:根据前置后尺神经的位置,有3种术式:皮下前置术,肌内前置术,肌下前置术。三者各有优缺点,手术者可根据个人习惯而选择之。

ℛ 处　方

1. 适用于有轻度临床表现者、不能耐受手术者

| 2.5%泼尼松龙　0.5 ml | 肘管内注射　每周1次 |
| 2%利多卡因　　1.5 ml | |

2. 适用于有轻度临床表现者、不能耐受手术者及手术后治疗。药名及用法详见"胸廓出口综合征"

ℛ 警　示

1. 肘管内注射的疗程、注意事项和禁忌证,详见"胸廓出口综合征"。

2. 手术注意事项

（1）在切开肘管时应避免误伤尺神经。

（2）为便于尺神经前置,可切断尺神经关节支,但应避免切断尺侧腕屈肌肌支,必要时可行干支分离。

（3）为避免尺神经前置后出现新的卡压,术中应:① 切除部分肱骨内上髁

近侧的上臂内侧肌间隔至尺神经由前向后穿出处(5~8 cm);② 充分切开尺侧腕屈肌桡骨头和尺骨头间的腱膜;③ 神经前置后检查尺神经行径上有无锐性成角存在,将所有限制神经前置的纤维结构予以切断。

(4) 有些病例可有一个以上的卡压因素,应全面、仔细探查,避免遗漏。

十六、旋后肌综合征

旋后肌综合征是指桡神经深支(骨间背神经)在旋后肌腱弓附近被卡压,使前臂伸肌功能障碍为主要表现的一种综合征。又称为旋后肌管综合征、前臂背侧骨间神经卡压综合征、桡神经深支麻痹等。

ℛ 诊断要点

1. 临床表现

(1) 症状:① 拇指外展、伸直障碍,第二至五指掌握指关节不能主动伸直。前臂旋后障碍可能较轻,腕关节可以主动伸直。② 肘部外侧疼痛,常为休息痛与夜间痛,可有向前臂远端和肩部的放射痛。

(2) 体征:① 畸形:拇下垂、指下垂。② 运动功能障碍:前臂伸肌群萎缩,拇指主动桡侧外展、拇指掌指关节和指间关节伸直受限,第二至五掌指关节主动伸直受限,腕背伸时伴桡偏。③ 压痛:在桡骨外上髁下方2~4 cm处常有局限性压痛。注意该体征应两侧对比。④ 特殊检查中一项或多项阳性:前臂抗阻力旋后可诱发疼痛、抗阻力伸中指可诱发疼痛、神经干叩击试验(Tinel征)等。

2. 辅助检查 电生理学检查前臂背侧骨间神经有损害。但应注意,若检查结果正常,亦不能作为否定本综合征诊断的依据。

3. 其他 若有以下一项者则有助于诊断本综合征:

(1) 肘部外侧有肿块,叩击或触压肿块可诱发局部疼痛和(或)放射痛。

(2) 因职业(如手工业工人、电脑键盘操作者、某些运动员)需要腕伸肌和旋后肌过度使用。

(3) 肘内翻畸形。

(4) X线检查肘部外侧有陈旧性创伤或骨折畸形愈合(例如陈旧性桡骨头脱位,桡骨头或桡骨颈骨折畸形愈合),或肘关节创伤性关节炎、类风湿性关节炎、骨性关节炎,或有突向前臂背侧骨间神经的骨赘等。

4. 鉴别诊断 可以排除有类似临床表现的其他疾病,例如上臂桡神经卡压症、颈椎病、肱骨外上髁炎、自发性拇长伸肌腱断裂等。

ℛ 治疗程序

1. 一般治疗 适用于病程短而无明显功能障碍者、不能耐受手术者。

(1) 局部制动,在肘后部适用夹板或石膏托等将肘关节固定于屈曲60°位、前臂于旋后位3周。

（2）可用红外线或中频脉冲电疗等理疗,每日1~2次。

（3）对因职业引起者,进行有关保健知识的宣传教育,建议改变工作习惯或工种。

2. 药物治疗　消炎、镇痛,促进神经功能恢复。

3. 手术治疗　包括以下主要步骤。

（1）神经探查术:包括:① 探查桡侧腕短伸肌、旋后肌腱弓、旋后肌管及其出口有无变异或异常;② 探查肱骨小头、肱桡关节、桡骨头与颈、环状韧带等和前臂背侧骨间神经的关系、神经径路上有无其他异常结构;③ 确定造成神经卡压的因素;④ 探查神经的病理性改变。

（2）卡压因素清除术:按卡压因素的不同予以不同术式。主要有:① 桡骨头切除术,适用于桡骨头脱位者、桡骨头或桡骨颈骨折畸形愈合者;② 肿瘤或囊肿切除术,适用于前臂背侧骨间神经邻近有肿瘤或囊肿者;③ 旋后肌腱弓切断术,适用于旋后肌腱弓增生肥厚者;④ 异常结构切断术或切除术,适用于神经表面有骑跨的迷走血管或异常腱束或纤维索带者。

（3）神经松解和减压术:根据上述探查所见神经的病理性改变,可选择下列术式之一:神经外松解术、神经减压术、神经内松解术或神经束膜切开减压术。

（4）神经端端缝合术或神经移植术:适用于神经受压极严重者,即神经段显著变细或变薄,行松解和减压术时见神经组织变性坏死或瘢痕化,术中电生理学检查结果提示该神经段无传导功能者。应将受压段切除,做神经端端缝合术;神经缺损较长时做神经移植术。

R　处　　方

1. 适用于有轻度临床表现者、不能耐受手术者

2.5%泼尼松龙　　0.5 ml｜
2%利多卡因　　　1.5 ml｜ 肘部外侧压痛点注射　每周1次

2. 适用于有轻度临床表现者、不能耐受手术者及手术后治疗。药名及用法详见"胸廓出口综合征"

R　警　　示

1. 肘部外侧压痛点注射的疗程、注意事项、禁忌证等详见"胸廓出口综合征"。

2. 手术注意事项

（1）切开旋后肌管时应保护前臂背侧骨间神经,避免误伤。

（2）有些病例可有一个以上卡压因素,应仔细探查,避免遗漏。

十七、梨状肌综合征

梨状肌综合征是指坐骨神经在经过臀部梨状肌处受到卡压或慢性损伤,在其支配区出现的一组症状和体征。由于易与腰椎间盘突出症所致坐骨神经痛混淆,故值得注意。

诊断要点

1. 临床表现

(1) 症状:① 臀中部疼痛,并向大腿后侧、小腿后侧和(或)外侧及足部放射,伴有麻木或其他知觉异常,部分伴有间歇性跛行。② 踝和足活动乏力。

(2) 体征:① 畸形:可有以下一种或一种以上畸形:足下垂、足内翻、足外翻、爪形趾、跛行足等。② 运动功能障碍:大腿后侧肌、小腿肌和足内在肌萎缩,肌张力降低,肌力减弱。膝关节主动屈曲、踝关节主动背屈和跖屈、足趾主动背屈和跖屈、足内翻和外翻等部分或全部受限。③ 感觉功能障碍:小腿后侧和(或)外侧及足部感觉减退或消失或过敏。④ 压痛和包块:在臀中部梨状肌部位有压痛与放射痛,及条索状或块状包块。⑤ 特殊检查中一项或多项阳性:包括神经干叩击试验(Tinel 征)、直腿抬高试验、梨状肌紧张试验。

2. 辅助检查 电生理学检查结果提示坐骨神经臀部节段有损害。

3. 其他 若有以下一项者则有助于诊断本综合征:

(1) 在臀部梨状肌或其邻近部位有肿块,叩击或触压肿块可诱发局部疼痛和(或)放射痛。

(2) X 线检查显示髋臼后壁骨折畸形愈合,或有向内侧移的骨块。

(3) 既往臀部有创伤史或骨折史或关节脱位史。

(4) X 线检查显示骶髂关节有病变。

(5) B 超检查提示梨状肌有异常。

4. 鉴别诊断 可以排除其他疾病,例如腰椎管狭窄症、腰椎间盘突出症、腰椎管内肿瘤、高位坐骨神经鞘膜瘤等。

治疗程序

1. 一般治疗 适用于病程短而无明显功能障碍、不能耐受手术者。

(1) 限制患侧臀部和下肢的活动。

(2) 局部保暖,防止受寒湿。

(3) 改变习惯,避免长时间坐凳加重局部神经压迫。

(4) 可用红外线和(或)中频脉冲电疗等做理疗。

2. 药物治疗 消炎、镇痛,防治粘连,促进神经功能恢复。

3. 手术治疗 包括以下三个主要步骤:

（1）臀部坐骨神经探查术：包括：① 探查坐骨神经盆腔出口处至坐骨结节范围内，坐骨神经和梨状肌及其他毗邻结构的关系，有无变异或异常结构；② 确定造成神经卡压的因素；③ 探查神经的病理性改变。

（2）卡压因素清除术：按卡压因素的不同予以不同术式，主要有，① 肿瘤或囊肿切除术，适用于坐骨神经邻近有肿瘤或囊肿者；② 梨状肌部分切断术，适用于梨状肌增生、肥厚或纤维化者，坐骨神经穿过变异的梨状肌者；③ 髋臼骨折复位内固定术或骨折块切除术，适用于髋臼后壁骨折时有向内侧移位的骨折块者，若骨折块小，切除后不影响髋关节稳定，则行切除术，否则应做骨折块复位内固定术；④ 异常结构切断术或切除术，适用于神经表面有骑跨的迷走血管或纤维索带者；⑤ 坐骨神经盆腔出口扩大术，适用于坐骨神经盆腔出口狭窄、一个手指无法顺利通过者。

（3）神经松解和减压术：根据探查所见神经的病理性改变，选择下列术式之一：神经外松解术、神经减压术、神经内松解术、神经束膜切开减压术。选择原则详见"腕管综合征"。

℞ 处　　方

1. 适用于病程短而无明显功能障碍、不能耐受手术者

2.5%泼尼松龙　0.5~1.0 ml	臀部压痛点注射　每周 1 次
2%利多卡因　　1.5~3.0 ml	

2. 适用于病程短而无明显功能障碍、不能耐受手术者，手术后的治疗药名及用法详见"胸廓出口综合征"

℞ 警　　示

1. 臀部压痛点注射的疗程、注意事项、禁忌证等详见"胸廓出口综合征"。

2. 手术注意事项

（1）避免误伤坐骨神经及其滋养血管。

（2）避免误伤臀下或臀上动脉。

（3）有些病例可有一个以上的卡压因素，应仔细探查，避免遗漏。

十八、急性腰扭伤

急性腰扭伤是腰部肌肉、筋膜、韧带等软组织因外力作用突然受到过度牵拉而引起的急性撕裂伤，常发生于搬抬重物、腰部肌肉强力收缩时。

℞ 诊断要点

1. 临床特点

（1）外伤史：急性腰扭伤应具备"外伤史"这一基本条件。

（2）症状：① 疼痛：急性腰扭伤多突然发生，局部活动、震动而加剧，平卧后

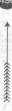

可减轻。② 活动受限:向健侧的侧弯、旋转及前屈为甚。③ 肌肉痉挛。

（3）体征:① 压痛:明显、局限,亦可向大腿放射,并随腹压增加而加剧。② 被迫体位:由于患侧腰肌痉挛而使患者腰椎前凸消失,并呈现向患侧屈曲状的被迫体位。

2. 封闭试验　即取 2% 利多卡因 10~20 ml 对痛点进行封闭、注射后局部疼痛立即明显减轻或消失者,谓之阳性,无明显改变者属于阴性。

3. X 线平片　主要显示腰椎生理前凸消失及侧弯征,一般不伴有其他改变。

℞ 治疗程序

1. 一般治疗

（1）腰部制动:局部制动是任何创伤组织修复的基本条件。

（2）活血化瘀:① 理疗:可根据病情选用超短波、电兴奋等;② 针灸;③ 局部按摩:以轻手法为宜,重手法者可加重损伤,不宜选用。

（3）封闭疗法:对急性腰损伤,疼痛剧烈伴有肌肉痉挛者,可采用2%利多卡因 20 ml 痛点处封闭。每间隔 1~2 天 1 次,4~5 次为 1 个疗程,一般勿需另加其他药物。

（4）康复期功能锻炼:2~3 周后损伤处即逐渐愈合,可开始腰肌功能锻炼,以恢复肌力。

2. 药物治疗　消炎镇痛药及肌松剂等。

℞ 处　方

双氯芬酸(扶他林)　25~50 mg　po　tid

盐酸乙哌立松(妙纳)　50 mg　po　bid

或　鲁南贝特　2 片　po　tid

℞ 警　示

1. 24 小时内禁用热敷及活血化瘀外用药。

2. 手法推拿及各种促使腰部活动的疗法,对早期及损伤严重者不适用,以免延长病程或转为慢性。

十九、腰椎间盘突出症

腰椎间盘突出症(lumbar intervertebral disc herniation)是由于椎间盘变性,纤维环破裂,髓核脱出,化学性刺激和机械性压迫神经根和马尾神经所造成。腰椎间盘突出症主要发生在 $L_{4~5}$ 和 $L_5~S_1$。腰椎间盘突出症根据其病理情况可分为四种类型:① 膨隆型;② 突出型;③ 脱垂型;④ 游离型。

ℛ 诊断要点

1. 临床表现

（1）症状：

1）腰痛：临床上以持续性腰背部钝痛为多见，平卧位减轻，站立位则加剧。

2）下肢放射痛：轻者表现为由腰部至大腿及小腿后侧的放射性刺痛或麻木感，直达足底部，一般可以忍受。重者则表现为由腰至足部的电击样剧痛，且多伴有麻木感。放射痛的肢体多为一侧性，仅极少数为双下肢症状。

3）肢体冷感：有少数病例（约5%以上）自觉肢体发冷、发凉，这主要由于椎管内的交感神经纤维受刺激之故。

4）间歇性跛行。

5）肌肉麻痹：轻者肌力减弱，重者该肌失去功能，临床上以腰5神经所支配的胫前肌、腓骨长短肌、伸趾长肌及伸姆长肌等受累引起的足下垂症为多见。

6）马尾症状：主要表现为会阴部麻木、刺痛、排便及排尿障碍、勃起功能障碍及双下肢坐骨神经受累症状。严重者出现大小便失控及双下肢不全瘫痪等症状。

（2）体格检查：仔细而全面的体格检查，并应包括神经系统检查。

1）步态：急性期或对神经根压迫明显者，患者可出现跛行、一手扶腰或患足怕负重及呈跳跃式步态等，而轻型者与常人无异。

2）腰椎曲度改变：一般病例均显示腰椎生理曲线消失，平腰或前凸减少。

3）压痛及叩痛：压痛及叩痛的部位基本上与病变的椎节相一致，80%~90%病例呈阳性。叩痛以棘突处为明显，压痛点主要位于椎旁，相当于骶棘肌处，部分病例伴有下肢放射痛。

4）腰部活动范围：轻者可近于正常人，急性发作期腰部活动可完全受限，甚至拒绝测试腰部活动度。

5）感觉障碍：视受累脊神经根的部位不同而出现该神经支配区感觉异常，阳性率达80%以上。早期多表现为皮肤过敏，渐而出现麻木、刺痛及感觉减退。

6）反射改变：腰4脊神经受累时，可出现膝跳反射障碍。早期表现为活跃，之后迅速为反射减退，腰5脊神经受损时对反射多无影响。第一骶神经受累时则跟腱反射障碍。

（3）特殊体征：

1）直腿抬高试验：抬高角度愈小其临床意义愈大，但必须与健侧对比，一般以60°为正常和异常的分界线。

2）Laseque征：将髋关节和膝关节均置于屈曲90°状态下再将膝关节伸直到180°，此过程中如患者出现下肢后方放射性疼痛则为阳性。

3）直腿抬高加强试验：又称Bragard征，阳性者主诉坐骨神经放射痛加剧。

2. 影像学检查　在一般情况下,普通 X 线平片可达诊断目的,诊断困难者则需采用 MRI 或 CT 检查。

(1)腰椎前后位片:多显示腰椎侧弯征,椎间隙宽度于病变早期多无改变,如病程较久,则显示间隙狭窄,并于椎体边缘有各种形态的骨刺出现。

(2)腰椎侧位片:

1)多数病例腰椎生理曲线消失,尤其是急性发作者。

2)椎间隙狭窄及椎体边缘骨刺形成表明病程较长。

(3)CT 检查:CT 诊断腰椎间盘脱出症不如认真的临床检查阳性率高。

(4)MRI 检查:阳性率可达 98% 以上。

3. 肌电图　一般不需此项检查,但对有马尾损害者可选用,阳性率为 80% ~ 90%。

ℛ 治疗程序

1. 一般治疗　原则上,均以非手术治疗为主,不仅使患者免遭手术之苦,且可观察病程发展,以求获得修正诊治方案的依据。

(1)非手术治疗的患者选择:

1)首次发病者:原则上均应先行非手术疗法,除非有明显的马尾损害症状。

2)症状较轻者:其病程可能持续时间较长,但髓核多为突出,而非脱出,易治愈。

3)不宜手术者:全身或局部情况不适宜手术者。

4)有禁忌证:有手术或麻醉禁忌证或患者拒绝手术者。

(2)休息治疗:

1)绝对卧木板床休息:适用于病情较轻者。

2)卧床加牵引:亦适用于重型,尤以髓核突出者或髓核脱出的急性发作期。

3)腰围制动:用于轻型或恢复期者,其中以石膏腰围为佳,次为皮腰围或帆布腰围。

(3)促进髓核还纳:除休息外,主要方式有:

1)骨盆带牵引:以 24 小时全日持续牵引最佳,一般持续 3 周。

2)手法推拿:术者徒手将患者腰椎置于牵引状态下施以手法推拿。

2. 药物治疗　适当应用药物缓解症状。

3. 手术治疗

(1)手术指征:严格的正规保守治疗无效者;尽管保守治疗有效,但反复发作者;中央型椎间盘突出者;有马尾神经功能障碍者;症状重,MRI 显示髓核突出大、突出髓核脱垂游离,伴有椎管狭窄,合并腰椎峡部不连或腰椎滑脱者。

(2)手术方法:

1)一般病例:髓核摘除术即可,并根据患者病情、术者经验及设备而选择:

① 单纯髓核摘除术,后路;② 显微外科技术髓核摘除术,适用于诊断与定位明确,无其他并发症的病例;③ 经皮穿刺髓核摘除术。

2) 合并下腰椎不稳或椎弓崩裂者:内固定+植骨融合术。

3) 合并腰椎椎管狭窄者:后路摘除髓核+侧隐窝扩大术。

4. 特殊治疗　糖皮质激素和硬膜外注射。

$\mathscr{R}$ 处　　方

盐酸哌替啶　50 mg　im　必要时6小时后重复注射1次

NS　　　　　　100 ml ⎫
氟比洛芬酯　50 mg　⎭ iv gtt　bid

甘露醇　250 ml　iv gtt　qd　连用3~5天

NS　　　　　100 ml ⎫
甲泼尼龙　80 mg　⎭ iv gtt　qd

地塞米松　20 mg　iv　qd

甲钴胺(弥可保)　0.5 mg　po　qd

盐酸乙哌立松(妙纳)　20 mg　po　bid

$\mathscr{R}$ 警　　示

1. 药物治疗的注意事项　氟比洛芬酯(凯纷)禁用于胃或肠道溃疡者,已知对凯纷或其他非甾体类消炎镇痛药物过敏者。有胃肠道疾病,哮喘,肝肾或心功能不全病史者;妊娠期和哺乳期妇女、老年人、细胞外液减少者需慎用。长期用药时,定期监测肝、肾功能和血细胞计数。

2. 神经阻滞疗法的注意事项

(1) 神经阻滞前常规进行血常规检查和心电图检查。

(2) 对曾长期口服解热镇痛药者应检查出、凝血时间。

(3) 操作者必须熟悉神经阻滞区域内的解剖关系和体表标志,准确掌握操作技术,严格操作规程。

(4) 在操作前应向患者做好解释工作,取得患者合作。

(5) 阻滞后应观察10~15分钟,无不良反应可让患者离开。

3. 80%~90%腰椎间盘突出症非手术治疗可以治愈,仅有10%~20%的患者需行手术治疗,因此严格、正规保守治疗非常有意义。此外,传统手术方式对腰椎的结构稳定性有破坏,理想的手术方式应彻底解除神经根受压,最大限度保持腰椎的稳定性。

二十、腰椎管狭窄症

腰椎管狭窄症是由于黄韧带肥厚增生、小关节增生内聚、椎间盘突出、骨性退行性变导致的腰椎中央管、神经根管或侧隐窝狭窄引起其中内容物——马尾、神经根受压而出现相应的神经功能障碍。

ℛ 诊断要点

1. 临床表现

（1）腰背部痛：60%以上的患者伴有腰背痛，相对于椎间盘突出引起的疼痛常常较轻微，并且有慢性加重的趋势。

（2）间歇性跛行：这是最具有特点的症状，行走数十米或百米即出现下肢酸胀、乏力、疼痛甚至麻木、步态失稳，难以继续行走。坐或下蹲休息后症状可缓解或消失，但继续行走后又可重复上述表现。患者在上山、骑自行车、上楼梯等屈曲姿势下症状也能得到减轻，在下山和脊柱后伸时加重。

（3）马尾神经综合征：当狭窄严重压迫马尾神经时，表现为会阴部麻木、刺痛，大小便功能和性功能障碍等，严重影响生活质量，需要及早手术治疗。

2. 合并症　腰椎管狭窄症常常合并其他的腰椎退变性疾病，主要包括以下几种：① 腰椎间盘突出症：尽管严重的腰椎间盘突出症也会造成椎管狭窄，但因为是继发性的，并不归为腰椎管狭窄症；② 腰椎滑脱；③ 腰椎退变性侧弯；④ 颈腰综合征。

3. 辅助检查

（1）X线平片：根据X线片，能够判断是否存在腰椎的不稳，是否有腰椎滑脱的情况发生，并且可以判断是否存在骨质增生的情况。另外，X线片还能提示一些其他的腰椎疾患，如腰椎结核、肿瘤、脊柱畸形等情况。

（2）CT检查：腰椎管狭窄时CT检查更为必要。在CT图像上很容易通过测量腰椎管的前后径和左右径评估椎管的容积，并测量侧隐窝和椎间孔的大小。

（3）MRI检查：MRI能够很好地评估椎间盘、神经根、后纵韧带及椎间孔的情况。除此之外，通过MRI还可以得到极其清晰的脊髓形状，提示脊髓的受压变形情况。

（4）肌电图：主要通过检查双下肢肌肉的兴奋性来反应相应神经根的状态；并根据异常电活动的分布范围来判断神经根受压的节段。

ℛ 治疗程序

1. 一般治疗

（1）腰背部肌锻炼：缓解期以增加脊椎的稳定性。

（2）腰部保护：包括腰围外用，避免外伤及剧烈运动等，主要用于症状急性加重期。

2. 药物治疗　消炎、镇痛，促进神经功能恢复。

3. 手术治疗

（1）手术适应证：

1）保守治疗3个月无效，自觉症状明显且持续性加重，影响正常生活和工作。

2）出现明显的神经根痛和明确的神经功能损害，尤其是严重的马尾神经损害。

3）进行性加重的腰椎滑脱、侧弯伴随相应的临床症状出现。

（2）术式选择：

1）一般骨性椎管狭窄者，应行椎管扩大减压术。

2）合并小关节变异、肥大者，应行侧隐窝扩大术。

3）合并椎间盘突出症者，应于术中一并摘除。

4）根据病情可同时行减压、融合术，有时加固定的稳定手术。

ℛ 处　方

处方1　双氯芬酸（扶他林）　25~50 mg　po　tid

　　或　布洛芬缓释胶囊（芬必得）　0.6 g　po　bid

处方2　鲁南贝特　3片　po　tid

　　或　盐酸乙哌立松（妙纳）　50 mg　po　bid

处方3　维生素 B_1　20 mg　po　tid

　　维生素 B_{12}　500 μg　im　tid

　　甲钴胺　500 μg　po　qd

　　或　甲钴胺　500 μg　im　qd

ℛ 警　示

1. 腰椎管狭窄减压术式文献报告很多，基本上分为广泛椎板切除减压和有限减压两类。近年来，有学者主张对双平面狭窄的患者行选择性椎板切除，应通过神经学检查选择其中之一为引起症状的平面（责任椎）。

2. 为了预防术后脊椎不稳或疼痛，下列因素应考虑需同时行植骨融合术：伴有退行性椎体滑脱、伴有脊柱侧凸或后凸、同一平面复发性椎管狭窄、小关节去除过多。

3. 术中避免损伤神经根。

二十一、腰椎峡部裂与腰椎滑脱症

腰椎峡部裂（spondylolysis）系指腰椎峡部存在裂隙或骨折后未能连接，而脊椎滑脱（spondylolisthesis）系两个脊椎之间发生脱位，主要指峡部裂脊椎向前滑移。

ℛ 分 类

1. 发育不良型 骶 1 上关节突或腰 5 椎弓有先天性缺损。

2. 峡部型 病变在关节突间部(峡部),又可分为下列三类:① 峡部应力性骨折,骨折部有骨质吸收,较多见,常发生于 50 岁以上的人;② 峡延长,是由于峡部反复微小骨折–修复过程而形成的;③ 峡部急性骨折。

3. 退变型 继发于已长期存在的退行性关节炎,由于关节突关节和椎间盘的不稳定而发生滑脱,多见于腰 4~5。好发于 50 岁以上的人,男女比例为 1:(4~5)。

4. 创伤型 椎弓根、椎板、关节突、峡部的急性骨折,常为过伸损伤引起,可通过固定而达到愈合。

5. 病理型 继发于全身性疾病,如成骨不全、畸形性骨炎及局部骨肿瘤的椎弓根病损。以上分类并未包括医源性滑脱。

6. 医源性滑脱 包括手术中广泛切除椎板、小关节突或椎间盘髓核摘除等直接或间接原因导致的脊柱不稳。

ℛ 诊断要点

1. 临床表现

(1)症状:

1)腰骶疼痛:疼痛涉及腰骶部,多为钝痛,极少数患者可发生严重的尾骨疼痛。疼痛可在劳累后逐渐出现,或于某次扭伤之后持续存在。站立、弯腰时加重,卧床休息后减轻或消失。

2)坐骨神经痛:峡部断裂处的纤维结缔组织或增生骨痂可压迫神经根,滑脱时腰 5 或骶 1 神经根受牵拉,出现下肢放射痛、麻木;直腿抬高试验多为阳性,Kemp 征阳性。疼痛及麻木症状可出现在两侧,但因腰椎紊乱后的扭曲侧弯可使两侧受损程度不一,而症状表现轻重不等,甚至只在单侧出现症状。

3)间歇性跛行:若神经受压或合并腰椎管狭窄则常出现间歇性跛行症状。

4)马尾神经受牵拉或受压迫症状:滑脱严重时,马尾神经受累可出现下肢乏力、鞍区麻木及大小便功能障碍等症状。

(2)体征:单纯崩裂不伴滑脱者,体型无异常。而一旦向前滑脱,则可出现腰向前凸、臀向后凸、腹部下垂及腰部变短的特殊外观。

2. 辅助检查

(1)X 线摄片:应包括正、侧及左右斜位。必要时加摄动力位片。

1)正位片:脊椎崩裂一般不易在前后位片上显示,除非有明显的脊椎滑脱。

2)侧位片:较前者重要。① 单纯崩裂者:于病节椎弓根后下方处显示 1 条由后上方斜向下方的透明裂隙,或是峡部变得细长,先天性者则出现假关节样外观。② 伴滑脱者:除上述条状透明带增宽外,患节椎体前缘向前方滑动。③ 斜位片:对本病的诊断临床意义最大。

（2）MRI、CT 扫描及脊髓造影检查:合并有严重神经症状,检查椎间盘退变情况。

治疗程序

1. 一般治疗　适用于单纯崩裂、无明显滑脱、临床症状较轻微者。其主要措施:

（1）腰背肌锻炼,对增加腰椎的稳定性最为重要。

（2）腰部支架或皮腰围外用。

（3）避免腰部外伤、负重及剧烈运动。

2. 药物治疗　治疗原则和处方同"腰椎管狭窄症"。

3. 手术治疗

（1）手术原则:减压、复位、融合和稳定脊柱。手术目的是解除患者症状,故术前要准确判断好症状来源的原因、部位和范围,术中在减压、固定、融合等几个步骤中有所侧重,再结合相关的影像学检查制订出一个合理的手术方案。

（2）手术治疗方式:

1）前路椎体间植骨融合,疗效较为可靠,尤其是伴有滑脱者可使滑脱早日停止发展。

2）后路后外侧融合。

3）后路复位及内固定后外侧融合。

4）后路复位内固定+椎体间融合后外侧融合。

处　　方

同"腰椎管狭窄症"。

警　　示

1. 手术指征

（1）无或有症状;滑脱大于 50%;处于生长发育期的青少年。

（2）进行性滑脱者。

（3）非手术治疗无法矫正脊柱畸形和步态明显异常者。

（4）非手术治疗不能缓解疼痛者。

（5）下肢出现神经症状或马尾压迫综合征者。

2. 至今对滑脱是否需要复位有较大争议。目前国内大部分学者认为原则上应尽量争取复位;如不能完全复位,部分复位亦可。

3. 减压是解除症状的主要手段。轻度腰椎滑脱是否需要进行神经根减压尚存争议。对于重度滑脱,多数学者主张进行神经减压,以缓解症状。

4.坚强的内固定不但有助于防止畸形进展,提高早、中期临床疗效,还能增加椎体间植骨融合率。但前路手术可以不使用内固定。

二十二、颈椎病

颈椎病是指颈椎间盘退行性变、颈椎肥厚增生以及颈部损伤等引起颈椎骨质增生,或椎间盘脱出、韧带增厚,刺激或压迫颈脊髓、颈部神经、血管而产生一系列症状的临床综合征。

诊断要点

1. 颈型颈椎病

（1）症状:颈部剧痛,放射到枕部或肩部,头颈活动剧痛而限制,严重时头偏向一侧,因常在早晨起床时发病,故常被诊为落枕,或颈扭伤。就诊时患者常用手托住下颌以缓解疼痛。

（2）体征:患者颈肌紧张,一侧或双侧有压痛点,头部活动受限。

（3）X线摄片:颈椎生理弧度在病变节段中断,此节段小关节分开,有时称为半脱位。因肌痉挛头偏歪,侧位出现椎体后缘部分有重影,小关节也有部分重影,称双边双突征象。

2. 神经根型颈椎病

（1）症状:

1）病史:常有颈肩痛而反复发作和逐渐加重,再发展到放射痛。也有因一次外伤而发作,颈活动受限,咳嗽或大便时疼痛加重。有时会出现手无力,沉重感或持物不稳等,要考虑有脊髓受压并存。

2）症状:颈肩部、枕后部、颈部酸痛,并沿神经根分布而向下放射到前臂和手指。轻者为持续性酸痛、胀痛,重者可如刀割样、针刺样疼痛。有时皮肤有过敏,抚摸有触电感。有的麻木,抚摸如隔层布样感觉。

（2）体征:颈活动受限,颈项肌肉较紧张,且可找到压痛点,在斜方肌、冈上肌、冈下肌、菱形肌或胸大肌上也可找到压痛点。

（3）特殊试验:

1）牵拉试验:检查者站患者侧方,一手扶患者头颈、一手握患者手臂外展,同时两手向相反方向牵拉分开使臂丛受牵拉,若患者感放射痛,或疼痛加重为阳性。

2）压颈试验（Spurling 试验）:患者坐位,检查者站患者身后,将患者头颅后伸或侧偏,下压头颅出现颈肩痛或放射痛为阳性。

3）感觉改变试验:可测痛觉、温觉或触觉的改变,受损害的神经根分布还会出现感觉减退。

4）腱反射:神经根型颈椎病患者的腱反射可减弱或消失。

（4）辅助检查：

1）X线摄片：病变椎间隙狭窄或增生，伸展运动颈椎侧位片上，病变关节会出现松动，斜位片上看到骨刺突入椎间孔。

2）MRI检查：对脊髓和椎间盘可以清晰显示。

3. 脊髓型颈椎病

（1）症状：

1）自觉颈部无不适，但手的动作笨拙，精细动作失灵，如穿针、写字会发生困难。

2）步态不稳，易跌倒，不能跨越障碍。

（2）体征：上下肢肌腱反射亢进，Hoffmann征阳性，可出现髌阵挛和踝阵挛。肌张力高，重症时可出现不规则痛觉减退，感觉缺乏呈片状或条状。

（3）辅助检查：

1）X线摄片：病变椎间盘变狭窄，椎体增生，特别是后缘增生有重要性。

2）MRI检查：脊髓受压可呈波浪样压迹，严重者脊髓可变细，椎间盘突出或脱出也能显示出来。

4. 椎动脉型颈椎病

（1）临床表现：常见头痛头晕，耳鸣眼花，记忆力减退。头颅旋转引起眩晕发作是本病特点。

（2）辅助检查：

1）X线摄片：正位及斜位片上钩椎关节横向突出有诊断价值。

2）椎动脉造影：可显示受压椎动脉扭曲或狭窄。

3）MRI检查：可显示椎动脉形态。

5. 混合型　两种以上颈椎病同时存在。

6. 鉴别诊断　临床出现颈椎病的症状，但也要与非颈椎病引起的症状相鉴别。如同样有眩晕症状，应先排除耳源性眩晕，前庭功能紊乱，听神经瘤等。还有脑源性眩晕，眼源性眩晕。此外，同样是颈肩上肢痛，也要与诸如落枕，肩周炎、胸廓出口综合征、网球肘、腕管综合征、风湿性肌炎、风湿性关节炎，脊柱炎肿瘤等相鉴别。

ℛ 治疗程序

颈椎病的治疗可分为手术治疗和非手术治疗。一般首选非手术治疗，可以先观察病情的发展，使诊断进一步肯定。但过久的观察，将延误最佳手术时机。已经手术治疗的患者，防止术后复发还要按非手术治疗原则进行保养。非手术治疗包括特殊治疗和药物治疗。其适应证为：局部型或轻型脊髓型颈椎病；单纯性颈椎间盘突出症；某些神经根型或椎动脉型颈椎病；具有颈椎病的临床表现，但其诊断依据不足；已确有颈椎病，但患有严重的脏器疾患，不能耐受手术。

1. 特殊治疗

（1）颈椎牵引疗法：① 目的和作用：限制颈椎活动，减少负重，使病变组织水肿、充血减轻和消退；牵引使头颈部肌肉松弛，解除痉挛，减轻椎间盘压力负荷，有利于膨出椎间盘的恢复，在牵引下，椎间孔增大，使神经根所受刺激和压迫得以减轻，也有助于神经组织与周围组织的松解；牵引使颈椎生理弧度恢复，有利于小关节功能恢复，也能使颈椎恢复正常排列。② 牵引技术：枕颌带是最基本的牵引工具。从理论上讲，牵引时间长效果好。③ 牵引方式：有三种，卧床牵引、坐位牵引和携带式牵引。④ 牵引方法：颈椎牵引，要达到症状缓解。

（2）颈椎制动疗法：① 目的和作用：颈椎制动后可以使颈部肌肉休息，因疼痛而痉挛的肌肉可以缓解，颈椎制动后减少颈椎间盘的劳损，减慢退变；制动后减少水肿而症状缓解。② 制动方法有三种：颈托、围领和颈托支架。③ 睡长圆枕防治颈椎病。④ 理疗：理疗的方法很多，可与其他非手术疗法合并使用，包括高频电疗、离子导入、石蜡疗法、水疗等。⑤ 按摩：一般不主张使用。

2. 药物治疗 可应用解痉镇痛药、神经营养剂、扩血管药等，一般不用糖皮质激素治疗，但手术后可短期使用，局部封闭也可使用。

3. 手术治疗

（1）手术适应证：① 对颈椎病诊断明确，神经根压迫症状严重，保守治疗后症状无明显好转者，应采取手术治疗；② 脊髓型颈椎病患者，即主要表现为双下肢走路无力、行走不稳等症状的患者，则应尽早实行手术治疗，以获得良好的恢复效果；③ 对于椎动脉和交感神经兴奋型的患者，手术效果相对来说则不太确切。

（2）手术方式：① 颈椎后路手术：采用后路手术是通过椎板切除，恢复椎管腔的容积来达到解除压迫的目的，属于间接减压。对单纯椎管狭窄是有效的，但不能切除压迫脊髓的突出物。② 颈椎前路手术：方法是切除椎间盘和软骨板周围的增生骨质，将椎管前壁增生或突入椎管内的骨赘刮除，或用特殊薄型冲击式咬骨钳咬除，可以及早解除压迫和脊髓的致压物，又可扩大椎管容积，特别可扩大椎管矢状径。取髂骨做植骨融合。根据病变部位，一般融合 2 个或 3 个椎间隙即可获得充分减压。

℞ 处 方

1. 解痉镇痛药

双氯芬酸（扶他林） 25~50 mg po tid

或 布洛芬缓释胶囊（芬必得） 0.6 g po bid

2. 神经营养药物

维生素 B₁ 20 mg po tid

甲钴胺（弥可保） 500 μg po tid

3. 血管扩张药

地巴唑 20 mg po tid

4. 外用药 双氯芬酸(扶他林)乳胶剂 外用

5. 局部封闭

0.5%~1%普鲁卡因 5 ml 加 2.5%泼尼松龙 1 ml 行痛点注射(皮试)

6. 激素

甲泼尼龙 40~80 mg iv gtt qd

或 地塞米松 5~10 mg iv gtt 术后 1 周内应用以减轻神经根水肿

ℛ 警　　示

1. 颈椎病患者工作中注意事项为：需定时改变头颈部体位,注意休息,劳逸结合。

2. 已经有颈椎病症状的患者,应当减少工作量,适当休息。症状较重、发作频繁者,应当停止工作,绝对休息,而且,最好能够卧床休息。

3. 颈椎病患者在工作中应避免长时间使用空调、电风扇。

4. 颈椎病患者应当避免参加重体力劳动,提取重物等。平常应当注意保护颈部,防止受伤。

二十三、先天性髋关节发育不良

先天性髋关节发育不良是小儿比较常见的先天性畸形之一,以后脱位多见,女多于男,约 6∶1,主要由于髋臼、股骨头、关节囊、韧带和附近肌肉先天性发育不良或异常,导致关节松弛,半脱位或脱位。此外,胎儿在子宫内位置不正常,髋关节过度屈曲,也易致本病。遗传因素也较明显。

ℛ 诊断要点

1. 临床表现 年龄不同,先天性髋关节脱位的临床表现不同。

(1) 站立前期：新生儿和婴儿临床表现较轻,症状常不明显。

1) 两侧大腿内侧皮肤皱褶不对称,患侧皮皱加深、增多。

2) 患儿会阴部增宽,双侧脱位时更为明显。

3) 患儿髋关节活动少,活动时受限。蹬踩力量较健侧弱。常处于屈曲位,不能伸直。

4) 患儿肢体短缩。

5) 牵拉患儿下肢时有弹响声或弹响感,有时患儿会哭闹。

(2) 脱位期：患儿一般开始行走的时间较正常而晚。单侧脱位时,患儿步态跛行。双侧脱位者,行走呈鸭行步态。患儿仰卧位,双侧髋、膝关节各屈曲 90°时,双侧膝关节不在同一平面。

2. 临床检查

（1）奥托兰尼（Ortolani）压法：患儿仰卧，检查者一手固定其骨盆，另一手握住膝部使成 90°，拇指放在大腿内侧，其余四指尖对着大粗隆。轻轻外展下肢，手指尖将大粗隆推向髋臼。髋关节脱位时，检查者可以感到股骨头滑进髋臼或听到弹响。

（2）Barlow 法：体位同上，检查者一手固定患儿骨盆，另一手拇指置于大腿内侧，其余四指置于大腿外侧，轻轻内收下肢，用拇指沿纵轴方向向下压大腿内侧，引起脱位。然后外展下肢，又可复位。该方法多用于检查半脱位和后脱位。

（3）Galeazzi 征或 Allis 征阳性，即患儿平卧、屈膝 90°，两足平放检查台上，两腿并拢时，两膝高低不等。Trendelenburg 试验阳性，即患儿单腿站立，另一腿尽量屈膝屈髋。正常站立时对侧骨盆上升。脱位后，股骨头不能抵住髋臼，臀中肌乏力使对侧骨盆下降。

（4）患侧股内收肌紧张、挛缩。

3. 辅助检查

（1）X 线检查：出生后 4~6 周 X 线摄片可显示髋臼发育情况。随着年龄的增长，X 线摄片是诊断先天性髋脱位常用的一种可靠方法。

1）Perkin square：Perkin 垂直线和 Hilgenreiner 水平线（Y 线）的交线将髋臼划分成四格，股骨头骨化中心在内下格为正常，在外下格为半脱位，在外上格为全脱位。

2）髋臼指数：自髋臼外缘至髋臼中心作一连线，与 Hilgenreiner 线相交成锐角，称作髋臼指数。正常新生儿髋臼指数小于 30°，全脱位者达 30°以上。

3）Shenton 线中断：正常耻骨下缘之弧形线与股骨颈内侧之弧度相连形成圆滑的抛物线，脱位时此线中断。

4）中心边缘角（CE 角）：将两股骨头中心线连成一水平线，自股骨头中心向髋臼外缘作连线，再从股骨头中心向水平线作一垂直线，两线相交之角为 CE 角。正常为 20°~25°。小于 15°表示股骨头向外移位。

（2）B 超检查：可早期发现新生儿先天性髋关节脱位。是一种有用而又无损伤的方法，进行普查时此法最为方便有效。

℞ 治疗程序

1. 一般治疗 先天性髋关节脱位的治疗由年龄、髋关节病理改变程度、单侧还是双侧，以及性别来决定。常有的治疗方法有如下几种。

（1）Pavlik 支具：1 岁以内，使用带蹬吊带法。生后 8~9 周，发现髋关节有半脱位或脱位，可使用带蹬吊带 6~9 个月。

（2）外展支架：适合于 6 个月以内的婴儿，使其髋关节逐渐外展而复位，常使用的支架有 Von Rosen 支架，通常使用 6 个月可使髋关节恢复正常。

（3）牵引、内收肌松解、手法复位、石膏外固定：适用于6个月至2岁的婴幼儿或外展支架治疗失败的病例。目前，国内外小儿外科已不用蛙式石膏而改为人字位石膏，即髋关节仅外展80°左右，膝关节微屈，上石膏后允许患儿带石膏踩地活动。

2. 手术治疗

（1）适合上述手法复位失败，或早期没有治疗，行走后就诊较晚的病例，以及畸胎型髋关节脱位，年龄不满3岁者。

（2）对3~8岁的先天性髋关节脱位儿童，髋关节周围的病理性改变逐渐加重，治疗比较复杂。

1）Salter髂骨截骨术：该手术是用来改变髋臼方向，使髋臼以耻骨联合为支点向外、前、下方向旋转来覆盖股骨头。适合于3~6岁髋臼发育不良，轻度半脱位的儿童。髋臼指数在45°以内，髋臼容纳股骨头2/3，在复位后中立位稳定。

2）髋关节周围截骨术（Pemberton髋臼成形术）：适用于髋臼发育不良、髋臼浅、先天性髋关节脱位、半脱位切开复位后不能覆盖股骨头者。年龄以男孩14岁、女孩12岁以前做为好。

3）骨盆内移截骨术（Chiari手术）：该手术适合于4岁以上，包括成人的先天性髋关节半脱位。4岁以上先天性髋关节脱位在切开复位时由于头大臼小仍不能得到同心圆复位者或作为其他手术方法失败病例的挽救手术。

4）Steel三联截骨术：年龄超过8岁的先天性髋关节脱位或半脱位患者，已经不能通过Solter、Pemberton或Chiari手术获得复位和稳定的髋关节。通过坐骨、耻骨上支和髂骨三处截骨，可使髋臼更自由地改变方向，从而获得复位稳定的髋关节。

ℛ 警　示

1. 应注意与炎症后髋关节脱位、痉挛性髋关节脱位及麻痹性髋关节脱位相鉴别。

2. 新生儿和婴儿临床表现较轻，症状常不明显，往往不能引起家长的注意。本病的预后关键在于早期诊断。治疗越早，效果越佳。随年龄的增长，病理性改变越重，治疗效果越差。

3. 先天性髋关节脱位的预防注意：自行检查的方法。首先观察新生儿下肢的外形，可见两侧，臀部增宽，大腿短粗，小腿细长，如为单侧脱位，可看到两侧腹股沟的皮纹长短不一，而且患侧臀部及大腿皮纹也会增多、加深，会阴部增宽。

二十四、先天性马蹄内翻足

🆁 诊断要点

大多数病例在出生时即有明显的前足内收、内翻,后足内翻跖屈,跟腱挛缩、距舟关节半脱位等。畸形的程度不一。患儿一般很少有临床症状,即使畸形严重,患儿也并不感到有什么不适。直至小儿走路后,畸形才逐渐加重,开始用足尖或足外缘甚至足背行走,步态不稳。

🆁 治疗程序

1. 一般治疗

(1)手法治疗:适用于1岁以内的婴儿,出生后即可开始,手法必须轻柔,稳定有力,防止发生骨折。方法如下:

1)一手固定足跟,另一手捏住前足外展,以矫正前足内收畸形。

2)一手固定踝部,稳定距骨,另一手握住足跟外翻,以矫正跟骨内翻畸形。

3)一手固定小腿下段,另一手自两侧握住跟骨结节,向跖侧推压或牵拉,以矫正后足跖屈畸形。

(2)石膏矫形法:为较常用的治疗方法,适用于1岁以内的患儿。先用手法矫正前足内收、跟骨内翻和跖屈畸形,再用超膝关节石膏管形固定。2个月内患儿1~2周更换1次石膏,以后每隔3~4周更换1次,石膏矫形需4~6个月,畸形矫正后还需用石膏管形维持2个月,此后改穿矫形鞋6个月至1年。

2. 手术治疗

(1)足内后侧软组织松解:1~3岁的患儿患足内后侧软组织挛缩比较明显,单纯用手法与石膏不易矫形,可行足内后侧软组织松解术。

(2)距下关节完全松解。

(3)肌腱转移术:适用于3~6岁由于腓骨肌无力所引起的马蹄内翻足的患儿。

(4)跟骰关节融合术:适用于4岁以上未经矫形的患儿,或虽矫形但仍遗留残余畸形,骨性畸形已出现,经软组织松解不能矫正的肥大骰骨使骰关节在外展中相互顶住。

(5)跟骨截骨术:3岁以上跟骨内翻明显,用足外缘着地行走,前足较正常的患儿,可行跟骨外侧楔形截骨术。

(6)三关节融合术:适用于10岁以上仍未矫正的僵硬型马蹄内翻足畸形。

(7)胫骨旋转截骨矫形。

🆁 警 示

引起小儿马蹄内翻足畸形的原因有多种,需鉴别:

1. 新生儿足内翻　多数为一侧,足呈马蹄内翻,但足内侧不紧,足可以背伸触及胫骨前面,并能自动地外展、外翻。

2. 脑脊膜膨出或隐性脊柱裂　多伴有神经系统症状。

3. 脊髓灰质炎后遗症　常有发烧史,有腓骨长、短肌瘫痪和其他肌瘫痪症状。

4. 大脑性瘫痪马蹄内翻足　可在出生后出现。其特点为睡眠时畸形消失,受刺激后畸形出现,为痉挛性瘫痪,肌张力增高,反射亢进,病理反射阳性,并伴有其他大脑受累的表现。

5. 先天性多关节挛缩病　常伴有全身多关节畸形,下肢肌肉萎缩发硬,关节功能差,畸形固定,不易扳正。早期已有骨性改变。

6. 腓骨肌萎缩　常伴有轻度感觉障碍,根据肌电图可进行鉴别。

7. 先天性轴旁性胫侧半肢畸形　X线摄片可帮助诊断。

二十五、先天性多指畸形

ℛ 诊断要点

多指畸形多发生在拇指、小指部位。常合并其他畸形,为遗传性疾病。临床上有几种情况:① 多余手指仅有软组织,无任何骨组织;② 掌骨头增大或分叉,长出一个包括部分指骨的手指;③ 自掌骨分叉,长出外形完整的手指。

ℛ 治疗程序

手术治疗,主要原则如下:

1. 重复拇指畸形　小儿拇指功能常在3岁以后显示出来,因此拇指多指手术应选在3岁左右为宜。拇指多指的手术治疗是以解剖变异、多指的平面、功能情况为基础而设计的。手术时要考虑皮肤的覆盖,从多指分离出来的肌腱止点、韧带止点要缝回到保留拇指的相应部位,如有骨性畸形,还要行楔形截骨,以矫正力线。

2. 示指、中指、环指重复畸形　由于复杂的并发症,神经血管和其他软组织异常,手术效果不满意。

3. 小指畸形　手术年龄在3岁左右为宜。

ℛ 警　示

几种拇指畸形的手术方法:

1. 远节拇指重复畸形　可以对称,也可以不对称。如果末节重复拇指是对称的,且骨骺接近闭合,可在两指中间做部分楔形指骨切除,然后向中央拉拢缝合固定两侧的指骨为一个指骨。对幼儿为避免骨骺损伤引起继发畸形,可行软组织切断合拢术。术后用石膏托外固定腕关节和拇指2～3周。如果不对称,切除外形较小的一个。

2. 自近节指骨重复畸形　拇指伸屈肌也有重复,近节指骨向外,远节指骨向内畸形。切除发育不良明显的手指,分离出来的肌腱、侧副韧带缝回到保留手指的相应部位。合并指骨畸形,做楔形截骨矫形。

3. 自第一掌骨重复畸形　有的大鱼际肌也有重复,自掌骨侧切除多余手指,分离出来的手内在肌和其他肌腱缝回到保留拇指的相应部位。

4. 混合畸形　即拇指桡侧的指骨近端畸形,尺侧的指骨远端畸形,手内在肌、外在肌附在发育较好的掌骨、指骨上。切除桡侧发育不全拇指,将桡侧分离出来的肌腱转移到尺侧指骨相应部位。如虎口狭窄,结合虎口松解,加大、加深虎口,术后用石膏托固定 3 周。

二十六、先天性肌性斜颈

因胸锁乳突肌纤维化挛缩,造成头部向患侧偏斜,颈部活动受限。可继发面部、颅骨变形,颈椎甚至上胸椎侧弯以及视力障碍。

ℛ 诊断要点

1. 临床表现

(1) 颈部包块:出生后 7~10 天,胸锁乳突肌中下端出现圆形或椭圆形无痛性坚硬肿块。1~2 个月内肿块增长至最大,然后开始逐渐缩小,于 2~6 个月内消失。

(2) 斜颈:颈部包块逐渐消失的同时,胸锁乳突肌渐出现挛缩,呈坚硬索条状。头向患侧倾倒,面部转向健侧。颈部活动受限。

(3) 继发畸形:久病后患侧面部较健侧缩小,耳、眼、口角低下,颅骨的额枕径小于正常,颈椎侧弯。严重时患侧肩部升高。

2. 辅助检查

(1) 颈部彩超:明确双侧胸锁乳突肌的连续性、肿块的部位与大小、内部回声情况以及胸锁乳突肌与周围组织的关系。

(2) 颈椎正侧位 X 线摄片:排除颈椎异常引起的斜颈。

ℛ 治疗程序

1. 一般治疗　1 岁以下,胸锁乳突肌挛缩轻微者,可先采用胸锁乳突肌被动拉伸疗法进行非手术治疗,胸锁乳突肌被动拉伸。具体操作如下:

(1) 固定双肩,头向健侧牵拉。

(2) 固定双肩,头向患侧旋转。

(3) 被动拉伸时,轻柔按摩胸锁乳突肌。

(4) 每天至少进行 100~200 次,可分多次实施。

2. 手术治疗　1 岁以上,非手术治疗 6~12 个月无效,以及胸锁乳突肌挛缩严重者,都应手术治疗。

（1）手术方法:胸锁乳突肌切断术。手术要求切断胸锁乳突肌的胸骨头与锁骨头,包块周围所有挛缩组织,如颈阔肌、颈深筋膜等,必要时切断胸锁乳突肌乳突头。

（2）手术后治疗:① 术后仍需重复胸锁乳突肌被动拉伸治疗 1~2 年,并进行功能锻炼以减少复发。② 病情严重者和(或)年龄大者,术后需用颈托或石膏固定 6~8 周。

ℛ 警　　示

1. 本病应尽早治疗,可预防及纠正继发性病变。继发畸形的纠正恢复需 3~5 年,12 岁以上则继发畸形不会逆转。

2. 如能在出现肿块时即早期采用非手术治疗,对预防胸锁乳突肌挛缩效果好,80% 患者可治愈。

3. 严重畸形矫正后可出现复视。

4. 手术后复发者,观察 6~12 个月无改善,应再次手术。

二十七、膝外翻

ℛ 诊断要点

1. 临床表现　常见于 2 岁以上的幼儿,两膝伸直靠拢时,两内踝显著分开。行走、跑步笨拙,容易摔跤,有时诉说膝部、小腿或足部疼痛,可合并外翻足。

2. X 线摄片　膝关节正位片可显示股骨远端骨骺外侧发育不良,胫骨近端骨骺外侧发育也较差,使胫骨外髁的位置低于内髁。

ℛ 治疗程序

1. 一般治疗　膝外翻可使足部内侧受到异常的压应力,足部容易扭伤。15°左右的膝外翻,可将足底内侧半垫高 1.0~1.5 cm 进行治疗。如果膝外翻超过 15°,可用支具治疗。

2. 手术治疗　① 对于进行性膝外翻,当膝外翻超过 15°,关节偏离中线 10 cm 以上,年龄 10 岁以上,可行手术矫治;股骨远端引起的畸形,应通过股骨截骨矫形,胫骨近端引起的畸形,应在胫骨截骨矫形。术后石膏管形固定 4~6 周。② 对于 10 岁左右的女孩和 11 岁左右的男孩,只要骨骺存在足够的生长潜力,也可以根据畸形部位利用骨髓钉行股骨下端内侧或胫骨上端内侧骨骺阻滞术,待畸形矫正后,再取出骨骺钉。

ℛ 警　　示

对小儿膝外翻,要鉴别内外伤、感染引起的股骨下端、胫骨近端骨骺损伤所致的畸形,以及佝偻病、局部或全身发育异常导致的膝外翻。

二十八、膝内翻

诊断要点

在双足跟、双足掌并拢,放松双腿直立,如两膝存在距离,就说明是有膝内翻。一般根据常态膝距和主动膝距两个指标,判断膝内翻的轻重程度。X线片显示胫骨向外侧凸,伴前凸与内旋,其内侧骨皮质增厚、硬化。

治疗程序

膝内翻的矫正方法包括手术、正O仪器、夹板、绑腿、锻炼、矫正鞋垫等。手术适用于膝内翻程度非常重,或者已经并发骨性关节炎,出现关节疼痛的患者。手术的好处是被动治疗,矫正立竿见影。缺陷是需要截骨,副作用大,痛苦和风险大。

警　示

1. 缺钙和遗传是膝内翻形成的两个基础,但更直接的原因,还是在于走姿、站姿、坐姿及一些运动。

2. 膝内翻和胫内翻　鉴别方法是经胫骨近端骨骺画一条横线,对胫骨长轴画一条垂线,两线交角大于11°,通常是胫内翻。

3. 小儿行走后膝内翻加重,需要X线检查,以排除佝偻病、骨骺发育不良、胫骨内翻。

二十九、脊柱侧凸

脊柱侧凸是指脊柱的一个或数个节段在冠状面上偏离身体中线向侧方弯曲,形成一个带有弧度的脊柱畸形,通常还伴有脊柱的旋转和矢状面上后突或前突的增加或减少,同时还有肋骨左右高低不等平、骨盆的旋转倾斜畸形和椎旁的韧带和肌肉的异常。

根据病因,将脊柱侧凸分为两类:① 原因不明:如特发性脊柱侧凸;② 原因已明:如先天性骨骼异常、神经肌肉疾病、神经纤维瘤病、关节挛缩症、外伤、神经根受压、脊髓内肿瘤或感染等引起的脊柱侧凸。本段主要讲述特发性脊柱侧凸。

诊断要点

1. 病史　详细询问与脊柱畸形有关的一切情况,如患者的健康状况、年龄及性成熟等。还需注意既往史、手术史和外伤史。了解患儿母亲妊娠期的健康状况,妊娠头3个月内有无服药史,怀孕分娩过程中有无并发症等。神经肌肉型的脊柱侧凸的家族史尤为重要。

2. 临床表现　① 首先充分暴露,注意皮肤的色素病变,有无咖啡斑及皮下组织肿物,背部有无毛发及囊性物。② 注意乳房发育情况,胸廓是否对称,有无漏斗胸、鸡胸及肋骨隆起及手术瘢痕。③ 向前弯曲观察背部是否对称:一侧隆起说明肋管及椎体旋转畸形。④ 检查腰椎是否旋转畸形。⑤ 同时注意两肩是否对称,还需测定两侧季肋角与髂骨间的距离,然后检查脊柱屈曲、过伸及侧方弯曲的活动范围。⑥ 最后应仔细进行神经系统检查,怀疑有黏多糖病者应注意上腭;马方综合征者应注意角膜。

3. 辅助检查

(1) X 线检查:X 线检查可明确侧凸的程度、部位、性质、旋转度、代偿度及柔韧度等。

1) 直立位全脊柱正侧位像。长度宜包括整个主弯,代偿性弯曲,下端最好包括双侧髂骨翼,以便同时观察髂骨翼的骨骺发育程度。侧凸角度的测量:通用的方法是 Cobb 角测定法。

2) 仰卧位左右弯曲及牵引像。反映其柔软性。

3) 斜位像:检查脊柱融合的情况。

4) Ferguson 像:真正的正位腰骶关节像。

5) Stagnara 像:严重脊柱侧凸患者(大于 100°),需要摄取旋转像以得到真正的前后位像。

6) 断层像:检查病变不清的先天性畸形、植骨块融合情况以及某些特殊病变如骨样骨瘤等。

7) 切位像:患者向前弯曲,球管与背部成切线。主要用于检查肋骨。

(2) MRI 检查:有脊髓神经损伤症状时,宜行 MRI 检查。

ℛ 治疗程序

1. 一般治疗　根据患者的年龄,侧凸的类型、程度、部位不同,脊柱侧凸的治疗方法也不同。

2. 支具治疗　适应年龄小的患儿和侧凸度数不大的患儿,支具可防止或减慢侧凸进展。常用支具有两种:Milwaukee 支具和 Boston 支具。

3. 手术治疗　手术治疗的目的是矫正畸形,防止畸形进一步发展,改善外观畸形,解除腰背疼痛及患者因畸形造成的心理负担,使患者能正常从事学习、生活和工作。

脊柱侧凸手术常用内固定器械矫形和维持,植骨融合手术方法分前路和后路两种。常用的后路手术方法为 Harington、Lugue 和 Cotrel-Dubousset、TSRH、CDH 方法;前路为椎体手术、Dwyer 和 Zielke 手术。这些手术各有特点和利弊。

ℛ 警　示

1. 非手术治疗唯一有效的方法是支具治疗,而电刺激、牵引理疗等方法是辅助治疗。

2. 终末手术年龄尽量延迟到生长发育末期。

3. 早期诊断,以使早期治疗非常重要。因此需健全中、小学生的普查工作,作到以预防为主。

三十、脑性瘫痪后遗症

脑性瘫痪后遗症是指因早产、难产、窒息缺氧、颅内出血、胆红素脑病、高烧等原因产生的小儿脑发育不良所导致的症状,包括:肢体功能、语言功能、智力功能、听力等多方面的功能障碍。

ℛ 诊断要点

1. 临床表现　在婴儿期出现中枢性瘫痪的症状,常有早产、难产、窒息及黄疸的病史,2 岁以后病理反射阳性,或有各种异常动作,如手足徐动、舞蹈状动作。有的智力发育落后,语言、听觉、视觉障碍。

2. 辅助检查　① 肌电图和脑电图可有异常改变。② CT 或 MRI 检查可帮助确定损伤部位和类型。

ℛ 治疗程序

1. 一般治疗　脑瘫目前尚不能完全治愈。新生儿中度、重度的脑损伤,可能有所恢复,会终生遗留缺陷,但是通过合理的康复锻炼,可以改进他们的功能。开始得越早越好,这些操作可在医生指导下,由患儿父母在家中进行。

(1) 痉挛性瘫痪的治疗:婴儿的痉挛肌肉被动牵拉时,阻力不太大。早期治疗可预防肌肉挛缩,让婴儿反复练习上肢、下肢的运动,逐渐增加幅度,学会放松肌肉。较大儿童要主动练习活动,运动由简单到复杂,先在规定的速度下,进行一定范围的活动,逐渐协调,改进节奏速度和活动的准确性。通过随意运动克服牵拉反射,完成特定动作。

为了防止肌肉挛缩,有必要对容易发生挛缩的肌肉进行反复被动牵拉活动如髋关节被动外展、伸直,以防内收肌、髂腰肌挛缩,膝关节伸直以防腘绳肌挛缩。踝关节背屈,使小腿三头肌得到牵拉,最好配合穿戴支具,支具要用到骨生长停止,即 14~15 岁为止。

(2) 手足徐动症的治疗:本病表现为持续的不自主的活动或整个肢体强直,当睡眠或肌肉放松时,症状消失,用反复的练习活动治疗是无效的,可教会患者有意识地进行放松肌肉,有目的地进行协调。

(3) 共济失调的治疗:理疗可改进肌张力,先训练患者坐和站立平衡,最后练习行走,改善行走不稳步态。眼、手之间的协调动作比较困难,这是由于患者很难集中眼力注视物体。

2. 手术治疗 大多数痉挛性脑瘫患者需要手术治疗,而手足徐动症、共济失调、震颤和僵硬性患者很少需要手术。手术方法有三类:① 肌腱手术:即通过肌腱移位、肌腱切断或肌腱延长术等矫正畸形和平衡肌肉力量;② 骨关节手术:即进行截骨或关节融合术以矫正畸形和稳定关节;③ 神经手术:即周围神经支切断术,选择性切断痉挛肌肉的神经支,以减少痉挛和拮抗作用

℞ 警 示

应与婴儿脊髓进行性肌萎缩、苯丙酮尿症、肝豆状核变性相鉴别。

三十一、踇外翻

踇外翻,俗称大脚骨,多与遗传(约占 80% 以上)、穿鞋不适有关。穿鞋变形,还伴有踇囊炎、疼痛。常并发脚垫、鸡眼、爪形趾,其他脚趾畸形等。

℞ 诊断要点

1. 临床表现 多见于中老年妇女,常合并有平足症,部分有家族史或长久站立工作或经常穿尖头鞋史。主要表现为:① 足部畸形和疼痛,关节内侧隆起部分常有胼胝和红肿。② 合并踇囊炎发生,伴有压痛。③ 严重时踇趾外翻,压于第二趾背,第二趾常伴有槌状趾。④ 第一跖趾关节跖面负重感、触痛和胼胝,平足多见。

2. X 线摄片 踇外偏角(第一跖趾关节的跖骨和趾骨的纵轴夹角)大于 20°(正常为 10°~20°),第一跖趾关节附近骨质增生尤以跖骨头内侧为著,第一跖趾关节可脱位或半脱位。

℞ 治疗程序

1. 一般治疗 早期可穿平跟鞋或采用踇外翻矫正夹板,减轻第一跖趾关节局部受压,减少行走。

2. 药物治疗 如关节肿痛可服用非甾体类镇痛药。

3. 手术治疗

(1) 手术方案:① 矫正近端趾骨的外翻畸形;② 切除第一跖骨头内侧骨赘及滑液囊肿;③ 矫正第一跖骨内翻畸形;④ 矫正任何合并踇外翻存在的前足畸形,如鸡眼、胼胝、槌状趾等。

(2) 手术方法:

1) Mayo 手术:即骨赘切除术,适用于踇外翻引起第一跖骨头向内凸出,超越于近侧趾骨关节面的内侧,因鞋背的摩擦引起踇囊炎性增生,并伴有局部肿痛反复发作。

2) McBride 手术:适用于畸形不很严重,踇外偏角在 20°~35°,跖趾关节无退行性关节炎改变者,特别是青年与中年患者。

3) Keller 手术:适用于畸形严重,跗外偏角在 30°~45°伴有退行性关节炎改变的跗外翻畸形,跗趾僵硬者,老年人。

4) Mitchell 手术:适用于畸形严重的中、青年患者。

ℛ 处　方

双氯芬酸(扶他林)　25~50 mg　po　tid

或　布洛芬缓释胶囊(芬必得)　0.6 g　po　bid

ℛ 警　示

1. 患者出院后,必须注意患足功能锻炼,加强跗趾肌力。

2. 避免长时间穿尖头高跟皮鞋,平日穿鞋应尽量选用前部较宽的鞋,尤其是在运动或需长距离行走的时候。

三十二、臀肌筋膜挛缩症

臀肌筋膜挛缩症是指臀肌及其筋膜纤维变性、挛缩,引起髋关节外展、外旋挛缩畸形和屈曲功能障碍,患者表现蹲、坐及行走的异常姿态和步态。

ℛ 诊断要点

1. 临床表现　① 有自幼长期臀部反复注射史。② 双侧臀部不对称,可摸到条索状束带,双下肢有假性延长,蹲下时呈蛙位。③ 在患侧臀部可见皮肤沟状下陷或出现皮肤小窝。

2. X 线检查　无特异性表现。

ℛ 治疗程序

1. 一般治疗　早期可进行手法按摩、热敷等。还可用红外线照射,并下肢功能锻炼。

2. 手术治疗　① 早期采用挛缩的纤维束带单纯松解切断或 Z 形切断延长术;② 经粗隆后上方弧形小切口,对所有挛缩的组织进行彻底松解术。

ℛ 警　示

1. 合理使用抗生素,慎用刺激性强的药物肌内注射,并尽量减少注射次数。

2. 一旦确诊,应早期手术,否则臀肌挛缩会影响髋关节骨与软组织的发育。

(刘　军　赖晓峰)

第八章
小 儿 外 科

第一节 小儿常见肿瘤

一、血管瘤

婴幼儿血管瘤特指由血管发育异常而形成的错构瘤。虽为良性肿瘤,但可能会进行性生长,造成功能障碍及毁容。常见的类型有:毛细血管瘤、海绵状血管瘤、蔓状血管瘤等。

诊断要点

1. 毛细血管瘤

(1) 平面型(红斑痣):橙色至深紫色皮肤色斑,压迫可暂褪色。出生时即存在,终身无变化,无自觉症状。

(2) 隆突型(草莓状血管瘤):出生后短时内即发病。初起仅为皮肤上一小红点,以后快速长大,形成高出皮面的鲜红色或暗红色斑块,境界清楚,表面不光滑,可有分叶。多数在1~4岁逐渐消退。

2. 海绵状血管瘤 由充血的静脉窦构成。肿块柔软,可被压缩。多位于四肢、躯干的皮下组织及腮腺,可侵入肌肉、骨骼,甚至广泛性生长。有缓慢消退的可能。

3. 蔓状血管瘤 由多发性小动静脉瘘构成。表现为有搏动的皮下肿块,局部皮肤潮红,受累肢体增粗、增长,听诊有血管杂音。一般不会自行消退。

4. 混合性血管瘤 皮肤有草莓状血管瘤,深部有海绵状血管瘤,两者在同一部位混合生长。多见于头颈部,常发展迅速,侵犯广泛;易引起 Kasabach-Merrit 综合征。

治疗程序

1. 草莓状血管瘤、腮腺海绵状血管瘤等有自然消退倾向,若患者年龄小、瘤体小且生长慢、肿瘤生长部位不影响功能及容貌,应尽量争取自愈。

2. 生长快、范围局限、影响容貌的草莓状血管瘤和海绵状血管瘤,以及手术后局部复发的血管瘤,可以采用瘤体内注射治疗。

3. 瘤体局限、手术不造成功能障碍和容貌毁损的血管瘤,可以手术切除。

4. 巨大的、深部的或内脏血管瘤以及动静脉瘘,可以进行介入栓塞治疗。

5. 生长迅速的混合性血管瘤,合并 Kasabach-Merrit 综合征或充血性心力衰竭的血管瘤,可以使用激素治疗。

6. 小而浅表的毛细血管瘤也可以采用激光或冷冻治疗。

7. 不伴有血管畸形(蔓状血管瘤)的血管瘤可试用普萘洛尔(心得安)治疗。

ℛ 处　　方

处方 1　普萘洛尔 1~2 mg/(kg·d)　po　分 3 次口服

显效后停药,或疗程<5 个月

处方 2　泼尼松 6 mg/kg　po　qod× 8　以后每 2 周减半

第 3 个月　泼尼松　0.4 mg/kg　po　qod

全部疗程共 3 个月

处方 3　1. 瘤内注射平阳霉素　参见淋巴管瘤

2. 聚桂醇　1~10 ml,与空气比例 1∶(2~4),制成泡沫,分点分次注射

处方 4　0.5%噻吗尔　局部外用

ℛ 警　　示

1. 放疗的副作用大,且疗效不肯定,不推荐。

2. 增长过快、影响容貌和功能的血管瘤宜尽快手术。

3. 伴有血小板减少时应先控制病情再手术或瘤体内注射治疗。

4. 肢体广泛性血管瘤不宜手术,因不易切除干净,且可能造成功能障碍。

5. 普萘洛尔是已临床使用多年的老药,安全性好,是目前用于治疗血管瘤的一线用药。

二、淋巴管瘤

由过度增生、扩张的淋巴管和结缔组织构成的错构瘤。

ℛ 诊断要点

1. 毛细淋巴管瘤(单纯性淋巴管瘤)　少见,呈群集的、针尖大至豌豆大淡黄色厚壁水疱或红色血性水疱,凸出于皮肤、黏膜表面。常位于肢体近端、口腔。

2. 海绵状淋巴管瘤　皮下不规则软质肿块。或组织、器官不规则,弥散性肿胀,如巨舌、肢体象皮肿样增生。

3. 囊性淋巴管瘤(囊状水瘤)　囊性皮下组织肿块,张力低,有波动感,不能被压缩,透光试验阳性,穿刺可抽得淋巴液。多发生在颈后三角、腋下,可侵入纵隔、口底,影响呼吸。伴有感染或囊内出血时肿块迅速增大。胎儿的巨大肿块可影响分娩。

4. B超、CT　有助于诊断和确定手术范围。

R **治疗程序**

1. 单纯性淋巴管瘤　电灼、冷冻、激光治疗。

2. 海绵状淋巴管瘤　手术切除。弥漫性肿瘤可分次手术切除。

3. 囊状淋巴管瘤　早期切除以避免出现感染、内出血等并发症。

4. 体积小的、手术无法切除或手术后复发的海绵状淋巴管瘤、囊状淋巴管瘤，可试用平阳霉素瘤体内注射治疗。

R **处　　方**

0.9%氯化钠	8 ml	
平阳霉素	8 mg	瘤内注射
地塞米松	5 mg	
2%利多卡因	2 ml	

R **警　　示**

1. 药物治疗注意事项：① 每次按平阳霉素 0.2~0.4 mg/kg 分点注射，平阳霉素单次总量≤8 mg。② 间隔 2~4 周可重复注射。③ 一般 4 次为 1 个疗程。④ 每疗程平阳霉素总量≤5 mg/kg。⑤ 不超过 3 个疗程。⑥ 两个疗程间隔 3 个月。

2. 淋巴管瘤不会自行消退，放疗及化疗效果不佳，应尽可能手术治疗。

3. 新生儿、小婴儿颈部淋巴管瘤不宜注射治疗，以免组织水肿引起窒息。

4. 囊腔细小的淋巴管瘤和弥漫性淋巴水肿注射治疗效果差。

5. 长期大量使用平阳霉素有引起肺纤维化的风险。

6. 瘤内注射时勿将药物注入皮下组织及肌肉，以免组织坏死。

三、神经母细胞瘤

起源于交感神经节细胞，如肾上腺髓质，胸、颈和盆腔的交感神经节。2 岁为发病高峰；可早期转移至肝脏、皮肤及骨髓。低龄儿有一定自愈倾向。

R **诊断要点**

1. 临床表现

（1）肿块：取决于肿瘤的部位和病期，小儿常见于腹部腹膜后，肿块增长快、坚硬、有结节，可有局部压迫症状。

（2）首发症状和体征偶可由肿瘤转移灶引起：如肝脏肿大，骨痛、病理性骨折，贫血等。

（3）其他：少数患者出现高血压、多汗、心悸及腹泻。

2. 辅助检查　① X 线平片：约半数能见斑点状钙化影。② 尿香草基杏仁酸

（VMA）升高。③ B超、CT、MRI 检查。④ 骨扫描。⑤ 骨髓穿刺。⑥ 肿瘤、转移瘤活体组织检查。

ℛ 治疗程序

1. 一般治疗　纠正贫血及代谢紊乱,控制高血压。

2. 药物治疗　难以切除的或已有转移的肿瘤,可以先采用化疗、新辅助化疗,争取手术机会。长春新碱、环磷酰胺、阿霉素、顺铂、依托泊苷等联合及交替应用,根据分期、风险分组及年龄等因素制订具体方案。

3. 手术治疗

（1）手术指征:① 瘤体局限,<10 cm,可以完整切除者。② 术前视疗效接受化疗1~6个月,有可能切除的肿瘤。③ 术后局部复发。④ 椎管内压迫者,先手术解除脊髓压迫,再酌情化疗、手术切除原发瘤。⑤ 巨大肿瘤先活体组织检查,明确诊断后制订新辅助化疗方案。

（2）术后放疗、化疗。

4. 放疗

（1）肿瘤未能完整切除或有淋巴结转移。

（2）手术和化疗无效、转移瘤及其伴发的疼痛,可采用姑息性放疗。

（3）巨大肿瘤可术前放疗。

（4）有脊髓压迫、呼吸窘迫等症状。

ℛ 处　　方

因神经母细胞瘤的生物异质性,使治疗方案复杂,不同个体均不统一,可参考相关专家共识。

ℛ 警　　示

1. 早期无明显症状,就诊时常已达晚期,影响治愈率。

2. 完整切除肿瘤,是最好的治疗。

3. Ⅰ期肿瘤能完整切除者,不用化疗。

4. 年龄<1岁,原发肿瘤Ⅰ期、直径<2 cm,可暂不手术,予以观察。

5. 特殊Ⅳ期暂不处理,密切观察肿瘤、转移病灶和肿瘤标记物变化,判断有无自愈倾向。病情有进展时才予以治疗。

6. 如肿瘤起于肾上腺,常需切除同侧肾脏。

四、肾母细胞瘤

起源于肾胚胎组织的恶性肿瘤。1~3岁婴幼儿最多见。按其构成,分为预后差的组织类型和预后好的组织类型两大类。

ℛ 诊断要点

1. 临床表现　偶然发现的腹部肿块，表面光滑，中等硬度有弹性，就诊时一般不超过身体中线。半数以上合并高血压。

2. 辅助检查　① B 超检查：鉴别肾积水，发现肾静脉、腔静脉瘤栓。② IVP 检查：肾盂、肾盏变形和（或）破坏，部分患肾不显影。③ CT、MRI 检查：确定肿瘤侵犯范围。④ 如疑有腔静脉癌栓，应做腔静脉造影。⑤ X 线胸片：排除肺转移。⑥ 尿常规：25%患者可见镜下血尿。

ℛ 治疗程序

尽早手术、化疗、放疗综合性治疗。

一般先手术治疗，如估计手术完整切除困难，可用手术活体组织检查，病理确诊后先术前化疗，再手术治疗。术后再放化疗治疗。

ℛ 处　　方

具体放化疗方案参见目前最新版本专家共识 CCCG－WT－2016。

ℛ 警　　示

1. 肾母细胞瘤早期无症状，就诊时绝大多数直径>5 cm，半数>10 cm。

2. 肿瘤超过身体中线、挤压腔静脉、侵犯膈肌，应先充分化疗后再手术。

3. 双肾肿瘤手术要尽量保留肾组织，尽量局灶切除肿瘤，术前应先化疗 2~4 个疗程。除非晚期患者化疗不敏感，不做放疗。无法保留肾实质，同时无转移灶的，可考虑双肾切除+肾移植手术。

4. 有广泛转移灶的，至少化疗 2 个疗程，以争取手术机会。

五、畸胎瘤

好发于骶尾部、纵隔、腹膜后、性腺。病理特征为含有三个胚层来源的细胞组织成分。良性畸胎瘤（成熟型）多见；部分良性畸胎瘤会转变为恶性畸胎瘤（未成熟型）。

ℛ 诊断要点

1. 临床表现

（1）症状：① 因肿瘤生长部位不相同，临床表现多样，以肿瘤占位、压迫为常见症状。② 圆形囊性实性混合肿块，质地软硬不均匀，多发生于人体中轴线附近，骶尾部最多见。③ 卵巢、睾丸畸胎瘤可造成卵巢或睾丸扭转、坏死。

（2）体征：直肠指检可判别腹部、盆腔、骶尾部畸胎瘤，了解盆腔出口梗阻情况。

2. 辅助检查

（1）X 线平片：肿瘤内见到骨、牙齿等异常钙化影，即可明确诊断。

（2）CT 检查：肿瘤内见钙化影。

（3）MRI 检查：肿瘤内见脂肪组织。

（4）AFP 检查：恶性畸胎瘤 AFP 升高。

（5）HCG 检查：恶性畸胎瘤可见升高。

（6）B 超检查。

ℛ 治疗程序

1. 肿瘤切除手术。

2. 恶性畸胎瘤术后化疗 3~24 个月，并 AFP、HCG 监测。

3. 体积大、浸润广泛难以切除的肿瘤，且肿瘤标志物升高提示为恶性畸胎瘤者，先术前化疗 1~6 个月。

4. 肿瘤病理无恶性成分，但肿瘤标志物持续异常，或正常后又升高，应行化疗。

5. 病理检查时，应取材广泛，以免误诊、漏诊。

ℛ 处　　方

化疗药物：常用顺铂、阿霉素、异环磷酰胺等联合化疗，具体方案依据病理、体重、AFP 及 HCG 监测结果相应调整。

ℛ 警　　示

1. 畸胎瘤确诊后，应及时手术切除，以免良性畸胎瘤恶变（1 岁以内骶尾部畸胎瘤恶变率达 40%）；同时可减少肿瘤感染、破裂、出血等并发症。

2. 手术关键是肿瘤完整切除，以免复发。卵巢和睾丸恶性肿瘤应做一侧卵巢或睾丸切除；骶尾部畸胎瘤必须切除尾骨。

3. 均应检测血清甲胎蛋白（AFP）和绒毛膜促性腺激素（HCG）水平，对诊断和预后判断有重要作用。

4. 手术切除困难的病例，应术前行新辅助化疗。

第二节　新生儿外科

一、先天性肥厚性幽门狭窄

因幽门肌层增生肥厚（尤以环肌最明显），黏膜水肿，导致幽门管腔狭窄、胃出口梗阻。目前病因仍不明确，有一定遗传倾向。

ℛ 诊断要点

1. 临床表现　① 上消化道不完全性梗阻。② 多数在出生后 2 周左右起出现呕吐。③ 病初为溢奶,以后逐渐加重为喷射性呕吐。④ 呕吐物为带凝块的奶汁,不含胆汁。少数可因胃黏膜出血带有咖啡样呕吐物。⑤ 吐后有饥饿感。⑥ 尿量、排便量减少。⑦ 低钾低氯性碱中毒;⑧ 消瘦、脱水,右上腹触及橄榄样肿块。

2. 辅助检查　① B 超检查:幽门长度>20 mm,幽门肌厚度≥4 mm,幽门直径>14 mm。② 上消化道造影:胃扩张、蠕动增强;胃窦幽门前区呈鸟嘴样,幽门管细长呈线样征。

治疗程序

1. 一般治疗　纠正脱水及酸碱失衡、电解质紊乱及营养不良。温盐水洗胃。

2. 药物治疗　如合并肺部感染,酌情抗感染治疗。

3. 手术治疗　行幽门环肌切开术(Fredet-Ramstedt 手术),开放手术及腹腔镜手术均可,手术中谨防十二指肠黏膜损伤。

处　方

1. 术前补液　生理需要量

1/3 张 GNS　100 ml/kg

10%氯化钾　2 mmol/kg　　　iv gtt　qd

维生素 C　100 mg

根据脱水程度及电解质丢失情况适量追加补液、补充电解质,注意补充氯和钾,视营养不良状况给予营养支持

2. 洗胃

0.9%氯化钠　20 ml/次　(温)

3. 术后喂养

5%GS　15 ml　po　q2h

如无呕吐则改等量母乳,逐渐加量,2~3 天增加到正常喂养量

警　示

1. 术前应充分准备,纠正脱水及电解质紊乱、酸碱失衡;病情越重越应准备充分,忌突击补液。

2. 手术 6~8 小时后可开始喂养。

3. 手术后早期呕吐,可能与幽门管水肿有关;如呕吐始终不缓解,应考虑幽门肌切开不完全,应及时再次手术。

4. B 超检查数据易受干扰,对疑似病例应多次动态观察。

二、肠闭锁

肠闭锁是一种肠道先天性畸形,肠管的连续性中断。部分病例闭锁不完全,

表现为肠管狭窄。最多见于回肠,其次为十二指肠;肠狭窄则十二指肠最多见;10%~25%病例为多发性闭锁。

诊断要点

1. 临床表现 ① 母亲孕期羊水过多,新生儿出生后无正常胎便排出。② 肠梗阻症状出现的早晚和轻重与梗阻的部位和程度相关。③ 全身情况:脱水、酸中毒、电解质紊乱。常伴有吸入性肺炎。

2. 辅助检查

(1) X线胸腹部立位平片:高位肠闭锁时可见到胃及十二指肠部位有2~3个液平面,而其他肠段仅有少量气体或完全不充气(双泡征、三泡征);低位肠闭锁可见较多扩张肠段及液平面,最远的肠段极度扩张。

(2) 上消化道造影:临床诊断不典型时,可用少量碘油行上消化道造影,对于肠狭窄的病例尤其必要。

(3) 结肠造影:① 表现为胎儿型结肠。② 诊断结肠闭锁。③ 排除先天性巨结肠、肠旋转不良等其他畸形。

治疗程序

1. 一般治疗

(1) 导尿、胃肠减压。

(2) 术后静脉营养支持。一般于术后7~14天,肠道功能恢复后才能逐步经口进食。自开始喂奶后经过4~5天,一般可恢复正常喂养。部分患者如Ⅲb型闭锁和Ⅳ型闭锁肠功能恢复慢,需静脉插管较长时间静脉营养。

(3) 促进肠道功能的恢复 手术7天后开始,可用温盐水灌肠。

2. 药物治疗

(1) 补液:① 生理需要量。② 根据脱水、电解质紊乱及酸碱失衡情况,适量增加补液量及电解质,补充维生素,严重者需补充血浆、白蛋白、输血。

(2) 补充维生素K_1。

(3) 抗感染治疗。

3. 手术治疗 急诊手术,根据探查分型,选择瓣膜切除术、盲端切除肠吻合术、旁路手术。

处方

1. 生理需要量

1/4张糖盐水	100~120 ml/kg	
10%氯化钾	2 mmol/kg	iv gtt qd
维生素C	100 mg	

＊糖盐水总量需要减去其他液体量,如:氨基酸、脂肪乳剂等

多种氨基酸　1.5 g/kg　iv gtt　qd

脂肪乳剂　2.0 g/kg　iv gtt　qd

维生素 K_1　2 mg　im　qw

2. 抗感染治疗

0.5%甲硝唑　12.5 mg/kg　　iv gtt　bid

0.9%氯化钠　5 ml ┐

头孢呋辛　　25 mg/kg ┘　iv　q8h

有头孢菌素过敏可能时

0.9%氯化钠　10 ml ┐

氨曲南　　　20 mg/kg ┘　iv　q8h

3. 喂养:母乳(或配方奶)　5 ml　q2 h

如患儿无呕吐,喂奶量可逐渐增加

4. 术后灌肠:温生理盐水　10 ml　tid

ℛ 警　　示

1. 产前 B 超检查有助于早期发现。

2. 十二指肠闭锁需注意与其他消化道高位梗阻畸形鉴别。

3. 手术中不要遗漏多发性闭锁以及其他合并肠道畸形。肠吻合应采用单层吻合法,减少吻合口狭窄。可能的情况下尽量多保留肠管,以免短肠综合征。

4. 术后需较长时间营养疗法,酌情给予静脉营养及肠内营养。治疗期间需密切注意相关并发症。

5. 目前存活率为 80%左右,与肠闭锁的类型密切相关。

6. 注意伴发畸形,如 Down 综合征等,手术前需评估治疗价值。

7. 警惕术后合并坏死性小肠结肠炎、短肠综合征。

三、肠旋转不良

先天性肠道畸形,因胚胎发育异常导致肠管位置变异,并形成异常索带。症状多发生于新生儿期,主要表现为十二指肠梗阻。少数在婴儿或大龄儿童出现症状,甚至极个别在成人时被发现。

ℛ 诊断要点

1. 临床表现

(1) 呕吐:呕吐是最突出的症状。绝大多数胎粪排出正常。头几次喂养也正常。于生后第 3~5 天起出现呕吐。特征是含有大量胆汁,每日多次,严重的可呈喷射性。

(2) 十二指肠梗阻症状:为不完全性或间歇性,症状可能会自行短时缓解,尔后很快再发。合并肠扭转,造成完全性梗阻、肠坏死。

2. 辅助检查

（1）胸腹立位 X 线平片:典型的表现为上腹部双泡征,下腹部少量气体或完全无气体。

（2）结肠造影:盲肠、升结肠位于上腹部或左腹部。

（3）上消化道造影:十二指肠通过障碍、胃扩张。

治疗程序

1. 一般治疗　胃肠减压。

2. 药物治疗

（1）补液:① 补生理需要量。② 另视呕吐及脱水情况酌情增加补液及电解质,补充维生素,纠正酸碱失衡。③ 必要时静脉营养支持。④ 补充维生素 K_1。

（2）抗感染治疗。

3. 手术治疗　急诊手术的标准术式为 ladd 手术。如条件许可,亦可行腹腔镜 ladd 手术。手术中注意探查消化道合并畸形,如环状胰腺等。

处　方

1. 生理需要量

1/4 张糖盐水　　100~120 ml/kg

10%氯化钾　　　2 mmol/kg　　｜　iv gtt　qd

维生素 C　　　　100 mg

2. 补充维生素 K_1

维生素 K_1　10 mg　im　qw

3. 术中常规切除阑尾,预防性抗感染

0.9%氯化钠　5 ml　　｜　iv　q8h

头孢呋辛　　25 mg/kg

0.5%甲硝唑　12.5 mg/kg　iv gtt　bid

警　示

1. 症状与畸形的严重程度相关,大龄儿童发病的,症状可不典型。

2. 腹部体征不明显,肠扭转晚期可腹胀。

3. 有肠扭转、肠坏死的风险,一经诊断需及时手术治疗。

4. 极少数患儿可能术后出现肠管再扭转,延误诊断可能造成严重后果。术后如出现异常呕吐应引起重视。

5. 术前梗阻使梗阻近端肠管严重扩张、肥厚,部分患儿术后肠功能恢复较慢,术后仍有轻微呕吐,完全恢复至少需要 2~5 周。注意营养支持。

6. 手术中应同时做阑尾切除术,并注意其他合并消化道畸形。

ℛ 预　　后

多数患儿预后良好。

四、胆道闭锁

胆道闭锁是一种以肝内外胆管进行性炎症、纤维化为特征的胆道疾病，造成不同类型的胆道狭窄、中断，引起阻塞性黄疸、肝硬化。病因可能与围生期病毒感染、自身免疫介导的胆管损伤及先天性胆道发育异常等因素相关。若无有效治疗，1岁左右死于肝功能衰竭。

ℛ 诊断要点

1. 临床表现　多为足月产，常在生后1~2周发病，往往在生理性黄疸消退后又出现黄疸。最初3个月内一般营养状况尚可，后来逐渐营养发育障碍。

2. 辅助检查

（1）血清学检查：胆红素持续升高，直接胆红素大于60%，γ-GT等酶升高。

（2）腹部超声：胆囊缺失、胆囊无腔、胆囊长度小于1.5 cm，或肝门有囊肿存在、肝门有高回声的三角索。超声检查发现肝门有高回声三角索，可初步诊断为胆道闭锁，进一步设法进行胆道造影，明确诊断并手术治疗；若超声下未见肝门区高回声三角索，可进行肝穿刺活体组织检查；若仍无法诊断，应尽可能行胆道造影确诊。

（3）放射性核素显像：经静脉注入$^{99}Tc^m$制剂后，放射性核素积聚在肝内，肠道不显影。

（4）十二指肠引流液分析：十二指肠液不含胆汁，无胆红素或胆酸。

（5）胆道造影：肝内、肝外胆道不显影或部分显影。

（6）肝活体组织检查：汇管区大量小胆管和纤维组织增生，胆管内有胆栓形成。

ℛ 治疗程序

1. 药物治疗　术后抗感染治疗、利胆治疗、激素治疗。

2. 手术治疗

（1）胆道造影确诊胆道闭锁，行肝门-空肠 Roux-Y 吻合术（Kasai 手术）。手术指征：① 年龄<90 天，诊断明确；<60 天为最佳手术年龄。② 年龄>60 天，无法鉴别胆道闭锁和新生儿肝炎。③ 术后曾有较好胆汁引流，伴发胆管炎后非手术治疗无效，可再次手术。

（2）Kasai 手术失败，行肝移植手术。

ℛ 处　　方

1. 术后抗感染

530

（1）0.9%氯化钠　　10 ml
　　头孢曲松　　　50 mg/kg ┃ iv　qd

或　0.9%氯化钠　　10 ml
　　头孢哌酮　　　30 mg/kg ┃ iv　q8h

（2）0.5%甲硝唑　12.5 mg/kg　iv gtt　bid

　　Kasai 手术后抗感染治疗至少 1 个月,其间注意合并真菌感染

2. 利胆

熊去氧胆酸　3 mg/kg　po　tid

熊去氧胆酸术后开始进食起即可使用,疗程1~2年

3. 激素

地塞米松　2 mg/kg　po　qd

激素自手术后 1 周起使用,通常采用短期冲击疗法,用药 2 周后逐渐减量

℞ 警　　示

1. 胆道闭锁诊断无特异敏感的方法,,以多种检查综合评估为主。

2. 胆道造影可通过 ERCP、腹腔镜或开放手术进行,最好在有条件实施Kasai手术的医院进行。造影和手术可同期完成。

3. 肝活体组织检查是区分婴儿特发性肝炎和胆道闭锁的重要检测方法。

4. Kasai 手术可延长患儿生命,但不能逆转进行性肝脏硬化,长期存活率仍较低,75%~80%患儿最终需肝移植才能长期生存。Kasai 手术可以为肝移植提供等待机会。

5. 激素治疗的品种、剂量、疗程尚无统一标准,疗效亦未最终确定。

五、脐膨出

脐膨出为先天性腹壁畸形。脐带周围腹壁全层缺损,内脏从腹腔脱出。

℞ 诊断要点

1. 临床表现　腹部中央半球形肿物,包裹透明囊膜,脐带位于囊膜的顶端,透过囊膜可以见到囊内的器官。如出生时囊膜已破裂,可在肠襻间见到残余的囊膜碎片。

2. 分型　按腹壁缺损程度,分为两型:

（1）巨型脐膨出:腹壁缺损≥5 cm,囊膜内除肠管外,可见胰腺、脾脏、肝脏,肝脏是标志。

（2）小型脐膨出:腹壁缺损<5 cm,囊膜内仅有肠管。

℞ 治疗程序

1. 药物治疗　局部用药,适用于非手术治疗。

2. 手术治疗

（1）小型脐膨出：行一期手术修补。

（2）巨型脐膨出：① 分期手术修补。② 或非手术治疗，形成瘢痕性皮肤愈合，产生腹壁疝，以后择期腹壁修补。

（3）囊膜已经破裂：则急诊手术。

R 处　　方

70%乙醇或 0.5%硝酸银　外涂囊膜　bid

R 警　　示

1. 本病死亡率与治疗时间有关，有条件时应尽早手术。

2. 术前应做胸片等检查，了解有无伴发畸形，争取手术中一并处理。

3. 囊膜破裂者，死亡率极高，必须急诊处理。

4. 手术后注意呼吸支持和肠外营养支持。

5. 非手术治疗用药约 1 周后囊膜干燥结痂，痂下肉芽生长，以后表面逐渐上皮化。待腹腔充分发育后，择期修复腹壁。

第三节　小儿普通外科

一、胆总管囊肿

先天性胆道畸形，病因为胰胆管合流异常。近年倾向于分为两型：① 囊状扩张型，此型多伴有胆总管远端狭窄；② 梭状扩张型，此型胆总管远端常无明显狭窄。

R 诊断要点

1. 临床表现

（1）症状：① 间歇性腹痛：与胆道梗阻、胆管炎、胰腺炎有关。② 可伴有发热、呕吐。

（2）体征：① 黄疸：胆道梗阻可造成黄疸。② 腹部肿块：大的胆总管囊肿可扪及右上腹囊性肿块。

2. 辅助检查

（1）实验室检查：腹痛发作时常见血清胰淀粉酶升高。

（2）B 超检查：是首选检查，可以判断胆总管扩张。

（3）MRCP 检查：可以准确显示胰胆管病变，指导手术。

（4）ERCP 检查：能精确显示胰胆管细微病变。

ℛ 治疗程序

1. 一般治疗　营养支持,保持大便通畅。
2. 药物治疗　抗感染治疗。
3. 手术治疗　胆总管囊肿切除+空肠肝总管 Roux-Y 吻合术。

ℛ 处　　方

术前及术后抗感染

0.9%氯化钠　　10 ml
头孢曲松　　　50 mg/kg ⎱ iv　qd

或　0.9%氯化钠　　10 ml
头孢哌酮　　　30 mg/kg ⎱ iv　q8h

0.5%甲硝唑　　12.5 mg/kg　　iv gtt　bid

维生素 K_1　10 mg　im　qd　酌情使用 3 天左右

开塞露　10 ml　qd

ℛ 警　　示

1. ERCP 检查是有创性检查,易引发胰腺炎,对婴幼儿检查成功率低。

2. 胆总管囊肿应及时手术治疗,长期病变存在可引发胆管炎、胰胆管结石、胰腺炎、胆道肿瘤及肝损害,并增加手术难度。

3. 胆总管囊肿切除+空肠肝总管 Roux-Y 吻合术是治疗胆总管囊肿的标准术式,首选腹腔镜手术。

4. 对于明确诊断胰胆管合流异常的病例,即使胆总管扩张不明显亦应进行手术治疗。

5. 严重胆道感染、肝功能严重损害、囊肿穿孔可先行囊肿外引流术,全身情况改善后再行囊肿切除+胆道重建术。

二、急性肠套叠

肠套叠系指一段肠管及其肠系膜套入与其相邻的肠腔内。急性肠套叠(原发性肠套叠)4~10 个月婴儿多见,2 岁以后减少。可能与呼吸道病毒感染、回盲部解剖、饮食变化等因素有关,发病后一般不会自行复位。按套入部位不同,分为回盲型、回结型、回回结型、小肠型、结肠型及多发型肠套叠。

ℛ 诊断要点

1. 临床表现　依就诊早晚而异。

(1)症状:① 阵发性哭闹:有规律的哭闹。每次持续 10~20 分钟,伴有手足乱动、面色苍白、拒食、异常痛苦表现。然后暂时安静 5~10 分钟或数十分钟,再次反复发作。② 呕吐。

（2）体征：① 腹部包块：右上腹肝下触及腊肠样包块，右下腹一般有空虚感。② 果酱样血便：发病后 8~12 小时排稀薄黏液或胶冻样果酱色血便。③ 肛门指诊：可发现直肠内的黏液血便，严重者可触及套叠头部。

2. 辅助检查

（1）腹部 B 超：为首选检查，在肠套叠横断面上显示为同心圆或靶环征，纵切面上，呈套筒征。

（2）空气灌肠：结肠注气后可见在套叠顶端有致密软组织肿块呈半圆形，向结肠内突出，气体前端形成明显杯口影，有时可见部分气体进入鞘部形成不同程度钳状阴影。

ℛ 治 疗 程 序

1. 药物治疗　镇静、解痉。

2. 空气灌肠复位术　空气灌肠既是诊断手段，也是治疗手段。

（1）适应证：

1）病程不超过 48 小时，便血不超过 24 小时。

2）全身情况良好，无明显脱水及电解质紊乱，无明显腹胀和腹膜炎表现。

3）复位压力 60~100 mmHg。3 个月以下婴儿肠套叠和诊断性灌肠压力一般不超过 80 mmHg。

（2）禁忌证：

1）病程超过 2 天以上，全身情况差。

2）高度腹胀，疑有腹膜炎时。

3）反复套叠，高度怀疑或已确诊为继发性肠套叠。

4）小肠型肠套叠。

（3）复位成功的标志：

1）拔出气囊肛管后排出大量带有臭味的黏液血便和黄色粪水。

2）患儿很快入睡，无阵发性哭闹及呕吐。

3）腹部平软，触不到原有肿块。

4）口服活性炭 6~8 小时后由肛门排出黑色炭末。

3. 手术治疗　空气灌肠复位失败，手术治疗。

ℛ 处　　方

苯巴比妥　5 mg/kg　im　st

阿托品　0.25 mg　im　st

活性炭　0.5g　po　st

ℛ 警　　示

1. 凡属空气灌肠复位禁忌证、空气灌肠复位失败的病例，均应及时手术治疗。手术中视肠管活力采取手法复位或肠切除肠吻合术。

2. 空气灌肠诊断及复位不适用于小肠套叠。

3. 肠套叠无论是采用空气灌肠复位还是手术复位,都有复发可能,如发现小儿成功复位后又出现阵发性哭闹、呕吐、烦躁不安等症状,应高度警惕。

4. 慢性肠套叠多见于年长儿或成人,常有肠道原发病,一般呈不完全性肠梗阻,套叠常能自行复位,故症状较轻。应手术治疗原发病。

三、甲状舌管囊肿和瘘

胚胎期的甲状腺舌管退化不完全,在颈部形成的先天性囊肿,经舌盲孔与口腔相通。囊肿继发感染后可破溃形成经久不愈的皮肤瘘口。

ℛ 诊断要点

1. 临床表现 ① 位于颈部正中线、舌盲孔至胸骨切迹间囊肿和(或)瘘孔,最常见于舌骨上下部。② 囊肿呈圆形,生长缓慢。位于舌盲孔附近的囊肿,可抬高舌根部。合并感染时可为痛性包块。③ 吞咽或伸舌时肿块可随着上下活动。④ 穿刺可抽出透明微混浊的无色或黄色黏液。

2. 辅助检查

(1) B超检查:颈前区圆形或椭圆形液性暗区,有时可见条索状结构与肿物或舌骨相连。

(2) CT检查:多表现为颈前部正中自舌盲孔至胸骨颈静脉切迹之间的囊性占位。

(3) 碘水造影:可明确甲状舌管瘘的行径。

(4) 放射性核素显像:^{131}I 或 ^{99}Tc^m 扫描可了解囊肿是否伴有活性甲状腺组织,并有利于鉴别异位甲状腺。

ℛ 治疗程序

1. 一般治疗 若有囊肿感染并有脓肿形成,则切开引流。

2. 药物治疗 囊肿有感染,应先予以控制,3个月后择期手术。

3. 手术治疗 甲状舌管囊肿(瘘)无急性感染者,行甲状舌管囊肿(瘘)切除手术(Sistrunk手术)。

ℛ 处 方

控制囊肿感染

0.9%氯化钠 10 ml
头孢硫醚 30 mg/kg | iv q8h

或 0.9%氯化钠 10 ml
头孢呋辛 25 mg/kg | iv q8h

ℛ 警　示

1. 甲状舌管囊肿易合并感染并形成瘘,瘘管长年迁延不愈,应尽快手术治疗,以2岁前手术为宜。

2. 手术时应将囊肿、瘘管、舌骨中部以及舌盲孔周围部分组织整块切除。

3. 手术后复发率为3%~5%,再次手术难度明显增大,应尽可能提高首次手术的成功率。

四、颈部腮裂囊肿和瘘

腮裂、咽囊和胸腺咽管等胚胎性组织退化不完全,遗留在颈部所形成的囊性肿块和瘘管。囊肿经瘘管与表皮和(或)咽部相通,易引起感染。成年后偶有恶变。

ℛ 诊断要点

1. 位于下颌角至胸骨上窝间、胸锁乳突肌前缘的皮下囊肿和(或)瘘孔。

2. 囊肿呈圆形位置固定,可缓慢增大,穿刺可抽得无色黏液;伴有瘘口时,肿块大小可变化或无肿块。

3. 瘘口有透明黏液外溢,瘘孔上方可触到皮下纤维条索。

ℛ 治疗程序

1. 一般治疗　如形成脓肿,须切开引流。

2. 药物治疗　如有急性感染,则在炎症控制后3个月手术。

3. 手术治疗　囊肿和(或)瘘管均应在2岁前手术切除。

ℛ 处　方

	0.9%氯化钠	10 ml		iv q8h
	头孢硫醚	30 mg/kg		
或	0.9%氯化钠	10 ml		iv q8h
	头孢呋辛	25 mg/kg		

ℛ 警　示

1. 瘘管走行及分支复杂,手术易残留,易损伤面神经、副神经、舌下神经及颈部大血管。

2. 残留瘘管组织造成复发。

3. 手术后复发,应再次手术。

五、梅克尔憩室

胚胎期的卵黄管未完全退化所形成的先天性肠道畸形。病变距离回盲部100 cm以内,在末端回肠的系膜对侧肠壁上形成袋状突起。常无临床症状,一般因并发症而就诊,或因其他手术探查而被发现。

诊 断 要 点

1. 临床表现 梅克尔憩室发生并发症时,可能出现多种急腹症:① 肠梗阻:由肠粘连、肠扭转等所致,多为低位小肠梗阻。② 肠套叠。③ 憩室炎:临床表现类似阑尾炎,两者难以分辨。④ 憩室溃疡:由迷生胃黏膜组织所致。⑤ 憩室穿孔:憩室炎、憩室溃疡均可造成穿孔。⑥ 出血:常为突发性、无痛性大量果酱样血便。

2. 辅助检查

(1)$^{99}Tc^m$核素扫描:$^{99}Tc^m$对胃黏膜壁细胞具有特殊亲和力,憩室壁内有迷生胃黏膜组织时可以显像。在右下腹或近脐部的中腹部见有放射性物质密集区。

(2)血管造影:对憩室出血患者做选择性肠系膜上动脉血管造影,可能显示憩室存在的部位与形态。

(3)腹腔镜检查:高度怀疑梅克尔憩室但又不能确诊时,可进行腹腔镜探查。可以确诊并同时实施手术治疗。

(4)剖腹探查:梅克尔憩室术前常常较难明确诊断,多数因急腹症急诊探查手术时发现。

(5)B超及MRI检查:近年来亦逐步应用于梅克尔憩室的诊断。

治 疗 程 序

1. 一般治疗 营养支持。
2. 药物治疗 控制出血,抗感染等。
3. 手术治疗 确诊梅克尔憩室后均应手术治疗。因便血就诊的患者多可先经非手术治疗控制出血,进一步检查确诊后手术;出血无法控制的需改善全身情况后急诊手术。

处 方

| 0.9%氯化钠 | 10 ml | iv q8h |
| 头孢西丁 | 30 mg/kg | |

警 示

1. 单纯憩室切除容易残留异位迷生组织,不做推荐,应行楔形肠段切除或标准肠段切除+肠吻合术。
2. 在其他手术中发现梅克尔憩室,必须处理。
3. 阑尾手术中发现阑尾炎症轻,与临床症状不相符时,应警惕梅克尔憩室存在,常规探查100 cm末段回肠。
4. 手术中还需处理并发症,如肠梗阻、腹膜炎等,并要注意探查有无其他合并畸形。

5. 急诊手术还需要视腹腔病变及炎症情况调整相应等级抗生素,必要时参考细菌培养及药物敏感试验。

六、小儿急性阑尾炎

𝓡 诊断要点

1. 临床表现　早期症状不明显。

（1）症状：① 精神萎靡,发热,活动减少,喜右侧卧位、双腿屈曲。② 食欲不振、呕吐较明显,有时可伴腹泻。③ 腹痛:不一定是首发症状,脐周痛多见,典型病例可有转移性右下腹痛。

（2）体征:① 右下腹固定压痛、肌紧张;若伴有腹膜炎,压痛和肌紧张范围扩大。② 直肠指检:低位阑尾炎直肠右前方有增厚感和触痛;可扪及盆腔脓肿包块。

2. 辅助检查　① 白细胞计数、C 反应蛋白升高。② B 超、CT 显示相关改变,有较高的诊断价值。

𝓡 治疗程序

1. 一般治疗　降温等对症处理。

2. 药物治疗　抗感染。抗生素品种应参照细菌培养及药物敏感试验结果加以调整;治疗时间视腹腔感染情况决定,普通感染用药 5~7 天。同时还应根据体重及胃肠功能恢复情况适量补充生理需要量液体。

3. 手术治疗　小儿阑尾炎确诊后,应早期手术,尤其是低龄儿童。病情较轻的单纯性阑尾炎;发病超过 3 天,病情稳定,局部形成炎性包块或阑尾周围脓肿,可试行非手术治疗。脓肿不能控制者需脓肿引流。

𝓡 处　方

1. 术前用药

| 苯巴比妥 | 5 mg/kg | im　st |
| 阿托品 | 0.02 mg/kg | |

| 0.9%氯化钠 | 15 ml | iv　q8h |
| 头孢西丁 | 30 mg/kg | |

2. 术中用药

| 0.9%氯化钠 | 15 ml | iv　q8h |
| 头孢西丁 | 30 mg/kg | |

3. 术后用药

| 0.9%氯化钠 | 15 ml | iv　q8h |
| 头孢西丁 | 30 mg/kg | |

| 或 | 0.9%氯化钠 | 15 ml | iv　q8h |
| | 氨曲南 | 20 mg/kg | |

0.5%甲硝唑　12.5 mg/kg　iv gtt　bid

4. 退热药

对乙酰氨基酚混悬滴剂(泰诺林)　0.1 ml/kg　im　st

(高热时用,必要时可 q8h 重复使用)

ℛ 警　示

1. 各年龄均可发病,5 岁以上多见,发病率随年龄增长而递增,偶见于新生儿。

2. 小儿阑尾炎难点在于诊断,年龄越小症状越不典型,误诊率越高。

3. 小儿腹部体检不配合且描述不清,须多次反复检查及对比触摸。

4. 小儿阑尾位置偏高、游离度大,压痛点可向脐部、肝下移动,但压痛点与肌紧张部位一致。

5. 直肠指检对鉴别肠炎、肠套叠等疾病有意义,不能漏检。

6. 注意与肠系膜淋巴结炎、梅克尔憩室、急性胃肠炎、过敏性紫癜、尿路感染、急性肠套叠、肠痉挛等疾病鉴别。

7. 发生穿孔早、穿孔率高,穿孔后炎症不易包裹局限,治疗不及时易遗留多种并发症。对诊断困难但又高度怀疑阑尾炎者,应放宽手术指征,及时手术探查。

8. 肠道功能紊乱、呼吸道感染有时会成为发病诱因。

七、先天性巨结肠

消化道远端肠段神经节细胞缺失,使病变肠管持续痉挛性收缩、蠕动消失、排便反射消失。造成顽固性便秘、病变肠管近端肠段继发性扩张。按病变肠管长度,可分成超短段型、短段型、常见型、长段型、全结肠型。

ℛ 诊断要点

1. 新生儿期

(1) 胎粪排出延迟:大多数患儿出生后 24～48 小时无胎粪排出,必须经过灌肠等处理才能排便。

(2) 呕吐。

(3) 腹胀。

(4) 直肠指检:① 直肠壶腹空虚无粪便。② 可激发排便反射:拔出手指后排出胎便,同时伴有大量气体,腹胀明显好转。

2. 婴儿和儿童期

(1) 新生儿期相关病史。

(2) 顽固性便秘。

（3）腹胀。

（4）营养不良。

3. 辅助检查

（1）钡剂灌肠：可见到直肠结肠由远而近直径不一，远段狭窄、近段扩张，在狭窄段、扩张段肠管间有漏斗状移行段。

（2）肛管直肠测压：内括约肌松弛反射消失。

（3）直肠黏膜活体组织检查。

（4）直肠肛管肌电图检查。

℞ 治疗程序

1. 已诊断明确，行巨结肠根治手术。

2. 新生儿期短段型巨结肠诊断不明确时，需经扩肛、回流灌肠、开塞露通便等非手术治疗维持排便，3~6 个月可明确诊断并手术根治。

3. 因各种原因不能耐受根治手术，而又非手术治疗无效；严重小肠结肠炎；可行肠造瘘术。

4. 小肠结肠炎

（1）禁食。

（2）回流灌肠。

（3）抗感染。

（4）营养支持。

（5）炎症难以控制时，应根据巨结肠分型选择相应部位结肠造瘘或末端回肠造瘘，以后二期行根治手术。

℞ 处　　方

1. 回流灌肠

每天总量：0.9%氯化钠　　100 ml/kg

分数次回流灌洗

每天总量可根据结肠清洁程度和患儿耐受力略减

2. 开塞露　10 ml　灌肠　qd

℞ 警　　示

1. 确诊后应尽早行根治手术，可减少各种巨结肠并发症。

2. 新生儿期短段型巨结肠误诊率较高，根治手术宜谨慎。

3. 巨结肠根治手术种类多样，各类术后并发症并不少见，应根据病情及技术条件选择适当术式。

4. 小肠结肠炎是巨结肠最严重的并发症，病死率高，要积极预防处理。

5. 注意与巨结肠同源病相鉴别。

八、脐疝

一种腹外疝,腹腔内容物经脐环缺损薄弱区向外突出。婴幼儿多见。

诊断要点

1. 脐部球形或半球形可复性肿物。
2. 哭闹、站立时肿物增大,平卧放松后肿块消失。
3. 用手挤压可还纳疝内容物。无痛苦。常可闻及气过水声。
4. 手指探入脐孔可摸到未闭合的脐环边缘。

治疗程序

1. 一般治疗 婴儿脐疝绝大多数可以自愈,2岁以下暂不处理。2岁以上需手术治疗,但如疝块较小,可先试行非手术治疗3~6个月。非手术治疗原则是减少脐孔两侧腹壁张力。非手术治疗方法:① 还纳疝内容物;② 脐孔两侧腹壁向对侧推挤牵引;③ 宽胶带固定,1~2周更换胶带1次;④ 治疗期间避免便秘、咳嗽,减少活动量。
2. 手术治疗 脐环缺损大于2 cm,自愈可能性小,应尽早手术。

警 示

1. 婴幼儿脐疝不易嵌顿,有自愈倾向,不用太早处理。
2. 非手术治疗不宜用硬物压迫脐环,因不仅难以固定,且不能减少脐孔两侧腹壁张力,对治疗无益。

九、小儿腹股沟疝

腹膜鞘状突未能闭塞而产生的先天性腹外疝。女孩可因 NüCK 管未闭合而发病。

诊断要点

1. 临床表现 ① 腹股沟可复性包块。用力时包块增大,并有膨胀感。② 包块复位后,见病变侧腹股沟较对侧饱满,阴囊较对侧偏大,精索较对侧增粗。③ 包块突然胀大、变硬,不能还纳腹腔,伴有疼痛,提示腹股沟疝嵌顿。
2. 辅助检查 彩超检查见肠管等内容物,与腹腔交通;能够排除鞘膜积液。

治疗程序

1. 诊断明确,即应手术治疗,不受年龄限制。
2. 一般仅行疝囊高位结扎术,不做修补手术。
3. 少数巨大疝、复发疝、内环极度松弛者,可以做修补手术。
4. 嵌顿性疝多数不必急诊手术,应先尝试手法复位,复位成功48小时后择期手术。

R 处　方

苯巴比妥　5 mg/kg
阿托品　　0.02 mg/kg ｜ im　手法复位前

R 警　示

1. 年龄<6个月，包块不大，无嵌顿史者，可以短期观察。少部分患儿可能自愈。其他患儿不宜等待，以防疝块增大和反复嵌顿。

2. 多次嵌顿或长时间嵌顿，可能影响睾丸发育。

3. 小儿腹股沟疝发生嵌顿时，因疝环弹性好，疝内容物早期不易坏死，可手法复位，但嵌顿时间不宜超过12小时。复位不成功者，应急诊手术，不能反复暴力复位。

4. 不适合疝带治疗。

5. 腹腔镜手术可以同时观察及处理双侧病变。

第四节　小儿泌尿外科

一、肾盂输尿管连接部梗阻

肾盂输尿管连接部梗阻因素包括肾盂输尿管连接处狭窄、高位输尿管开口、肾盂输尿管连接处瓣膜或息肉、输尿管起始部扭曲折叠、迷走血管压迫。

R 诊断要点

1. 临床表现　无特异性。

（1）腹部肿块，其大小和张力可波动。

（2）腰腹部疼痛。

（3）消化功能紊乱。

（4）少数伴有血尿、尿路感染、结石及高血压。

（5）双侧肾病变或孤立肾病变晚期出现尿毒症。

（6）遇暴力可肾盂破裂。

2. 辅助检查

（1）全尿路X线平片：患侧肾外形消失、结肠框移位。

（2）静脉尿路造影：肾盂显影淡或不显影；串球状阴影；肾盂肾盏扩张至肾盂输尿管连接部终止，而输尿管不显影。

（3）B超检查：肾脏集合系统回声分离或液性暗区，排除输尿管及其远端尿路病变造成的梗阻。

（4）CT检查：检查肾盂肾盏扩张程度，测量肾实质厚度以判定肾功能。

542

(5) MRI 检查:梗阻的定位及定性,尤其在肾功能严重破坏时更有优势。

(6) 同位素肾图:呈梗阻曲线。

𝓡 治 疗 程 序

治疗目标:解除梗阻,保护患肾功能。

1. 产前检查出的肾积水:出生后 1~3 周复查 B 超及静脉尿路造影,决定后续治疗。

2. 轻度积水,肾盏无明显扩张者,可以用 B 超随访观察。

3. 除上述情况,一经明确诊断,应尽早手术。标准术式为离断性肾盂输尿管成形术。

4. 并发氮质血症、尿路感染难以药物控制等情况下,可以先行肾造瘘,再择期做肾盂输尿管成形术。

5. 双侧病变可同时实施手术;或可先处理病变轻的一侧,再酌情处理对侧病变,必要时应先予肾造瘘。

6. 晚期病例,行患肾切除术。

𝓡 处　　　方

无特殊药物处方。

𝓡 警　　　示

1. 大多数患者有不同程度消化功能紊乱,值得警惕。

2. 尿路感染发生率不高,但一旦发生,多很严重且难以用药物控制,尿常规检查常假阴性。

3. 手术后临床症状(如腰胀、腹痛、肿块、发热等)消失,即可认为治愈。肾盂肾盏形态以及变薄的肾实质难以恢复正常,必须向家长交代,以免日后因其他原因误诊误切肾脏。

4. 肾切除的手术应谨慎,只有肾皮质厚度<2 mm,分肾功能检查提示患肾功能小于总肾功能的 1/10,对侧肾功能正常时,方可考虑。

二、原发性膀胱输尿管反流

输尿管膀胱连接部先天性发育异常,失去正常活瓣功能,使膀胱内尿液反流回输尿管的现象。

𝓡 诊 断 要 点

1. 临床表现　因尿路感染或肾损害,可出现相应非特异症状。

(1) 一般症状:乏力、厌食、嗜睡、恶心、发育迟滞。

(2) 反复尿路感染:可出现膀胱刺激征、发热、肾绞痛。

2. 辅助检查

（1）排尿性膀胱尿道造影:确定诊断并给反流分度。

Ⅰ度:反流仅达下段输尿管

Ⅱ度:反流致肾盂、肾盏,但无扩张

Ⅲ度:输尿管轻度扩张和(或)弯曲,有轻度肾盂扩张

Ⅳ度:输尿管中度扩张和弯曲,肾盂肾盏中度扩张,但多数肾盏还维持乳头形态

Ⅴ:输尿管严重扩张迂曲,肾盂肾盏重度扩张,肾盏失去乳头形态

（2）B 超、CT 检查:观察肾实质厚度,了解肾脏生长状况。

（3）同位素扫描、静脉尿路造影:显示肾瘢痕、测定肾功能。

（4）膀胱镜检查:检查输尿管开口情况,诊断膀胱合并畸形。

ℛ 治疗程序

1. 一般治疗　① 每 1~3 个月定期体检,观察肾功能、尿路感染控制情况及生长发育情况。② 每 6~12 个月复查排尿性膀胱尿道造影。③ 每 18~24 个月复查静脉尿路造影,如有感染发作则近期复查。

2. 药物治疗　Ⅲ度以下反流,药物治疗。长期口服抗菌药物。

3. 手术治疗　适应证为:① Ⅳ度、Ⅴ度反流。② 合并异位输尿管开口、输尿管开口形态异常、输尿管开口于膀胱憩室内等其他畸形。③ 药物治疗不能控制的尿路感染或防止感染复发。④ 肾小球滤过率下降。⑤ 肾脏生长明显迟缓。⑥ 进行性肾瘢痕形成,或新瘢痕形成。

ℛ 处　　方

阿莫西林　10 mg/kg　po　tid

头孢呋辛酯　20 mg/kg　po　bid

头孢克肟　1.5 mg/kg　po　bid

ℛ 警　　示

1. 原发性膀胱输尿管反流可引起反复尿路感染,造成肾单位功能损害并产生肾脏瘢痕。

2. 排尿性膀胱尿道造影对诊断非常重要。

3. 婴幼儿有尿路感染就应进行排尿性膀胱尿道造影检查,但要在控制感染后 2~3 周进行。

4. 儿童期部分Ⅰ~Ⅳ度原发性膀胱输尿管反流随着年龄逐渐增大而自然消失,Ⅴ度则难以自愈。

5. 预防性抗菌药物使用可降低尿路感染发生率。

6. 抗菌药物应选择尿浓度高、肾毒性小、价格低的广谱抗生素,并参照尿培养结果进行调整。半合成青霉素类和头孢菌素类较为常用。

（赖晓峰）